M. Teut, J. Dahler, C. Lucae, U. Koch

Kursbuch Homöopathie

Michael Teut, Jörn Dahler, Christian Lucae, Ulrich Koch

Kursbuch Homöopathie

2. Auflage

Mit Beiträgen von:
Jörn Dahler, Ulrich Koch, Prof. Dr. med. Klaus Linde, Dr. med. Christian Lucae,
Dr. med. Michael Teut, Prof. Dr. med. Claudia Witt

ELSEVIER

ELSEVIER
Hackerbrücke 6, 80335 München, Deutschland

ISBN Print 978-3-437-57631-7
ISBN e-Book 978-3-437-17035-5

2. Auflage 2016

Wichtiger Hinweis für den Benutzer
Die Erkenntnisse in der Medizin unterliegen laufendem Wandel durch Forschung und klinische Erfahrungen. Die Autoren dieses Werkes haben große Sorgfalt darauf verwendet, dass die in diesem Werk gemachten therapeutischen Angaben dem derzeitigen Wissensstand entsprechen. Das entbindet den Nutzer dieses Werkes aber nicht von der Verpflichtung, anhand weiterer schriftlicher Informationsquellen zu überprüfen, ob die dort gemachten Angaben von denen in diesem Werk abweichen und seine Verordnung in eigener Verantwortung zu treffen.

Für die Vollständigkeit und Auswahl der aufgeführten Medikamente übernimmt der Verlag keine Gewähr.
Geschützte Warennamen (Warenzeichen) werden in der Regel besonders kenntlich gemacht (®). Aus dem Fehlen eines solchen Hinweises kann jedoch nicht automatisch geschlossen werden, dass es sich um einen freien Warennamen handelt.

Bibliografische Information der Deutschen Nationalbibliothek
Die Deutsche Nationalbibliothek verzeichnet diese Publikation in der Deutschen Nationalbibliografie; detaillierte bibliografische Daten sind im Internet über http://www.d-nb.de/ abrufbar.

16 17 18 19 20 5 4 3 2 1

Um den Textfluss nicht zu stören, wurde bei Patienten und Berufsbezeichnungen die grammatikalisch maskuline Form gewählt. Selbstverständlich sind in diesen Fällen immer Frauen und Männer gemeint.

Planung: Sonja Frankl
Projektmanagement: Ulrike Schmidt
Redaktion: Jutta Orth, Gisa Windhüfel (www.teamtextkompetenz.de)
Satz: abavo GmbH, Buchloe
Druck und Bindung: Drukarnia Dimograf, Bielsko-Biała, Polen
Umschlaggestaltung: SpieszDesign, Neu-Ulm
Titelfotografie: © AdobeStock.com/doris oberfrank-list und RTimages

Aktuelle Informationen finden Sie im Internet unter **www.elsevier.de** und **www.elsevier.com**.

Vorwort zur 2. Auflage

Seit der ersten Auflage des Kursbuches Homöopathie sind mehr als 8 Jahre vergangen. Was hat sich in dieser Zeit für die Homöopathie verändert?

Es ist zu beobachten, dass die zahlreichen Grundausbildungs- und Fortbildungskurse zur Homöopathie sowohl im deutschsprachigen Raum als auch international ein großes Spektrum an homöopathischen Methoden anbieten. Dabei reicht die Palette von den „Klassikern" über stark psychologisch orientierte bis hin zu vorwiegend organotrop verordnenden Richtungen, oftmals unter Zuhilfenahme verschiedener „Miasmentheorien" oder neuartiger Anamnesetechniken. Welche Impulse sich aus diesem Methodenpluralismus für die homöopathische Behandlungstechnik ergeben und welche Strömungen erhalten bleiben werden, ist schwer vorherzusagen.

Im Kursbuch Homöopathie sind wir bestrebt, den Schwerpunkt weiterhin auf die klassischen Methoden – Kent, Bönninghausen, Boger – zu legen, aber auch die Anregungen neuerer Strömungen und die wissenschaftliche Forschungstätigkeit aufzugreifen. Wir möchten damit sowohl eine solide, theoretische Grundlage zur Theorie der Homöopathie als auch eine konkrete Anleitung zur Behandlung von Patienten anbieten.

Auf gesundheitspolitischer Ebene war weltweit eine zunehmende Integration der komplementären, alternativen und traditionellen Therapien in Wissenschaft und Praxis zu beobachten. In Deutschland wird die Homöopathie mittlerweile von 70 Prozent der gesetzlichen deutschen Krankenkassen im Rahmen von Selektivverträgen mit Kassenärzten erstattet.

Diesem großen politischen Erfolg, der durch die guten Ergebnisse der Versorgungsforschung, zugleich aber auch einer Professionalisierung des Berufsverbandes der homöopathischen Ärzte (DZVhÄ) zustande kam, steht auf der anderen Seite eine zunehmend kritische und polarisierende Mediendarstellung zur Wirksamkeit der Homöopathie gegenüber.

Nähert man sich aber der Frage nach der spezifischen Wirksamkeit mit Blick auf die wissenschaftliche Datenlage, wird zunächst einmal ersichtlich, dass der allergrößte Anteil der Studien aus der Versorgungsforschung, die die Homöopathie unter Alltagsbedingungen evaluieren, klinische Verbesserungen für den Patienten zeigen (Witt et al. 2005). Ähnlich deutliche Effekte finden sich auch in der Grundlagenforschung.

Insgesamt fünf Metaanalysen, die sich in der Auswahl der klinischen Studien unterscheiden, haben sich innerhalb der letzten 20 Jahre der Frage angenommen, ob die homöopathische Arznei einer Placebotherapie im randomisierten Doppelblindversuch überlegen ist. Vier von fünf Metaanalysen zeigten eine Überlegenheit der Homöopathie (Kleijnen et al. 1991, Linde et al. 1997, Cucherat et al. 2000, Mathie et al. 2014). Die einzige Studie, die dies nicht zeigte (Shang et al. 2005), schloss 95 Prozent des vorliegenden Datenmaterials aus (vgl. zur Diskussion: Hahn 2013). Trotz aller wissenschaftlicher Kritik (z. B. Publication Bias, teilweise schlechte Studienqualität, Plausibilität) muss zur Kenntnis genommen werden, dass das Datenmaterial aus wissenschaftlichen Studien die Hypothese, dass es sich um eine Placebotherapie handelt, eher nicht stützt, wie Linde dies schon in seiner Metaanalyse von 1997 festgestellt und Hahn in seinem Review von 2013 erneut bestätigt hat. Während die vielen positiven randomisierten kontrollierten Studien zur Homöopathie von den Befürwortern der Homöopathie im Sinne einer spezifische Wirksamkeit der homöopathischen Arzneien gedeutet werden, lehnen Kritiker diese Studienergebnisse wegen fehlender theoretischer Plausibilität ab.

Seit der ersten Auflage haben viele homöopathische Ärzte das Kursbuch Homöopathie zur Hand genommen, um sich auszubilden, fortzubilden und auch selbst zu unterrichten. Das erfüllt uns mit großer Freude, war es doch bei Ersterscheinen ein Hauptanliegen, ein verständliches, modernes Lehrbuch vorzulegen, ein „Kursbuch" mit praxistauglichen „Fahrplänen". Dieser Idee sind wir auch bei der Überarbeitung treu geblieben und haben die Kapitel in diesem Sinne kritisch überarbeitet und aktualisiert. Wir danken allen kritischen Lesern, die mit ihren Rückmeldungen zur Weiterentwicklung dieses Lehrbuchs beigetragen haben.

Berlin, Bad Nauheim, Baldham und Hofheim,
Januar 2016
Michael Teut, Jörn Dahler, Christian Lucae und Ulrich Koch

Literatur

Cucherat M, Haugh MC, Gooch M, Boissel JP: Evidence of clinical efficacy of homeopathy. A meta-analysis of clinical trials. HMRAG. Homeopathic Medicines Research Advisory Group. Eur J Clin Pharmacol 2000(56):27–33

Hahn RG: Homeopathy: meta-analyses of pooled clinical data. Forsch Komplementmed 2013(20;5):376–381.

Kleijnen J, Knipschild P, ter Riet G: Clinical trials of homoeopathy. BMJ 1991(302):316–323

Linde K, Clausius N, Ramirez G, Melchart D, Eitel F, Hedges LV, Jonas WB: Are the clinical effects of homeopathy placebo effects? A meta-analysis of placebo-controlled trials. Lancet 1997(350;9081):834–843

Mathie RT, Lloyd SM, Legg LA, Clausen J, Moss S, Davidson JR, Ford I: Randomised placebo-controlled trials of individualised homeopathic treatment: systematic review and meta-analysis. Syst Rev 2014(3;1):142

Shang A, Huwiler-Müntener K, Nartey L, Jüni P, Dörig S, Sterne JA, Pewsner D, Egger M: Are the clinical effects of homoeopathy placebo effects? Comparative study of placebo-controlled trials of homoeopathy and allopathy. Lancet 2005(366;9487):726–732

Witt CM, Lüdtke R, Baur R, Willich SN: Homeopathic medical practice: long-term results of a cohort study with 3,981 patients. BMC Public Health 2005(3;5):115

Autoren

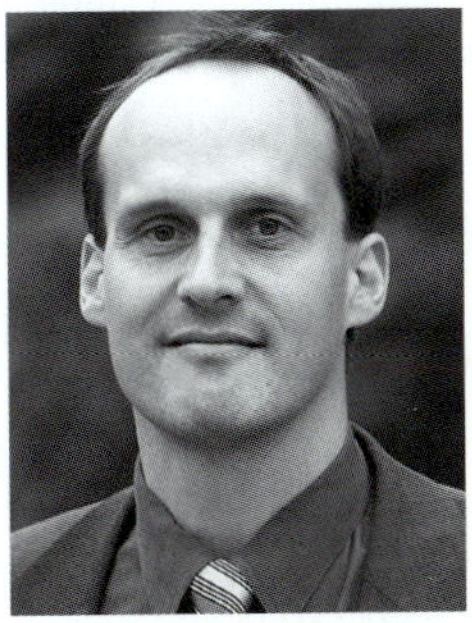

Dr. med. Michael Teut
Facharzt für Allgemeinmedizin, Homöopathie
www.michael-teut.de

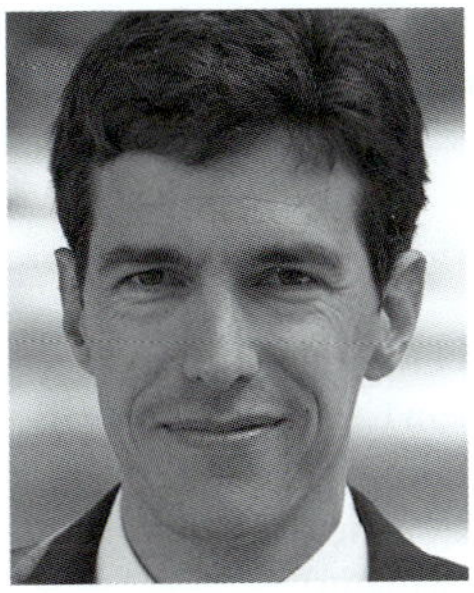

Dr. med. Christian Lucae
Facharzt für Kinder- und Jugendmedizin,
Komplementäre Medizin – Homöopathie,
Naturheilverfahren
www.lucae.net

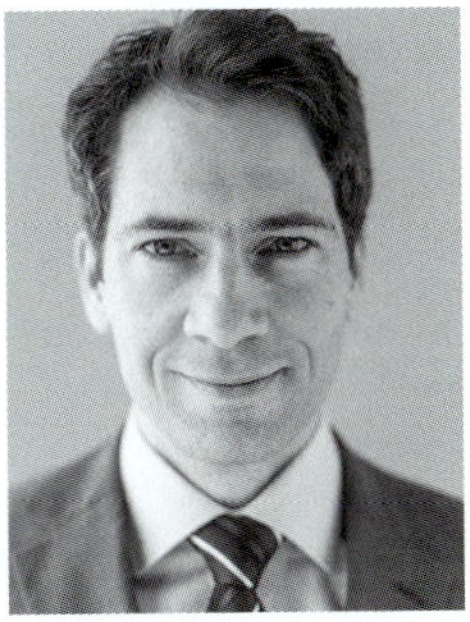

Jörn Dahler
Facharzt für Allgemeinmedizin, Homöopathie,
Psychotherapie

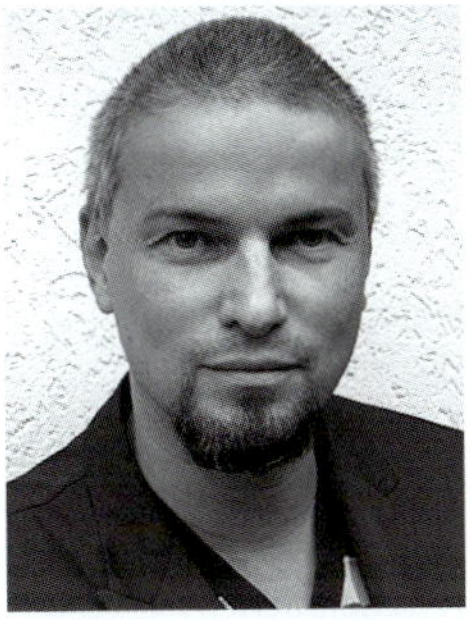

Ulrich Koch
Arzt, Homöopathie,
homöopathisch-psychiatrische Praxis

Adressen

Jörn Dahler, Merlinweg 13, 61231 Bad Nauheim

Ulrich Koch, Am Steinberg 29, 65719 Hofheim

Prof. Dr. med. Klaus Linde,
Institut für Allgemeinmedizin
Klinikum rechts der Isar,
Technische Universität München,
Orleansstr. 47, 81667 München

Dr. med. Christian Lucae,
Ärztehaus Baldham,
Heinrich-Marschner-Str. 70, 85598 Baldham

Dr. med. Michael Teut
Institut für Sozialmedizin, Epidemiologie u.
Gesundheitsökonomie,
Charité-Universitätsmedizin Berlin,
Luisenstr. 57, 10117 Berlin

Prof. Dr. med. Claudia M. Witt,
Institut für Sozialmedizin, Epidemiologie u.
Gesundheitsökonomie,
Charité-Universitätsmedizin Berlin,
Luisenstr. 57, 10117 Berlin

Abkürzungen

ADHS	Aufmerksamkeitsdefizit-Hyperaktivitäts-syndrom
agg.	aggraviert, verschlimmert
AMB	Arzneimittelbild
AMG	Arzneimittelgesetz
amel.	amelioriert, bessert
Amp.	Ampulle
BBCR	Boenninghausen's Characteristics and Repertory (Werk von C. M. Boger)
CFS	chronic fatigue syndrome
CK	Die chronischen Krankheiten (Werk von S. Hahnemann)
COPD	chronic obstructive pulmonary disease
CRP	C-reaktives Protein
DD	Differentialdiagnose
DDTC	Diethyldithiocarbamat
Dil.	Dilution
DZVhÄ	Deutscher Zentralverein homöopathischer Ärzte
ECH	European Committee for Homeopathy
ECCH	European Council for Classical Homeopathy
EL	Esslöffel
GA	General Analysis (Werk von C. M. Boger)
GCP	good clinical practice
Glob.	Globuli
GKS	Gesammelte kleine Schriften (Werk von S. Hahnemann)
HAB	Homöopathisches Arzneibuch
HAMP	homöopathische Arzneimittelprüfung
HAMSV	homöopathischer Arzneimittelselbstversuch
HPV	humanes Papilloma-Virus
ICCH	International Council for Classical Homeopathy
IHA	International Hahnemannian Association
ISR	Individualspezifisches Reaktionsmuster
i. v.	intravenös
Jh.	Jahrhundert
KHK	koronare Herzkrankheit
min	Minute
OR	odds ration
ORG	Organon der Heilkunst (Werk von S. Hahnemann)
PEG	perkutane endoskopische Gastrostomie
QALYs	quality adjusted life years
RA	Reine Arzneimittellehre (Werk von S. Hahnemann)
RCT	randomized controlled trial
RG	Rasselgeräusch
SK	Synoptic Key (Werk von C. M. Boger)
Supp.	Suppositorium
Tbl.	Tablette
TCM	traditionelle chinesische Medizin
tgl.	täglich
TL	Teelöffel
Trit.	Trituration
Trp.	Tropfen
TTB	Therapeutisches Taschenbuch (Werk von C. v. Bönninghausen)
Wo.	Woche(n)
WQT	weak quantum theory
Z. n.	Zustand nach

Symbole

>	gebessert durch, mehr als
<	verschlechtert durch, weniger als
➤	siehe (Verweis)
®	Handelsname

Abbildungsverzeichnis

Der Verweis auf die jeweilige Abbildungsquelle befindet sich bei allen Abbildungen im Werk am Ende des Legendentextes in eckigen Klammern.

G498	J. Winston, Faces of Homoeopathy, Great Auk Publishing, Tawa 1999
K376	Sigrid Kruse, München
L261	Mitterweger & Partner, Planckstadt
P084	Jörn Dahler, Bad-Nauheim
P085	Dr. med. Christian Lucae, Baldham
P086	Dr. med. Michael Teut, Berlin
P087	Prof. Dr. med. Claudia Witt, Berlin
T827	Max Planck Institut für Züchtungsforschung
W973	Wilseder Forum, Annika Breininger

Inhaltsverzeichnis

KAPITEL

1

Michael Teut

Was ist Homöopathie?

Ein modernes Lehrbuch zur Homöopathie steht vor der Aufgabe, mehr als 200 Jahre homöopathisch-therapeutischer Erfahrung und Heilkunst zusammenzufassen und Perspektiven für die Gegenwart und Zukunft aufzuzeigen.

Eine zentrale Frage dabei lautet: Was ist Homöopathie im 21. Jahrhundert?

Homöopathie als Heilkunst

Homöopathie ist eine Heilkunst. Es geht in der Homöopathie nicht darum, standardisierte Lösungen für typische gesundheitliche Probleme zu finden, sondern spezifische Therapieansätze für individuelle Manifestationen akuter und chronischer Erkrankungen (➤ 10). Dabei blickt die Homöopathie auf individuelle Manifestationen der Krankheiten und sucht **ganzheitliche therapeutische Lösungen.** Selbstheilungsprozesse werden mittels spezifischer homöopathischer Arzneien angestoßen. Homöopathie zielt auf eine möglichst weitgehende Gesundung des Individuums.

Homöopathie und Selbstheilung

Die Homöopathie vertraut den Selbstheilungskräften des Organismus. Was vor 200 Jahren mit dem Begriff „Lebenskraft" (➤ 2) umschrieben wurde, stellt bis heute eines der größten Rätsel der Medizin dar. Wie gelingt es Organismen, sich von schweren Krankheiten zielgerichtet zu heilen, wie organisieren sich Selbstheilungsprozesse, und wie können Therapeuten diese Kräfte anregen, steuern und nutzen? Wie gelingt es dem Therapeuten, den Patienten durch homöopathische Therapie zur Genesung zu führen?

Homöopathie und Ähnlichkeit

Im Zentrum der Homöopathie steht der kreative Umgang mit dem Ähnlichkeitsprinzip. Was den Gesunden krank macht, soll helfen, den Kranken zu heilen: Similia similibus curentur – Ähnliches soll mit Ähnlichem behandelt werden (➤ 2). Die physiologische Basis des **Simile-Prinzips** liegt in der **Anpassungs- und Regulationsfähigkeit des lebenden Organismus.** Erkrankt ein Mensch, therapiert man ihn mit einer Arznei mit möglichst ähnlichem pathogenetischem Potenzial am Gesunden. Der Organismus des Kranken wird auf den Arzneireiz mit regulativen Prozessen reagieren und im Idealfall eine Genesung hervorbringen. Dieses Prinzip findet auch in der Namensgebung des Behandlungsverfahrens Ausdruck: „homoios" (griech.) = ähnlich und „pathos" (griech.) = Leiden.

Homöopathie als sanfte und spezifische Therapie

Um eine möglichst ungefährliche Reaktion des Organismus auf den therapeutischen Reiz zu induzieren, wurden die homöopathischen Arzneimittel im Laufe der Homöopathiegeschichte immer sanfter und spezifischer hergestellt und angewendet (➤ 3, ➤ 8).

Spezifität wird erzielt durch Verschreibungsgenauigkeit, die wiederum durch die systematische Beobachtung in der homöopathischen Arzneimittelprüfung (➤ 4) und in der Therapie am erkrankten Menschen (➤ 7, ➤ 9) ermöglicht wird.

Sanftheit und **Verträglichkeit** verdankt die homöopathische Therapie dem speziellen Herstellungsprozess der Arzneien, dem schrittweisen Verdünnen und Potenzieren (➤ 3).

Homöopathie als Wissenschaft

Die methodische Anwendung des Ähnlichkeitsprinzips zur Induktion von Heilungsprozessen macht die Homöopathie zu einer **praktischen und nachvollziehbaren Wissenschaft.** Resultate ihrer 200-jährigen Geschichte sind ein ständig wachsender Schatz systematischer Arzneimittelprüfungen, Kasuistiken, Studien, Arzneimittelbeschreibungen, Repertorien, pharmazeutischer Anleitungen sowie Ergebnisse der Grundlagenforschung. Auch wenn für die Hochpotenzen der Wirkmechanismus bis heute nicht geklärt ist, zeigt die moderne Versorgungsforschung das Potenzial für die Praxis (➤ 13). Angewandte Homöopathie zeichnet sich durch wissenschaftliche Genauigkeit und therapeutische Kreativität aus, die sie zu einer einmaligen Therapieform machen.

Homöopathie als „sprechende Medizin"

Das wichtigste Instrument des homöopathischen Therapeuten bei Diagnostik und Therapie ist das Erfassen der meist sprachlichen, sowohl objektiven als auch subjektiven Krankheitserfahrungen in Form der homöopathischen **Anamnese** (➤ 6). Insofern handelt es sich um eine narrativ verankerte Heilkunst. Die „sprechende Medizin" ist die Basis der Analyse des kranken Patienten, der Arzneimittelprüfung und der klinischen Verifikation sowie der schriftlichen Dokumentation.

Homöopathie als therapeutische Begegnung

Die homöopathische Therapie setzt ein individuelles Verständnis des Patienten und seiner Krankheitsgeschichte voraus. Dies ermöglicht den Aufbau einer intensiven therapeutischen Beziehung zwischen Therapeut und Patient (➤ 6).

Homöopathie als Basisversorgung

Homöopathie vertraut auf die Heilungspotenziale des Organismus, induziert diese durch sanfte und spezifische Reize und basiert auf „sprechender Medizin" und Beziehungsarbeit. Sie pflegt einen kritischen Umgang mit nebenwirkungsreichen konventionellen therapeutischen Interventionen und ermutigt den Patienten dazu, auf die ihm innewohnenden Heilkräfte und den homöopathischen Heilungsprozess zu vertrauen. Somit ist die Homöopathie in der heutigen modernen Medizin eine ideale **komplementäre Therapiestrategie** der medizinischen Basisversorgung (➤ 14).

Homöopathie als therapeutische Herausforderung

Häufig wird in der Diskussion um die Wirksamkeit homöopathischer Hochpotenzen (➤ 3, ➤ 8) das Argument vorgebracht, es handle sich dabei um „den Tropfen im Bodensee". Fragen wir einmal andersherum: Ist es nicht für jeden Therapeuten faszinierend, mit einem „Tropfen im Bodensee" und einer systematischen und zugleich kreativen Vorgehensweise komplex chronisch erkrankte Menschen zur Heilung zu führen? Handelt es sich nicht bei dieser Form der **therapeutischen Minimalintervention mit bestmöglichem Effekt** um eine ausgesprochen praktische und klinisch nützliche Heilkunst?

DEFINTION

Homöopathie ist eine Heilmethode mit Arzneien, die nach Prüfung ihrer Wirkung am Gesunden aufgrund der individuellen Krankheitszeichen des Patienten auf der Basis des Ähnlichkeitsprinzips als Einzelmittel zur Heilung und Linderung von Krankheiten angewendet werden.

KAPITEL

2

Ulrich Koch

Ähnlichkeitsprinzip und Krankheitsbegriff

2

Das Ähnlichkeitsprinzip ist die zentrale, tragende Säule des homöopathischen Behandlungsansatzes. Seit dem Altertum fand es in religiösen und medizinischen Schriften immer wieder Erwähnung, wurde aber erst von Samuel Hahnemann als Grundlage eines in sich geschlossenen Behandlungssystems formuliert. Bei dem Studium alter wie auch aktueller medizinischer Literatur finden sich viele Hinweise darauf, dass die Wirkungsweise unterschiedlichster Medikamente – auch aus dem Bereich der chemischen und phytopharmakologischen Therapie – zu einem bedeutenden Teil durch das Ähnlichkeitsprinzip erklärt werden kann. Moderne zellbiologische Forschungen sichern dieses Modell, indem sie Belege für das Ähnlichkeitsprinzip als Grundlage zellulärer Reperaturmechanismen liefern.
Das Ähnlichkeitsprinzip wirkt laut Hahnemann im Organismus auf dem Boden der Lebenskraft. Das Konzept der Lebenskraft beschreibt die Regulationsvorgänge im Organismus als ganzheitliches, dynamisches Modell, dessen Schwächen von Anbeginn die unzureichend genaue Definition des Begriffs und die fehlende Nachweisbarkeit waren. Deshalb wurden in den vergangenen 50 Jahren mehrere neue Modelle entwickelt – mit dem Ziel, die bei einem Heilungsprozess stattfindenden Vorgänge zeitgemäßer und genauer zu beschreiben. Von der Kybernetik und Systemtheorie über die Chaostheorie bis zu den aktuellen Modellen der Nanomedizin, Quantenphysik und Informationstheorie wurden Ansätze zusammengetragen, die ein tieferes Verständnis der im Organismus ablaufenden Prozesse ermöglichen und dabei nicht im Widerspruch zu den tragenden ursprünglichen Gedanken der Homöopathie stehen.

2.1 Einführung

Das Ähnlichkeitsprinzip, Similia similibus curentur, das im Namen „Homöopathie“ verankert ist (➤ 1) und ein zentrales Element der homöopathischen Behandlung darstellt, ist als Grundlage einer möglichen und sinnvollen Behandlungsform medizingeschichtlich und kulturhistorisch schon sehr lange bekannt. Zu seiner Anwendung existieren praktisch gut verwendbare Verfahrensanweisungen, die aber oft nicht berücksichtigen, dass es keine allgemeinverbindliche Definition dieses Prinzips gibt und geben kann. Das beginnt bereits bei der Unmöglichkeit, den Begriff „Ähnlichkeit“ genau zu definieren, da Ähnliches immer Gleiches wie auch Ungleiches beinhaltet, und es oft kaum möglich ist, Ähnliches genauer als das Überwiegen von Gleichem gegenüber Verschiedenem zu beschreiben. Wesentlich für das Auffinden der ähnlichsten Arznei wäre einerseits ein Überwiegen quantitativer Übereinstimmungen, z. B. durch die Anzahl zutreffender Symptome zwischen Krankheitsfall und Arznei (➤ 2.6.2), andererseits aber auch das Auffinden qualitativer Entsprechungen, z. B. in Form charakteristischer Symptome oder Symptomenkomplexe (➤ 7.1.2).

Spätestens am Patienten wird deutlich, dass diese Einteilung stets subjektiv und relativierbar bleibt und nie die Präzision der mathematisch beschreibbaren Ähnlichkeitsbeziehung, z. B. zwischen zwei Dreiecken, erreichen kann. Deshalb bleibt die Anwendung des Ähnlichkeitsprinzips in der homöopathischen Arzneifindung stets ein unscharfer Prozess, der sehr von der Erfahrung des Behandlers abhängig ist und im Idealfall einer genauen Entsprechung der Krankheits- und Arzneisymptomatik in quantitativer und qualitativer Hinsicht nahekommt.

Daraus folgt, dass das Ähnlichkeitsprinzip sich nicht nur in phänomenologischen Analogien ausdrückt, sondern im Behandlungsfall funktionell wirksam wird.

2.2 Die geschichtliche Entwicklung des Ähnlichkeitsprinzips

Bereits vor 4 000 Jahren finden sich in **vedischen Schriften** erste Erwähnungen des Ähnlichkeitsprinzips als Behandlungsweg. Hervorzuheben ist auch die oft zitierte alttestamentarische Erwähnung im **4. Buch Mose:** Das Volk Israel lehnte sich bei der Wanderung durch die Wüste gegen Moses und Gott auf und beklagte sich, woraufhin der Herr ihnen Giftschlangen schickte, welche die Israeliten bissen, sodass viele von ihnen starben. Dadurch erkannten sie, unrecht gehandelt zu haben und ließen Moses um Vergebung und Hilfe bitten. „Der Herr antwortete Mose: Mach dir eine Schlange und häng sie an einer Fahnenstange auf! Jeder, der gebissen wird, wird am Leben bleiben, wenn er sie ansieht. Mose machte also eine Schlange aus Kupfer und hängte sie an einer Fahnenstange auf. Wenn nun jemand von einer Schlange gebissen wurde und zu der Kupferschlange aufblickte, blieb er am Leben" (Mose 4; 21,5–9).

Als biblisches Gleichnis einer Heilung verdeutlicht das Bild der kupfernen Schlange zudem einen zentralen Aspekt des Ähnlichkeitsprinzips: Zwei Dinge können als ähnlich bezeichnet werden, wenn in beiden etwas enthalten ist, das gleich ist.

Dies wird auf ganz andere Weise in einer Geschichte aus den **Sagen Trojas** beispielhaft dargestellt: Im Kampfe wird der mysische König Telephos von Achill mit dem Speer an der Flanke verletzt. Doch die Wunden, die durch diesen mystischen Speer entstanden sind, widerstehen der Heilung, sodass selbst die berühmtesten Ärzte nur eine Linderung der Schmerzen bewirken können. Mit der Zeit aber hilft keine Behandlung mehr, den Schmerz zu lindern, woraufhin Telephos in seiner Verzweiflung das Orakel Apollos befragen lässt, das ihm die Auskunft gibt, dass nur der Speer, der die Wunde geschlagen habe, sie auch wieder heilen könne. Daraufhin reist Telephos dem inzwischen gen Troja gezogenen Achill hinterher, um ihn um seine Hilfe zu bitten. Die weisen Ärzte Podaleirios und Machaon feilen dort von dem herbeigebrachten Speer ein paar rostige Späne ab und streuen sie über die eitrige, geschwürige Wunde, die sogleich zu heilen beginnt. Binnen weniger Stunden war Telephos durch den Speer des Achill von der Wunde desselben genesen.

In die Heilkunde wird das Ähnlichkeitsprinzip schließlich von **Hippokrates** (ca. 460–337 v. Chr.) eingeführt, der es als eine Behandlungsmöglichkeit neben anderen im **„Corpus Hippocraticum"** anhand vieler Beispiele darstellt und auf den sich später Hahnemann als einen seiner Vorläufer bezieht.

Philosophisch beschreibt **Platon** (427–347 v. Chr.) im „Timaios" eine zentrale Grundannahme und -voraussetzung des Ähnlichkeitsprinzips, das Alleinheitskonzept. Seiner Auffassung nach ist das Universum ein Ganzes, Vollkommenes aus lauter Ganzen im Sinne von in sich vollkommenen Teilen, sodass die Information des Ganzen sich bereits in jedem Teil wiederfindet und eine durchgängige Einheit und Ganzheit beschreibt, die ein wechselseitiges Durchdringen und Aufeinander-Bezugnehmen überhaupt erst möglich machen. Das findet in der Vorstellung Ausdruck, dass der Mensch als Mikrokosmos alle Wesenszüge des Makrokosmos in sich trägt und somit Schöpfung und Mensch zu einem untrennbaren Ganzen miteinander verwoben sind. Diese implizite Ordnung findet sich beispielsweise in einem Hologramm, einer dreidimensionalen Fotografie, wieder, die – wenn sie in Teile zerschnitten wird – immer noch auf jedem Teil das ganze Bild gut sichtbar enthält. Dadurch dass in einem Ganzen ein innerer Bezug besteht, sind die einzelnen darin auftretenden Objekte erst in der Lage, zueinander in Beziehung zu treten. Wie diese Beziehung aussehen muss, damit zwei Dinge aufeinander einwirken können, wird dann von **Aristoteles** (384–322 v. Chr.) ausgeführt: Dinge, die völlig gleich oder voneinander völlig verschieden sind, können nicht aufeinander einwirken. Sie müssen in einer Beziehung gleich und in einer anderen voneinander verschieden, also einander ähnlich sein. In seiner „Poetik" führt Aristoteles diesen Entwurf unter expliziter Erwähnung des „Similia similibus" genauer aus, indem er aufzeigt, dass in einem Drama die Erregung von Furcht und Mitleid beim Zuschauer vorhandene ähnliche Gemütsbewegungen zur Katharsis führt und reinigt. In ähnlicher Weise finden sich später Beispiele in Hahnemanns Schriften zur Untermauerung des Ähnlichkeitsprinzips.

In den folgenden Jahrhunderten wird in den unterschiedlichsten medizinischen Schriften immer wieder die Behandlungsmöglichkeit nach dem Ähnlichkeitsprinzip erwähnt, ohne dass es je als zentrales Element in einem medizinischen System Eingang findet. Erst im ausgehenden Mittelalter entdecken die Alchemisten, allen voran **Paracelsus** (1493–1541), den Wert des Ähnlichkeitsprinzips wieder, welches auf dem Boden einer ganzheitlichen Betrachtungsweise („Omnia in omnibus") Ausdruck findet, v.a. in der **Signaturenlehre,** den Gebärden, in denen sich das geheimnisvollste Innere der Natur mitteilt. Ähnlich wie Jahrhunderte später Hahnemann war Paracelsus ein scharfer Kritiker der zu seiner Zeit praktizierten und von überkommenen Traditionen gekennzeichneten Medizin und ähnlich wie dieser in seiner Wortwahl und Streitkultur nicht gerade zimperlich. Auf dem Boden der antiken Philosophie entwickelte er aus den alchemistischen Traditionen eine damals revolutionäre Arzneikunst, in der er versucht, die innere Form der Arznei in Beziehung zur inneren Form der Krankheit zu setzen.

Dabei zeigt er mehrfach Beispiele von Ähnlichkeitsbeziehungen auf und spricht sich explizit gegen die Anwendung des Prinzips „Contraria contrariis“ aus: „Kalt überwindet das Heiß nicht, noch Heiß das Kalt [...], es geht die Kur nur durch das [Prinzip], was die Krankheit erzeugt hat“. Schließlich entwickelte er Ansätze zu einer homöopathischen Behandlung. Er schreibt beispielsweise (zit. n. Tischner 1998, S. 50): „Kennst du nun den Arsenik in seiner Natur, so weißt du auch im Leib den Arsenik zu erkennen. [...] So du nun das hast, so zeigt es dir die Kur an, denn Arsenik heilt Arsenik, wie da Gift Gift heilet [...] und also heilt gleiche Anatomie je eins das andere; das ist die Philosophie“, wobei bei seinem Behandlungsansatz der Weg der Arzneierkenntnis noch ein viel mehr die Natur beobachtender ist als bei Hahnemanns experimentellem. Auch formuliert Paracelsus die „homöopathischen Anteile“ seines Konzepts nie zusammenhängend aus, sondern sie finden sich verstreut in seinem ganzen Werk zwischen allen anderen Ideen und Auffassungen.

In historischer Folge wird der Ähnlichkeitsgedanke von den **Alchemisten Oswald Croll, Petrus Severinus, Robert Fludd** und **Basilius Valentinus** aufgegriffen und teilweise weiterentwickelt. Im 17. Jahrhundert schließlich wird das Ähnlichkeitsprinzip erstmalig in seiner später bei Hahnemann auftauchenden Formulierung von dem Alchemisten **Johann Pharamundus Rummel** (ca. 1600–1660) erwähnt: Similia similibus curentur – Ähnliches möge mit Ähnlichem behandelt werden. Aber auch er bleibt bei der Behandlung des Themas noch sehr in der alten Signaturenlehre verwurzelt, sodass es medizinhistorisch schließlich ohne nennenswerte Auswirkungen bleibt. Auch in den darauffolgenden Jahren setzen sich Alchemisten, aber auch Ärzte immer wieder auch öffentlich mit dem Ähnlichkeitsprinzip auseinander, ohne aber daraus ein Behandlungssystem zu entwickeln oder die mögliche Tragweite ihres Ansatzes zu erkennen. Das ist wahrscheinlich auch der Grund dafür, warum die meisten dieser Behandlungsansätze in den damals noch völlig uneinheitlichen Konzepten universitärer Medizin weder nennenswerten Widerstand noch Widerhall fanden.

Einzig der Wiener Hofmedicus und spätere Leibarzt der Kaiserin Maria Theresia, der von Hahnemann hochverehrte **Anton Stoerck** (1731–1803) verdient noch eine Erwähnung als geistiger Wegbereiter. Stoerck machte sich sowohl in der Entwicklung der Arzneimittelprüfung am Gesunden – er prüfte an sich selbst u. a. *Conium, Stramonium, Hyoscyamus, Aconitum, Colchicum* und *Pulsatilla* – als auch in der Darstellung des Ähnlichkeitsprinzips – er schlug beispielsweise vor, Geistesverwirrungen mit *Stramonium* zu behandeln – einen Namen und bereitete so den Boden für Hahnemanns Gedanken, der sich auf ihn als Autorität gern bezog.

2.3 Hahnemanns Entwurf

Samuel Hahnemann (➤ 12.2.2) blieb es schließlich vorbehalten, aus den oben beschriebenen Ansätzen (➤ 2.2) und seinen eigenen Beobachtungen ein eigenständiges und in sich geschlossenes Behandlungssystem zu formen. Die antiken Schriften kannte er bereits aus seiner Schulzeit in St. Afra in Meißen und die bereits erwähnten alchemistischen Schriften (➤ 2.2) wohl aus seiner Zeit als Bibliothekar des Barons Samuel von Brukenthal in Hermannstadt. Allerdings gab sich Hahnemann zeitlebens große Mühe, sich von den Schriften des Paracelsus und der anderen Alchemisten zu distanzieren, da die Alchemie im Zeitalter naturwissenschaftlicher Aufklärung und der durch Lavoisier entwickelten, quantitativen naturwissenschaftlichen Chemie nach und nach ihren Status als Wissenschaft verlor und als Geheimwissenschaft weitergeführt wurde oder eine Randexistenz in den Konzepten der romantische, mystische und vitalistische Sichtweisen vertretenden Naturphilosophen, z. B. Schelling, führte.

Hahnemann veröffentlichte 1796 seine grundlegende Schrift zur Homöopathie unter dem Titel **„Versuch über ein neues Prinzip zur Auffindung der Heilkräfte der Arzneisubstanzen, nebst einigen Blicken auf die bisherigen“.** Doch bereits in seinem Frühwerk finden sich schon einige Hinweise zur Auseinandersetzung mit dem Ähnlichkeitsgedanken. Hier sind v. a. seine Gedanken zur Arsenikvergiftung, die noch deutlich alchemistische Züge tragen, und zum **Merkurialfieber** von Bedeutung. Hahnemann war aufgefallen, dass Arbeiter aus Quecksilberbergwerken eine ähnliche Symptomatik aufwiesen wie Syphiliskranke. Quecksilberpräparate waren schon seit Jahrhunderten als Medikamente gegen die Syphilis im Einsatz und besserten offenkundig – auch in toxischen Dosen gegeben – die Beschwerden zunächst, bewirkten dann aber entweder nichts mehr oder entfalteten gar eine Giftwirkung mit allen Folgen. Hahnemann experimentierte deshalb bereits früh mit der Verringerung der Dosis mit dem Ziel, das sogenannte Merkurialfieber auszulösen, was tatsächlich eine offenbar länger anhaltende Zustandsverbesserung bei den Syphiliskranken auslöste und deutlich weniger Vergiftungssymptome nach sich zog.

Zu einer weiteren experimentellen Überprüfung des Ähnlichkeitskonzepts kam es 1790, als Hahnemann das Werk **„A treatise of the materia medica“ von William Cullen** übersetzte und dabei dessen Erklärung über die Wirkungsweise der Chinarinde bei Wechselfieber (Malaria) nicht nachvollziehen konnte: Mithilfe eines Selbstversuches wollte er sich deshalb Klarheit verschaffen: „Ich nahm des Versuchs halber etliche Tage zweimahl täglich jedes Mal viel Quäntchen gute China ein; die Füse, die Fingerspitzen u. s. w. wurden mir erst kalt, ich ward matt und schläfrig, dann fing mir das Herz an zu klopfen, mein Puls ward hart und geschwind; eine unleidliche Aengstlichkeit, ein Zittern (aber ohne Schauder), eine Abgeschlagenheit durch alle Glieder; dann Klopfen im Kopfe, Röthe der Wangen, Durst, kurz alle mir sonst beim Wechselfieber gewöhnlichen Symptomen erschienen nach einander, doch ohne eigentlichen Fieberschauder. Mit kurzem: auch die mir bei Wechselfieber gewöhnlichen besonders charakteristischen Symptome, die Stumpfheit der Sinne, die Art von Steifigkeit in allen Gelenken, besonders aber die taube widrige Empfindung, welche in dem Periostium über allen Knochen des ganzen Körpers ihren Sitz zu haben scheint – alle erschienen. Dieser Paroxysm dauerte zwei bis drei Stunden jedesmahl, und erneuerte sich, wenn ich diese Gabe wiederholte, sonst nicht. Ich hörte auf, und war gesund“ (Hahnemann 2001, S. 100). Hahnemann hatte, wie anderen Fußnoten zu Cullens Materia medica zu entnehmen ist, zuvor bereits selbst Malaria behandelt und dabei den Einsatz von China eher als antagonistisch erlebt.

Dieser Arzneimittelselbstversuch führte ihn also näher an die Erkenntnis des Ähnlichkeitsprinzips heran, nimmt aber nicht die Schlüsselfunktion ein, die ihm in der homöopathischen Literatur meist beigemessen wird (Lochbrunner 2007). Erst nach weiteren Studien und klinischen Erfahrungen stellte er 6 Jahre später im **„Versuch über ein neues Prinzip zur Auffindung der Heilkräfte der Arzneisubstanzen“** (1796) erstmalig das Ähnlichkeitsprinzip als Behandlungskonzept dar: „Man ahme der Natur nach, welche zuweilen eine chronische Krankheit durch eine andre hinzukommende heilt, und wende in der zu heilenden (vorzüglich chronischen) Krankheit dasjenige Arzneimittel an, welches eine andre möglichst ähnliche, künstliche Krankheit zu erregen imstande ist, und jene wird geheilet werden[1]; Similia similibus.“

Erst 11 Jahre später verwendete er erstmalig in seiner Veröffentlichung **„Fingerzeige auf den homöopathischen Gebrauch der Arzneien in der bisherigen Praxis“** (1807) den Begriff **„homöopathisch“** und definiert: „Homöopathisch ist, was ein ähnliches Leiden zu erzeugen Tendenz hat.“

2.4 Homoeopathia involuntaria

In den „Fingerzeigen“ unterfüttert Hahnemann die Begründung seines Behandlungsprinzips, indem er aus dem medizinischen Schrifttum ausführlich zitiert und aufzeigt, dass auch schon vor ihm und von vielen Zeitgenossen erfolgreiche Behandlungen oder gar Heilungen erreicht werden konnten, weil ihrem Vorgehen das Ähnlichkeitsprinzip zugrunde lag. Damit eröffnete er den Reigen einer Reihe von Veröffentlichungen unterschiedlicher Autoren, die ebenfalls einen Beweis für die Existenz dieses Grundpfeilers der Homöopathie führen wollten.

In jüngster Vergangenheit überprüfte beispielsweise Boucsein Hahnemanns Indikationen für pflanzliche Arzneimittel im Spiegel der Erkenntnisse

[1] Diese Textstelle hat offensichtlich dazu geführt, dass „Similia similibus curentur" oftmals als „Ähnliches möge mit Ähnlichem geheilt werden" übersetzt wird, wobei es – wie in dem Satz „Medicus curat, natura sanat" leicht ersichtlich wird – eindeutig „Ähnliches möge mit Ähnlichem behandelt werden" heißen muss.

Tab. 2.1 Behandlungsansätze nach dem Ähnlichkeitsprinzip

Medikament	Indikation	Wirkrichtung	Paradoxe Reaktion
Acetylsalicylsäure	Zum Beispiel Kopfschmerzen	Analgesie	Analgetikakopfschmerz
Benzodiazepine	Sedierung, Anxiolyse bei Unruhezuständen und Angst	Sedierung, Anxiolyse	Unruhe, Agitation
Methylphenidat	Hyperaktivitätssyndrom (ADHS)	Aktivitätssteigerndes Amphetamin	Beruhigung, Konzentrationssteigerung
Trizyklische Antidepressiva und SSRI	Depression	Antidepressivum	Depressogene Wirkung
Protonenpumpenhemmer	Vermehrte Magensäurebildung, Sodbrennen	Protonensekretionsblockade	Säurehypersekretion

moderner Phytopharmakologie und kam zu dem Schluss, dass auf dem Boden der Intoxikationssymptome und Therapieindikationen knapp die Hälfte der schulmedizinischen Anwendungen in diesem Bereich auf dem homöopathischen Prinzip beruhen müssen (Boucsein 1992). Eskinazi und Teixeira zeigten schließlich in mehreren ihrer Veröffentlichungen, dass auch für die chemisch-pharmakologische Lehrmedizin das Ähnlichkeitsprinzip für viele Substanzen Gültigkeit hat. Dazu verweisen sie hauptsächlich auf Hahnemanns Konzept der Erst- und Nachwirkung, wobei die Erstwirkung die primär von der Arznei ausgelöste Symptomatik, die Nachwirkung hingegen die heilende Reaktion des Organismus darstellt, und sammeln Beispiele paradoxer Reaktionen und von sogenannten Reboundeffekten nach Nachlassen der unmittelbaren Medikamentenwirkung (Eskinazi 1999, Teixeira 1999, 2006, 2009, 2011a, 2011b).

➤ Tab. 2.1 führt einige Beispiele auf, die die unbewusste Verwendung des Ähnlichkeitsprinzips (Homoeopathia involuntaria) anschaulich belegen.

2.5 Aktuelle Forschungsergebnisse zum Ähnlichkeitsprinzip

Aus der Grundlagenforschung sind v. a. die Arbeiten, die **Van Wijk** und **Wiegant** zur Erforschung des Ähnlichkeitsprinzips über Jahre an der Universität Utrecht an zellbiologischen Systemen durchführten, erwähnenswert (Van Wijk und Wiegant 1997, 2006; Wiegant und Van Wijk 2010). Hierbei wurden unter der Annahme, dass nach dem Ähnlichkeitsprinzip verabreichte Substanzen die Selbstheilungskräfte eines Organismus aktivieren, die **Regenerationsprozesse von Zellkulturen nach vorangegangener spezifischer Schädigung** untersucht. Als wichtigste Parameter der Regeneration wurden die Zunahme der Überlebensfähigkeit der Zellen und die Produktion von Reparaturproteinen ausgewählt. Vereinfacht dargestellt, wurden die Zellen zunächst mittels Hitzeschock oder toxischen Dosen von Arsen, Cadmium, Quecksilber, Blei, Kupfer, Menadion und DDTC (Diethyldithiocarbamat) geschädigt. Daraufhin wurde das jeweils spezifische Reaktionsmuster der Reparaturproteine genau beschrieben und dann in einem zweiten Schritt untersucht, welche Interventionen die Überlebensraten und die Produktion von Reparaturproteinen verbesserten.

Dabei zeigte sich, dass das schädigende Agens die beiden Zielparameter zunächst deutlich positiv beeinflusste, wenn es in nicht mehr toxischer Verdünnung erneut mit der Zellkultur in Kontakt gebracht wurde. Diesen Ansatz bezeichneten Van Wijk und Wiegant als **homolog,** was einem isopathischen Vorgehen entspricht. Allerdings zeigte sich, dass der homologe Ansatz nur in der ersten Regenerationsphase zu einer deutlichen Verbesserung von Überlebensrate und Reperaturproteinproduktion führte und danach eine Toleranzentwicklung einsetzte. Nach diesem Zeitpunkt war eine weitere Steigerung der Reperaturproteinproduktion nur durch die verdünnte Anwendung derjenigen Substanzen zu erreichen, die im ersten Untersuchungsgang das ähnlichste Muster an Reparaturproteinen als zelluläre Reaktion auf die spezifische Schädigung mit den toxischen Substanzen hervorgebracht hatten. Dieser Ansatz wurde von den Autoren als **heterolog** bezeichnet, was im Prinzip einer homöopathischen Anwendung nach dem Ähnlichkeitsprinzip entspricht.

Das zentrale Ergebnis der Arbeiten von Van Wijk und Wiegant ist demnach, dass das Ähnlichkeitsprinzip auf zellulärer Ebene als wirksamer Mechanismus von Selbstheilungsprozessen nachzuweisen ist.

Dieses Forschungsergebnis ist für die Homöopathie insbesondere deshalb von so großer Bedeutung, weil es das Argument vieler Gegner der Homöopathie entkräftet, es sei unsinnig, nach dem Ähnlichkeitsprinzip zu behandeln, da nur der Einsatz entgegengesetzter Kräfte den Organismus wieder ins Gleichgewicht bringen könne.

2.6 Krankheitskonzepte in der Homöopathie

Nach der Klärung des Ähnlichkeitsprinzips stellt sich die Frage, wie oder auf was dieses Prinzip seine Wirkung entfaltet – die Frage nach dem Krankheits- und Heilungsverständnis in der Homöopathie. Hahnemann verwendete – dem damaligen Zeitgeist entsprechend – die Vorstellung der Lebenskraft als regulierender Kraft als zentrales Erklärungsmodell. Im Laufe der Zeit wurden viele weitere Modelle entwickelt, deren Zweck es war, die Schwächen der anderen oder vorangegangenen Modelle zu beheben und ein besseres Verständnis der Wirksamkeit der Homöopathie zu ermöglichen. Keines dieser Modelle war bis heute in der Lage, die Beobachtungen aus mehr als zwei Jahrhunderten ausreichend zu erklären, obwohl sich aus ihnen teilweise sehr interessante Perspektiven ergeben haben. Im Folgenden werden die wichtigsten Modelle in ihren Grundzügen dargestellt.

2.6.1 Lebenskraftmodell

Die Homöopathie hat ein ganzheitliches, dynamisches und prozesshaftes Verständnis von Lebensvorgängen und Erkrankungen, in dem das Konzept der Lebenskraft eine zentrale Stellung einnimmt. Deshalb erschließen sich aus einer medizinhistorischen Analyse der Idee der Lebenskraft die wesentlichen Grundzüge von Hahnemanns Krankheitsverständnis.

Krankheitsbegriff

Der Organismus des Menschen wird von Hahnemann als ein materieller Körper beschrieben, der nur durch das geistartige Vermögen der Lebenskraft unumschränkt beherrscht, belebt und verwaltet wird, der nur durch die immaterielle Lebenskraft zu Empfindung, Tätigkeit und Selbsterhaltung sowie zum „harmonischen Lebensgange“ befähigt wird (Organon, § 9). Dabei ist nach Hahnemann die Lebenskraft selbsttätig und im Organismus überall anwesend und wirkt automatisch und instinktartig. Ihre Hauptaufgabe besteht in der Gesunderhaltung. Krankheit befällt den Organismus von außen und führt so zu einer Verstimmung der Lebenskraft, wodurch Symptome entstehen können, wenn die Lebenskraft den Störeinfluss nicht bewältigen kann. Dabei werden Krankheiten nicht primär als mechanische oder chemische Veränderungen der materiellen Körpersubstanz aufgefasst, sondern als **dynamische Verstimmung der Lebenskraft** durch dynamische Einflüsse oder krankmachende Agentien oder „Miasmen“ und nicht zuletzt durch die Einbildungskraft. Verschiedene Krankheiten und Krankheitszeichen bei einem Kranken werden also nicht als eigenständige, voneinander unabhängige Entitäten betrachtet, sondern als gemeinsamer Ausdruck einer krankhaften Veränderung des gesamten Organismus (Organon, § 11).

Da die Lebenskraft als solche der Beobachtung nicht direkt zugänglich ist, kann nur indirekt anhand von Symptomen auf ihren Zustand geschlossen werden. Die **Gesamtheit der Symptome** ist das sichtbare Bild des inneren Wesens der Krankheit und ihrer Entwicklung, was Hahnemann als Verstimmung der Lebenskraft beschreibt (Organon,

§§ 11–18). Wenn die Lebenskraft nun krankheitsbedingt geschwächt oder verstimmt ist, kann eine Heilung entweder spontan oder über Umwege – durch den Einfluss anderer Krankheiten oder die Hilfestellung homöopathischer Arzneien – erreicht werden. Da die Lebenskraft sich immer im ganzen Organismus symptomatisch ausdrückt, dürfen zum Verständnis einer Krankheit nicht nur einzelne und ausgewählte Symptome herangezogen werden, sondern stets die Gesamtheit der zu beobachtenden Symptome. Diese sind dann auch ausschlaggebend für die Wahl der homöopathischen Arznei, und umgekehrt ist eine Genesung an der Veränderung der Gesamtheit der Symptome erkennbar.

Wirkmechanismus der Arzneien

Zur Wirkungsweise homöopathischer Arzneien entwickelte Hahnemann folgende Erklärung: Jede auf das Leben einwirkende Potenz (Arznei) führt zu einer Umstimmung der Lebenskraft, die eine Befindensänderung auslösen kann. Dabei kommt es nach Gabe einer Arznei zunächst zu einer „Erstwirkung", die sich aus der Zusammenwirkung von Arznei- und Lebenskraft ergibt. „Künstlichen Arzneipotenzen" gegenüber verhält sich die Lebenskraft empfänglich-passiv („gleichsam leidend"), was zu einer Befindensänderung führt. Dieser „Erstwirkung" setzt die Lebenskraft dann ihre Energie entgegen, was zur „Nach- oder Gegenwirkung" führt. Sie verfügt dabei mechanisch-reflexartig über zwei Grundreaktionsmuster auf äußere Einwirkungen: Entweder sie bewirkt das Gegenteil des Reizes, die Gegenwirkung, oder sie führt zur Auslöschung der von außen bewirkten Veränderung, was der erwünschten Heilwirkung entspricht.

Begriffsentwicklung

Der Begriff „Lebenskraft" erscheint im deutschsprachigen Raum im 18. Jahrhundert wahrscheinlich erstmals in einer publizierten Rede, die Casimir Friedrich Medicus (1736–1808) 1774 vor der Kurpfälzischen Akademie hielt. In dieser Rede, die aus der Auseinandersetzung mit Stahls Seelenbegriff einerseits und dem erstarkenden mechanistischen Denken (Boerhave, Haller, Hoffmann) andererseits entstand, entwirft er ein Konzept, in dem – neben der unsterblichen und selbstbewussten Seele und der organisierten Materie – der Lebenskraft als drittem Prinzip die Rolle zukommt, Stoffwechselprozesse, Herzschlag, Kreislauf, Blutbildung, Sekretion und Verdauung zu regeln. Goldmann beschreibt in seinem Beitrag „Von der Lebenskraft zum Unbewussten – Konzeptwandel in der Anthropologie um 1800", wie das Konzept der Lebenskraft zum theoretischen Unterbau der Wissenschaftlergeneration des Sturm und Drang wurde: Unter anderen Christoph Wilhelm Hufeland, Johann Christian Reil, Joachim Dietrich Brandis, Alexander von Humboldt und auch Samuel Hahnemann diente die Lebenskraft als Integrationsmodell für die damals ungeheuer vielfältige Landschaft medizinischer Theorien und Anschauungen.

Hinter dem Konzept der Lebenskraft verbirgt sich letztlich die fundamentale Frage nach der Natur und Zielgerichtetheit biologischer Prozesse. Für die Ärzte des ausgehenden 18. Jahrhunderts hieß diese Frage: Wie lässt sich die Zielgerichtetheit und Zweckmäßigkeit physiologischer Vorgänge erklären? Wie die Bewahrung der Integrität und Ganzheit des Organismus, wie das Wesen von Erkrankungen und Heilungsprozessen? Wie lässt sich die Beeinflussung des Organismus durch Arzneien erklären?

Das Konzept der Lebenskraft ermöglichte es Hahnemann, eine teleologische Interpretation medizinischer Phänomene im Rahmen des damaligen naturwissenschaftlichen Denkens zu entwerfen. Dennoch ist es schwer verständlich, wie sich dieses Modell über mehr als 200 Jahre in der Rezeption und Lehre der Homöopathie halten konnte, da der Begriff der Lebenskraft einerseits bis heute nicht exakt und allgemeinverbindlich definiert werden konnte und andererseits bis heute für die Lebenskraft keine einzige naturwissenschaftlich objektive Nachweismethode entwickelt werden konnte. Das Modell der Lebenskraft stellt also eine „Black-Box" dar, die Erkrankungs- und Genesungswege beschreiben, aber nicht, wie ursprünglich von Hahnemann beabsichtigt, erklären kann.

2.6.2 Phänomenologie

Da Hahnemann im „Organon" (§ 6) die Auffassung äußert, dass die wahrnehmbaren Krankheitszeichen die Krankheit in ihrem ganzen Umfang repräsentieren und zusammen ihre einzig wahre und denkbare Gestalt bilden, die Lebenskraft aber nie anders als durch die Symptome zu sehen oder zu erfahren ist, vertreten einige Homöopathen ein Modell, bei dem der Schwerpunkt auf einer phänomenalen Betrachtungsweise liegt, gemäß dem häufig zitierten Diktum Goethes: „Man suche nur nichts hinter den Phänomenen, sie selbst sind die Lehre." Das Phänomen ist demnach das sich an einer Krankheit unmittelbar Zeigende, das einzig Zugängliche, was zum Zwecke der Heilung zu Hilfe genommen werden kann. Darüber hinaus bedarf es laut **Will Klunker** (1923–2002), einem der wichtigsten Vertreter dieser Denkrichtung, keiner weiteren Erklärung; er betrachtet Hahnemanns Konzept der Lebenskraft als ein Theoretisieren in Abhängigkeit von naturphilosophischen Strömungen seiner Zeit (Klunker 1994, 1996).

Klunker ersetzt das theoretische Konstrukt der Lebenskraft durch eine pragmatische Verfahrensanweisung: der Arzneifindung durch das Erkennen der **Ähnlichkeitsbeziehung zwischen den durch Arzneimittelprüfungen und am Patienten gewonnenen Symptomen.** Nur Krankheitsphänomene auf der Seite des Patienten und der Arzneien, keine theoretischen Annahmen, können die Wahl des mit Gewissheit heilenden Mittels bestimmen. Dieses pragmatische Vorgehen verzichtet auf jegliche weiterführende Erklärung des homöopathischen Heilungsprozesses und nimmt diesen auf phänomenologischer Ebene einfach als gegeben hin, sofern man den Behandlungsregeln strikt und genau folgt. Folglich bewertet Klunker kybernetische (➤ 2.7.1), quantenbiologische (➤ 2.7.3), psychosomatische und psychologische Modelle, ungeachtet ihres tatsächlichen Erklärungspotenzials, als der Homöopathie unangemessen. Auf der unmittelbaren Ebene der Behandlung schafft der phänomenologische Ansatz eine gewisse Unbefangenheit im Arzneifindungsprozess, befriedigt aber den steten Erklärungsbedarf des suchenden menschlichen Geistes und der Wissenschaft nur wenig.

2.7 Theorien integrativer Behandlungsprozesse

Deshalb werden im Folgenden die Modelle Erwähnung finden, die – wissenschaftlich fundiert – dabei helfen, den Behandlungsprozess integrativ zu verstehen, ohne den Wert einer phänomenologischen Betrachtungsweise zu schmälern.

2.7.1 Selbstregulation und Reorganisation

Die Ansätze der Kybernetik und Systemtheorie sowie der Chaos- und Komplextheorie liefern Erklärungen, die den Ansätzen Hahnemanns weitgehend entsprechen, ohne dabei nicht verifizierbare Erklärungsmodelle zu bemühen.

Kybernetik und Systemtheorie

Um die Schwierigkeiten, die sich aus der unscharfen Definition und mangelnden Nachweisbarkeit der Lebenskraft ergaben (➤ 2.6.1), zu umgehen, entwickelten Bayr (1966) und später Hanzl (1995) aus der Kybernetik und Systemtheorie ein Regulationsmodell, das die dynamische Wirkungsweise der Homöopathie plausibel darstellt, ohne dabei die Lebenskraft selbst als Kraft bemühen zu müssen. Dabei wird der Organismus als organisierte Ganzheit verstanden, dessen Teile untereinander in vielfältigen Beziehungen stehen und der als Ganzes wiederum mit anderen Ganzheiten und der Umwelt in komplexen Zusammenhängen verbunden ist. Die Ganzheit des Organismus selbst besteht aus vielen miteinander vernetzten und sich gegenseitig beeinflussenden Regelkreisen, deren autonomes, einwandfreies Funktionieren Gesundheit zur Folge hat. Eine wesentliche Voraussetzung für dieses einwandfreie Funktionieren ist ein ungestörter Informationstransfer innerhalb der Regelkreise. In einem solchen Regelkreis wird ein Ist-Wert mit einem Soll-Wert verglichen, und je nachdem, was für eine Abweichung vorliegt, wird über eine Stellgröße eine regulierende Maßnahme ergriffen. Da jeder Regelkreis in einem biologischen System mit seiner Umgebung vernetzt ist, können verschiedene Einflüsse oder Störgrößen modulierend einwirken und den Regelprozess verändern, was bei einer akuten Erkrankung eine sinnvolle Reaktion auf einen Störeinfluss darstellen kann: Fieber beispielsweise ist eine sinnvolle Reaktion des Organismus auf einen bakteriellen Befall und hilft, das Immunsystem zu aktivieren. Im Falle chronischer Erkrankungen sind oftmals keine oder nur unverhältnismäßig geringe Störeinflüsse feststellbar: Der Organismus reagiert aus einem zu anderen Zeiten erworbenen, nicht ausreichend adaptierten Muster. Das erklärt auch, warum die moderne Medizin in akuten Situationen sehr viel erfolgreicher mit ihren Behandlungsmethoden ist als bei chronischen Krankheiten. Die Hauptbehandlungsmöglichkeiten dieser Medizin bestehen nämlich in einem Ausschalten der Störgrößen, z. B. durch eine Antibiotikagabe bei einem Infekt, oder der Steuerung durch die sogenannte Aufschaltung durch Substitution, z. B. durch Antikörper oder Vitamine. Der Behandlungsweg der Homöopathie hingegen bedient sich der Aktivierung autoregulativer Prozesse, indem nach dem Ähnlichkeitsprinzip im Regelkreis eine Verstärkung der Rückkopplung des veränderten Ist-Wertes zum Regler induziert wird und so ein zielgerichteter Impuls zur Selbstregulation gesetzt wird. Der Organismus kann auf diese Weise – Informationen aus anderen Regelkreisen nutzend – für das Ganze eine am ehesten optimale Regulationsleistung erbringen. Nach diesem Verständnis ist ein Eingriff von außen nur bei gestörtem Informationsfluss innerhalb eines Regelkreises im Sinne einer Regulationsblockade erforderlich.

Chaos- und Komplexitätstheorie

Eine weitere wichtige Erkenntnis kommt aus der Chaos- und Komplexitätstheorie: Nach Kauffman (1996) sind biologische Systeme im Randbereich zwischen chaotischen und geordneten Zuständen zur optimalen Anpassung befähigt. Chaotische Prozesse ermöglichen eine schnelle und plötzliche Adaptation an veränderte Lebensbedingungen, geordnete Prozesse sichern die Integrität und Aufrechterhaltung des Systems. Eine Abnahme der chaotischen Schwankungen und die zunehmende Erstarrung in geordneteren Systemzuständen sind inzwischen für viele chronische Erkrankungen beschrieben worden (z. B. Herzerkrankungen, Schlafstörungen, Epilepsien, Schizophrenien) (Gerok, 1989). Auf der Basis dieser Beobachtungen ist anzunehmen, dass eine homöopathische Therapie erstarrte Systemzustände durchbrechen und zu einer Reorganisation des gestörten physiologischen Systems mit folgender Gesundung führen kann, was einem Zugewinn an Regulationsfähigkeit entspräche. Bei einer Steuerung durch Fremdeinflüsse hingegen besteht die Gefahr, ein bereits gestörtes System weiter in eine Regulationsstarre zu treiben.

2.7.2 Nanomedizin

Neue Impulse hat das Verständnis homöopathisch angeregter Regulationsprozesse in den letzten Jahren aus der physikalischen Hochpotenzforschung und der Nanomedizin erhalten. Zunächst konnte die Arbeitsgruppe um Chikramane (2010, 2012) mit unterschiedlichen physikalischen Untersuchungsmethoden (u. a. Transmissionselektronenmikroskopie [TEM] und Feinbereichsbeugung [SAED]) zeigen, dass – entgegen der vorbestehenden Auffassung – bei homöopathischen Hochpotenzen auch jenseits der Avogadro'schen Konstante noch Partikel der Ausgangssubstanz nachweisbar sind. Weitere indische Arbeitsgruppen (Upadhyay und Nayak 2011; Rajendran 2015; Nandy 2015) bestätigten die Ergebnisse und fanden zudem heraus, dass sich die Partikelstruktur durch den Verschüttelungsprozess bis unter 1 Nanometer weiter verkleinerte, die Konzentration insgesamt aber oberhalb einer Potenzstufe von C6 nicht weiter abnahm. Außer den Partikeln der Ausgangssubstanz fanden sich aber auch noch aus dem Potenzierungsprozess verbliebene Nano-Lactose und Nano-Silikate, deren zusätzlicher Einfluss auf die biologischen Wirkmechanismen von Bell und Mitarbeitern (2012, 2013, 2015) und Bellavite et al. (2014a) beschrieben wurde. Nano-Lactose dient hierbei als Transportmedium und die Nano-Silikate als milder immunologischer Stressor und Reizverstärker. Desto kleiner die Partikel sind, desto höher ist die Bioverfügbarkeit und die Fähigkeit, Zellmembranen zu passieren und intrazellulär mit sogenannten allostatischen Stressreaktionsmustern, die für den Erhalt von Stabilität durch permanente spezifische Anpassung zuständig sind, auf dem Boden einer Ähnlichkeitsbeziehung zu interagieren. Dies entspricht dem biologischen Konzept der Hormesis, nach dem zeitabhängig schwache Reize stimulieren und starke Reize auf Dauer hemmen. Deshalb spielt die zeitliche Einflussdauer eine wichtige Rolle, da über ein längeres Einwirken auch schwacher Reize eine ausgeprägtere, aber nichtlineare Gegenreaktion des Organismus als Heilwirkung hervorgerufen werden kann. Am Beispiel von Veränderungen der Genexpression nach dem Einwirken unterschiedlich hoher Potenzen der gleichen Arznei ließ sich dieser Ansatz auch experimentell bestätigen (Übersicht bei: Bellavite et al. 2014b; Dei und Bernardini 2015). Zusammengefasst beschreibt Bell ihr Konzept als „nanoparticle-allostatic-cross-adaption-sensitization model“, in dem biochemische, physikalische und zellbiologische Mechanismen zu einer neuen ganzheitlichen Erklärungshypothese homöopathischer Heilungsprozesse miteinander verknüpft werden.

2.7.3 Quantenphysik und Informationstheorie

In den letzten 40 Jahren ist zunehmend deutlich geworden, dass die Quantenphysik in ihrer mathematischen und logischen Struktur ein Modell darstellt, das geeignet ist, die in biologischen Systemen wie auch bei der homöopathischen Behandlung zu beobachtenden Muster annähernd gut zu beschreiben. Die damit verbundene Theorie gilt als die Fundamentaltheorie der derzeitigen physikalischen Weltbeschreibung (von Weizsäcker 1985, Görnitz 1999). Sie regelt die prinzipielle Struktur aller theoretischen Beschreibungen konkreter Objekte und gilt nicht nur für Elementarteilchen, sondern auch für makroskopische Objekte. Bisher wurden trotz vieler Versuche noch keine Beobachtungen gemacht, die ihr in irgendeiner Weise widersprechen (Görnitz 1999, von Weizsäcker in: Lyre, 2004).

Quantentheorie

In der klassischen Physik werden Objekte aus dem Ganzen getrennt und so beobachtbare Fakten geschaffen. Dieser Ansatz wird von der bisherigen Lehrmedizin bei der Betrachtung und Behandlung von einzelnen Krankheiten – und nicht des kranken Menschen – weitgehend umgesetzt. Im Gegensatz dazu verlangt die mathematische Struktur der Quantentheorie eine streng holistische Sichtweise, in der die Beziehungen einzelner Objekte untereinander, also z. B. auch die Zusammenhänge von Symptomen im konkreten Fall, als komplexer Prozess beschrieben werden. Eine derart holistische Betrachtungsweise ist uns aus der Gestaltpsychologie schon lange bekannt: Das Ganze ist in einem quantentheoretisch betrachteten System mehr als die Summe seiner Teile und damit genau genommen auch etwas ganz anderes. Das wird beispielsweise beim Betrachten einer Pflanze deutlich, wo jeder unmittelbar einsehen kann, dass die Entität der Pflanze völlig verschieden ist von der Summe der einzelnen chemischen Elemente, aus denen sie letztlich besteht, und nicht notwendig aus ihr herzuleiten ist. Ähnlich verhält es sich beim Menschen, wenn die Betrachtung des Krankheitszustandes bei der Anamnese (➤ 6) über den Lokalbefund hinausgeht und die Zusammenhänge zu anderen Symptomen und Modalitäten oder gar der psychischen Befindlichkeit zu erfassen sucht. Der sogenannte Prozess der **Quantisierung** führt zur Beschreibung aller nur denkbaren möglichen Beziehungen zwischen verschiedenen Objekten, wobei diese durchaus auch mehrdeutig sein können. Das entspricht unserer Alltagserfahrung vom Verhalten biologischer Systeme weitgehend, wie Görnitz (2005) am einfach nachvollziehbaren Beispiel der Selbstreflektion in ihrer Komplexität verdeutlicht.

Da die Quantenphysik aber eine primär physikalische Theorie ist, stellt sich die unmittelbare Übertragung auf den Bereich der Medizin, wie von Schmahl und von Weizsäcker (1997) gefordert, und insbesondere der Homöopathie als teilweise schwierig dar. Dazu wurden in den vergangenen Jahren v. a. zwei Ansätze unternommen, die hier in ihren Grundlinien wiedergegeben werden.

1. Um eine Anwendbarkeit der Quantentheorie jenseits der Physik möglich zu machen, entwickelten Atmanspacher, Römer und Walach (2002) den Ansatz der **„Weak Quantum Theory“** (WQT), bei dem die zugrunde liegenden Annahmen und Axiome im Sinne einer allgemeinen Quantentheorie vereinfacht wurden, sodass die eigentliche

2

Quantentheorie einen Sonderfall der WQT darstellt. Die WQT ist widerspruchsfrei zu ihrer Ursprungstheorie formuliert und ermöglicht die Anwendung auf makroskopische, also auch medizinische Vorgänge und psychologische Prozesse, wobei die Grundgedanken der Komplementarität und Verschränkung als zentrale Elemente erhalten geblieben sind. Über Verständnis und Umsetzung der WQT ist in den vergangenen Jahren viel diskutiert worden (Walach und von Stillfried 2011), wobei das Verstehen des homöopathischen Behandlungsprozesses und der sogenannten **„Patient-Behandler-Arznei-Verschränkung"** im Mittelpunkt standen (Weingärtner 2006). Auch wenn über viele Details noch Unsicherheit besteht, hat die WQT doch einen Rahmen geschaffen, der die Möglichkeiten der Anwendung quantentheoretischer Erkenntnisse auf die Medizin nachvollziehbar und klar definiert.
2. Die Probleme mit der konkreten Anwendung physikalischer Gesetzmäßigkeiten auf den Menschen umgehend, vor denen auch schon Hahnemann nicht zu Unrecht gewarnt hatte, wandte Köster (2006) die logischen Strukturen, die der Quantentheorie zugrunde liegen unter der Mentorenschaft von Weizsäckers auf die Möglichkeiten der homöopathischen Behandlung an und schuf so ein stringentes Behandlungssystem. Beispielsweise leitet er aus der Unschärferelation ab, dass ein Erfassen von Zusammenhängen immer auf Kosten der Einzelinformation geht – und umgekehrt: Einen Krankheitsprozess im Ganzen zu verstehen, macht häufig Einzelfakten unverständlich, und umgekehrt führt das Fokussieren auf einen lokalen Befund dazu, dass der Patient als Ganzes aus den Augen verloren wird und quasi nur noch „aus Versehen dabei ist". Das Erfassen des Inbegriffs der Symptome mit Empfindungen und psychischen Symptomen ist nur durch das Verlassen des Ortes, also in der Nichtlokalität sinnvoll möglich. Dabei existieren erfahrungsgemäß eine Unbestimmtheit und gleichzeitig eine Vielfalt an möglichen Manifestationsformen von Symptomen und Heilungsverläufen, sodass diese nicht mehr mit den Sätzen der klassisch-aristotelischen Logik sinnerfassend beschreibbar sind, da oft mehrere, sich scheinbar ausschließende oder gar widersprechende Zustände gleichzeitig auftreten können. In seinen Sätzen zur **medizinischen Quantenlogik** zeigt Köster auch mit konkreten Fallbeispielen die weite Anwendbarkeit für das medizinische und insbesondere homöopathische Handeln auf, was von ihm aufgrund der Komplexität der theoretischen Grundlage als fortlaufender Arbeits- und Entwicklungsprozess verstanden wird.

Informationstheorie

Eine weitere, auch für die Homöopathie wichtige Konsequenz aus der Quantenphysik ist, dass heute kaum noch ernsthaft behauptet werden kann, wir verstünden, was Materie wirklich ist. Gerade die Biowissenschaften und die Medizin arbeiten aber vielfach noch mit einem klassischen, heute überholten Materiebegriff, dessen Begrenztheit besonders in den Erklärungsversuchen zur Homöopathie deutlich wird. Auf dem Boden der Urtheorie von Weizsäckers (1971, 1985) hat sich inzwischen eine Quantentheorie der Information (Lyre 2004) entwickelt, wobei es T. Görnitz (1999) sowie T. Görnitz und B. Görnitz (2002, 2008) gelang aufzuzeigen, dass masselose Information in Materie und Energie übergehen kann und mit diesen also äquivalent ist. Das hat zur Konsequenz, dass die Descart'sche Trennung von Geist und Materie nicht länger aufrechterhalten werden kann, da Geist selbstreflektierend Information über andere Informationen sein kann, ohne dabei lokalisierbar oder auf ein neurobiologisches Korrelat reduzierbar sein zu müssen. Spätestens hier wird deutlich, dass vieles, was bislang gern dem Placebo-Effekt zugeschrieben wurde oder nicht erklärbare Wirkweise der Homöopathie darstellte, auf dem Boden der Informationstheorie unmittelbar verständlich werden kann. Da, wo wir in der Homöopathie aufgrund von Potenzierung offensichtlich nicht mehr mit Materie arbeiten, ist es vorstellbar, dass Information die heilenden Veränderungsprozesse induziert, was auch erklären könnte, warum sich dieser Vorgang bislang einer auf klassisch-physikalischen Modellen beruhenden Messbarkeit entzogen hat.

Zusammenfassend ergeben sich aus den Erkenntnissen der Quantenphysik tragfähige Modelle auf dem Boden einer holistisch ausgerichteten Naturwissenschaft, die ein Verständnis homöopathischer Behandlungsprozesse wie auch ihrer naturwissenschaftlichen Grundlagen erstmals möglich machen. Hier sind auch – im Gegensatz zu den zuvor vorgestellten Modellen – auf biologische Systeme bezogene, genaue Definitionen und Beschreibungen erarbeitet worden, welche die zeitlose Modernität des Entwurfs von Hahnemann in neuen Kontexten erkennen lassen.

Literatur

Appell RG: Homöopathie und Philosophie & Philosophie der Homöopathie. Bluethenstaub, Eisenach 1998

An der Heiden U: Mathematische Grundlagen der Medizin. Med Klin 1998(93):557–64

Atmanspacher H, Römer H, Walach H: Weak quantum theory: complementarity and entanglement in physics and beyond. Found Phys 2002(32):49–57

Baeyer HC: Das informative Universum. C. H. Beck, München 2005

Bakker G: Ähnlichkeit. ZKH 1961(6):264–268

Bayr G: Kybernetik und homöopathische Medizin. Haug, Heidelberg 1966

Bayr G: Kybernetische Denkmodelle der Homöopathie. Haug, Heidelberg 1982

Belair J, Glass L, an der Heiden U, Milton J: Dynamical Disease – Mathematic Analysis of Human Illness. AIP Press, Woodbury 1995

Bell IR: Homeopathy as Systemic Adaptional Nanomedicine: The Nanoparticle-Cross-Adaption-Sensitization Model. American Journal of Homeopathic Medicine 2012(105):116–130

Bell IR, Koithan M: A model for homeopathic remedy effects: low dose nanoparticles, allostatic cross-adaptation, and time-dependent sensitization in a complex adaptive system. BMC Complementary and Alternative Medicine 2012(12):191

Bell IR, Schwartz GE: Adaptive network nanomedicine: an integrated model for homeopathic medicine. Frontiers in Bioscience (Scholar Edition) 2013 (5;2):685–708

Bell IR, Schwartz GE: Enhancement of adaptive biological effects by nanotechnology preparation methods in homeopathic medicines. Homeopathy 2015(104):123–138

Bell IR, Koithan M, Brooks AJ: Testing the nanoparticle-allostatic cross-adaptation-sensitization model for homeopathic remedy effects. Homeopathy 2013(102):66–81

Bellavite P et al.: High dilution effects revisited. 1. Physiochemical effects. Homeopathy 2014a(103):4–21

Bellavite P et al.: High dilution effects revisited. 2. Pharmacodynamic mechanisms. Homeopathy 2014b(103):22–43

Bleul G, Fischer U, Gutge-Wickert A: Das Simile Prinzip, in: Bleul G (Hrsg.): Weiterbildung Homöopathie, Band A: Grundlagen und Therapie akuter Krankheiten. Sonntag, Stuttgart 2008

Boucsein HU: Die Begründung des Ähnlichkeitsprinzips durch Hahnemann aus heutiger Sicht. Königshausen & Neumann, Würzburg 1992

Brunner H: Hahnemann und Paracelsus, in: Documenta Homoeopathica, Bd. 25. Maudrich, Wien/München/Bern 2006

Büttner S: Die homöopathische Arznei als die Wahrheit der Krankheit – Versuch einer naturphilosophischen Rekonstruktion des Simile-Prinzips, in: Appell RG (Hrsg.): Homöopathie und Philosophie & Philosophie der Homöopathie. Bluethenstaub, Eisenach 1998

Chikramane PS et al.: Extreme homeopathic dilutions retain starting materials: A nanoparticulate perspective. Homeopathy 2010(99): 231–242

Chikramane PS et al.: Why extreme dilutions reach non-zero asymptotes: A nanoparticulate hypothesis based on froth flotation. Langmuir 2012(28):15864–15875

Dei A, Bernardini S: Hormetic effects of extremely dilutd solutions on gene expression. Homeopathy 2015 (im Druck). http//dx.doi.org/10.1016/j.homp.2015.02.008 [Stand: 12.1.2016]

Eskinazi D: Homeopathy Re-revisited. Is Homeopathy compatible with biomedical observations? Arch Intern Med 1999(159):1981–1987

Flechtner H-J: Grundbegriffe der Kybernetik. 5. Aufl. Wissenschaftliche Verlagsgesellschaft, Stuttgart 1970

Furlenmeier M: Was heißt „Ähnlich"? ZKH 1994(1):14–18

Gerok H: Ordnung und Chaos als Elemente von Gesundheit und Krankheit, in: Gerok W (Hrsg.): Ordnung und Chaos in der belebten und unbelebten Natur. Wissenschaftliche Verlagsgesellschaft, Stuttgart 1989

Gloy K: Die historischen Wurzeln des Analogiedenkens, in: Appell RG (Hrsg.): Homöopathie und Philosophie & Philosophie der Homöopathie. Bluethenstaub, Eisenach 1998

Goldmann S: Von der Lebenskraft zum Unbewussten. Konzeptwandel in der Anthropologie um 1800, in: Apell RG (Hrsg.): Homöopathie und Philosophie der Homöopathie. Bluethenstaub, Eisenach 1998

Görnitz T: Quanten sind anders. Spektrum Akademischer Verlag, Heidelberg/Berlin 1999

Görnitz T, Görnitz B: Der kreative Kosmos. Spektrum Akademischer Verlag, Heidelberg/Berlin 2002

Görnitz T, Görnitz B: Das Bild des Menschen im Lichte der Quantentheorie, in: Buchholz MB, Gödde G (Hrsg.): Das Unbewusste in aktuellen Diskursen (Bd. 2). Psychosozial-Verlag, Gießen 2005

Görnitz T, Görnitz B: Die Evolution des Geistigen. Vandenhoeck & Ruprecht, Göttingen 2008

Hahnemann S: Gesammelte kleine Schriften, hrsg. v. Schmidt JM, Kaiser D. Haug, Heidelberg 2001
Hahnemann S: Fingerzeige auf den homöopathischen Gebrauch der Arzneien in der bisherigen Praxis, in: Hahnemann S: Gesammelte kleine Schriften, hrsg. v. Schmidt JM, Kaiser D. Haug, Heidelberg 2001
Hahnemann S: Versuch über ein neues Prinzip zur Auffindung der Heilkräfte der Arzneisubstanzen, nebst einigen Blicken auf die bisherigen, in: Hahnemann S: Gesammelte kleine Schriften, hrsg. v. Schmidt JM, Kaiser D. Haug, Heidelberg 2001
Hahnemann S: Organon der Heilkunst. Neufassung der 6. Auflage mit Systematik und Glossar, hrsg. v. Schmidt JM. 2. Aufl. Elsevier/Urban & Fischer, München 2006
Hanzl GS: Das neue medizinische Paradigma. Haug, Heidelberg 1995
Just C: Der Akt der Ähnlichkeit. Haug, Heidelberg 1994
Kauffmann S: The Origins of Order: Self Organization and Selection in Evolution. Oxford Univ Press, New York 1993
Kauffman S: Der Öltropfen im Wasser. Piper, München 1996
Kent JT: Zur Theorie der Homöopathie. Grundlagen und Praxis, Leer 1991
Klunker W: Das Symptom – ein Grundbegriff der Homöopathie. ZKH 1994(1):3–13
Klunker W: Lektionen für Anfänger (II). ZKH 1994(4):166–171
Klunker, W: Das Prinzip Homöopathie. ZKH 1996(1):3–10
Köster W: Die Logik der Ganzheit. Medicins Quantica de Espana, S. L., Spanien 2006
Lochbrunner B: Der Chinarindenversuch, Schlüsselexperiment für die Homöopathie? KVC, Essen 2007
Lyre H: Quantentheorie der Information. Mentis, Paderborn 2004
Nandy P: A review of Basic Research on Homoeopathy from a physicist's point of view. Indian J Res Homoeopathy 2015(9):141–51
Ohly F: Zur Signaturenlehre der frühen Neuzeit. Hirzel, Stuttgart/Leipzig 1999
Priesner C, Figala K: Alchemie, Lexikon einer hermetischen Wissenschaft. C. H. Beck, München 1998
Rajendran ES: An evaluation of Avogadro's number in the light of HRTEM and EDS studies of high dilutions of Ferrum metallicum 6,30.200.1M. 10M and 50Mc. Int J High Dilution Res 2015(14;3): 3–9
Rhumelius JP: Medicina Spagyrica tripartita. Frankfurt 1648
Schmahl FW, Weizsäcker CF v: Moderne Physik und Grundfragen der Medizin. Dt. Ärzteblatt 1997(200):A165–167
Schmidt JM: Die philosophischen Vorstellungen Samuel Hahnemanns bei der Begründung der Homöopathie. Sonntag, München 1990
Schwab G: Sagen des klassischen Altertums. Insel, Frankfurt 1975
Scholten J: Homeopathy as Information Science. Interhomeopathy, 2006. www.interhomeopathy.org/index.php/journal/entry/homeopathy_as_information_science [Stand: 12.1.2016]
Teixeira MZ: Similitude in modern pharmakology. British Homeopathic J 1999(88):112–120
Teixeira MZ: Evidence of the principle of similitude in modern fatal iatrogenic events. Homeopathy 2006(95):229–236
Teixeira MZ: Antidepressants, suicidality and rebound effect: evidence of similitude? Homeopathy 2009(98):114–121
Teixeira MZ: Rebound acid hypersecretion after withdrawal of gastric acid suppressing drugs: new evidence of similitude. Homeopathy 2011a(100):148–156
Teixeira MZ: New homeopathic medicines: use of modern drugs according to the principle of similitude. Homeopathy 2011b(100):244–252
Teixeira MZ: Rebound effects of drugs: fatal risk of conventional treatment and pharmacological basis of homeopathic treatmen. Int J High Dilution Res 2012(11;39):69–106
Teut M: Homöopathie zwischen Lebenskraft und Selbstorganisation. Forschende Komplementärmed 2001(8):162–167
Tischner R: Geschichte der Homöoapthie. Nachdr. der Orig.-Ausg. Leipzig 1932, 1934, 1937, 1939. Springer, Wien 1998
Upadhyay RP; Nayak C: Homeopathy emerging as nanomedicine. Int J High Dilution Res 2011(10;37): 299–310
Van Wijk R, Wiegant FAC: The similia principle in surviving stress. Utrecht University Press, Utrecht 1997
Van Wijk R, Wiegant FAC: The Simila Principle. KVC, Essen 2006
Walach H: Ganzheitliche Heilkunde – theoretische Überlegungen und der Versuch einer Vision, in: Albrecht H. (Hrsg.): Heilkunde versus Medizin? Hippokrates, Stuttgart 1993
Walach H: Magic of Signs: A Nonlocal Interpretation of Homeopathy. J of Scientific Exploration 1999(13; 2): 291–315
Walach H: Entanglement Model of Homeopathy as an Example of Generalized Entanglement Predicted by Weak Quantum Theory. Forschende Komplementärmedizin und Klassische Naturheilkunde 2003(10):192–200
Walach H, von Stillfried N: Generalised Quantum Theory – Basic Idea and General Intuition: A Background story and Overview. Axiomathes 2011(21;2):185–209
Weingärtner O: Komplementarität der physikalischen Forschung zur Homöopathie. AHZ 2005(5):169–174
Weingärtner O: „Entaglement" als Gegenstand der Homöopathieforschung. Eine kritische Problemanalyse, in: Albrecht H, Frühwald M (Hrsg.): Jahrbuch der Karl und Veronica Carstens-Stiftung, Bd. 12 (2005). KVC, Essen 2006
Weizsäcker CF v: Die Einheit der Natur. Hanser, München 1971
Weizsäcker CF v: Aufbau der Physik. Hanser, München 1985
Wiegant F, Van Wijk R: The similia principle: Results obtained in a cellular model system. Homeopathy 2010(99): 3–14

Whitmont EC: Die Alchemie des Heilens. Burgdorf, Göttingen 1993
Wiegant FA, Souren JE, van Wijk R: Stimulation of survival capacity in heat shocked cells by subsequent exposure to minute amounts of chemical stressors; role of similarity in hsp-inducing effects. Hum Exp Toxicol 1999(18):460–470
Wischner M: Ähnlichkeit in der Medizin. KVC, Essen 2004
Wischner M: Organon-Kommentar, 2. Aufl. KVC, Essen 2011
Zycha H: Organon der Ganzheit. Haug, Heidelberg 1996

KAPITEL

3 Die homöopathischen Arzneien

Christian Lucae

Homöopathische Arzneimittel werden aus vielfältigen Ausgangssubstanzen hergestellt, die teils aus verschiedenen Bereichen der Natur gewonnen werden (Pflanzen-, Tierreich, Mineralien), teils aus krankheitserregenden Substraten bestehen (Nosoden), aus gesunden Organen (Sarkoden) oder aus der Chemie und Pharmakologie stammen. Die Einteilung der mehr als 3000 homöopathischen Einzelmittel kann nach verschiedenen Gesichtspunkten erfolgen. Bewährt hat sich die Aufschlüsselung nach

- botanischen Pflanzenfamilien,
- Tiergruppen,
- chemisch-physikalischen Eigenschaften.

Damit sie ihre volle Wirksamkeit entfalten, werden homöopathische Arzneien mit speziellen Verfahren aufbereitet. Wesentliche Schritte dabei sind die Verreibung mit Milchzucker und die Verschüttelung mit einem Wasser-Alkohol-Gemisch, wodurch die Ausgangssubstanz immer weiter verdünnt und verschüttelt wird. Durch den Prozess der Potenzierung werden die besonderen Kräfte der Arznei aufgeschlüsselt und für die homöopathische Behandlung verfügbar gemacht. Die fertigen Arzneimittel werden mit den Buchstaben „C" (centesimal), „D" (dezimal) oder „Q" (quinquagiesmillesimal) bezeichnet, jeweils gefolgt von einer Zahl, die die Anzahl der Potenzierungsschritte angibt.

Homöopathische Arzneien sind in verschiedenen Darreichungsformen erhältlich. Am weitesten verbreitet sind Globuli (Streukügelchen aus Rohrzucker), die sich durch eine unkomplizierte Verabreichung und problemlose Lagerung auszeichnen. Daneben sind auch Lösungen, Tabletten, Ampullen und verschiedene andere Darreichungsformen möglich.

Die rechtlichen Rahmenbedingungen zur Herstellung homöopathischer Arzneien sind im Homöopathischen Arzneibuch (HAB) geregelt, das seit 1978 erscheint und regelmäßig ergänzt wird. Einzelne Herstellungsvorschriften sind bereits in der Pharmacopoea Europaea (Ph. Eur.) integriert, weitere folgen laufend. Die Ph. Eur. ist den nationalen Bestimmungen übergeordnet.

3.1 Quellen und Herkunft

Der homöopathische Arzneischatz ist umfangreich und vielfältig: Mehr als 3000 homöopathische Einzelmittel sind im Handel erhältlich. Die Übersicht über die Ausgangssubstanzen wird erleichtert durch

Tab. 3.1 Ausgangsstoffe der Arzneien

Ausgangsstoffe	Beispiele homöopathischer Arzneimittel	Deutsche Bezeichnung
Pflanzen, Pilze	*Arnica montana*	Bergwohlverleih
	Atropa belladonna	Tollkirsche
	Lycopodium clavatum	Bärlapp
Tiere, Tierstoffe	*Lachesis muta*	Gift der Buschmeisterschlange
	Ambra grisea	Ausscheidung des Pottwals
	Apis mellifica	Honigbiene
Mineralien, Metalle, Salze, Säuren	*Kalium carbonicum*	Kalziumkarbonat
	Aurum metallicum	Gold
	Acidum nitricum	Salpetersäure
Nosoden, Sarkoden	*Medorrhinum*	Ausfluss eines an Gonorrhö Erkrankten
	Pyrogenium	Verdorbenes Fleisch
	Malandrinum	Pferdemauke
Chemikalien, Arzneimittel	*Kresol*	Derivat des Toluols
	Glonoinum	Nitroglyzerin
	Penicillinum	Penicillin
Imponderabilien	*X-ray*	mit Röntgenstrahlen behandeltes Wasser

die Zuordnung nach ihrer Herkunft in die Kategorien „Pflanzen/Pilze“, „Tiere/Tierstoffe“, „Mineralien/Metalle/Salze/Säuren“, „Nosoden/Sarkoden“ und „Chemikalien/Arzneimittel/Imponderabilien“. Die Gruppe der pflanzlichen Arzneimittel ist mit Abstand am größten, gefolgt von Arzneien tierischer und anorganischer Herkunft. Eine besondere Stellung unter den homöopathischen Arzneimitteln nehmen die Nosoden ein, die Chemikalien, Arzneimittel und Imponderabilien bilden jeweils kleinere Sondergruppen (➤ Tab. 3.1).

Terminologie

Die Namen der homöopathischen Arzneien haben eine lange Tradition, viele Bezeichnungen sind seit den Anfängen der Homöopathie vor 200 Jahren nicht mehr verändert worden. Die Benennung pflanzlicher Arzneien ist in der Regel eng an die botanische Bezeichnung angelehnt (z. B. *Arnica montana*). Bei Tieren, Mineralien, Metallen, Salzen und Säuren finden sich meist lateinische Bezeichnungen (z. B. *Lac caninum* für „Hundemilch“, *Acidum phosphoricum* für die Phosphorsäure etc.), während die Nosoden einen an die jeweilige Krankheit angelehnten, lateinisch klingenden Namen tragen (z. B. *Tuberculinum* – Tuberkulose, *Pertussinum* – Keuchhusten etc.). Daneben finden sich verschiedene historische Bezeichnungen, die nicht immer der aktuellen Nomenklatur der Hersteller entsprechen (z. B. *Natrium muriaticum* von lat. „muria“ = Salzlake – statt *Natrium chloratum* als Bezeichnung für das Kochsalz, *Antimonium tartaricum* – statt *Tartarus stibiatus* usw.).

3.1.1 Pflanzen und Pilze

Der größte Teil der homöopathischen Arzneien stammt aus dem Pflanzenreich. Das Spektrum umfasst

- traditionelle Heilpflanzen (z. B. *Arnica* – Bergwohlverleih),
- Blumen (z. B. *Pulsatilla* – Kuhschelle),
- Gräser (z. B. *Arundo* – Wasserrohr),
- Gewürze (z. B. *Capsicum* – Pfeffer),
- Kräuter (z. B. *Petroselinum* – Petersilie),
- Giftpflanzen (z. B. *Belladonna* – Tollkirsche),
- Rauschdrogen (z. B. *Coca* – Cocastrauch),
- tropische Pflanzen (z. B. *Rauwolfia* – Schlangenwurzel),
- Bäume (z. B. *Tilia* – Linde).

Tab. 3.2 Solanaceae – Nachtschattengewächse (Auswahl)

Arznei	Abkürzung	Deutsche Bezeichnung
Atropa belladonna	bell.	Tollkirsche
Capsicum annuum	caps.	Spanischer Pfeffer, Paprika
Datura ferox	dat-f.	Chinesischer Stechapfel
Datura stramonium	stram.	Gemeiner Stechapfel
Duboisia myoporoides	dubo-m.	Duboisia
Fabiana imbricata	fab.	Fabianakraut, Pichi-Pichi
Hyoscyamus niger	hyos.	Schwarzes Bilsenkraut
Lycopersicum esculentum	lycpr.	Tomate
Mandragora officinarum	mand.	Alraune
Physalis alkekengi	physal.	Judenkirsche
Solanum arrebenta	sol-a.	Stachelkartoffel
Solanum dulcamara	dulc.	Bittersüßer Nachtschatten
Solanum mammosum	sol-m.	Zitzenförmiger Nachtschatten
Solanum nigrum	sol-n.	Schwarzer Nachtschatten
Solanum pseudocapsicum	sol-ps.	Korallenkirsche
Solanum tuberosum	sol-t.	Kartoffel
Solanum tuberosum aegrotans	sol-t-ae.	Kartoffel mit Schimmelpilz
Nicotiana tabacum	tab.	Tabak

Einteilung

Eine in jüngerer Zeit von der Homöopathie wiederentdeckte, von verschiedenen Therapeuten auch methodisch genutzte Einteilung der Pflanzen ist die klassische **Ordnung nach botanischen Pflanzenfamilien.** Die Idee ist nicht neu: Bereits der amerikanische Homöopath Ernest A. Farrington (1847–1885) und später der deutsche Arzt Otto Leeser (1888–1964) gründeten ihre Arzneimittellehren auf dem Fundament der Botanik und beschrieben Ähnlichkeiten der Arzneien innerhalb der einzelnen Familien. Dabei können sowohl biologische, chemische, toxikologische als auch homöopathische Parallelen interessant sein. Ein Beispiel dafür ist die Familie der Nachtschattengewächse (Solanaceae): Aufgrund der Toxikologie ergeben sich deutliche Ähnlichkeiten im Arzneimittelbild von *Belladonna, Hyoscyamus* oder *Stramonium.* Auch die Tomate und die Kartoffel gehören zu dieser Gruppe (➤ Tab. 3.2).

Die großen Hersteller homöopathischer Arzneimittel bauen die Ausgangssubstanzen teilweise im eigenen Betrieb an. Kleinere Unternehmen kaufen die Ursubstanzen zu, einige engagierte Apotheker gehen in der freien Natur selbst auf die Suche nach der passenden Pflanze.

Ausgangsstoffe

Als Ausgangsmaterial für homöopathische Arzneien werden unterschiedliche Pflanzenteile verwendet, je nach Pflanze entweder die Wurzel, Blätter, Samen, Blüten oder die ganze Pflanze. Daraus wird entweder ein alkoholischer Auszug gewonnen (Urtinktur, ➤ 3.2.1), oder die Pflanze wird einer sogenannten Frischpflanzenverreibung (Triturationen, ➤ 3.4.3) unterzogen.

Die Pilze nehmen, botanisch gesehen, eine Sonderstellung ein, da sie als Bindeglied zwischen Pflanzen- und Tierreich angesehen werden können. In der homöopathischen Arzneimittellehre sind zwar zahlreiche Pilze beschrieben (➤ Tab. 3.3), aber nur einige wenige kommen in der Praxis häufiger zur Anwendung. In der Homöopathie werden sowohl ganze Pilze (Mycophyta, Fungi, Mycetes) als auch Schwämme (Fruchtkörper größerer Pilze) verwendet.

3.1.2 Tiere und Tierstoffe

Die Darstellung der homöopathischen Arzneien tierischer Herkunft ist sehr viel übersichtlicher als bei den Pflanzen (➤ 3.1.1). Hahnemann beschrieb in seinen Arzneimittellehren bereits einige Arzneien tierischer Herkunft:

- *Ambra* (Ausscheidung des Pottwals),
- *Moschus* (Sekret des Moschusbocks),
- *Sepia* (Inhalt des Beutels des Tintenfisches).

Durch Constantin Hering (1800–1880) wurde die Arznei *Lachesis* weltberühmt: Hering hatte zur Herstellung das Gift der südamerikanischen Buschmeisterschlange potenziert.

Einteilung

Aus homöopathisch-therapeutischer Sicht ist – analog zu den Pflanzen (➤ Tab. 3.2) – eine Gruppierung nach zoologischen Gesichtspunkten hilfreich. Die wichtigsten Gruppen sind in ➤ Tab. 3.4 dargestellt. Die Übersicht macht deutlich, dass es zwi-

Tab. 3.3 Auswahl in der Homöopathie als Arzneimittel verwendeter Pilze (verschiedene Familien)

Arznei	Abkürzung	Deutsche Bezeichnung	Familie
Agaricus muscarius	agar.	Fliegenpilz	Amanitaceae
Bovista lycoperdon	bov.	Bovist, Riesenbovist, Staubschwamm	Lycoperdaceae
Ustilago maydis	ust.	Maisbrand	Ustilaginaceae
Secale cornutum	sec.	Mutterkorn	Clavicipetaceae
Boletus lacris	bol-la.	Lärchenschwamm	Polyporaceae
Psilocybe caerulescens	psil.	Kahlkopf	Strophariaceae

schen den verschiedenen Quellen homöopathischer Arzneien viele Überschneidungen gibt: *Calcium carbonicum* ist zwar eine mineralische Arznei, stammt aber ursprünglich aus der Auster. Ähnliches gilt für *Carbo animalis*, eine Kohle, die aus Rindsleder gewonnen wird. *Anthracinum* ist eine Nosode (➤ 3.1.4), die aus der Milz eines von Milzbrand befallenen Rindes hergestellt wurde.

Tab. 3.4 Auswahl in der Homöopathie als Arzneimittel verwendeter Tiere, Tierstoffe

Tierart	Arznei	Abkürzung	Deutsche Bezeichnung
Schlangen			
Crotalidae	*Bothrops laceolatus*	both.	Lanzenotter
	Cenchris contortrix	cench.	Mocassinschlange
	Crotalus horridus	crot-h.	Nordamerikanische Klapperschlange
	Lachesis muta	lach.	Buschmeisterschlange
Elapidae	*Elaps corallinus*	elaps	Korallenotter
	Naja tripudians	naja	Indische Kobra
Viperidae	*Vipera berus*	vip.	Kreuzotter
Spinnentiere			
Spinnen	*Aranea diadema*	aran.	Kreuzspinne
	Latrodectus mactans	lat-m.	Schwarze Witwe
	Mygale lasiodora	myg.	Vogelspinne
	Tarentula hispanica	tarent.	Spanische Tarantel
	Theridion curassavicum	ther.	Westindische Feuerspinne
	Buthus australis	buth-a.	Skorpion
Echsen	*Heloderma suspectum*	helo.	Gilamonster
Insekten			
Hymenoptera	*Apis mellifica*	apis	Honigbiene
	Formica rufa	form.	Rote Waldameise
	Vespa crabro	vesp.	Hornisse
Coleoptera	*Cantharis vesicatoria*	canth.	Spanische Fliege
	Coccinella septempunctata	cocc-s.	Marienkäfer
	Doryphora decemlineata	dor.	Kartoffelkäfer
Hemioptera	*Cimex lectularius*	cimx.	Bettwanze
	Coccus cacti	coc-c.	Cochenillelaus
	Pediculus capitis	ped.	Kopflaus
	Aphis chenopodii glauci	aphis	Röhrenlaus
Weitere Insektenarten	*Blatta orientalis*	blatta-o.	Küchenschabe
	Culex musca	culx.	Stechmücke
Meerestiere			
Austern	*Calcium carbonicum*	calc.	Austernschalenkalk
	Conchiolinum (Mater perlarum)	conch.	Perlmutt
	Hepar sulfuris calcareum	hep.	Kalkschwefelleber

3

Tab. 3.4 Auswahl in der Homöopathie als Arzneimittel verwendeter Tiere, Tierstoffe *(Forts.)*

Tierart	Arznei	Abkürzung	Deutsche Bezeichnung
Weitere Meerestiere	*Spongia marina tosta*	spong.	Gerösteter Meerschwamm
	Ambra grisea	ambr.	Amber (Pottwal-Ausscheidung)
	Asterias rubens	aster.	Seestern
	Corallium rubrum	cor-r.	Edelkoralle
	Murex purpurea	murx.	Purpurschnecke
	Sepia	sep.	Tinte des Tintenfisches
	Serum anguillae	ser-ang.	Aalserum
Säugetiere			
Rind	*Anthracinum*	anthraci.	Milzbrandnosode
	Carbo animalis	carb-an.	Tierkohle (aus Rindsleder)
	Acidum lacticum	lac-ac.	Milchsäure
	Lac vaccinum defloratum	lac-d.	Entrahmte Kuhmilch
	Ovinium	ov.	Ovar (auch aus Schaf)
Pferd	*Castor equi*	cast-eq.	Warzenähnliche Auswüchse
	Hippomanes	hipp.	Mekoniumablagerung
	Hippozaenium	hippoz.	Rotzkrankheit (Nosode)
	Malandrinum	maland.	Pferdemauke (Nosode)
Hund	*Lac caninum*	lac-c.	Hundemilch
	Lyssinum	lyss.	Tollwutnosode (Hund)
Weitere Säugetiere	*Castoreum canadense*	castm.	Bibergeil, Drüsensekret (Biber)
	Lac felinum	lac-f.	Katzenmilch
	Mephitis putorius	meph.	Stinktier
	Moschus	mosch.	Drüsensekret (Moschustier)
	Oleum animale aethereum Dippeli	ol-an.	Dippelsches Tieröl (Hirschhorn)

Ausgangsstoffe

Anhand dieser Beispiele wird bereits klar, dass meistens nur bestimmte Bestandteile eines Tieres zur Herstellung des Arzneimittels verwendet werden. In der Regel wird ein das Tier repräsentierendes Sekret oder Gift entnommen. Unter diesem Aspekt sind auch die verschiedenen Milcharzneien (Hunde-, Katzen-, Kuhmilch usw.) zu verstehen.

Zahlreiche Arzneien werden aus dem ganzen Tier hergestellt. Hierzu zählen die meisten Insekten- und Spinnenarzneien. Die Größe dieser Tiere lässt eine Verreibung des ganzen Tierkörpers noch zu.

3.1.3 Mineralien und anorganische Ausgangsstoffe

Die dritte große Gruppe der Arzneistoffe bilden die Mineralien und anorganischen Ausgangsstoffe. Bereits Hahnemann konnte bei der Herstellung der ersten homöopathischen Arzneien auf Erfahrungen aus der Medizin zurückgreifen: Die Verwendung von Gold, Quecksilber oder Arsen als Heilmittel war beispielsweise schon lange vor der Begründung der Homöopathie verbreitet. Während damals die Herstellung chemisch reiner Grundsubstanzen noch mühsam und sehr ungenau war, sind heute eine genaue Identifikation und Reinheit der Ausgangsstoffe Voraussetzung für ihre Verwendung.

Tab. 3.5 Auswahl in der Homöopathie als Arzneimittel verwendeter Mineralien und anorganischer Ausgangsstoffe

Gruppe	Arznei	Abkürzung	Beschreibung
Metalle, Nichtmetalle (Elemente des Periodensystems)	*Zincum metallicum*	zinc.	Metallisches Zink
	Phosphorus	phos.	Elementarer, gelber Phosphor
Mineralien	*Kalium carbonicum*	kali-c.	Kaliumcarbonat, Pottasche
	Calcium sulfuricum	calc-s.	Kalziumsulfat, Gips
Salze und andere chemische Verbindungen	*Natrium muriaticum*	nat-m.	Kochsalz
	Argentum nitricum	arg-n.	Silbernitrat, Höllenstein
Säuren	*Acidum fluoricum*	fl-ac.	Flusssäure
	Silicea	sil.	Kieselsäure

Tab. 3.6 Gruppeneinteilung der Mineralien nach Bestandteilen (Auswahl)

Gruppe	Arznei	Abkürzung	Beschreibung
Calcium-Gruppe	*Calcium carbonicum*	calc.	Austernschalenkalk
	Calcium phosphoricum	calc-p.	Kalziumphosphat
	Calcium fluoricum	calc-f.	Kalziumfluorid, Flussspat
Kalium-Gruppe	*Kalium carbonicum*	kali-c.	Kaliumcarbonat, Pottasche
	Kalium bichromicum	kali-bi.	Kaliumdichromat
	Kalium sulfuricum	kali-s.	Kaliumsulfat
Schwefel-Gruppe	*Sulfur*	sulph.	Schwefel
	Calcium sulfuricum	calc-s.	Kalziumsulfat, Gips
	Kalium sulfuricum	kali-s.	Kaliumsulfat
Ammonium-Gruppe	*Ammonium carbonium*	am-c.	Ammoniumcarbonat, Hirschhornsalz
	Ammonium muriaticum	am-m.	Ammoniumchlorid, Salmiak
	Ammonium bromatum	am-br.	Ammoniumbromat

Einteilung

Die Ordnung der Mineralien und anorganischen Ausgangsstoffe kann nach verschiedenen Gesichtspunkten erfolgen, der Praxis am nächsten ist die Einteilung in Metalle/Nichtmetalle, Mineralien, Salze/chemische Verbindungen und Säuren (➤ Tab. 3.5).

Eine andere, therapeutisch und didaktisch interessante Einteilung der Mineralien ist ihre Gruppierung nach Bestandteilen (➤ Tab. 3.6). Aus der Gruppenzugehörigkeit eines Ausgangsstoffs können sich differenzialdiagnostisch wichtige Überlegungen ergeben. So haben Autoren wie Ernest A. Farrington, in jüngerer Zeit Rajan Sankaran und Jan Scholten dazu verschiedene Ansätze geliefert, die sich teilweise erheblich auf die Verschreibungspraxis auswirken (➤ 12.5.7).

Ausgangsstoffe

Die Ausgangsstoffe erklären sich von selbst: Die jeweilige chemische Substanz wird aus dem Handel bezogen und in der Regel gemäß den Vorschriften des Homöopathischen Arzneibuchs (HAB) verarbeitet. Arzneien wie *Calcium carbonicum* werden aus dem Ursprungsmaterial (hier Austernschale) gewonnen.

3.1.4 Nosoden und Sarkoden

Der Begriff „Nosode“ kommt aus dem Griechischen („nosos“ = Krankheit). Unter einer Nosode versteht man ein aus einem Krankheitsprodukt hergestelltes Arzneimittel. Das Homöopathische Arzneibuch definiert Nosoden als „Zubereitungen aus Krankheitsprodukten von Mensch und Tier, aus Krankheitserregern oder deren Stoffwechselprodukten oder aus Zersetzungsprodukten tierischer Organe" (HAB 2005). Als Sarkoden (griech. „sarkos" = Fleisch) werden „alle aus einzelnen gesunden Organen und Geweben menschlicher oder tierischer Herkunft gewonnenen Arzneimittel sowie aus menschlichen und tierischen Organismen isolierten Körperstoffe" bezeichnet (Vieracker 2014). Im HAB werden sie nicht gesondert erwähnt, sondern fallen unter die Herstellungsvorschriften der Nosoden.

Als Constantin Hering das Gift der Buschmeisterschlange (*Lachesis*) potenziert (➤ 3.1.2) und als Heilmittel für die Homöopathie erschlossen hatte, kam ihm die Idee, weitere Substanzen, darunter auch Krankheitsprodukte, als Ausgangsstoff für Arzneien zu verwenden, darunter das „Wuthgift" (Speichel eines tollwütigen Hundes, *Hydrophobinum* oder *Lyssinum*) und den „Krätzstoff" (Sekret aus einem Hautbläschen der Skabies, *Psorinum*) (Gypser 1988). Mit der Herstellung dieser Arzneien wurden die Nosoden fester Bestandteil des homöopathischen Arzneischatzes.

Einteilung

Eine differenzierte Einteilung der Nosoden und Sarkoden existiert bisher nicht. Man kann grob zwi-

Tab. 3.7 Nosoden (Auswahl)

Arznei	Abkürzung	Deutsche Bezeichnung	Herkunft
Nosoden menschlicher Herkunft			
Bacillinum	bac.	Tuberkulose-Nosode	Kaverneninhalt und tuberkulöses Lungengewebe
Carcinosinum	carc.	Krebs-Nosode	Aus verschiedenen Krebsgeweben (je nach Hersteller)
Diphtherinum	diphth.	Diphtherie-Nosode	Pseudomembranen eines an Diphtherie Erkrankten
Influenzinum	influ.	Grippe-Nosode	Aus Grippeimpfstoffen hergestellt
Medorrhinum	med.	Tripper-Nosode (= Gonorrhö)	Eitriger Ausfluss aus der Harnröhre eines an Gonorrhö Erkrankten
Pertussinum	pert.	Keuchhusten-Nosode	Aus dem Schleim eines an Keuchhusten Erkrankten
Psorinum	psor.	Krätze-Nosode	Serös-eitrige Flüssigkeit aus Krätzebläschen
Syphillinum (= Luesinum)	syph.	Syphilis-Nosode	Sekret luetischer Geschwüre
Nosoden tierischer Herkunft			
Anthracinum	anthraci.	Milzbrand-Nosode	Aus der Milz eines befallenden Rindes
Hippozaenium	hippoz.	Nosode der Rotzkrankheit	Extrakt aus Rotzbazillenkultur
Lyssinum (= Hydrophobinum)	lyss.	Tollwut-Nosode	Aus dem Speichel eines tollwütigen Hundes
Malandrinum	maland.	Nosode der Pferdemauke	Aus der Mauke des Pferdes
Tuberculinum bovinum Kent	tub.	Tuberkulose-Nosode	Aus tuberkulösen Abszessen von Rindern
Vaccininum	vac.	Kuhpocken-Nosode	Aus der Lymphe von Kuhpocken

schen Nosoden menschlicher und tierischer Herkunft unterscheiden (➤ Tab. 3.7). Die Nosoden tierischer Herkunft werden auch im Kapitel über Tierstoffe (➤ 3.1.2) erwähnt.

Ausgangsstoffe

Die Ausgangsstoffe der Nosoden bilden Krankheitsprodukte verschiedener Herkunft, z. B.:

- pathologische Ausflüsse (*Medorrhinum*),
- Auswürfe (z. B. *Pertussinum*),
- Gewebe (z. B. *Carcinosinum*),
- abgetötete Bakterienkulturen (z. B. *Tuberculinum Koch*),
- verdorbene Nahrung (z. B. *Pyrogenium*).

Die heutigen Vorschriften zur Gewinnung und Herstellung der Nosoden hat dazu geführt, dass immer mehr Präparate aus dem Handel genommen werden mussten (vgl. Ryffel 2014).

3.1.5 Chemikalien und Imponderabilien

Der besseren Übersicht halber werden industriell hergestellte Chemikalien und Arzneimittel gesondert besprochen. Einige Autoren rechnen diese Substanzen zu den anorganischen Substanzen (z. B. Säuren, Laugen usw.) oder den Nosoden (z. B. Medikamente). Es gibt letztlich keine Kriterien für eine eindeutige Zuordnung. Unter Imponderabilien versteht man „nicht Wägbares“, z. B. die Wirkung eines Magneten.

Ausgangsstoffe

Man könnte wiederum Constantin Hering (➤ 3.1.3, ➤ 3.1.4) als Entdecker dieser Arzneigruppe bezeichnen, da er bereits 1847 durch die Potenzierung von **Nitroglyzerin** als Erster die homöopathische Arznei *Glonoinum* herstellte. Der Gedanke, Nitroglyzerin therapeutisch nutzbar zu machen, wurde einige Jahre später auch von der Universitätsmedizin aufgegriffen und lebt bis heute in Form der Nitro-Präparate weiter.

Im 20. Jahrhundert war es u. a. der französische Arzt Othon André Julian (1910–1984), der zahlreiche Chemikalien und Medikamente potenzierte, darunter **Kresol** (Derivat des Toluols), **Haloperidol** (Neuroleptikum) oder den **Bacille Calmette-Guérin,** die Grundlage des BCG-Impfstoffs gegen Tuberkulose.

Eine der ungewöhnlichsten Arzneigruppen sind die Imponderabilien (= „nicht wägbare“ Substanzen, z. B. *Magnetis polus arcticus/australis, X-ray*). Diese Arzneigruppe ist aus heutiger Sicht v. a. von historischem Interesse, da diese Arzneien praktisch nicht mehr eingesetzt werden. Die Gründe liegen v. a. darin, dass einerseits eine Standardisierung kaum möglich ist und andererseits der Entstehungsprozess der Arzneien vielen Therapeuten zu kurios für eine Verordnung erscheint.

Bereits Hahnemann, der durch den in der ersten Hälfte des 19. Jahrhunderts weitverbreiteten Mesmerismus beeinflusst war, verwendete Imponderabilien in Form des Magnetismus durch Bestreichen und Berühren des Patienten mit Magneten. In der „Reinen Arzneimittellehre“ schildert Hahnemann detailliert die Wirkung des ganzen Magneten sowie des Süd- und Nordpols auf den Menschen (RA II, S. 191 ff.; GAL II, S. 1 130 ff.). Weitere Arzneien wurden in der zweiten Hälfte des 19. Jahrhunderts vor allem in Nordamerika entwickelt. In dieser Blütephase der amerikanischen Homöopathie wurde nichts unversucht gelassen: Jede erdenkliche Arznei wurde geprüft und in den Arzneimittellehren ausgewiesen, z. B. *X-ray* (mit Röntgenstrahlen bestrahltes Wasser), *Sol* (Milchzucker, der konzentrierten Sonnenstrahlen ausgesetzt wurde) oder *Luna* (Mondstrahlung).

3.2 Aufbereitung und Herstellung

Die Herstellung der homöopathischen Arzneien wurde von Hahnemann Schritt für Schritt entwickelt und erfuhr über Jahrzehnte immer wieder Verbesserungen und Ergänzungen. Die Grundlagen der Arzneiherstellung sind seit 1978 im Homöopathischen Arzneibuch (HAB) beschrieben. Diese werden fortlaufend in die Pharmacopoea Europaea (Ph. Eur.) überführt. (➤ 3.5).

Je nach Ausgangsstoff sind verschiedene Möglichkeiten der Aufbereitung anzuwenden: Urtinkturen, Lösungen oder Verreibungen. Ausgangsstoffe sind entweder die ganze Pflanze oder Teile davon (Blätter, Blüten, Rinden, Wurzeln, Früchte, Samen), ganze Tiere (Insekten) oder Teile bzw. Absonderungen von Tieren sowie Mineralien und anorganische Stoffe. Hahnemann empfahl ursprünglich die Verwendung der Ausgangssubstanzen in rohem Zustand (Organon, § 266).

3.2.1 Urtinktur und Lösung (Dilution)

Urtinktur

Eine Möglichkeit, Pflanzen, Pflanzenteile, Harze, Öle oder bestimmte Tierstoffe in eine lösliche Form zu bringen, ist die Urtinktur. Urtinkturen sind z. B.

- Mischungen pflanzlicher Presssäfte mit Ethanol,
- Auszüge aus frischen oder getrockneten Pflanzen und Pflanzenteilen sowie deren Absonderungen mit einem Lösungsmittel,
- Auszüge aus Tieren, Teilen von Tieren sowie deren Absonderungen mit einem Lösungsmittel.

Auch Nosoden werden in Urtinktur hergestellt (HAB 2005).

Aufbereitung

Die Ausgangssubstanz wird in einem definierten Wasser-Alkohol-Gemisch angesetzt und anschließend filtriert. Dabei variiert der Alkoholgehalt je nach Ausgangssubstanz zwischen 30 und 86 Prozent (vgl. Ph.-Eur.-Vorschriften 1.1.1–1.1.8). Bei bestimmten Tierstoffen und Nosoden wird Glyzerol verwendet. Die Urtinktur wird mit dem Apothekerzeichen Ø (von lat. „origo") gekennzeichnet.

Als Konsequenz aus den Lebensmittelskandalen um die Rinder-Infektionskrankheit BSE müssen alle Ausgangsstoffe mit dem „Risiko der Übertragung von Erregern der spongioformen Enzephalopathie tierischen Ursprungs" 20 Minuten lang im Dampfsterilisator bei 133 °C sterilisiert werden. Es ist zu vermuten, dass durch diese Vorschrift wichtige Inhaltsstoffe zerstört werden (Denaturierung von Eiweißen u. a.). Somit werden viele der heute erhältlichen Tierstoffe und Nosoden aus einer veränderten Ausgangssubstanz gewonnen und bedürfen daher eigentlich einer neuen Arzneimittelprüfung, da die vorbeschriebene Wirkung infrage zu stellen ist.

Lösung (Dilution)

Für die Weiterverarbeitung aus der Urtinktur benutzt man Lösungen. Zur Zubereitung einer Lösung wird ein flüssiger Arzneiträger (Wasser-Alkohol-Gemisch) verwendet (vgl. Ph.-Eur.-Vorschriften 3.1.1–3.1.2), der in einem Glasfläschchen gelagert wird.

3.2.2 Verreibung (Trituration)

Die Verreibung ist eines der Kernstücke der homöopathischen Arzneimittelherstellung. Die Entstehung dieser Herstellungsmethode lässt sich parallel zu Hahnemanns Biografie verfolgen: In der ersten Auflage der „Reinen Arzneimittellehre" von 1818 beschrieb Hahnemann erstmals die Verreibung von Blattgold. Bei der bis dahin üblichen Herstellung von Lösungen kam es bei vielen Arzneien zum Verlust wertvoller Wirkstoffe. Mit der Verreibung fand Hahnemann einen Weg, die Ausgangssubstanz so zu verarbeiten, dass keine wichtigen Bestandteile verloren gingen.

Die Verreibung gilt in der Homöopathie bis heute als wirkungsvolle Methode, um den Arzneistoff sorgfältig aufzubereiten und die ihm eigenen Arzneikräfte für die Anwendung am Kranken aufzuschlüsseln. Besonders sensible Personen, die selbst Verreibungen durchführen, berichten regelmäßig über die Entwicklung von Prüfungssymptomen (➤ 4.2.4) während des Vorgangs der Verreibung. Es scheinen durch die Verreibung also besondere Kräfte zutage zu treten. Wenn man beobachtet, welche Arzneikräfte beispielsweise das gewöhnliche, in rohem Zustand nicht arzneilich wirksame Kochsalz nach homöopathischer Aufschlüsselung (*Natrium muriaticum*) entfalten kann, wird dieses Phänomen in der täglichen Praxis nachvollziehbar.

Aufbereitung

Zur Herstellung einer Verreibung werden Mörser (Reibeschale) und Pistill (spatelähnliches Werkzeug zur Zerkleinerung von Reibegut) aus Porzellan verwendet (vgl. Ph.-Eur.-Vorschrift 4.1.1). In dem Mörser wird die Ausgangssubstanz unter Zugabe einer definierten Menge Milchzucker (Lactose, Verhältnis 1:100) mit regelmäßigem, festem Druck zerrieben. Zwischendurch wird der Inhalt des Mörsers mit einem Porzellanspatel abgekratzt und verrührt, damit sich ein möglichst homogener Zustand des Gemisches einstellt. Nach insgesamt 60 Minuten ist die erste Potenzstufe erreicht: Aufgrund des Verdünnungsverhältnisses von 1:100 wird die erste Potenzstufe als „C1“ bezeichnet (➤ 3.3.1). Fährt man mit der Verreibung in gleicher Weise fort, erhält man nach einer weiteren Stunde eine C2-Potenz (1:10 000), nach 3 Stunden Verreiben eine C3 (1:1 000 000). Mit der sogenannten C3-Trituration ist der Verreibungsvorgang bei den meisten Arzneistoffen beendet, die Weiterverarbeitung geschieht nun in flüssiger Form (vgl. Ph.-Eur.-Vorschriften 3.2.1–3.2.2). Nach wie vor werden Verreibungen auch von Hand hergestellt, wie dies ursprünglich im „Organon“ beschrieben wurde.

Größere Hersteller arbeiten mit Verreibungsmaschinen, die wesentlich größere Mengen (> 1 kg) verarbeiten können. Bei der heutigen Zubereitung von Triturationen ist zu bedenken, dass unsere modernen Arzneien denen zu Hahnemanns Zeiten auch bezüglich der originalgetreuen Herstellung genau entsprechen sollten, da andernfalls die von Hahnemann und seinen Nachfolgern beobachteten und in der Materia medica festgehaltenen Arzneimittelprüfungssymptome unterschiedlich sein könnten.

Verreibung pflanzlicher Arzneien

Die Herstellung von pflanzlichen Arzneien kann unterschiedlich gehandhabt werden. Während das HAB bzw. die Ph. Eur. für alle Pflanzen einen alkoholischen Auszug mit anschließender Verdünnung in flüssigem Medium vorsieht (vgl. HAB-Vorschriften 1–4, Ph.-Eur.-Vorschriften 1.1–1.9), fordern viele Anwender (Arzneimittelhersteller, Pharmazeuten, homöopathische Ärzte) unter Berufung auf Hahnemann eine generelle Durchführung der sogenannten Frischpflanzenverreibung. Hahnemann beschrieb in den „Chronischen Krankheiten“ eine bessere Wirkung („Kraft-Entwickelung“) der bis zur C3 verriebenen Substanz (CK, Bd. 1, S. 182) und gab im „Organon“ (§ 271) der Verreibung der gesamten Pflanze den Vorzug. In den 1930er-Jahren untersuchte Gerhard Madaus (1890–1942) akribisch die chemischen Unterschiede der verschiedenen Herstellungsarten und bestätigte Hahnemanns Beobachtung, dass die Verreibung die schonendste Zubereitungsart pflanzlicher Arzneimittel sei (Madaus 1979). Im Laufe der Jahre führte Hahnemann – bis auf einige Ausnahmen – für alle Arzneistoffe die C3-Trituration ein. In Vorschrift 4.1 der Ph. Eur. wird dieser Forderung Rechnung getragen – es können also auch Frischpflanzen verrieben werden.

3.2.3 Verdünnen, Verschütteln, Potenzieren

Die Begriffe „Verdünnen/Verdünnung“, „Verschütteln/Verschüttelung“, „Potenz“, „Potenzieren“ oder „Dynamisation“ geraten im homöopathischen Sprachgebrauch häufig durcheinander. Bereits Hahnemann sprach sich deutlich dagegen aus, die homöopathischen Arzneien „bloße Verdünnungen“ zu nennen, da diese Bezeichnung der besonderen Aufschlüsselung der Arzneikräfte nicht gerecht würde (Organon § 269, Fußnote). Allerdings zieht sich die „Verdünnung“ als Synonym für „Potenz“ quer durch die homöopathische Literatur.

Streng genommen, sollten folgende Definitionen gelten:

- **Verdünnung:** schrittweise Zugabe eines Wasser-Alkohol-Gemisches in eine Flüssigkeit.
- **Homöopathische Potenz:** Verschüttelung der Verdünnung (Potenzierung oder Dynamisation). Die Verschüttelung der Lösung erfolgt in einem kleinen Glasfläschchen, das in der Hand des Apothekers gegen einen „harten, aber elastischen Körper“ (Organon, § 270) geschlagen wird. Diese „Schüttelschläge“ sollen mit gleichmäßiger Bewegung und Kraft ausgeführt werden und sind für jede Potenzreihe (C-, Q-Potenzen) genau festgelegt. Man nimmt an, dass erst durch diese kräftige, mechanische Einwirkung auf die Verdünnung – analog zur Verreibung (➤ 3.2.2) die Arzneikräfte zur vollen Entfaltung kommen (vgl. Organon, §§ 128, 269).

Mehrglasmethode

Die von Hahnemann entwickelte Mehrglasmethode sieht für jede Potenzstufe ein neues Gläschen vor. Bei 200 Verdünnungsschritten (z. B. C200) sind somit 200 Gläschen notwendig. Wenn zu Beginn eine C-Trituration erfolgte, kommen immerhin noch 197 Gläser zum Einsatz. Die verwendeten Gläschen werden verworfen, der Materialverbrauch ist daher relativ hoch.

Einglasmethode

Die Einglasmethode wurde erstmals von Constantin Hering angewandt. Bei diesem Potenzierverfahren wird bei jeder neuen Potenzstufe das gleiche Gläschen verwendet. Der russische General und Großgrundbesitzer Semen Nikolajevič Korsakov (1788–1853) entwickelte dieses Prinzip weiter und beschrieb 1831 die Vorgehensweise im Detail: Das verwendete Gläschen wird nach jedem Verschüttelungsschritt ausgeleert und erneut mit Lösungsmittel gefüllt. Dabei soll nach dem Ausleeren genau soviel Flüssigkeit an den Wänden des Gläschens haften bleiben, wie für den jeweils folgenden Verschüttelungsschritt notwendig ist. Diese Methode hat den Vorteil, dass zur Potenzierung nur ein einziges Fläschchen gebraucht wird, wodurch im Vergleich zur Mehrglasmethode viel Material eingespart wird.

Die nach der Einglasmethode hergestellten Arzneien werden bis heute als „Korsakov-Potenzen" (nach älterer Schreibweise auch „Korsakoff-Potenzen") bezeichnet, erkennbar an einem der Potenzbezeichnung nachgestellten „K".

Maschinelle Herstellung

Seit der Frühzeit der Homöopathie wurde versucht, die aufwendige Herstellung der Arzneien von Hand mithilfe speziell für die Potenzierung konstruierter Maschinen zu erleichtern. Dem französischen Arzt Benoît Mure (1809–1858) wird die Verwendung der ersten maschinell erzeugten Arznei im Jahre 1844 zugeschrieben.

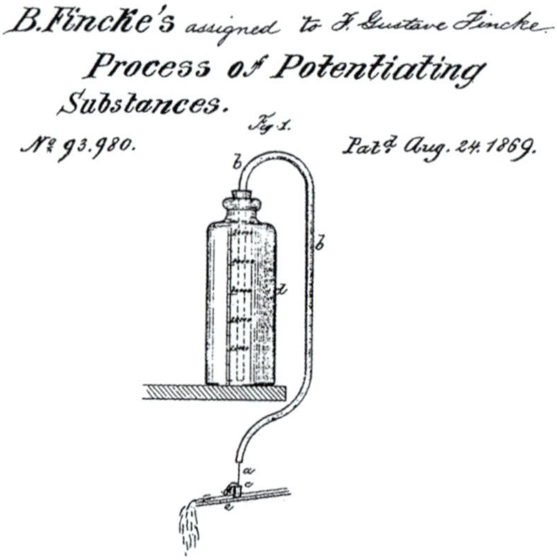

Abb. 3.1 Fincke-Potenzierer [G498]

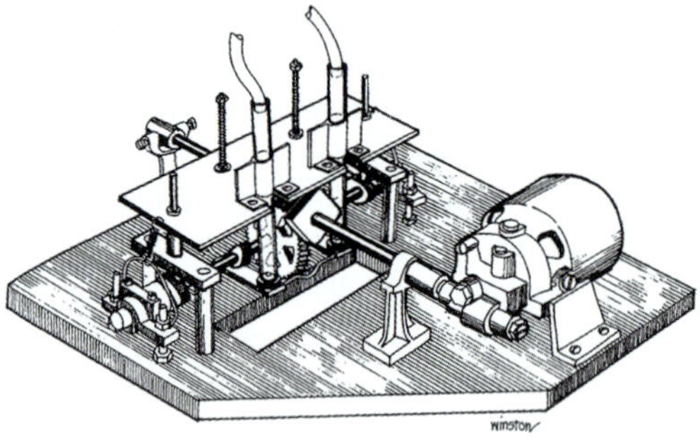

Abb. 3.2 Kent-Potenzierer [G498]

Im Laufe der zweiten Hälfte des 19. Jahrhunderts wurden hauptsächlich von amerikanischen Homöopathen unterschiedliche Konstruktionen erfunden, um immer höhere Potenzstufen herstellen zu können. Dazu zählen die Potenziermaschinen von Bernhardt Fincke (1821–1906) (➤ Abb. 3.1), Samuel Swan (1814–1893), James Tyler Kent (1849–1916) (➤ Abb. 3.2), Thomas Skinner (1825–1906) und vielen anderen.

Die verschiedenen Konstruktionspläne unterscheiden sich dabei erheblich: Es gab Maschinen, die analog zur Einglasmethode die Schüttelschläge des in der Hand gehaltenen Gläschens imitierten. Bei den sogenannten Fluxionsverfahren strömt das Lösungsmittel durch einen speziell gefertigten Glaszylinder und erzeugt dabei eine Verwirbelung, die der

Tab. 3.8 Bezeichnung homöopathischer Potenzen

Bezeichung	Einteilung/Schreibweise	Gebräuchliche Potenzstufen	Gängigste Herstellung
Urtinktur	Ø	Ø	–
Tiefpotenzen	D1–D11 C1–C11	D4, C4 D6, C6	Handverschüttelt Handverschüttelt
Mittlere Potenzen	D12–D29	D12	Handverschüttelt
	C12–C29	C12	Handverschüttelt
Hochpotenzen	ab D30/C30	D30, C30	Handverschüttelt
		D200, C200	Handverschüttelt
		C1000, M, 1M, MK, FC1M	Handverschüttelt, maschinell • X = 10 • C = 100 • 1M/M = 1 000 • 10M/XM = 10 000 • 50M/LM = 50 000 • 100M/CM = 100 000 • K = Korsakoff • FC = kontinuierliches Fluxionsverfahren • CF = diskontinuierliches Fluxionsverfahren
		10M, XMK	
		50M, LMK	
		100M, CMK	
Andere Länder: 6 CH (Spanien), 6 C. H. (Frankreich) entspricht C6			

Verschüttelung ähnlich zu sein scheint. Beim kontinuierlichen Fluxionsverfahren strömt eine definierte Menge Lösungsmittel so lange durch den Glaszylinder, bis ein vorher mathematisch ermitteltes Verdünnungsverhältnis vorliegt.

Thomas Skinner entwickelte dieses Potenzierungsverfahren weiter. Bei seinem Apparat findet während des Verdünnungsvorgangs eine Unterbrechung im Wasserfluss statt. Aufgrund dessen prägte er den Begriff der diskontinuierlichen („interrupted") Fluxionspotenzen. Die Skinner-Apparatur stellte fast 100 Jahre lang bei Boericke und Tafel in den USA Hochpotenzen her.

Die historischen Potenzierungsmaschinen wurden vor einiger Zeit wiederentdeckt und dienen modernen Herstellern als Vorlage für Apparate, die mittlerweile computergesteuert Hochpotenzen produzieren können.

3.3 Potenzen

Bei der Potenzierung unterscheidet man verschiedene Potenz-Reihen: Am gebräuchlichsten sind die C-, D-, Q- und LM-Reihe. Die Unterscheidung zwischen C- und D-Potenzen ist nicht einheitlich, ebenfalls nicht die Definition von Hoch- und Tiefpotenzen. Am gängigsten ist die in ➤ Tab. 3.8 dargestellte Einteilung von Potenzen.

3.3.1 C-Potenzen

Die – historisch gesehen – ersten und heute am weitesten verbreiteten Potenzen sind die C-Potenzen. Das „C" steht für „centesimal", da das Verhältnis bei jedem Verdünnungsschritt 1:100 beträgt: Einem Teil der Ausgangssubstanz werden jeweils 99 Teile des Verdünnungsmediums (Lactose bei Verreibungen, Wasser-Alkohol-Gemisch bei Lösungen) zugesetzt. Die Bezeichnung C30 auf einem Arzneifläschchen bedeutet, dass 30 einzelne Verdünnungsschritte erfolgten. Pro Schritt wurde jeweils ein Verdünnungsverhältnis von 1:100 verwendet, der Verdünnungsgrad beträgt $1:100^{30}$. Mittels der bereits geschilderten maschinellen Potenzierung ist die C-Reihe bis zur millionsten Potenzstufe (MMK) durchgeführt worden.

3.3.2 D-Potenzen

Die Idee zur Herstellung von Arzneien im Verhältnis 1:10 hatte als Erster Constantin Hering, der auch mit anderen Verdünnungsverhältnissen wie 1:50 oder 1:1 000 experimentierte. Allerdings sah er in der Verwendung von D-Potenzen keinen besonderen Vorteil. Erst durch Bruno Albert Vehsemeyer (1807–1871) wurden D-Potenzen einem größeren Kreise bekannt. Das „D" steht für „dezimal". Das Verhältnis bei jedem Verdünnungsschritt beträgt 1:10: Einem Teil der Ausgangssubstanz werden jeweils 9 Teile des Verdünnungsmediums (➤ 3.3.1) zugesetzt.

Die viel diskutierte Frage, wie sich D- von C-Potenzen bei der praktischen Anwendung unterscheiden, ist bis heute nicht exakt geklärt. Letztlich ist es Geschmackssache des Behandlers, welche Reihe er verwenden will. Weitgehend einig ist man sich bei der Überlegung, dass beispielsweise die Wirkung einer C30 am ehesten einer D30 entspricht. Bei der Unterscheidung bzw. Übereinstimmung scheint weniger der mathematische Verdünnungsgrad eine Rolle zu spielen als vielmehr die Anzahl der Potenzierungsschritte.

D-Potenzen sind eher im Bereich der tiefen und mittleren Potenzen anzusiedeln, C-Potenzen sind auch jenseits der 200. Potenz erhältlich.

3.3.3 Q-Potenzen, LM-Potenzen

Während die Homöopathie bei der Verwendung der C-Potenzen auf eine mittlerweile 200-jährige Erfahrung verweisen kann, ist die Geschichte der Q-Potenzen diskontinuierlich und eng verknüpft mit der Rezeptionsgeschichte des „Organon der Heilkunst": Zu Hahnemanns Lebzeiten war das „Organon" bis zur fünften Auflage erschienen (erste Auflage 1810, fünfte Auflage 1833), das Manuskript für die sechste Auflage aus dem Jahre 1842, in der er die Entdeckung der Q-Potenzen beschreibt (§§ 246, 248, 270), wurde nach Hahnemanns Tod jahrzehntelang unter Verschluss gehalten. Erst mit der Veröffentlichung der sechsten „Organon"-Auflage im Jahre 1921 (ORG VI) durch Richard Haehl (1873–1932) wurde die Herstellung und Anwendung der Q-Potenzen der homöopathischen Welt erstmals zugänglich gemacht.

Jost Künzli von Fimmelsberg (1915–1992) stieß in den 1950er-Jahren auf die Angaben in der letzten „Organon"-Auflage und stellte die „50 000er"-Potenzen erstmals exakt nach den Vorschriften Hahnemanns her. Er führte die Bezeichnung „Q-Potenz" ein, wobei das „Q" für „quinquagintamillesimal" (= 50 000) steht. Will Klunker (1923–2002) korrigierte den Terminus später auf „quinquagiesmillesimal".

LM-Potenzen

Anfang der 1940er-Jahre stellte der Schweizer Rudolf Flury (1903–1977) Arzneien in Anlehnung an Hahnemanns Anleitung her und nannte sie „LM-Potenzen". Adolf Voegeli (1898–1993) beschrieb die Verwendung der neuen Potenzreihe in seiner 1955 erschienenen „Heilkunst in neuer Sicht" und übernahm Flurys Bezeichnung. Die Bezeichnung „LM-Potenz" lässt sich folgendermaßen erklären: Im Lateinischen steht „L" für „50" und „M" für „1 000" – hintereinandergereiht ergibt sich damit „50 000" als Bezeichnung für die „50 000er"-Potenzen. Diese Bezeichnung ist nicht korrekt, da die römische Ziffer „LM" nicht 50 000, sondern 950 bedeutet. Sie hat sich aber eingebürgert und wird weiterhin verwendet.

Unterschiede zwischen LM- und Q-Potenzen

Eine größere Verbreitung fanden zunächst weder die Q-Potenzen noch zuvor die LM-Potenzen. Erst nach Veröffentlichung der textkritischen Ausgabe der sechsten „Organon"-Auflage durch Josef M.

Tab. 3.9 Unterschiede zwischen Q- und LM-Potenzen

Q-Potenzen	LM-Potenzen
Beschreibung in ORG VI, § 270 ab 2016 im HAB (Vorschrift 59)	Beschreibung im HAB (Vorschrift 17)
Arabische Ziffern (z. B. Q3)	Römische Ziffern (z. B. LM VI)
Herstellung mittels Verreibung/ Frischpflanzenverreibung bis C3	Herstellung aus der Urtinktur über flüssige Zwischenschritte bis C3 Verreibung nur bei unlöslichen Ausgangsstoffen
Handverreibung bis C3	Handverreibung oder maschinelle Verreibung bis C3
Lösungsmittel Ethanol 90 %	Lösungsmittel Ethanol 15 %, 86 %
Größe 0: „Mikroglobuli" (nach ORG VI)	Globuli Größe 1 (nach HAB)
Verhältnis 1:50 000	Verhältnis ca. 1:22 700 (größere Globuli)
Verabreichung in der Regel als Dilution	Verabreichung als Globuli oder Dilution

Tab. 3.10 Herstellungsvorschrift für Q-Potenzen

1 Gran (= 60 mg) Ausgangssubstanz + 100 Gran (= 6 g) Milchzucker	→	Verreibung zu **C3**
• 1 Gran C3 + **500 Tr.** Ethanol 15 • Davon 1 Trp. + 100 Trp. Ethanol 86 %	→	In Flasche
100 kräftige Schüttelschläge	→	**Q1**
• Befeuchtung von Globuli mit Q1 (100 Stück = 1 Gran = 60 mg): „Mikroglobuli" (Größe 0) • 1 Trp. benetzt ca. 500 Globuli	→	**1 Globulus wird benetzt mit 1/500 Tr.**
1 Globulus in 1 Trp. Wasser gelöst + 100 Tr. Ethanol 86 %	→	In Flasche
100 kräftige Schüttelschläge	→	**Q2**
Zur Herstellung flüssiger Q-Potenzen werden die Streukügelchen der gewünschten Potenzstufe im Mengenverhältnis 1 Streukügelchen in 10 ml Ethanol 15 % gelöst.		

Schmidt im Jahre 1992 gewannen die lange in der Fachöffentlichkeit vernachlässigten Q-Potenzen wieder an Bedeutung. Seitdem haben einige Hersteller die genauen Herstellungsvorschriften Hahnemanns in den „Organon"-Paragraphen 270–272 berücksichtigt, sodass viele gängige Arzneien auch als Q-Potenzen lieferbar sind. Parallel dazu werden nach wie vor auch LM-Potenzen hergestellt und verwendet (➤ Tab. 3.9).

Auf Betreiben mehrerer Hersteller konnte erreicht werden, dass die Q-Potenzen ab 2016 auch im HAB genannt werden (Vorschrift 59).

LM-Potenzen pflanzlicher Ausgangsstoffe

Obwohl im HAB zur Herstellung der Potenzstufe LM I „60 mg einer C3-Verreibung der zu potenzierenden Substanz" (HAB-Vorschrift 17) vorgesehen sind, gilt diese Vorschrift nicht für Pflanzen. Diese werden nach HAB generell aus der Urtinktur über flüssige Zwischenstufen bis zur C3 potenziert, dann über einen Kunstgriff von der flüssigen Form auf Lactose aufgebracht und damit in eine Verreibung überführt (HAB-Vorschrift 7). Es ist anzunehmen, dass sich dadurch starke Abweichungen in der Arzneiwirkung ergeben (➤ 3.2.2). Aus den genannten Gründen sollten die Q-Potenzen nach Originalrezeptur – inzwischen auch nach Vorschrift 59 (HAB) – bevorzugt werden (➤ Tab. 3.10, ➤ Abb. 3.3).

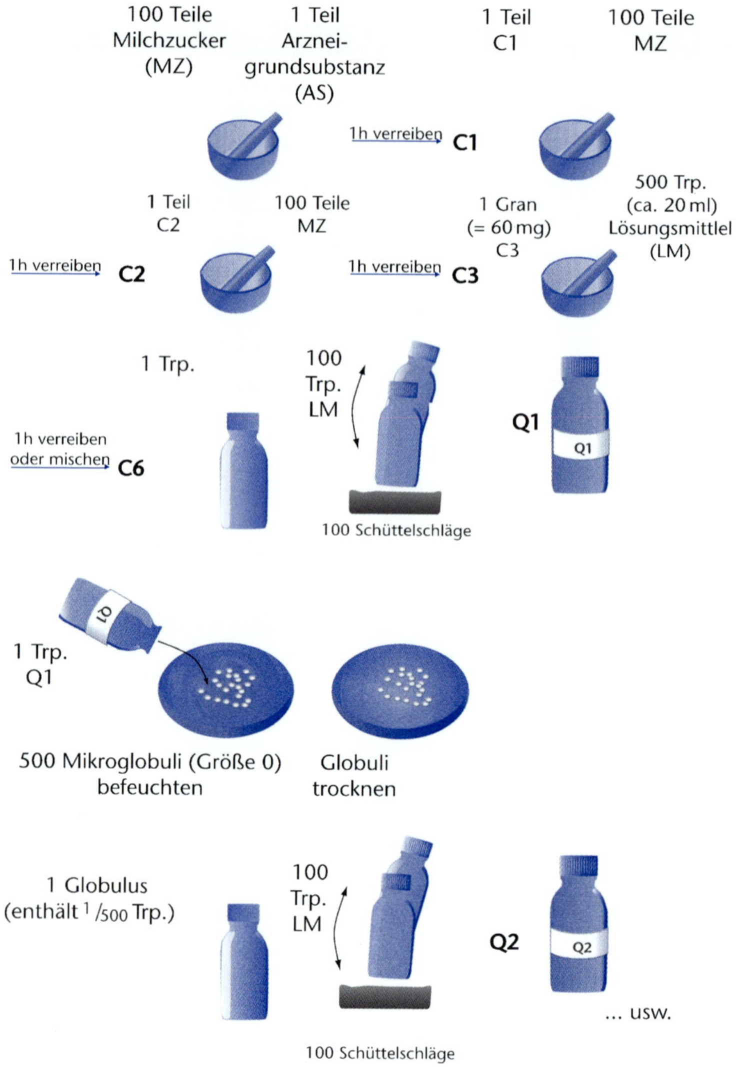

Abb. 3.3 Herstellung von Q-Potenzen [L261]

3.4 Darreichungsformen

Die wichtigste Arzneiform in der Homöopathie sind Globuli. Globuli stehen oft sogar als Sinnbild für die Homöopathie schlechthin. Daneben gibt es weitere Möglichkeiten, Arzneien zu verabreichen. Eine Übersicht der Darreichungsformen mit den jeweiligen Vor- und Nachteilen gibt ➤ Tab. 3.11.

3.4.1 Globuli

Herstellung

Globuli sind kleine Zuckerkügelchen (Streukügelchen) aus reiner Saccharose (Saccharum officinale, Rohrzucker). Die bei Hahnemann noch übliche Mischung aus Rohrzucker und Stärkemehl wurde längst verlassen. Globuli werden maschinell erzeugt und dienen als Träger für die homöopathische Arz-

Tab. 3.11 Darreichungsformen homöopathischer Arzneimittel

Bezeichnung	Abkürzung	Vorteil	Nachteil
Globuli	Glob.	Für alle Altersgruppen geeignet	Schlecht zu sehen (z. B. für ältere Menschen)
Dilutionen	Dil.	Gut löslich (Q-Potenzen)	Alkohol (Kinder)
Triturationen	Trit.	Gut löslich, Schnuller-„tauglich" (➤ 3.4.3)	Pulvermenge nicht genau definiert
Tabletten	Tabl.	Leicht zu handhaben (z. B. für ältere Menschen)	Packungsinhalt schnell verbraucht
Ampullen	Amp.	i. v., schneller Wirkungseintritt	Verabreichung nur durch den Arzt
Suppositorien	Supp.	Entbehrlich in der homöopathischen Behandlung	Unsichere Wirkung
Externa (z. B. Salben)	–	Entbehrlich	Unsichere Wirkung
Riechenlassen (an Globuli)	–	Entbehrlich	Unsichere Wirkung

Tab. 3.12 Globuligrößen und -gewicht gemäß ORG VI und HAB

Quelle	Globuligröße	Anzahl Globuli pro Gramm	Besonderheiten
ORG VI	„Mohnsamengroß" (Größe 0)	1600	„Mikroglobuli" zur Herstellung von Q-Potenzen
HAB (Vorschrift 10)	1	470–530	Herstellung von LM-Potenzen
	2	220–280	–
	3	**110–130**	**Übliche Größe zur Herstellung von D- und C-Potenzen**
	4	70–90	–
	5	40–50	Herstellung von „Globuli velati" (Zuckerkügelchen) in der anthroposophischen Medizin (Vorschriften 39a–c)
	6	22–28	–
	7	10	–
	8	5	–
	9	3	–
	10	2	–

nei. Sie werden in einem Gefäß mit der Arzneidilution (3.2.1) gleichmäßig benetzt und im geschlossenen Gefäß getrocknet (Imprägnation). So können die befürchteten Kreuzkontaminationen ausgeschlossen werden.

Beispiel: Wenn *Pulsatilla* C30 in Globuli hergestellt werden soll, muss die Arznei als alkoholische Lösung mindestens in der Potenzstufe C30 vorliegen. Davon werden wenige Tropfen auf eine bestimmte Menge Globuli aufgetragen. Das Verhältnis soll dabei annähernd 1:100 betragen, d.h., 1 Teil Dilution wird mit 100 Teilen Globuli verarbeitet.

Sobald die imprägnierten Globuli völlig trocken sind, können sie in kleinen Fläschchen problemlos und über einen langen Zeitraum – vermutlich Jahrzehnte – gelagert werden. Einen Überblick über Globuligrößen und -gewicht zeigt ➤ Tab. 3.12.

Einnahme

Üblicherweise lässt man 3 bis 5 Globuli im Mund zergehen. Bei akuten Erkrankungen kann auch empfohlen werden, 3 Globuli in einem kleinen Glas Wasser aufzulösen, vor der Einnahme jeweils umzurühren und dann häufiger einen kleinen Schluck einzunehmen (➤ 8.1).

Vereinzelt wird darüber berichtet, dass das Auflösen von Globuli in Wasser mit anschließender äußerlicher Anwendung in Form von Auflagen eine Wirkung entfalten kann, z. B. bei Hauterkrankungen oder Sonnenbrand (Spinedi, Mateu i Ratera 1997).

Eine historische Einnahmemethode ist das von Hahnemann häufig praktizierte „Riechenlassen" an Arzneien (vgl. Organon, § 284): Dem Patienten wird ein mit Globuli befülltes Fläschchen unter die Nase gehalten, woraufhin dieser kräftig einzuatmen hatte.

3.4.2 Dilution

Die Herstellung von Dilutionen wurde bereits geschildert (➤ 3.2.1). Viele Hersteller liefern Q-Potenzen als Dilutionen, aber auch Potenzen der C- und D-Reihe sind in flüssiger Form problemlos erhältlich. Wegen des Alkoholgehalts von über 40 Prozent sollten Dilutionen nicht von Kindern und Alkoholikern eingenommen werden.

3.4.3 Trituration

Triturationen bestehen aus Lactose (Saccharum lactis, Milchzucker). Die Arznei kann direkt in Pulverform eingenommen werden: So wurde beispielsweise das Eintauchen des Schnullers in das Pulver empfohlen, um die Arznei Säuglingen zu verabreichen. Ein Vorteil gegenüber Globuli in der Wirkung besteht vermutlich nicht.

3.4.4 Tabletten

Tabletten können direkt aus Triturationen oder nach Auftragen von Dilutionen auf Lactose gepresst werden (HAB-Vorschift 9). Sie dürfen bis zu 10 Prozent Stärke und weitere Hilfsstoffe enthalten. Die Vorteile von Tabletten sind v. a. die einfache Dosierung und die Größe. Gerade ältere Patienten haben oft Schwierigkeiten mit der Handhabung der kleinen Globuli und kommen mit Tabletten unter Umständen besser zurecht.

3.4.5 Ampullen

Die Verabreichung homöopathischer Arzneien mittels Injektion zählt zu den seltener angewandten Darreichungsformen (Parenteralia). Die Herstellung erfolgt für Injektionszwecke mit Wasser. Der Inhalt der Ampulle entspricht einer isotonischen Kochsalzlösung und ist steril. Konservierungsmittel sind erlaubt (HAB-Vorschrift 11). Der Injektion wird von vielen Therapeuten eine intensivere, raschere Wirkung nachgesagt (Teut 2006).

3.4.6 Suppositorium

Zäpfchen enthalten das homöopathische Arzneimittel in einem Verhältnis 1:10 (HAB-Vorschrift 14). Als Hilfsstoffe können Zellulose, Siliziumdioxid oder Honig verwendet werden. Diese Verabreichungsform ist für Einzelmittel entbehrlich, wird allerdings bei der Verwendung von Komplexmitteln regelmäßig angewandt.

3.4.7 Augentropfen, Externa und Salben

Augentropfen müssen den allgemeinen „Zubereitungen zur Anwendung am Auge" entsprechen und dürfen maximal 1 Prozent Restalkohol enthalten (HAB-Vorschrift 15). **Externa** sind flüssige Einreibungen und werden aus Tinkturen hergestellt (HAB-Vorschriften 12a–o). **Salben** müssen den allgemeinen Anforderungen für „Halbfeste Zubereitungen zur kutanen Anwendung" entsprechen (HAB-Vorschrift 13). Die Salbengrundlage enthält die homöopathische Arznei in der Regel im Verhältnis 1:10.

3.5 Homöopathisches Arzneibuch (HAB)

Die Herstellung homöopathischer Arzneien geht auf Hahnemann zurück, der in seinen Schriften detaillierte Anweisungen gab. Bereits 1831 veröffentlichte der Apotheker Carl Ernst Gruner eine **„Homöopa-**

thische Pharmakopöe", die bis 1878 in fünf Auflagen erschien. Der Apotheker und Firmengründer Willmar Schwabe gab 1872 die „Pharmacopoea homoeopathica polyglotta" heraus, die über die Zwischenstation des **„Dr. Willmar Schwabe's Homöopathisches Arzneibuch"** zum „Homöopathischen Arzneibuch" heranwuchs, bis am 1. Oktober 1934 das „Amtliche homöopathische Arzneibuch" erscheinen konnte. Im Zuge einer Neuordnung des deutschen Arzneimittelgesetzes erschien 1978 schließlich die erste Ausgabe des heutigen **„Homöopathischen Arzneibuchs" (HAB).** Seit 1990 existiert auch eine österreichische Ausgabe.

Die Herstellungsvorschriften für Arzneien und die gesetzlichen Rahmenbedingungen unterscheiden sich von Land zu Land z. T. erheblich. Viele Länder verfügen über eigene Arzneibücher (England, Frankreich, Amerika, Holland etc.). Innerhalb der Europäischen Union gibt es seit vielen Jahren Bestrebungen, die Vorschriften in einem europäischen homöopathischen Arzneibuch zu vereinheitlichen, in dem vor allem das französische und das deutsche Arzneibuch abgeglichen werden sollen.

Das **„Homöopathische Arzneibuch" (HAB)** ist neben dem **„Deutschen Arzneibuch"** und dem **„Europäischen Arzneibuch" (Pharmacopoea Europaea, Ph. Eur.)** ein Teil des Arzneibuchs nach § 55 des Arzneimittelgesetzes (AMG). Es handelt sich um eine vom Gesundheitsministerium bekannt gemachte „Sammlung anerkannter pharmazeutischer Regeln über die Qualität, Prüfung, Lagerung, Abgabe und Bezeichnung von Arzneimitteln und den bei ihrer Herstellung verwendeten Stoffen" (HAB 2005). Es enthält nur Regeln, die im Europäischen Arzneibuch nicht enthalten sind, da das Europäische Arzneibuch nationalen Bestimmungen übergeordnet ist. Für den Inhalt ist die Deutsche Homöopathische Arzneibuch-Kommission (Kommission D) zuständig. Seit 1978 wird das HAB regelmäßig ergänzt.

Außer den Herstellungsvorschriften für die einzelnen Darreichungsformen (➤ 3.4) werden im Teil „Monographien" die einzelnen Arzneistoffe beschrieben: Es finden sich detaillierte Angaben zu Herstellung, Eigenschaften, Prüfung auf Identität sowie Reinheit und Lagerung. Die Liste der in der Homöopathie verwendeten Arzneien ist allerdings nicht komplett, sodass laufend neue Monografien erarbeitet und aufgenommen werden.

Die Nomenklatur der homöopathischen Arzneimittel wird regelmäßig angepasst und vereinheitlicht. Beispiele für Umbenennungen:

- *Arsenicum jodatum* → *Arsenum iodatum,*
- *Antimonium crudum* → *Stibium sulfuratum nigrum,*
- *Nux vomica* → *Strychnos nux-vomica.*

Die Nomenklatur des HAB weicht zum Teil erheblich von den in der Homöopathie gebräuchlichen Namen ab.

3

Literatur

Barthel P: Das Vermächtnis Hahnemanns – die Fünfzigtausender Potenzen. AHZ 1990(235):47–61

Barthel P: Das Vermächtnis Hahnemanns – die Qualität der homöopathischen Arznei. ZKH 1993(37):108–117

Baur J: Die Arzneizubereitung (Pharmakopraxie) in der Homöopathie. Dilution – Potenzierung, Teil 1. ZKH (1983)3:108–118, Teil 2 ZKH 1983(4):150–166

Bleul G: Zubereitung und Einnahme des homöopathischen Arzneimittels nach A. U. Ramakrishnan. AHZ 2004(249):251

Bönninghausen C v: Die Jenichen'schen Hochpotenzen, in: Gypser KH (Hrsg.): Bönninghausens Kleine medizinische Schriften. Arkana, Heidelberg 1984

Brunner H: Probleme bei der Herstellung homöopathischer Arzneien. Homöopathie in Österreich 1994(5):12–15

Dellmour F: Homöopathische Arzneimittel. Geschichte, Potenzierungsverfahren, Darreichungsformen. ÖGHM, Wien 1992

Dellmour F: Hahnemanns Potenzierungsbegriff. ZKH 1993(37):22–27

Doman M, Strube J: Vergleichende Untersuchungen des manuellen und maschinellen Verschüttelns bei der Herstellung homöopathischer Potenzen. AHZ 1995(240):99–107

Flury R: Realitätserkenntnis und Homöopathie. Einführung in das Ordnungsprinzip des Praktischen Repertoriums Dr. med. Flury. Aus Vorträgen und Manuskripten, hrsg. von Dr. med. Gerhard Resch und Mechthild Flury-Lemberg. M. Flury Lemberg, Bern 1979

Frevert C: Über Hochpotenzen und homöopathische Arzneibücher. Folia homoeopathica 2003(15):12–14

Genneper T: Die externe Anwendung homöopathischer Arzneien. ZKH 2002(46):93–100

Grimm A: Hahnemanns 50 000er Potenzen und die 22 700er Potenzen des HAB. ZKH 1991(35):135–141

Grimm A: Herstellungsvorschrift für Q-Potenzen nach Organon VI als Vorlage für eine neue HAB-Vorschrift. ZKH 1993(37):76–79

Grimm A: Von manuellem zu maschinellem Potenzieren: Geschichte und Entwicklung von Potenziermaschinen. ZKH 1994(38):192–200

Grimm A: Neue Prüf- und Herstellungsvorschriften für homöopathische Arzneimittel aus tierischen Ausgangssubstanzen. ZKH 2002(46):134–142

Gypser KH (Hrsg.): Herings Medizinische Schriften in drei Bänden. Burgdorf, Göttingen 1988

Gypser H: Apparative Hochpotenzherstellung in der Homöopathie in den Vereinigten Staaten von Amerika im Zeitraum von 1860–1920. Quellen und Studien zur Geschichte der Pharmazie (Bd. 94). Wissenschaftliche Verlagsgesellschaft, Stuttgart 2011

Hahnemann S: Organon-Synopse. Die 6 Auflagen von 1810–1842 im Überblick, bearb. u. hrsg. v. Bernhard Luft und Matthias Wischner. Haug, Heidelberg 2001

Hahnemann S: Die chronischen Krankheiten. Theoretische Grundlagen. Mit allen Änderungen von der 1. Auflage (1828) zur 2. Auflage (1835) auf einen Blick, bearb. v. Matthias Wischner. 3. Aufl. Haug, Stuttgart 2006

Hahnemann S: Organon der Heilkunst. Neufassung der 6. Auflage mit Systematik und Glossar, hrsg. v. Josef M. Schmidt., 2. Aufl. Elsevier, München 2006

Hahnemann, S: Gesamte Arzneimittellehre. Alle Arzneien Hahnemanns: Reine Arzneimittellehre, Die chronischen Krankheiten und weitere Veröffentlichungen in einem Werk (Bd. 1–3), hrsg. u. bearb. v. Christian Lucae und Matthias Wischner. 2., unveränd. Aufl. Haug, Stuttgart 2013 (= GAL)

Homöopathisches Arzneibuch 2005 (HAB 2005). Amtliche Ausgabe. Band 1: Allgemeiner Teil, Allgemeine Monographien, Monographien A – D, Band 2: Monographien E – Z, Sachregister. Deutscher Apotheker Verlag, Stuttgart, Govi Verlag, Eschborn 2005

Keller G v: Über Hochpotenzen. ZKH 1988(32):163–172

Keller G v: Über Q-Potenzen. ZKH 1988(32):227–238

Klunker W: Anmahnung des HABI. ZKH 1992(36):22–23

Künzli von Fimmelsberg J: Die Quinquagintamillesimalpotenzen. ZKH 1960(4):47–56

Lucae C: Grundbegriffe der Homöopathie. Ein Wegweiser für Einsteiger. 4. Aufl. KVC, 2015

Madaus G: Lehrbuch der biologischen Heilmittel (3 Bde). Olms, Hildesheim/New York 1979

Mateu i Ratera M: Erste Hilfe durch Homöopathie. In der Praxis, in der Freizeit und auf Reisen. Hahnemann Institut, Greifenberg 1997

Mayr S: Herstellung homöopathischer Arzneimittel. Von Hahnemann bis zu Schwabes Pharmakopöe (1872). Quellen und Studien zur Homöopathiegeschichte (Bd. 20). KVC, Essen 2014

Michalak M: Das homöopathische Arzneimittel: von den Anfängen bis zur industriellen Fertigung (= Heidelberger Schriften zur Pharmazie- und Naturwissenschaftsgeschichte 5). Wissenschaftliche Verlagsgesellschaft, Stuttgart 1991

Müntz R: Continuous fluxion potencies. A modified method of potentisation. Homoeopathic Links 1997(10):84–87

Müntz R: 150 Jahre maschinelle Hochpotenzen. Folia homoeopathica 2001(8):18–24

Müntz R: Remedia Homöopathie. ZKH 2004(48):11–19

Ryffel J: Die Entwicklung einer neuen Potenziermaschine. ZKH 2009 (53): 84–89

Ryffel J: Die Nosoden – Problematik und Perspektiven in der Schweiz. ZKH 2014(58): 128–134

Schmidt JM: History and relevance of the 6th edition of the Organon of Medicine (1842). British Homoeopathic Journal 1994(83):42–48

Schmidt P: Über Potenzwahl und homöopathische Arzneipotenzierung. ZKH 1985(28):4–13

Spinedi D: Die Entwicklung der homöopathischen Praxis seit Hahnemann, in: Appell R (Hrsg.): Homöopathie 150 Jahre nach Hahnemann. Standpunkte und Perspektiven. Haug, Heidelberg 1994

Teut M, Wilkens J: Homöopathische Schlaganfalltherapie. Hippokrates, Stuttgart 2006

Vieracker V: Nosoden und Sarkoden. Einführung und Entwicklung zweier homöopathischer Arzneimittelgruppen in der ersten Hälfte des 19. Jahrhunderts. Hans-Walz-Preisschrift. Quellen und Studien zur Homöopathiegeschichte (Bd. 18). KVC, Essen 2013

Voegeli A: Heilkunst in neuer Sicht. Ein Praxisbuch, 3. Aufl. Haug, Heidelberg 1978

Waldecker A: Die Arzneiapplikation durch Riechenlassen bei Hahnemann und Bönninghausen. ZKH 1989(3):77–81

Winston J: The Faces of Homoeopathy. An Illustrated History of the First 200 Years. Great Auk Publishing, Tawa 1999

Wischner M: Fortschritt oder Sackgasse? Die Konzeption der Homöopathie in Samuel Hahnemanns Spätwerk (1824–1842). KVC, Essen 2000

KAPITEL

4

Michael Teut

Die homöopathische Arzneimittelprüfung (HAMP)

Die homöopathische Arzneimittelkenntnis basiert auf mehreren Pfeilern: den Symptomen der homöopathischen Arzneimittelprüfung, den Erkenntnissen aus der Toxikologie, der traditionellen Verwendung der Arzneisubstanzen und den klinischen Erfahrungen. Um eine Arznei nach dem Ähnlichkeitsprinzip (➤ 2) beim erkrankten Menschen sicher anwenden zu können, sollte ihre Wirkung am gesunden Menschen bekannt sein.

Die homöopathische Arzneimittelprüfung beruht auf einer systematischen Beobachtung und Erfassung von Symptomen, hervorgerufen durch die definierte Gabe eines homöopathischen Arzneimittels bzw. eines arzneilich wirksamen Stoffes an gesunden Personen (Probanden, Prüfer). Die Arzneimittelprüfung wird unter der Verantwortung eines erfahrenen Prüfungsleiters durchgeführt. Ziel ist es, die Arzneiwirkung in Form von Symptomen zu erfassen und qualitativ sowie quantitativ zu beschreiben. Die Teilnehmer einer Prüfungsgruppe nehmen in systematischer Weise nach einem vorab definierten Prüfplan ein homöopathisches Arzneimittel ein. Die Einnahme der Arznei provoziert bei den weitgehend gesunden Prüfungsteilnehmern reversible Symptome, die systematisch beschrieben, dokumentiert und evaluiert werden. Die Gesamtheit der Symptome, die durch die Arznei hervorgerufen werden, ist die Grundlage für die Formulierung der Arzneiwirkung der geprüften Substanz.

Die homöopathische Arzneimittelprüfung kann in verschiedenen Designs durchgeführt werden. In der modernen, wissenschaftlichen homöopathischen Arzneimittelprüfung (HAMP) wird die Arznei meistens in einem verblindeten und placebokontrollierten Studiendesign geprüft. Der homöopathische Arzneimittelselbstversuch (HAMSV) dient dagegen der Selbsterfahrung und dem individuellen Arzneimittelstudium und erfordert ein weniger komplexes Design. Auf Basis der durch die Arzneimittelprüfung hervorgerufenen Symptome wird die Arznei – entsprechend dem Ähnlichkeitsprinzip – am Kranken angewendet und in ihrer Heilwirkung überprüft. Durch die Bestätigung der Heilwirkung am Kranken entsteht schließlich das klinisch verifizierte Arzneimittelbild.

Das Kapitel vermittelt zugleich das methodische und das praktische Wissen zur Durchführung einer homöopathischen Arzneimittelprüfung.

4

4.1 Ziele der homöopathischen Arzneimittelprüfung

Um möglichst präzise nach dem Ähnlichkeitsprinzip verschreiben zu können (➤ 2), soll die Arzneiwirkung der verwendeten Substanz zuvor am Gesunden genau erkannt und beschrieben worden sein.

Bei der homöopathischen Arzneimittelprüfung wird die Arzneiwirkung am Gesunden in Form eines **systematischen Beobachtungsversuchs** erfasst: Die Wirkung einer Substanz wird am gesunden Organismus in systematischer Weise beobachtet, beschrieben und bewertet. Es handelt sich um ein empirisch-phänomenologisches Vorgehen, das die individuellen Auswirkungen einer Arzneisubstanz auf die körperliche, geistige und seelische Ebene des Menschen beschreibt. Dabei geht es nicht wie in der konventionellen klinischen Arzneimittelprüfung um einen Wirksamkeitsnachweis, sondern um das Generieren von Prüfungssymptomen, die als Basisdaten zur Verschreibung der Arznei am Kranken nach dem Ähnlichkeitsprinzip dienen.

Eine Gruppe gesunder Prüfer (Probanden) nimmt die Prüfarznei über einen festgelegten Zeitraum ein, beobachtet genau und dokumentiert die während der HAMP auftretenden Symptome. Die kritische Auswertung der Prüfungsprotokolle führt schließlich zur Ausarbeitung und Formulierung einer Symptomensammlung und einer Arzneiwirkungshypothese der homöopathischen Arznei. Ein Wirksamkeitsnachweis wird erst sekundär durch die Heilung von Krankheiten mit Symptomen erbracht, die der Prüfarznei zugeordnet werden können und die durch die Gabe der Arznei erfolgreich behandelt wurden.

Pharmakologische, toxikologische und ethnomedizinische Erkenntnisse ergänzen die Ergebnisse der HAMP und liefern häufig wichtige Zusatzinformationen.

Wichtig ist die inhaltliche Abgrenzung zur **modernen, konventionellen klinischen Arzneimittelprüfung.** Dabei wird eine Arznei unter strengen Prüfungskriterien nicht an Gesunden, sondern an einer Gruppe erkrankter Patienten geprüft. Sie dient dem Wirksamkeitsnachweis der Therapie mit einem bestimmten Arzneimittel und nicht der homöopathischen Provokation von Arzneiprüfsymptomen. Das Ziel ist nicht die Erfassung eines homöopathischen Ähnlichkeitsbezugs, sondern die Überprüfung einer Heilwirkung. Die Heilwirkung einer Substanz wird in der Homöopathie erst in der klinischen Anwendung nach dem Ähnlichkeitsprinzip verifiziert.

4.2 Durchführung einer HAMP

Seit 200 Jahren werden homöopathische Arzneimittel auf der Basis der Vorgaben Samuels Hahnemanns im „Organon" (§§ 105–145) geprüft.

Hunderte von homöopathischen Prüfungen sind in den vergangenen beiden Jahrhunderten durchgeführt worden. Sie sind allerdings inhomogen und in Methodologie und Aussagekraft unterschiedlich zu bewerten. Zwischen 1995 und 2005 hat man sich für die homöopathischen Arzneimittelprüfungen international auf Standards geeinigt. Relevant in Deutschland sind die Empfehlungen des ICCH (International Council for Classical Homoeopathy) und ECCH (European Council of Classical Homeopathy) sowie die Ergebnisse der Konsensuskonferenzen „Homöopathische Arzneimittelprüfungen – Prinzipien, Durchführung Dokumentation" des Deutschen Zentralvereins homöopathischer Ärzte in den Jahren 1998 bis 2000. Die homöopathische Arzneimittelprüfung hat gemäß Konsensuskonferenz nach einem schriftlichen Prüfplan unter Berücksichtigung der GCP-Richtlinien (GCP = „good clinical practice") zu erfolgen. Seit 2013 wird international an der Harmonisierung verschiedener Leitlinien zur HAMP gearbeitet. Homöopathische Arzneimittelprüfungen werden innerhalb Europas von den Arzneimittelbehörden der unterschiedlichen Länder mittlerweile meist als modifizierte Phase-1-Studien eingeordnet.

Die folgende Darstellung orientiert sich an den eben genannten nationalen und internationalen Empfehlungen sowie an Jeremy Sherrs Standardwerk „Dynamics and Methodology of Homoeopathic Provings" (1994).

4.2.1 Anforderungen

Prüfdesign

Die Arzneimittelprüfung kann vom Design her unterschiedlich aufgebaut sein. Um Erwartungs- und Suggestionseffekte zu begrenzen und zu kontrollieren, sollten die Prüfer und Supervisoren die zu prüfende Arznei nicht im Voraus kennen, diese Maßnahme bezeichnet man als „Verblindung". Um die Prüfer kritisch und wachsam zu halten und später Prüfsymptome gegen Zufallssymptome abgrenzen zu können, werden Placebos (Scheinarzneien) parallel geprüft. Die Prüfer müssen dabei vor der Prüfung über die Verwendung von Placebos in Kenntnis gesetzt werden.

Verblindung

Möglich sind unverblindete, einfach verblindete und doppelt verblindete Prüfungen. Bei der unverblindeten Prüfung kennen alle Teilnehmer die zu prüfende Arzneisubstanz. Bei der einfach verblindeten Prüfung kennen die Prüfer die Arznei nicht, wohl aber die Prüfungsleiter und Supervisoren. Beim doppelt verblindeten Ansatz kennen Prüfer, Supervisoren und meist auch die Prüfungsleiter die Arznei nicht, die von einem unabhängigen Prüfungsgremium ausgewählt wird. Eine doppelte Verblindung entspricht dem wissenschaftlichen Standard und soll den Einfluss von Erwartungseffekten so gering wie möglich halten.

Placebokontrollen

Placebokontrollen sollen die Erwartungseffekte der Teilnehmer verringern und die Sicherheit der Beobachtung erhöhen. Allein die Teilnahme an einem klinischen Versuch kann bei den Prüfern zu einer erhöhten Erwartung, vermehrten Beobachtung und Produktion von Symptomen führen. Dieses Phänomen soll durch die Placebokontrollen minimiert und kontrolliert werden. Ob Placebos diesen Anspruch erfüllen, ist allerdings wissenschaftlich nicht geklärt. Gewünscht ist auch, dass sich die Prüfer unter Placebokontrolle selbst wacher und kritischer beobachten. Placebokontrollen sind allerdings nicht obligatorischer Bestandteil der homöopathischen Arzneimittelprüfung (➤ 13.1). Als Placebo wird „unpotenzierter Trägerstoff" empfohlen, z. B. nicht imprägnierte, „leere" Globuli.

Randomisation

Eine zufällige Verteilung (Randomisation) der Prüfer in eine Verum- (echte Arznei) und eine Kontrollgruppe (Placebo/Scheinarznei) ist zu empfehlen.

Crossover-Design

Die Prüfer erhalten Verum und Placebo in wechselnden Zeitabschnitten, um eine intraindividuelle Kontrolle in Bezug auf Placebo- und Verumsymptomen zu erhalten. Da Verumsymptome unter Umständen lange anhalten, können die Symptome einer nachgeschalteten Placebophase häufig nicht sicher beurteilt werden (Carry-over-Effekte). Ein Überkreuzungs-Design wird deshalb heute für eine Arzneimittelprüfung als eher ungeeignet betrachtet.

Ethische und juristische Anforderungen

Ethische und juristische Anforderungen für die offizielle Einstufung einer homöopathischen Arzneimittelprüfung als klinische Prüfung sind:

- Genehmigung oder Freistellung von der Prüfung durch eine Ethikkommission,
- Abschluss einer Probandenversicherung,
- Einwilligungserklärung der Probanden,
- Anzeige der Prüfung bei den zuständigen Behörden,
- Prüfungsleiter, der eine mindestens 2-jährige Erfahrung in der Durchführung klinischer Studien vorweisen kann,
- Prüfärzte, die über eine ausreichende Qualifikation verfügen.

Prüfplan

Der Prüfplan muss vor Beginn der Prüfung nach Good-Clinical-Practice-Kriterien schriftlich angelegt werden und folgende Informationen enthalten:

- Angaben zur Prüfsubstanz und den zu prüfenden Potenzen,
- Ein- und Ausschlusskriterien für Probanden, ihre Schulung und eventuelle Vergütungen,
- Zusammensetzung der Prüfgruppe,
- Ort und Zeitpunkt der Prüfung sowie Dauer der einzelnen Prüfungsphasen,
- Angaben zu Verblindung und Placebogaben,
- Kriterien für das Erkennen von Prüfsymptomen.

Prüfarznei

Auswahl

Die zu prüfende Arznei wird beim unverblindeten und einfach verblindeten Design (s. o.) vom Prüfungsleiter, bei doppelt verblindeten Designs am besten von einem unabhängigen Prüfungsgremium ausgewählt.

Dokumentation

Die Prüfarznei sollte eindeutig beschrieben werden, sodass eine Identifikation sicher möglich ist. Wichtig sind dabei die Angaben zur exakten chemischen, botanischen oder zoologischen Klassifikation und zur Herkunft der Arznei sowie die Beschreibung der verwendeten Teile, Hersteller, der Herstellungsmethode (inkl. Ort, Datum, Chargengröße) und der Aufbewahrungsart vor und während der Prüfung. Es müssen Rückstellmuster der Arznei aufbewahrt werden.

Potenzen

Grundsätzlich können alle Potenzstufen bei einer HAMP verwendet werden. Aus den bisherigen Erfahrungen der durchgeführten Arzneimittelprüfungen lassen sich stichhaltige Gründe für die Prüfungen sowohl von Tief- als auch von Hochpotenzen ableiten. Empfohlen werden heute häufig die Potenzen C12, C30 und die Q4–6. Möglich ist auch die Prüfung eines Mischspektrums aus Tief- und Hochpotenzen. Toxische Konzentrationen der Prüfarznei sollten ausgeschlossen werden. Urtinkturen scheiden meist aus, wenn mit Placebo kontrolliert werden soll, da eine Placebokontrolle, die sich vom me-

Tab. 4.1 Maximale Einnahmedauer von Prüfarzneien (DZVhÄ 2002)

Potenzstufe	Einnahmedauer
Bis C12, D12, Q6	Max. 15 Gaben in einem Zeitraum von max. 5 Tagen
C30 oder D 30	Max. 6 Gaben in einem Zeitraum von max. 3 Tagen
Über C30, D30	Nur in Einzelgaben
Über Q6	Keine Erfahrungen mit HAMP

dizinischen Wirkstoff nicht unterscheidet, kaum anzufertigen ist.

Dosierung

Das Arzneimittel sollte oral eingenommen werden. Die Einnahme wird so lange durchgeführt, bis deutliche Symptome auftreten, dann wird die Einnahme der Prüfarznei beendet. Falls keine Symptome auftreten, wird die Arzneigabe nach einer festgelegten Zeit bzw. Anzahl von Gaben beendet.

Hahnemann prüfte in der Anfangszeit der Homöopathie zunächst mit materiellen Dosierungen der Arzneisubstanzen (Organon, §§ 121, 123, 132, 137), zuletzt mit 4 bis 6 Globuli der C30 täglich (§ 128). Er empfiehlt, zunächst mit einer kleinen Gabe zu beginnen, dann wird die Anzahl der Globuli täglich so lange gesteigert, bis Symptome auftreten (§§ 129, 131). Bei über mehrere Tage fortgesetzten Arzneigaben besteht nach Hahnemann das Problem, dass spätere Arzneigaben frühere Symptome wieder heilwirkend auslöschen können (§ 131).

Die Empfehlungen des DZVhÄ zur Arzneieinnahme sind in ➤ Tab. 4.1 zusammengefasst.

Prüfungsleiter

Der Prüfungsleiter sollte eine mindestens 2-jährige Prüfungserfahrung mit HAMP, eine abgeschlossen Weiterbildung im Bereich Homöopathie, mindestens 5 Jahre Erfahrung in der homöopathischen Praxis und bereits mindestens drei Arzneien an sich selbst geprüft haben. Im Rahmen einer modifizierten Phase-1-Studie sind zusätzliche Qualifikationen als Leiter einer klinischen Prüfung (LKP) notwendig.

Supervisoren (Prüfärzte)

Die Supervisoren/Prüfärzte sollten idealerweise über eine abgeschlossene homöopathische Weiterbildung und über 5 Jahre Erfahrung in der homöopathischen Praxis verfügen und bereits mindestens drei Arzneien an sich selbst geprüft haben. Im Rahmen einer modifizierten Phase-1-Studie sind zusätzliche Qualifikationen als Prüfarzt notwendig.

Prüfer (Probanden)

Die Prüfer sollten zuverlässig in Bezug auf Einnahme, Selbstbeobachtung, Aufzeichnung und Berichterstellung sein und eine genaue Schulung erhalten. Idealerweise handelt es sich um homöopathische Praktiker. Die Prüfer sollten gesund sein, also frei sein von behandlungsbedürftigen Symptomen. Es sollten möglichst beide Geschlechter und verschiedene Altersstufen vertreten sein.

Absolute Ausschlusskriterien sind:

- behandlungsbedürftige Krankheit(en),
- Schwangerschaft oder Stillzeit,
- Alter unter 18 Jahren (fehlende Geschäftsfähigkeit),
- wirksame/laufende Arzneitherapie,
- mangelnde intellektuelle Einsicht in Wesen, Bedeutung und Tragweite einer Arzneimittelprüfung,
- eventuell andere (individuell abweichende) Gründe.

Relative Ausschlusskriterien sind:

- dauerhafte Einnahme von Arzneimitteln,
- besondere Umstände und Einflüsse (z. B. außergewöhnliche Lebenssituationen).

Relative Ausschlusskriterien müssen im Prüfungstagebuch dokumentiert werden.

Tab. 4.2 Schrittweiser Ablauf einer HAMP

Phase	Dauer
Auswahl der Arznei (verblindet), Erstellung des Prüfplans, Probandenversicherung, Ethikkommission, Erstellung der Protokolle	6–12 Monate
Rekrutierung der Probanden, Supervisoren	2–3 Monate
Einweisung der Probanden	1 Woche
Untersuchung der Probanden	1 Woche
Randomisation	1 Tag
Versand der Prüfarzneien/Placebos	2 Tage
Run-in-Phase	1–2 Wochen
Prüfungsphase	2–8 Woche
Abschluss- und Nachbeobachtungsphase	2–4 Wochen
Auswertungsphase, Entblindung	6 Monate
Abschlussbericht	3 Monate

4.2.2 Prüfungsablauf

Die Beobachtungsdauer einer HAMP sollte ausreichend lang sein, damit auch Spätsymptome noch erfasst werden (➤ Tab. 4.2). Eine längere Prüfungsdauer hat außerdem den Vorteil, dass bei weiblichen Prüferinnen der Menstruationszyklus beobachtet werden kann.

Einweisung der Probanden

- Schulung und Aufklärung der Probanden, falls es sich nicht um homöopathische Therapeuten handelt.
- Einholung der schriftlichen Einverständniserklärung der Probanden.
- Eine Vergütung sollte den Rahmen einer Aufwandsentschädigung nicht überschreiten, um keine finanziellen Anreize zu setzen.

Untersuchung der Probanden (Vorlaufphase)

Die Prüfer sollten vor Beginn der Prüfung ärztlich untersucht werden. Die Untersuchung kann mit der homöopathischen Erstanamnese verbunden werden. Auch eine Nach-/Abschlussuntersuchung ist zu empfehlen. Die Untersuchung kann durch die (ärztlichen) Supervisoren oder den Prüfungsleiter erfolgen.

Run-in-Phase

Diese Phase dauert etwa 1 Woche und wird ohne Arznei oder mit Placebo durchgeführt. In dieser Zeit werden Symptome in derselben Weise wie in der späteren Prüfungsphase dokumentiert. Die Run-in-Phase ist wichtig, um die spontanen Symptome des Prüfers kennenzulernen und die Dokumentation und Supervision einzuüben. Sie ist wichtig für die intraindividuelle Einschätzung der Prüfungssymptome in der Auswertungsphase.

Prüfungsphase

Sie dauert in der Regel 2–8 Wochen. Die Arznei bzw. das Placebo wird vom Prüfer entsprechend dem Prüfplan eingenommen. Es findet eine genaue Beobachtung und Dokumentation statt. Eine gründliche und regelmäßige Supervision des Prüfers ist wichtig, um eine verwertbare Dokumentation zu erhalten. Hierbei wird – ähnlich wie im Anamnesegespräch – die Technik des Spontanberichts und des gelenkten Berichts angewendet (➤ 6.2).

Abschluss- und Nachbeobachtungsphase

Die Nachbeobachtungszeit dauert etwa 2–4 Wochen. Prüfer und Supervisor führen ein ausführliches Abschlussgespräch, bei dem die Symptome nochmals besprochen und beurteilt werden. Bei Hochpotenzen (> C30 oder D30) sollten die Prüfer auch in den folgenden Wochen (bis zu 6 Monate) ein Prüfungstagebuch zur Hand haben, eventuelle Spätsymptome dokumentieren und diese mit dem Supervisor besprechen.

Auswertungsphase (mehrere Monate)

Das bezüglich der Arzneiidentität zunächst verblindete Auswertungsgremium wertet die Prüfungstagebücher aus, bewertet die Prüfungssymptome und erstellt schließlich einen Symptomenkatalog. Nach Entblindung der Arzneisubstanz wird der Symptomenkatalog in Bezug auf bekannte Daten und Informationen der Arznei studiert.

Abschlussbericht

Im Abschlussbericht wird die Prüfung dokumentiert (Prüfplan, geprüfte Arzneisubstanz, Prüfungssymptome) und eine Zusammenfassung der wichtigsten und charakteristischen Symptome erstellt. Die Prüfungssymptome können als Repertoriumsrubriken kategorisiert werden. Von einer Eintragung der Symptome in Repertorien sollte jedoch abgesehen werden, solange die Wirksamkeit am klinischen Einzelfall nicht praktisch verifiziert oder durch weitere Prüfungen reproduziert wurde. Eine Publikation der durchgeführten homöopathischen Arzneimittelprüfung ist notwendig, damit auf die Ergebnisse zurückgegriffen werden kann.

4.2.3 Dokumentation der Symptome

Für die Qualität der Prüfung ist es von entscheidender Bedeutung, dass die Prüfer zu differenzierter Selbstbeobachtung in der Lage sind und ihre Symptomatik exakt und in homöopathisch verwendbarer Weise schriftlich dokumentieren. Idealerweise sind die Prüfer homöopathisch geschult oder befinden sich in homöopathischer Weiterbildung.

Supervision

Eine enge Supervision des Prüfers durch einen erfahrenen homöopathischen Supervisor ist für das Ergebnis der Prüfung und die Verwertbarkeit der dokumentierten Ergebnisse essenziell. Die Supervision sollte im direkten Kontakt, mindestens aber telefonisch oder per Videokonferenz (Internet) erfolgen. Die Supervision sollte idealerweise mehrfach wöchentlich stattfinden.

Erstanamnese

Zu Beginn der Prüfung sollte, noch vor der ersten Einnahme der Prüfarznei, eine ausführliche homöopathische Erstanamnese (➤ 6) des Prüfers durch den Supervisor bzw. den Prüfungsleiter durchgeführt werden. Diese Basisdokumentation ist unerlässliche Grundlage für die spätere Auswertung und Einordnung der Prüfungssymptome. Nur so lassen sich prüfungsspezifische Symptome intraindividuell von anderen Symptomen abgrenzen.

Dokumentationsbogen

Die Prüfungssymptome werden täglich auf einem standardisierten Erhebungsbogen (➤ Abb. 4.1) erfasst, meist handschriftlich in Form eines Prüfungstagebuchs. Moderne Datenbanktechnologie ermöglicht das digitale Prüfungstagebuch online.

Bitte die Symptome vollständig und so genau wie möglich in Bezug auf Lokalisation, Pathologie, Empfindungen, Modalitäten und Begleitbeschwerden schildern. Bitte alle Symptome schildern, auch alte und bereits bekannte Symptome!

Prüfer (Nr.)	
Tag (fortlaufend)	
Datum	
Mitteleinnahme (ja/nein)	
Supervisor	

Kategorie	Bericht	Symptomenklassifikation
Freier Bericht		
Gemüt		
Kopf		
Augen		
Ohren		
Nase		
Gesicht		
Mund/Rachen		
Hals		
Magen		
Abdomen		
Rektum		
Urin		
Männliche Geschlechtsorgane		
Weibliche Geschlechtsorgane		
Sexualität		
Larynx		
Atmung		
Brust		
Rücken		

Abb. 4.1 Muster eines Prüfungsprotokollbogens für eine HAMP [P086]

Kategorie	Bericht	Symptomen-klassifikation
Extremitäten		
Schlaf (auch Zeiten, Positionen)		
Träume		
Fieber		
Haut		
Körpertemperatur/ Schwitzen		
Klima/Wetter		
Appetit/Essen		
Durst		
Empfindlichkeiten (Sinneseindrücke)		
Regionen		
Pathologien		
Empfindungen		
Modalitäten		
Zeiten		
Begleitbeschwerden		
Anmerkungen/ Bemerkungen		

Abb. 4.1 Muster eines Prüfungsprotokollbogens für eine HAMP [P086] *(Forts.)*

Beschreibung der Symptome

Die Symptome werden so genau und vollständig wie möglich beschrieben. Zu einer vollständigen Symptomenbeschreibung gehören:

- **Lokalisationen:** Der Ort des Symptoms sollte anatomisch genau beschrieben werden (inkl. Seitenbeziehungen). Möglicherweise hilft auch eine kleine Zeichnung. Auch die differenzierte Beschreibung von pathologischen Gewebeveränderungen gehört zur Topologie.
- **Empfindungen:** Wie fühlt sich das Symptom an (z. B. Brennen, Kribbeln, Drücken, Hitzegefühl)?
- **Modalitäten:** Unter welchen Bedingungen tritt eine Verbesserung oder Verschlechterung der Symptomatik auf (z. B. durch Wetterumschwung, Gerüche, Essen, Licht oder Dunkelheit, Liegen, Stehen, Gehen oder Laufen, körperliche oder geistige Anstrengung)? Die Modalitäten sind von großer Bedeutung für die HAMP und sollten sehr genau beobachtet werden. Zu unterscheiden ist auch zwischen einer lokalisierten Modalität (z. B.

drückende Schmerzen in der Lendenwirbelsäule, die durch Bewegung verbessert werden) und einer allgemeinen Modalität (z. B. Besserung des Gesamtzustandes unter Sport und Bewegung).
- **Begleitbeschwerden:** Sind die Symptome von anderen Beschwerden begleitet, z. B. Kopfschmerzen mit Harndrang?
- **Geistes- und Gemütssymptome und Träume:** Beschreibung der auffallenden Geistes- und Gemütssymptome und der psychischen Verfassung des Prüfers. Außer dem Trauminhalt sollten auch die Emotionen beschrieben werden, die im Traum geweckt werden.
- **Zeiten:** Dokumentation der Uhrzeiten, an denen die Prüfarznei eingenommen wird. Außerdem der Zeitpunkt des Auftretens, des Verschwindens und der Veränderung der Symptome.
- **Intensität:** Die Symptome sollten auch im Hinblick auf ihre Intensität und ihren Effekt auf den Prüfer beschrieben werden.

4.2.4 Individuelle Reaktionen auf die Prüfarznei

Responder/Nonresponder

Nicht alle Prüfer reagieren auf die homöopathische Prüfarznei und bringen Prüfungssymptome hervor. In jeder Prüfung gibt es sensible Prüfer (Responder) und Prüfer, die kaum oder gar nicht reagieren (Nonresponder). Wahrscheinlich hat dieses Phänomen mit dem individuellen Ähnlichkeitsbezug des Prüfers zur Arznei zu tun. Es gibt aber auch hochsensible Prüfer, die mit großer Häufigkeit verlässliche Arzneimittelprüfungssymptome an sich beobachten und dokumentieren.

Individualspezifischen Reaktionsmuster (ISR)

Jeder Prüfer bringt seine eigenen vorbestehenden Symptome, Beschwerden und Befindlichkeiten in eine Arzneimittelprüfung ein. Diese sogenannten individualspezifischen Reaktionsmuster komplizieren die Interpretation der Prüfungsergebnisse, denn prüfungsspezifische Symptome müssen von vorbestehenden prüferspezifischen Symptomen unterschieden werden. Deshalb ist es wichtig, die vorbestehenden Symptome eines Prüfers zu Beginn der homöopathischen Arzneimittelprüfung durch eine ausführliche homöopathischen Anamnese und eine Vorbeobachtungsphase (Run-in-Phase) genau zu erfassen und zu dokumentieren (➤ 4.2.2), sodass die Wechselwirkung zwischen Arznei und Prüfer später genau beurteilt werden kann. Es ist Aufgabe des Supervisors herauszuarbeiten, inwieweit es sich bei einem beobachteten Symptom tatsächlich um ein neues handelt.

Polaritäten (Erst- und Nachwirkung)

Häufig wird in der HAMP ein Hin- und Herpendeln zwischen gegensätzlichen Symptomen beobachtet. Symptome werden erst schlimmer (Erstwirkung) und dann besser (Nachwirkung) – oder umgekehrt. Hahnemann vertrat die Ansicht, dass zum homöopathischen Gebrauch nur diejenigen Symptome verwendet werden können, die in der Erstwirkung zum Vorschein kommen (Organon, § 137), während die Nachwirkung als die Gegenreaktion des Lebensprinzips zur Wiederherstellung des ursprünglichen Zustands anzusehen sei. Bönninghausen und Hering als wichtigste Nachfolger Hahnemanns kamen in ihren Prüfungen allerdings zu dem Schluss, dass die zuletzt auftretenden Symptome (Nachwirkungen) ebenso wichtig seien, und auch Hahnemann scheint im fortgeschrittenen Lebensalter dieser Meinung gewesen zu sein (vgl. Walach 2005). Heute gehen die Prüfungsleiter meistens davon aus, dass Erst- und Nachwirkung gleich wichtig sind und zu den normalen Reaktionen eines biologischen Organismus auf eine Störung durch Reize gehören.

Reaktionsmuster

Nach Jeremy Sherr (1994) sind grundsätzlich folgende verschiedene Reaktionen auf die Einnahme einer Prüfarznei zu beobachten:

1. Homöopathische Reaktion

Bei jeder Prüfung besteht die Möglichkeit, dass einzelne Prüfer mit ihren vorbestehenden Symptomen

Tab. 4.3 Dokumentationskategorien für die Reaktionen bei einer HAMP

Symptom	Abkürzung	Klassifikation
Neues (erprüftes) Symptom	NS	Durch die Prüfung entstandenes neues Symptom
Bestehendes Symptom	BS	Symptom, das bereits vor der Prüfung bestand
Altes (wiederaufgetretenes) Symptom	AS	Altes Symptom, das während der Prüfung erneut auftritt
Verändertes bestehendes Symptom	VBS	Symptom, das bereits vor der Prüfung bestand und sich nun verändert
Verändertes altes Symptom	VAS	Altes Symptom, das während der Prüfung wieder in veränderter Form auftritt
Geheiltes (oder gebessertes) Symptom	GS	Altes oder bestehendes Symptom, das während der Prüfung verschwindet oder gebessert wird
Ungewöhnliches Symptom	US	Ungewöhnliches oder auffallendes Symptom (falls bislang unbekannt: neues Symptom)

eine Ähnlichkeit zur geprüften Substanz aufweisen. In diesen Fällen werden vorbestehende Symptome des Prüfers teilweise oder komplett geheilt, möglicherweise nach einer Erstverschlimmerung der Symptome. In diesen Fällen ist es wichtig, die geheilten Symptome in der Dokumentation der Prüfung festzuhalten und das vorbestehende Symptom exakt zu beschreiben (z. B. Heilung oder Linderung einer Pollinosis unter der Prüfung von *Galphimia glauca*). Falls ein Prüfer ein sehr ähnliches Arzneimittel erhält (Simillimum), werden seine Beschwerden vollständig geheilt. Ein Simillimum kann keine Prüfung hervorrufen. Ein teilweiser Ähnlichkeitsbezug mit der Heilung von einzelnen Symptomen ist vermutlich für die häufige Beobachtung verantwortlich, dass sich der allgemeine Gesundheitszustand von Prüfern nach der Prüfung bessert.

2. Antipathische Reaktion

Bei einer antipathischen Reaktion kommt es erst zu einer Besserung vorbestehender Beschwerden mit vermehrtem Gefühl des Wohlbefindens, jedoch in der Folge zu einer Verschlechterung des Zustands des Prüfers. Hier besteht eine geringe Teilähnlichkeit zwischen der Arzneiwirkung und dem Gesundheitszustand des Prüfers. Der gesunde Prüfer kehrt nach einer Phase der Verschlimmerung wieder zu seiner alten (vorbestehenden) Symptomatik zurück. Falls keine Besserung erfolgt, muss die Prüfungssymptomatik homöopathisch antidotiert werden.

3. Allopathische Reaktion

Die allopathische Reaktion tritt bei den meisten Prüfern auf. Es besteht ein geringer Ähnlichkeitsbezug der Arznei zur vorbestehenden Symptomatik des Prüfers. Dies bedeutet, dass die Arznei häufig wiederholt werden muss, um eine Arzneireaktion hervorzurufen. Der Prüfer reagiert entsprechend seiner Konstitution: Er bildet dort Prüfungssymptome aus, wo seine individuelle Empfänglichkeit besteht. Deshalb sollte eine Prüfung auch mit mehreren Prüfern durchgeführt werden, um den Einfluss der Arznei auf möglichst viele Prüfer und Organsysteme zu erfassen (Organon, § 134).

Bei vielen Prüfungssymptomen handelt es sich um eine Überlappung aus konstitutionellen Symptomen des Prüfers und der Arzneiwirkung. Aufgrund der individuell unterschiedlichen Empfindlichkeit für eine Prüfsubstanz muss eine Auswertung der Symptome zuerst dem intraindividuellen (vor und nach Mittelgabe) und dann dem interindividuellen Vergleich (zwischen den Prüfern) folgen.

Dokumentation individueller Reaktionen auf die Prüfarznei

Prüfer und Supervisor sollten differenziert über die dokumentierten Symptome reflektieren und versuchen, sie beispielsweise nach dem in ➤ Tab. 4.3 aufgezeichneten Schema zu klassifizieren. Diese Klassifikation durch Prüfer und Supervisor erleichtert dem Auswertungsteam nach absolvierter Prüfung die Interpretation der Prüfungssymptome.

4.3 Analyse und Auswertung einer HAMP

Nach Abschluss der Prüfung werden die Symptome analysiert und ausgewertet.

4.3.1 Auswertung der HAMP

Der Auswertungsprozess und die Kriterien, nach denen die Prüfung ausgewertet wird, sollten vorab im Prüfungsprotokoll festgehalten und dann auch eingehalten werden.

Voraussetzungen

Das Auswertungsteam wird in der Regel aus Supervisoren, Prüfern und externen (nicht prüfenden) Homöopathen zusammengesetzt sein. Zunächst müssen die Prüfungsberichte systematisch geordnet und sortiert werden. Hierzu eignet sich ein Textverarbeitungssystem mit Gliederungs-/Sortierfunktion oder auch ein Datenbankprogramm. Mittlerweile können Arzneimittelprüfungen auch komplett mithilfe von Datenbanksystemen durchgeführt und ausgewertet werden.

Die Prüfsymptome sollten hierarchisch geordnet werden, z. B. nach

- Prüfercode,
- Mittelcode,
- Symptomnummer,
- Zeitpunkt des Auftretens (nach Beginn der Prüfung),
- Körperteil,
- Symptombeschreibung.

Die Originalformulierungen der Prüfer müssen auf jeden Fall erhalten bleiben. Die Symptome sollten in der ersten Person geschildert werden (Ich-Form).

4.3.2 Entscheidungskriterien für die Einordnung als Prüfungssymptom

Die Entscheidung darüber, welches Symptom als Prüfungssymptom einzuordnen ist, erfordert eine differenzierte und individuelle Analyse der dokumentierten Symptome.

Ein Prüfungssymptom wird per definitionem durch die Prüfarznei hervorgerufen und steht mit dieser in einem Kausalverhältnis. Für die Beurteilung dieses Kausalitätszusammenhangs liegen unterschiedliche Kriterien vor. Die derzeit gültigen und üblicherweise verwendeten Empfehlungen des ICCH und ECH (➤ 4.2) legen folgende Kriterien an:

- Das Symptom ist neu und dem Prüfer unbekannt.
- Das Symptom ist gewohnt oder bereits vorhanden, steigerte sich jedoch in bemerkenswertem Grad.
- Bereits vorhandene Symptome, die sich modifizierten oder änderten (mit klarer Differenzierung schon vorhandener und modifizierter Komponenten).
- Alte Symptome, die seit mindestens 1 Jahr nicht mehr aufgetreten sind (Zeitpunkt des letzten Auftretens notieren).
- Bereits vorhandene Symptome, die während der Arzneimittelprüfung verschwunden sind (Heilung).
- Die Tageszeit, zu der ein Symptom auftrat, sollte nur dann mit aufgenommen werden, wenn sich diese Zeit bei einem oder mehreren Prüfer wiederholte.
- Wenn ein Symptom zweifelhaft ist, wird es in Klammern aufgenommen. Wenn ein anderer Prüfer dasselbe Symptom hatte, könnte es gültig sein. Wenn nicht, wird es ausgeschlossen.
- Ein Symptom, das durch eine Änderung im Leben hervorgerufen worden sein kann oder durch bestimmte äußere Ursachen erregt wird, sollte ausgeschlossen werden.
- Symptome, die eher zwanglos-experimentellen, informellen Arzneimittelprüfungen entspringen, sollten nur bei Übereinstimmung mit den strengsten Kriterien veröffentlicht oder in Repertorien aufgenommen werden.

Immer wieder befassen sich Prüfungsgruppen mit diesem Thema und entwickeln Kriterien zur Einordnung eines Symptoms als Prüfsymptom. ➤ Tab. 4.4 stellt zum Vergleich die Kriterien von Bayr und Stübler (1986), Sherr (1994) und Signorini et al. (2005) einander gegenüber.

Tab. 4.4 Kriterien für Prüfungssymptome

Entscheidungskriterien nach Bayr und Stübler (1986)	Entscheidungskriterien nach Sherr (1994)	Entscheidungskriterien nach Signorini et al. (2005)
• Auftreten bei zwei oder mehr Prüfern • Objektivität • Zeitweise Intensität • Steigerung der Intensität im Laufe der Prüfung • Mehrmals beobachtetes Auftreten kurz nach Einnahme des Prüfstoffs • Wenigstens zeitweise Dosisabhängigkeit • Auftreten an mehreren aufeinanderfolgenden Tagen • Überdauern nach Absetzen des Prüfstoffs • Ein- oder mehrmaliges Wiederauftreten unter anderen Potenzen • Reproduktion nach der Hauptprüfung • Seltenheit • Auffällige, seltene oder paradoxe Modalitäten • Auffällige, seltene oder paradoxe Begleiterscheinungen • Gleichzeitiges Auftreten einer oder mehrerer anderer wahrscheinlich echter Prüfstoffwirkungen • Vorliegen derselben pathophysiologischen Grundlage bei einem oder mehreren anderen Prüfungssymptom(en) • Fehlen von Symptomen in der Placebophase des Probanden (Crossover-Design) oder Fehlen eines sonst öfter beobachteten Symptoms unter Placebo • Zweiphasiger Verlauf mit Primärwirkung und entgegengesetzter Fort- oder Nachwirkung • Mindestens halbjährige Latenz vor der Prüfung bei einem anamnestisch bekannten Symptom • Verstärkte Intensität während der Prüfung bei einem gewohnten oder unmittelbar vor der Prüfung vorhanden gewesenen Symptom	• Keine Aufnahme als Prüfungssymptom bei ernsthaftem Zweifel über die Echtheit des Symptoms • Alle neuen Symptome gehören in den Wirkkreis der Prüfung • Gewöhnliche oder bekannte Symptome des Prüfers weglassen (außer bei deutlicher Intensitätszunahme) • Keine Aufnahme von Symptomen, die in jüngster Vergangenheit aufgetretenen sind (z. B. vor 1 Jahr oder weniger) • Vertrautes Symptom, das modifiziert oder verändert auftritt (genaue Beschreibung der Veränderung/Modifikation) • Lang vergangene Symptome, die wieder auftreten (z. B. vor mehr als 5 Jahren) • Geheilte Symptome • Symptome, die bei mehreren Prüfern auftreten • Verstärkte Intensität und Häufigkeit der Symptome • Inneres Wissen und Sicherheit des Prüfers, dass das Symptom nichts mit ihm zu tun hat • Letzter Beweis ist die klinische Verifikation	Das Prüfungssymptom ist unter folgenden Voraussetzungen mit dem pathogenetischen Effekt der Arznei assoziiert: • Es trat weder in der Anamnese des vergangenen Jahres noch in der Run-in-Phase auf • Einschätzung als ungewöhnliches oder neues Symptom durch Prüfer und Supervisor • Starke Verschlimmerung oder Modifikation von bekannten Modalitäten • Es wird vom Prüfer im Endbericht als solches genannt

Intraindividuelle Auswertung (Phase 1)

Die Dokumentationsbögen der Erstanamnese, der Run-in-Phase und der Prüfphase jedes Prüfers werden analysiert, Prüfsymptome extrahiert und geordnet. In dieser Phase sollte noch keine Entblindung in Bezug auf Verum, Placebo oder Prüfarznei erfolgen, sodass eine unvoreingenommene Analyse für alle Prüfer möglich ist. Wichtig ist auch die Überprüfung des zeitlichen Auftretens der Symptome (Chronologie) und der Tageszeiten.

Interindividuelle Auswertung (Phase 2)

In der zweiten Phase erfolgt die Entblindung in Bezug auf Verum und Placebo. Die Symptome der Verumgruppe werden untereinander und mit denen der Placebogruppe qualitativ und quantitativ verglichen. Die Symptome werden nach Gruppe, Prüfern und Organsystemen sortiert und ausgewertet.

Auch eine quantitative statistische Auswertung zwischen Verum- und Placebosymptomen ist möglich (Signorini et al. 2005).

Für die Zusammenfassung der Prüfungsergebnisse kann es von Vorteil sein, die Prüfsymptome in Verum- und Placebogruppe zur besseren Übersicht nach den Kriterien für charakteristische Zeichen (➤ 7.1.2) zu klassifizieren. Auf diese Weise lassen sich meist sichere qualitative Unterschiede herausarbeiten und die wichtigsten Symptome zusammenfassen.

Besonders anspruchsvoll ist die Auswertung der Geistes- und Gemütssymptome sowie der Träume, da hier die Kriterien für ein Prüfungssymptom häufig nicht adäquat anwendbar sind. In diesen Fällen sind meist eine tiefgründige Analyse und der Vergleich zwischen den Prüfern im Hinblick auf gemeinsame Emotionen oder Themen notwendig. Häufig müssen die Prüfer nachträglich nochmals kontaktiert und befragt werden, um die dokumentierten Informationen zu entschlüsseln und adäquat einzuschätzen.

Am Ende des Auswertungsprozesses sollte die Verblindung in Bezug auf die verwendete Prüfarznei aufgehoben werden. Die Prüfsymptome werden nun mit den bereits bestehenden Informationen über die Prüfarznei und den toxikologischen Erkenntnissen verglichen.

Erstellen von Repertoriumsrubriken (Phase 3)

Die gewonnenen Prüfungssymptome werden im Sinne der Repertoriumssprache interpretiert und in Rubriken übersetzt. Im Einzelfall müssen neue Rubriken erstellt werden. Dieser Schritt ist optional.

Abschlussbericht (Phase 4)

Eine homöopathische Arzneimittelprüfung sollte dokumentiert und der homöopathischen Öffentlichkeit in Form eines Abschlussberichts zugänglich gemacht werden. Im abschließenden Bericht werden die Prüfpläne, die geprüfte Arzneisubstanz und die Prüfungssymptome dokumentiert und die wichtigsten und charakteristischen Symptome zusammengefasst. Nützlich ist ein kurzer Überblick über die Prüfungsergebnisse. Die Prüfungssymptome werden als Repertoriumsrubriken kategorisiert. Von der Eintragung in Repertorien ist jedoch abzusehen, solange die Wirksamkeit am klinischen Einzelfall nicht praktisch verifiziert oder durch eine weitere Prüfung reproduziert ist.

Der Abschlussbericht sollte auch die Prüfsymptome unter Placebo enthalten, damit sich der Leser einen Eindruck von der Charakteristik der Prüfsymptome machen kann.

4.4 Homöopathischer Arzneimittelselbstversuch (HAMSV)

Im Gegensatz zur wissenschaftlichen homöopathischen Arzneimittelprüfung (HAMP) handelt es sich beim homöopathischen Arzneimittelselbstversuch um eine individuelle und nicht zentral organisierte Selbsterfahrung des homöopathischen Therapeuten oder von Studenten. Voraussetzung für die Teilnahme oder Durchführung eines HAMSV ist ein guter Gesundheitszustand des Prüfers. Auch hier sollte die Dokumentation systematisch erfolgen, eine Verwendung von Dokumentationsbögen wird empfohlen (➤ 4.2.3). Eine Run-in-Phase ist möglich. Die Dosierungen, Einnahmevorschriften und Beobachtungsdauern entsprechen idealerweise denen der HAMP.

Im Anschluss an einen HAMSV wird das Prüfungstagebuch kritisch durchgesehen und ausgewertet und die Arzneisubstanz studiert. Idealerweise wird auch hier ein Abschlussbericht über das Experiment (➤ 4.2.2) verfasst, sodass die Erfahrungen auch anderen Therapeuten zugänglich sind. Für Ärzte und Studenten ist der HAMSV ein wichtiges Instrument, die Homöopathie und ihre Arzneimittel besser verstehen zu lernen.

4.5 Geschichte der homöopathischen Arzneimittelprüfung

Die Kenntnis der historischen Entwicklung der homöopathischen Arzneimittelprüfungen hilft dem Praktiker, die Arzneisymptome besser zu verstehen und einzuordnen. Bei der Durchführung von modernen HAMP lässt sich aus der historischen Erfahrung lernen.

4.5.1 Chronologie

Als erster dokumentierter homöopathischer Selbstversuch gilt Hahnemanns Selbstversuch mit der Chinarinde. Hahnemann übersetzte 1790 eine Materia medica des Edinburgher Arztes William Cullen (1710–1790), in der dieser behauptete, die Rinde des Chinabaumes zeige therapeutische Wirkung bei Wechselfiebern. Hahnemann, der vermutlich selbst unter Wechselfieber (Malaria) litt, experimentierte daraufhin mit der Droge und machte eine eindrucksvolle Selbsterfahrung (Chinarindenversuch ➤ 2.3) (Cullen 1789).

Möglicherweise wurde dieser erste homöopathische Arzneimittelselbstversuch dadurch ermöglicht, dass Hahnemann durch eine frühere Malaria-Erkrankung tatsächlich auf den Einfluss von Chinarinde sensibilisiert war und hier eine Art von Erstverschlimmerung (homöopathische Reaktion) hervorgerufen wurde. Keinesfalls ist jedoch der Chinarindenversuch als „Prototyp“ oder „Schlüsselexperiment“ homöopathischer Arzneimittelprüfungen aufzufassen, wie dies immer wieder behauptet wird (vgl. Lochbrunner 2006).

Wenige Jahre vor dem Erscheinen der ersten „Organon“-Auflage im Jahr 1810 veröffentlichte Hahnemann die „Fragmenta de viribus medicamentorum positivis“, welche die Prüfsymptome von 27 Arzneimitteln dokumentieren (inkl. eines Registers). Bereits 1796 hatte Hahnemann die ersten Vorarbeiten dazu veröffentlicht („Versuch über ein neues Prinzip zur Auffindung der Heilkräfte der Arzneisubstanzen, nebst einigen Blicken auf die bisherigen“). Im „Organon der Heilkunst“ beschreibt Hahnemann systematisch die Grundregeln der homöopathischen Arzneimittelprüfung in den §§ 121–145.

4.5.2 Historische Prüfdesigns

Die meisten der Arzneimittelprüfungen **Hahnemanns** wurden mit Urtinkturen und Tiefpotenzen ausgeführt, die C30 wurde erst ab 1829 zur HAMP verwendet. Hahnemann selbst experimentierte als Entdecker naturgemäß mit verschiedenen Vorgehensweisen. Er prüfte die Arzneien meist an Studenten in einer Gruppengröße von bis zu zehn Prüfern, aber auch an Mitgliedern seiner Familie und an Patienten. Häufig verabreichte er die Arzneien als Dilution oder Verreibung. Er wartete nach Einnahme 3–4 Stunden auf Symptome, falls es zu keiner Reaktion kam, erhöhte er die Dosis. Nonresponder, die nach drei Wiederholungen keine Symptome zeigten, waren nach Hahnemann nicht für die Arznei empfänglich und wurden häufig vom weiteren Versuch ausgeschlossen (Walach 2005). Die Prüfer wurden zur gründlichen und intensiven Beobachtung und Dokumentation angehalten und regelmäßig zum Bericht einbestellt. Diät und geordneter Lebensrhythmus waren wichtige Voraussetzungen für eine Teilnahme. Für Hahnemann war die erste Reaktion nach der Arzneieinnahme besonders wichtig, während er die nachfolgende Gegenreaktion des Organismus als weniger wichtig für die Arzneiwirkung und die Einordnung in die Materia medica ansah. Deshalb dauerten viele seiner Prüfungen vergleichsweise kurz.

In der Zeit nach Hahnemann kam es dann zu einer Vielzahl von Veränderungen im Design der Prüfungen.

Matthias Marenzeller (1765–1854), der die ersten offiziellen Regeln für Arzneimittelprüfungen in Österreich aufstellte (1857), riet dazu, bei einer HAMP mit hohen Potenzen zu beginnen und die Arzneigabe dann in absteigender Potenzfolge nach jeweils 4 Tagen intensiver Beobachtung zu wiederholen: C30, C12, C6 bis zur Urtinktur.

Constantin Hering (1800–1880) empfahl dagegen, mit schwachen Gaben zu beginnen, bei fehlender Reaktion die Dosis und schließlich auch den Potenzgrad zu erhöhen. Er legte – im Gegensatz zu Hahnemann – Wert auf eine wochen- und monatelange Nachbeobachtung, um auch allerfeinste Veränderungen zu erfassen (insbesondere Sekundär- und Nachwirkungen der Arzneigabe).

James Tyler Kent (1849–1916) berichtete, dass im Selbstversuch bei der Anwendung von Hochpotenzen (C30) die besten Resultate zu erzielen seien. Bei akuten und schnell wirkenden Arzneien wie *Aconitum* reiche eine Beobachtung über wenige Tage aus, bei langsam wirkenden Arzneien wie *Alumina* seien mindestens 30 Tage abzuwarten, bis sich eine Wirkung zeige. Er warnte davor, die Arznei nach dem Auftreten von Symptomen weiter einzunehmen, da sich hierdurch die Symptomatik der Arznei in der Konstitution des Prüfers festsetzen könne und nicht mehr zu heilen sei.

Zu Beginn des 20. Jahrhunderts führte Howard **Perry Bellows** (1851–?) aus Boston für die „American Homeopathic Ophthalmological, Otological and Laryngolocical Society" eine groß angelegte HAMP mit *Belladonna*-Urtinktur und in den Potenzen D2, D3 und D4 in täglichen Dosen von bis zu 60 Tropfen über mehrere Tage durch. Dabei wurden erstmals Prüfer bezahlt, Prüfsymptome unabhängig durch Spezialisten verifiziert, eine Prüfstruktur mit Direktor und Assistenten (Supervisoren) eingeführt, standardisierte Protokolle verwendet und die Qualität der Ausgangssubstanz chemisch überprüft. Leider ging die Prüfung mit einem immensen organisatorischen Aufwand einher, sodass künftige Prüfungen nicht mehr nach diesen Standards durchgeführt wurden.

Die **naturwissenschaftlich-kritischen deutschen Homöopathen** forderten in der ersten Hälfte des 20. Jahrhunderts die Durchführung von Arzneimittelprüfungen mit Urtinkturen und Tiefpotenzen in Anlehnung an Hahnemann. **Heinz Schoeler** (1905–1973) prüfte in Leipzig nach einer ausführlichen Erstanamnese der Teilnehmer Arzneimittel in Tiefpotenzen an 10–15 Prüfern über 4–6 Wochen. Die Prüfungen waren einfach verblindet, eine Placebophase war vorgeschaltet. Schoeler kam zu zufriedenstellenden Ergebnissen und konnte ältere Prüfungen bestätigen. **Fritz Donner** (1896–1979) wurde vom nationalsozialistischen Reichsgesundheitsamt mit der Überprüfung der Homöopathie durch Studien beauftragt. Leider sind die Dokumentationen der durchgeführten HAMP wohl infolge der Luftangriffe auf Berlin verbrannt. Donner spricht jedoch in einem später verfassten Bericht von enttäuschenden Ergebnissen (der sogenannte „Donner-Report" findet sich bei Willi 2003).

Julius Mezger (1891–1976) führte zwischen 1939 und 1952 eigene Arzneimittelprüfungen am Robert-Bosch-Krankenhaus in Stuttgart durch – weitgehend Tiefpotenzen, D12 und D15. Auch er schaltete, ähnlich wie Schoeler, dem Verum Placebogaben vor, um die kritische Aufmerksamkeit der Prüfer sicherzustellen. Nach Mezger soll eine HAMP mindestens 2 Monate dauern; sie erfordere eine genaue Vorbeobachtung und Statusaufnahme. Akute interkurrente Infekte seien von der Auswertung auszuschließen.

4.5.3 Homöopathische Arzneimittelprüfungen heute

Martin Stübler und **Georg Bayr** führten in den 1980er-Jahren mehrere Arzneimittelprüfungen in Österreich und Deutschland durch. Sie arbeiteten mit einem Cross-over-Design und D-Potenzen (Hoch- und Tiefpotenzen), stellten klare Kriterien für die Anerkennung eines Symptoms als Prüfsymptom auf (➤ Tab. 4.4) und führten in der Prüfung von *Berberis* erstmals eine statistische Überprüfung zwischen Placebo und Verum durch.

Ab den 1990er-Jahren kam es dann, insbesondere unter dem Einfluss des englischen Homöopathen **Jeremy Sherr,** zu einer Renaissance der HAMP. Sherr formulierte die Richtlinien für die Arzneimittelprüfung neu und erarbeitete ebenfalls Kriterien zur Anerkennung eines Prüfungssymptoms (➤ Tab. 4.4). Auf Basis seiner Arbeit sind in der Folge eine Reihe moderner Arzneimittelprüfungen durchgeführt worden (Sherr 1994).

In der Folge dieser Bemühungen sind die Empfehlungen des **ICCH** und **ECH** entstanden, die die Durchführung der HAMP nach einem schriftlichen Prüfplan unter Berücksichtigung der GCP-Richtlinien und der Deklaration von Helsinki fordern (➤ 4.2).

Homöopathische Arzneimittelprüfungen finden zunehmend wissenschaftliches Interesse, und in den vergangenen Jahren sind von wissenschaftlicher Seite verschiedene Bemühungen unternommen worden, neue Settings und Studiendesigns zu entwickeln, die das Phänomen der Arzneimittelprüfung, ihre Wirksamkeit und Reproduzierbarkeit erforschen. Besonders herauszuheben sind hierbei die Arbeiten von Harald Walach (s. u. Literatur).

Das persönliche Erlebnis von Martin Stübler (1985)

„[...] Es sind nun 33 Jahre her, dass ich, zusammen mit dem Chefarzt Dr. Otto Leeser, in der Ambulanz des damaligen Stuttgarter homöopathischen Krankenhauses [Anm. d. Verf: Robert-Bosch-Krankenhaus] saß. Unser Patient war ein Bauer von etwa 50 Jahren aus der Bodenseegegend. Von seinem Hausarzt war ihm mitgeteilt worden, dass er sich wegen einer Pylorusstenose in allernächster Zeit einer Operation unterziehen müsse. Röntgenbilder und Befunde brachte er mit. Die gutartige Pylorusstenose war in Folge Geschwürsbildung mit Vernarbung am Magenausgang entstanden. Der Mann war dadurch stark abgemagert, wollte jedoch einen Versuch mit der Homöopathie machen. Während er seine Beschwerden vortrug, wurde es mir seltsam zumute – der Bauer berichtete genau das, was ich zur gleichen Zeit im Arzneiversuch an mir selbst erlebte. Dieser Arzneiversuch wurde von Dr. Julius Mezger geleitet. Es handelte sich, wie ich später erfuhr, um die Alraunwurzel, Mandragora officinarum.

In einer solchen Situation wurde ich zum ersten Mal den Auswirkungen des Arzneiversuchs am gesunden Menschen in realer Weise gegenüber gestellt und es entstand die Frage: Können wir uns darauf verlassen? Während Otto Leeser und die anwesenden Gastärzte die Arzneimitteldiagnose überlegten, beschloss ich, mich auf das Selbsterlebte zu stützen. Ich teilte Otto Leeser meine Beobachtungen mit. Er veranlasste, dass in der Apotheke des Robert-Bosch-Krankenhauses ein Fläschchen des Prüfstoffs geholt wurde. Der Mann wurde mit der Anweisung entlassen, die bisherige Diät weiter zu halten, alle Arzneien weg zu lassen und morgens beim Aufstehen und abends beim Schlafengehen 5 Tropfen dieser Medizin einzunehmen. Falls es ihm schlecht ginge, sollte er in 14 Tagen, falls es ihm besser ginge, in ca. 4 Wochen wiederkommen.

Nach 4 Wochen erschien der Patient zum zweiten Mal in der Sprechstunde des Robert-Bosch-Krankenhauses und brachte zum Dank einen großen Eimer Honig mit. Er erklärte, er sei völlig gesund und habe 10 kg zugenommen. Die Magendurchleuchtung habe ergeben, dass er nicht operiert zu werden brauche."

Literatur

Bayr G: Aktuelle Probleme der homöopathischen Arzneimittelprüfung. AHZ 1982(227/6).229–239

Bayr G: A model for homoeopathic drug tests including statistical analysis. Brit Hom J 1986(75/2):80–88

Bonsch F, Bleul G: 2. Konsensuskonferenz Homöopathische Arzneimittelprüfungen, am 14.5.1999 09.00–12.30 Uhr in Münster während der 151. Jahrestagung des Deutschen Zentralvereins Homöopathischer Ärzte (DZVHÄ). AHZ 2000(245/2):67–69

Böttger HE: Erfahrungen mit der homöopathischen Arzneimittelprüfung (HAMP) an der Akademie für Homöopathie und Naturheilverfahren in Celle. AHZ 1991(236/6):232 – 239

Brien S, Lewith G: Assessing homeopathic proving using questionnaire methodology, consideration and implications for future studies. Forsch Komplementärmed 2005(12/3):152–158

Cullen W: A treatise of the materia medica. Edinburgh 1789 (dt. S. Hahnemann: Abhandlung über die Materia Medica. Leipzig 1789)

Dean ME: A Homeopathic Origin for Placebo Controls: "An Invaluable Gift of God". Altern Ther Health Med 2000(6/2):58–75

European Committee for Homeopathy (ECH): Homeopathic drug proving guidelines. EHC, Brüssel 2004

Hahnemann S: Organon der Heilkunst. Textkritische Ausgabe der von Samuel Hahnemann für die sechste Auflage vorgesehene Fassung, bearb., hrsg. und mit einem Vorwort versehen von Schmidt JM. Haug, Heidelberg 1992

Hochstetter K: Prüfungen in der Homöopathie, in: L. M. H. I. (ed.): 28th Congress of the International Homeopathic Medical League (Wien 1973). Eigenverlag, Wien 1973

Hornung J: Was fordert das Gesetz für eine homöopathische Arzneimittelprüfung am Gesunden? AHZ 1993(238/3):110–111

International Council for Classical Homoeopathy (ICCH): Recommended guidelines for good provings, Hom Links 1999(12/1):33–36

Jonas WB: Homeopathic provings, Reproduction of the subjective. J Am Inst Hom 1995(88/4):178–181

Kleinschmidt K: Gedanken zur systematischen Erfassung von Wirkungen homöopathischer Arzneimittel am Menschen. AHZ 1974(219/2):60–68

4

Koppers A: Testing drugs. Brit Hom J 1987(76/2):81–84
Lippe A: Drug proving. Hom Links 1999(12/1):43–44
Lochbrunner B: Der Chinarindenversuch von Samuel Hahnemann (1790). Seine Folgen und seine Bedeutung für die Homöopathie. Dissertation zur Erlangung des Doktorgrades der Medizin der Medizinischen Universität Ulm (2006)
Marim M: Defining selection criteria and applicable designs for provings, in: Royal Hom. Hospital NHS Trust Academic Unit (ed.): Improving the success of homoeopathy: taking the homoeopathic knowledge base into the 21st century. Eigenverlag, London 1997
Mezger J: Über meine Erfahrungen mit Arzneimittelprüfungen, Rückblick und Ausblick; Fortsetzung aus Heft 5/1974. AHZ 1974(219/6):233–237
Mezger J: Über meine Erfahrungen mit Arzneimittelprüfungen, Rückblick und Ausblick. AHZ 1974(219/4):138–145
Mezger J: Über meine Erfahrungen mit Arzneimittelprüfungen, Rückblick und Ausblick; Fortsetzung aus Heft 4/1974. AHZ 1974(219/5):185–192
Mezger J: Über meine Erfahrungen mit Arzneimittelprüfungen, Rückblick und Ausblick; Fortsetzung aus Heft 6/1974 u. Schluss. AHZ 1975(220/1):9–13
Nagpaul VM: Provings Planning and Protocol. Brit Hom J 1987(76/2):76–80, 2143 [MT]
Nowotzin C: Die homöopathische Arzneimittelprüfung HAMP. ZGT 2001(15/1):9–11
Riley DS: Homöopathische Arzneimittelprüfungen, Grundlagen und Praxis. HomInt R&D Newsletter 1996(1):3–14
Riley D: Proving methodology, Brit Hom J 1996(85):122–123
Riley DS: Extracting Symptoms from Homoeopathic Drug Provings. Brit Hom J 1997(86/4):225–228
Riley DS: The proving process and the symptom selection criteria, in: Royal Hom. Hospital NHS Trust Academic Unit (ed.): Improving the success of homoeopathy: taking the homoeopathic knowledge base into the 21st century, 23./24.1.1997. Eigenverlag, London 1997
Sherr J: Dynamics and Methodology of Homoeopathic Provings. Dynamis School, London 1994
Sherr J: Die homöopathische Arzneimittelprüfung, Dynamik und Methode. Fagus-Verlag, Rösrath 1998
Smith T: A Protocol for Proving. Brit Hom J 1979(68/4):172–177
Stübler M: Über meine Erfahrungen mit Arzneimittelprüfungen, Vorbemerkung zur Arbeit von Julius Mezger. AHZ 1974(219/4):137–138
Stübler M: Die Arzneimittelprüfung am Gesunden. AHZ 1979(224):2–9
Stübler M: Die homöopathische Arzneimittelprüfung. Die Beziehung zwischen Arzt und Arznei. in: Dorcsi M (Hrsg.): Documenta homeopathica (Bd. 3). Haug, Heidelberg 1980
Stübler M: Die Arzneimittelprüfung am Gesunden. Moderne Prüfungsmethoden. EHK 1985(34/7):496–499
Stübler M: Die Arzneimittelprüfung am gesunden Menschen, Geschichte und Aufbau der heutigen Prüfungsmethoden in der Homöopathie. DAZ 1986(126/12):575–578
Teut M, Hirschberg U, Luedtke R, Schnegg C, Dahler J, Albrecht H, Witt CM: Protocol for a phase 1 homeopathic drug proving trial. Trials 2010(22/11):80
Teut M, Hirschberg U, Elies MK, Lüdtke R, Albrecht H, Dahler J, Schnegg C,Witt CM: Legal status and organization of homeopathic drug testing in Germany. Forsch Komplementmed 2011(18/2):91–96
Walach H: Homoeopathic provings in a scientific framework, in: Royal Hom. Hospital NHS Trust Academic Unit (ed.): Improving the success of homoeopathy: taking the homoeopathic knowledge base into the 21st century, 23./24.1.1997. Eigenverlag, London 1997
Walach H: The Pillar of Homoeopathy, Homoeopathic Drug Provings in a Scientific Framework. Brit Hom J 1997(86/4):219–224
Walach H: Methoden der Homöopathischen Arzneimittelprüfung, Teil 1: Historische Entwicklung und Stand der Forschung, in: Bühring M, Kemper FH (Hrsg.): Naturheilverfahren und Unkonventionelle Medizinische Richtungen (Bd. 4). Springer, Berlin/Heidelberg 2005
Walach H: Methoden der Homöopathischen Arzneimittelprüfung, Teil 2: Methodische Forderungen, in: Bühring M, Kemper FH (Hrsg.): Naturheilverfahren und Unkonventionelle Medizinische Richtungen (Bd. 4). Springer, Berlin/Heidelberg 2005
Walach H, Sherr J, Schneider R, Shabi R, Bond A, Rieberer G: Homeopathic proving symptoms: result of a local, non-local, or placebo process? A blinded, placebo-controlled pilot study, Homeopathy 2004(93/4):179–185
Wehmeyer A, Heger M, Riley DS: Homöopathische Arzneimittelprüfungen Grundlagen und Praxis, in: Hornung J (Hrsg.): Forschungsmethoden in der Komplementärmedizin. Schattauer, Stuttgart 1996
Wieland, F: Good Homoeopathic Provings, The Need for GHP Guidelines. A Brief Survey of Recent Developments in Methodology of Homoeopathic Drug Provings in Europe. Brit Hom J 86(4), 1997:229–234
Wieland F: The role of drug provings in the homoeopathic concept, in: Ernst E, Hahn EG (Hrsg.): Homoeopathy. A Critical Appraisal. Butterworth-Heinemann, Oxford 1998
Wieland F: Homöopathische Arzneimittelprüfungen, Methodologie und Praxis. Haug, Stuttgart 2003
Willi R: Homöopathie und Wissenschaftlichkeit. KVC, Essen, 2003 (enthält den „Donner-Report")

KAPITEL

5

Ulrich Koch

Das homöopathische Arzneimittelbild

Im homöopathischen Arzneimittelbild (AMB) sind sämtliche für die Arzneifindung verwertbaren Informationen in didaktisch aufbereiteter Weise zusammengefasst, wobei das Wesentliche sowie charakteristische Grundstrukturen zum besseren Verständnis des Besonderen einer einzelnen Arznei herausgearbeitet sind. In diesem Kapitel werden die dafür wichtigen Aspekte beschrieben und dann am Beispiel des Arzneimittelbildes von *Belladonna* anschaulich ausgeführt.
Abschließend wird ein kurzer Überblick über die unterschiedlichen Herangehensweisen verschiedener Strömungen in der Homöopathie an die zu einer Arznei gehörigen Symptome und Informationen gegeben.

5.1 Entstehung eines homöopathischen Arzneimittelbildes

DEFINITION

Das homöopathische Arzneimittelbild besteht aus der Gesamtheit der Informationen zu und über eine Arznei, die für die Arzneifindung nach den Regeln der Homöopathie Verwendung finden können.

5.1.1 Grundlage des Arzneimittelbildes

Das homöopathische Arzneimittelbild setzt sich im Kern zusammen aus:
- Prüfungssymptomen,
- Vergiftungssymptomen,
- klinischer Beobachtung.

Zentrum und Ausgangspunkt des homöopathischen Arzneimittelbildes ist die **Arzneimittelprüfung am Gesunden** (➤ 4), bei der die Wirkungen einer einzelnen Arznei am Menschen so genau wie möglich erfasst werden.

Bei Arzneimittelprüfungen zeigen sich aber oft nur leichtere und funktionelle Beschwerden und Symptome, die am ehesten die pathologischen Frühsymptome repräsentieren und die Art der psychischen Umstimmung anzeigen. Deshalb ist es notwendig, die **Vergiftungssymptome,** sofern die Ausgangssubstanz toxikologisch wirksam ist, in das Arzneimittelbild mit aufzunehmen, da gerade unter fortgesetztem oder hoch dosiertem Einfluss einer Substanz organische Läsionen und schwere Pathologien bis hin zu letalen Verläufen in ihrer Symptomatik genau beobachtbar sind. Da Giftwirkungen direkte Auswirkungen einer Substanz auf den Organismus sind, stellen sie analog zu den Prüfungssymptomen genauso verlässliche Informationen dar und wurden in teilweise erheblichem Umfang in die Arzneimittelbilder eingearbeitet. Als Grundlage dienten von Homöopathen selbst beobachtete, meist chronische Vergiftungen oder aus der Fachliteratur herausgezogene, genaue symptomatische Falldarstellungen, wie wir sie beispielsweise bei Lewin (1992) finden.

Wird eine homöopathische Arznei aufgrund der bestmöglichen Symptomenähnlichkeit am Kranken eingesetzt, entsteht ein umfangreicher Erfahrungsschatz über die damit zu bewirkenden Veränderungen bis hin zum vollständigen Verschwinden der Krankheit oder zumindest einzelner Symptome, die dann als **Bestätigungssymptome** im Sinne einer **klinischen Bewährung** oder auch als neue geheilte Symptome ebenfalls in das Arzneimittelbild einfließen. Beim Durchsehen unserer Materia medica zeigt sich, dass ein Großteil der aufgeführten Symptome klinische Symptome sind. Diese Bestätigungssymptome gewinnen, wenn sie von verschiedenen Behandlern an vielen Kranken beobachtet werden, besonderen Wert, da sie unter den Prüfungssymptomen einer Arznei diejenigen hervorheben, die in der Praxis für sie am wesentlichsten sind. Dieser Aspekt zeigt aber auch, dass die Annahme, eine Arznei könne nur das heilen, was sie auch hervorzubringen in der Lage sei, unvollständig ist. Das kann für leichte und funktionelle Störungen gelten, nicht aber für schwere Pathologien. Es ist beispielsweise unmittelbar einsichtig, dass eine homöopathische Arznei nicht eine echte Virusgrippe oder gar eine Gonorrhö hervorrufen kann, sondern lediglich einzelne Symptome der Erkrankung, die auf die Möglichkeit hinweisen, dass sie in diesem Fall eingesetzt werden können.

5.1.2 Ordnung der Symptome

Für eine bessere Übersichtlichkeit müssen die zum Arzneimittelbild gehörigen Symptome geordnet werden (➤ 5.2.5). Zuerst erfasst man, was allgemein auffällig und charakteristisch und was bezüglich der Wirkungsschwerpunkte und den damit verbundenen Empfindungen aufgefallen ist, um das für die einzelne Arznei Besondere aus der **Gesamtheit der Symptome** herauszuarbeiten. Dann werden die Symptome – mit den Geistes- und Gemütssymptomen beginnend – nach dem Kopf-zu-Fuß-Schema sortiert, nach dem üblicherweise auch die Repertorien geordnet sind. Diese vollständige Symptomliste dient als Grundlage für das vertiefende und integrierende Arzneimittelstudium (➤ 15). Nun können weitere Informationen zu einer Arznei aufgenommen werden mit dem Zweck, neben der Gesamtheit der Symptome den Inbegriff, das **Wesentliche einer Arznei** möglichst präzise zu erfassen.

5.1.3 Ausgangssubstanz

Ein weiterer wichtiger Baustein zur Arzneierkenntnis ist das Wissen über die Ausgangssubstanz. Analog zur Anamnese wird jede verfügbare Information aus jeder verfügbaren Quelle zusammengetragen, sozusagen die Natur über die Substanz ausführlich befragt. Das beginnt mit dem **Namen (Etymologie)**, der meist bereits etwas über die Eigenschaften der Arznei verrät, und geht weiter zur **Substanzbetrachtung** (➤ Tab. 5.1). Jedes Mineral, jede Pflanze, jedes Tier und auch die weiteren, für die Homöopathie verwendeten Stoffe haben ganz charakteristische Eigenheiten in Bezug auf Art, Aufbau und die Beziehung zur ihrer Umgebung. Die Substanzbetrachtung beinhaltet daher die Zusammenschau chemischer, physikalischer, biochemischer, biologischer, physiologischer, botanischer und pathologischer Informationen über die arzneiliche Ausgangssubstanz mit dem Ziel, möglichst viel über ihre Eigenschaften zu erfahren. Dem liegt der Gedanke zugrunde, dass sich die spezifische Information der homöopathischen Arznei auch in der Ausgangssubstanz – z. B. formgebend – zeigen muss, quasi eine analoge Prüfung an anderer Substanz und nicht am Menschen darstellt, weswegen das Arzneimittelbild mit der Ausgangssubstanz weitestgehend in Beziehung stehen muss. Hierbei ist es wichtig, dass diese Informationen immer in Bezug zu den Prüfungs- oder bestätigten Symptomen stehen (➤ 5.1.1), da sonst die Gefahr besteht, dass man, z. B. bei einer oberflächlichen Betrachtung im Sinne der Signaturenlehre, aus einer Formenähnlichkeit auf eine spezifische Heilwirkung schließt, ohne diese belegen zu können (➤ 2.2).

Die modernen Naturwissenschaften liefern sehr viel gesichertes Wissen über eine Substanz und die mit ihr verbundenen Prozesse, sodass man auch diese weiterführenden Informationen zur tieferen Erkenntnis der Arzneiwirkung verwenden kann. Willi-

Tab. 5.1 Beispiele für die Verbindung von Substanzbetrachtung und Arzneimittelbild

Wissenschaft	Arznei	Eigenschaft	Arzneimittelbild
Physik	*Arsenicum album*	Sublimiert	Kein Bezug zu Flüssigem, trinkt in kleinen Schlucken
Chemie	*Zincum*	Versiegelt, verzinkt Oberflächen	Beschwerden durch unterdrückte Ausscheidungen und Hautausschläge
Biochemie	Kaliumsalze	Kommen überwiegend innerzellulär vor	Starker Bezug zur Familie, Abgrenzung nach außen
Biologie	*Tarentula hispanica*	Jagdspinne, ständig in Bewegung	Extreme Ruhelosigkeit
Botanik	*Ledum palustre*	Sumpfgewächs	Ödeme
Physiologie	*Opium*	Endorphine	Schmerzlosigkeit, Euphorie
	Iodum	Wichtiger Bestandteil des Schilddrüsenhormons	Ruhelosigkeit, Hitze, > viel Essen
Pathologie	*Medorrhinum*	Gonokokkeneiter, Erreger der Gonorrhö	Ausfluss, Condylomata acuminata

bald Gawlik (2012) beschreibt neben der Substanz als quantitativ bestimmbarem und fassbarem Ausgangsstoff das **Wesen der Arznei,** so wie es sich in seinen Auswirkungen darstellt, als nicht messbare Qualität, aber als bedeutsame, erfahrbare Information.

5.1.4 Kollektive Arzneiwirksamkeit

Entsteht ein Kontakt einer arzneilich wirksamen Substanz mit einem größeren Kollektiv, entstehen weichere Prüfungssymptome, die aber ebenfalls wichtige Informationen für die Arzneifindung liefern können.

Als einfachste Anwendung finden wir die **volksmedizinische Verwendung** und den **rituellen Gebrauch,** die oft zentrale Aspekte der Arzneiwirksamkeit auf dem Boden langjähriger Erfahrung und Erprobung erkennen lassen. Einige Arzneien, z. B. viele Metalle (wie Eisen, Gold und Silber) oder bedeutsame Heil- und Mysterienpflanzen (wie Mohn, Mistel, Weihrauch und die Nachtschattengewächse) haben Geschichte geschrieben, Kulturen mitgeprägt oder sich in den großen Bildern des kollektiven Unterbewusstseins, den Mythen und Märchen, ganz spezifisch niedergeschlagen. Die Auseinandersetzung mit dem auf diesen Wegen gesammelten Wissen kann das Verständnis eines homöopathischen Arzneimittelbildes vertiefen und Hinweise auf die Entwicklungs- und Krankheitsprozesse geben, die mit einer Arznei verbunden sind. Schließlich können aber auch Geschichten und Beschreibungen von **Begegnungen mit einer Substanz aus der belletristischen Literatur** zur Abrundung eines Arzneimittelbildes beitragen, weil sie oft unmittelbarer Ausdruck einer Arzneiwirkung sind (➤ Tab. 5.2).

Die kollektiv erhobenen Arzneiinformationen sind für sich genommen nicht für die Arzneifindung verwertbar, sondern benötigen als Basis den Bezugsrahmen aus Arzneimittelprüfung, Toxikologie und therapeutischer Erfahrung.

5.2 Ausführliches Arzneimittelbild am Beispiel von Belladonna

Zur Veranschaulichung wird im Folgenden das Arzneimittelbild von *Belladonna* (HAB: *Atropa belladonna,* Tollkirsche) mit den wichtigsten flankierenden Informationen beschrieben. Dies kann hier allein schon aus Platzgründen nicht vollständig sein, da von *Belladonna* mehrere Tausend Symptome in

Tab. 5.2 Beispiele für die Arzneiwirksamkeit am Kollektiv

Bereich	Arznei	Beispiel
Volksmedizinische Verwendung	*Opium*	Analgesie
	Mandragora	Analgesie, Aphrodisiakum
Ritueller Gebrauch	*Agaricus*	Rituelles Rauschmittel sibirischer Schamanen
Geschichte und Kultur	*Aurum*	Symbol der Macht
Mythologie und Märchen	*Phosphorus*	Griechische Mythologie: Sinnbild des Morgensterns
	Bryonia	Gebrüder Grimm: „Die Rübe"
	Lachesis	Gebrüder Grimm: „Die weiße Schlange"
Literatur	*Opium*	W. S. Burroughs: „Junkie"
	Arsenicum	G. Flaubert: „Madame Bovary"
	Stramonium	L. Krohn: „Stechapfel"
	Anhalonium	H. Michaux: „Turbulenz im Unendlichen"

den Repertorien verzeichnet sind. Deshalb stehen bei dieser Darstellung von *Belladonna* bedeutsame Symptome und Leitsymptome im Mittelpunkt.

5.2.1 Etymologie

Der Name „Tollkirsche" verweist – wie viele andere Namen im Volksmund – auf die bewusstseinsverändernde, verrücktmachende oder gar teuflische Wirkung des Gewächses. Der botanische Name ist zurückzuführen auf die bei Hesiod („Theogonie") zum ersten Mal namentlich erwähnten **Moiren** (griech. „moira" = Teil, Anteil), denen die Bestimmung des Ablaufs der Ereignisse im menschlichen Leben zugeschrieben wurde: Clotho, die Spinnerin, Lachesis, die Zuteilerin, und schließlich **Atropos,** die Unabwendbare. Ihre Aufgaben waren das Spinnen (Clotho), das Zuteilen (Lachesis) und das Abschneiden (Atropos) des Lebensfadens, wobei Atropos oft als die beste und älteste, aber auch als die kleinste und schrecklichste der Schicksalsgöttinnen beschrieben wird. Diese Gestalten waren so mächtige Schicksalsgottheiten, dass sich einigen Überlieferungen zufolge sogar die Götter des Olymp ihrem Schicksalsspruch fügen mussten und ihn nur unter erheblichem Aufwand und List beugen konnten.

Belladonna als Beiname wird von Matthiolus zum ersten Mal erwähnt und bedeutet wörtlich **„schöne Frau".** Dies wird von ihm und in der Folge auch von anderen Autoren damit erklärt, daß Frauen (mitunter eines bestimmten Gewerbes) sich den Saft in die Augen träufelten, um schöner zu erscheinen, denn große, schwarze Pupillen gehörten damals zum Schönheitsideal. Atropinderivate werden auch heute noch als Mydriatikum verwendet. Willy Schrödter (1957) weist aber auch darauf hin, dass man in dieser Zeit die „Mägde des schwarzen Engels" aus Angst und Respekt mit den Namen „schöne Frau", „gute Frau" etc. umschrieben habe.

Christian Rätsch (1998) hingegen führt auch Quellen auf, die sich auf Bellona, eine **pontische Göttin,** beziehen, bei deren Verehrung in Zeremonien und Ritualen von den ihr geweihten, beschnittenen, eunuchenhaften Priestern Tollkirschensaft getrunken worden sei.

5.2.2 Pflanzenfamilie und Pflanze

Die Tollkirsche (➤ Abb. 5.1) gehört zur Pflanzenfamilie der **Nachtschattengewächse (Solanaceae),** die mit über 2 300 Arten in fast allen Regionen der Erde vorkommen, wobei Mittel- und Südamerika eine der Hauptwachstumsregionen ist. Je näher man den arktischen Gebieten kommt, desto seltener tritt die Tollkirsche auf. Sie kommt als Langtagespflanze erst zur Blüte, wenn sie über einen bestimmten Zeitraum ausreichend lange Tageslicht bekommt. Es finden sich in der Untergruppe der tropanalkaloidhaltigen Nachtschattengewächse viele Gifte und Narkotika, u. a. viele Nahrungs- und Nutzpflanzen (➤ 3.1.1, ➤ Tab. 3.2). Die Tollkirsche ist eine strauchartige Staude, die bevorzugt im Halbschatten, an Waldrändern, Lichtungen und im Unterholz auf kalkhaltigem Boden wächst. Sie kann als Lichtkeimer nur unter Lichteinwirkung keimen, benötigt in der Wachstumsphase ausreichende Wasserzufuhr und hat nur eine erstaunlich kleine Wurzel – im Verhältnis zur restlichen Pflanze. Wird sie einmal ausgerissen oder wird ein Zweig abgebrochen, welkt sie sofort und ist auch mit erneuter Wasserzufuhr nicht zu retten. Aus der kleinen Wurzel wächst der Haupttrieb, dessen Wachstum oft schon nach wenigen Zentimetern bis einem halben Meter durch das Auftreten der ersten Blüte ein Ende gesetzt wird. Nun bilden sich Seitentriebe, die wiederum durch den bald einsetzenden Blühprozess im Wachstum gebremst werden. Die 2,5–3,5 Zentimeter großen, braun-violetten Blüten verbergen sich lichtabgewandt unter einem Blatt und drehen sich erst mit der Fruchtreifung langsam nach oben. Die etwa 1 Zentimeter große, schwarz-violette reife Frucht erinnert entfernt an ein Auge und enthält zahlreiche kleine, nieren- bis eiförmige Samen. Im Volksmund werden die Früchte wegen ihres Aussehens auch „Teufelsaugen" genannt. Den höchsten Alkaloidgehalt aller Pflanzenteile weisen die Blätter auf, gefolgt von den Wurzeln.

Aus der Pflanzenbetrachtung lässt sich als Spiegel der Arzneiwirkung bereits der starke Bezug zu Licht und Dunkelheit erkennen sowie – wegen des Wachsens auf kalkhaltigen Böden – der Arzneibezug als Akutarznei zu *Calcium carbonicum* (➤ 5.2.5).

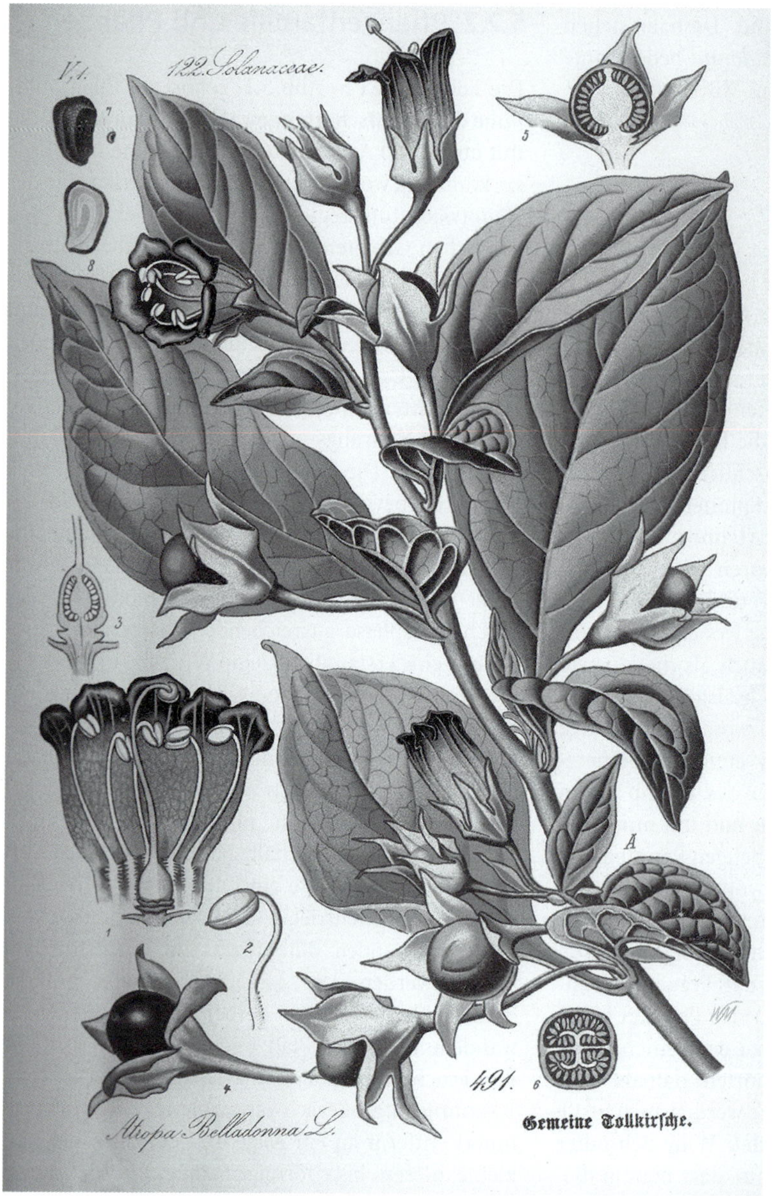

Abb. 5.1 Tollkirsche (Atropa bella-donna) [T827]

In der Homöopathie wird die ganze, am Ende der Blütezeit gesammelte Pflanze für die Arzneiherstellung verwendet.

5.2.3 Toxikologie

Als Hauptwirkstoffe finden sich in der Tollkirsche die beiden Alkaloide **S-Hyoscyamin (Atropin)** (➤ Abb. 5.2) und **S-Scopolamin** (➤ Abb. 5.3). Beides sind Parasympathikolytika und wirken als kompetitive Antagonisten des Acetylcholins am Muscarinrezeptor. Diese Alkaloide wirken als Mydriatikum und Spasmolytikum und rufen eine Reduktion der Sekretion der Tränen-, Speichel- und Schweißdrüsen sowie der Drüsen des Verdauungstrakts hervor. In niedrigeren Dosierungen wirken sie stimulierend auf Herz, Atmung und Zentralnervensystem, in höheren Dosierungen lähmend bis zum Tod durch eine zentrale Atemlähmung. Die Herzfrequenz wird

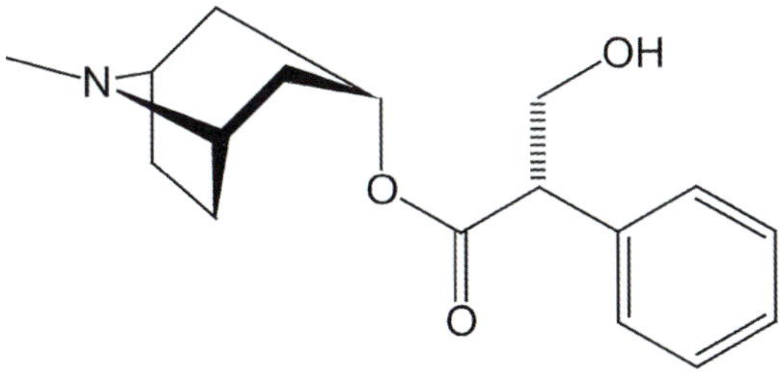

Abb. 5.2 Strukturformel S-Hyoscyamin (Atropin) [L261]

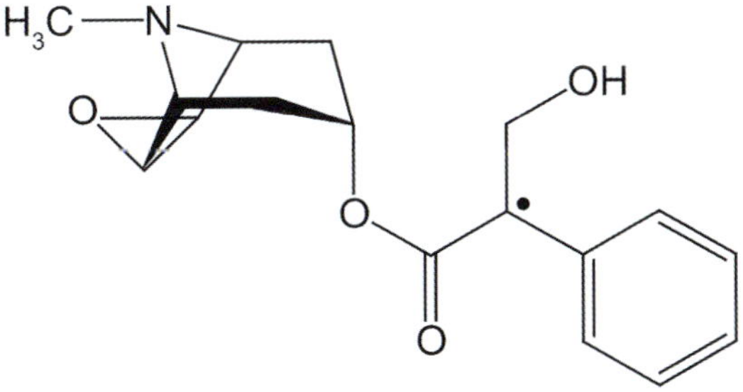

Abb. 5.3 Strukturformel S-Scopolamin [L261]

gesteigert, nach anfänglichen Gefäßspasmen entspannen die Adern, und es kommt zur kongestiven Stauung. Die Haut wird heiß, trocken und rot. Auf der Ebene des Zentralnervensystems rufen die Gifte eine zunehmende Überempfindlichkeit aller Sinne und im weiteren Verlauf Erregungszustände, Halluzinationen und Delirien hervor, denen bei ausreichend hoher Dosierung eine tiefe Bewusstlosigkeit folgt. Je nach Alkaloidgehalt können bereits 3–15 reife Beeren für einen Erwachsenen tödlich sein.

5.2.4 Volksmedizinische und rituelle Verwendung

Verschiedene Hinweise finden sich bereits im Altertum, sichere Belege für eine medizinische Verwendung der Tollkirsche gibt es aber erst bei Hildegard von Bingen und später bei Paracelsus. Auch wird die Tollkirsche in den Kräuterbüchern der frühen Neuzeit ab dem 14. Jahrhundert erwähnt, dort aber oft schon mit einem Hinweis auf die große Giftigkeit der Substanz. Sie fand v. a. medizinisch in der Behandlung von Entzündungen, zur Schmerzstillung, als Hypnotikum und zur Behandlung von Durchfällen Verwendung. Auch wurde sie zur Vertreibung von Dämonen im Sinne einer Behandlung schwerer psychischer Störungen wie Depressionen und Psychosen eingesetzt. Rituell wurde die Tollkirsche aber auch umgekehrt eingesetzt, um veränderte Bewusstseins- und Rauschzustände zu erzeugen, was sich schon die alten Germanen zunutze machten. Insbesondere wird die Tollkirsche immer wieder auch als Hexenkraut, als Bestandteil von Hexen- und Flugsalben erwähnt, was die Nähe der psychoaktiv-magischen Wirkung zum Teufelskraut gut dokumentiert und damit auch das Wirkungsspektrum des Arzneimittelbildes von *Belladonna* umfasst.

5.2.5 Grundzüge des homöopathischen Arzneimittelbildes

(Quellen s. u. Literatur)

Allgemeines

Belladonna-Zustände treten meist schnell und mit großer Heftigkeit auf und verschwinden oft ebenso schnell. Dies betrifft hauptsächlich das Fieber, das mit einer großen Hitze und Schmerzen verbunden sein kann. *Belladonna* ist eines der wichtigsten Fiebermittel bei Kindern und in Frühstadien von Infekten, wenn der Krankheitsbeginn mit hohem Fieber und schnellem Anstieg einhergeht. Meist ist damit auch eine Gefäßkongestion mit Röte, Pulsieren und Brennen verbunden, fast ein Spezifikum für Scharlach.

Im gesunden Zustand sind Menschen, die akut oder konstitutionell *Belladonna* benötigen, oft vitale, kräftige und lebhafte Menschen, extrovertiert und mit sehr offener Wahrnehmung bis hin zur schnellen Überreizbarkeit. Hauptwirkbereiche sind das Zentralnerven- und das Gefäßsystem, die Haut sowie glatte Muskulatur und Drüsen.

Geist und Gemüt

Große Überempfindlichkeit aller Sinne: gegen Licht, Geräusche, Geschmack und insbesondere gegen Erschütterung und Berührung. Leicht zu beeindrucken, wirkt offen, extrovertiert und reagiert schnell und intensiv auf Reize und Geschehnisse in der Umge-

5

bung. In Verbindung mit Hirnkongestion und -reizung große Heftigkeit aller Reaktionen: Halluzinationen, wildes, gewalttätiges Delir bis zum Krampfanfall. Sieht Geister, Dämonen, wilde Tiere und Insekten und wähnt, selbst ein wildes Tier zu sein. Auch Verfolgungs- und Vergiftungswahn; als Reaktion darauf tobt und rast er; Verlangen zu treten, zu schlagen und zu beißen und entwickelt dabei teils ungeheure Kräfte. Säufer- und Alkoholentzugsdelir. Will fliehen und versteckt sich. Kann zwischen frohem, offenem Zustand und gewalttätigem Delir schnell hin- und herwechseln, sodass der Eindruck entsteht, er sei mal ein Engel, manchmal ein Teufel. Beschwerden durch Überreizung, Erregung, Schreck, Zorn und Kummer.

Kopf

Völle-, Schweregefühl; heißer, roter Kopf mit berstenden oder pulsierenden Kopfschmerzen (v. a. im Stirnbereich), klopfenden Karotiden, Benommenheitsgefühl und Schwindel, der durch Bewegung und Erschütterung schlimmer wird. Besser durch halbaufrechtes Hinlegen, Druck, Rückwärtsbeugen und Wärme (v. a. neuralgische Kopfschmerzen). Frische Luft und Kühlung helfen nicht. Bohrt den Kopf ins Kissen. Beschwerden durch Haareschneiden, Verkühlung und Nasswerden des Kopfes und Sonnenhitze.

Augen

Starrer, stierer Blick, erweiterte Pupillen, besonders bei Fieber. Trockenheit, Brennen und Rötung der Konjunktiven, Lichtscheu. Stauung und Vergrößerungsgefühl der Augen, als würden sie nach vorne herausgedrückt.

Ohren

Pulsierender, klopfender Schmerz im Ohr mit hochrotem Trommelfell; Mittelohrentzündung. Sehr geräuschempfindlich.

Nase

Rot, geschwollen, Nasenbluten. Schleimhäute trocken mit Kitzeln und Niesen. Flüssiger Schnupfen, Schleim kann mit Blut vermischt sein. Große Empfindlichkeit gegenüber Gerüchen, insbesondere gegenüber Tabak, oder völliger Verlust des Geruchsinnes.

Mund

Trocken. Zunge rot und geschwollen, Erdbeerzunge. Sprechen und Schlucken erschwert. Pulsierende Zahnschmerzen, schlimmer durch kaltes Trinken. Zähneknirschen. Zahnungsbeschwerden, Zahnfleischentzündung.

Hals

Rot und trocken. Mandeln entzündet und geschwollen, eher rechtsseitig. Einschnürungsgefühl mit erschwertem Schlucken. Trotzdem ständige Schluckneigung, kratzendes Gefühl im Hals bis hin zu Krämpfen in der Kehle beim Schlucken, Schlundkrämpfe. Kehlkopf sehr schmerzhaft, Fremdkörpergefühl beim Husten, aber auch schmerzlose Heiserkeit. Schwellung der Hals- und Nackendrüsen. Schilddrüsenüberfunktion, M. Basedow.

Magen

Krampfartige und brennende Schmerzen. Appetitlosigkeit mit starker Abneigung gegen Milch und Fleisch bis hin zu starkem Erbrechen mit krampfhaftem Würgen. Großes Verlangen nach kalten Flüssigkeiten, aber auch Abscheu vor Flüssigkeiten und – wegen der Spasmen – Angst vor dem Trinken. Verlangen nach Saurem, Zitronen oder Limonade.

Abdomen

Aufgetrieben und schmerzhaft bei Berührung und Erschütterung. Colon transversum kissenartig gebläht mit krampfartigen Schmerzen, besser durch

Zusammenkrümmen, aber auch durch Rückwärtsbeugen. Schneidende und stichartige Schmerzen durch den Leib, die plötzlich auftreten und genauso schnell wieder vergehen, um kurz darauf erneut aufzutreten. Nabel- und Gallenkoliken. Häufige Durchfälle, grün, aber auch blutig. Stechende und krampfartige Schmerzen im Rektum.

Urogenitalorgane

Harnwegsinfekte mit ständigem Harndrang mit reichlichem, hellem Harn. Urin kann aber auch spärlich, dunkel und trübe sein. Krämpfe und Brennen beim Urinieren. Harnverhaltung, Prostatahypertrophie. Libido vermindert.

Menses zu früh, heiß, hellrot und übel riechend. Herabdrängen, als ob die inneren Teile heraustreten wollten, Ziehen im Lendengebiet und Rückenschmerzen. Trockenheit der Vaginalschleimhäute.

Brust

Schleimhäute der Atemwege trocken, mit kitzelndem, trockenem, krampfartigem und hohlem Husten. Keuchhusten und asthmatische Beschwerden. Bellender, schmerzhafter Husten, Stiche in der Brust beim Husten.

Brüste hart und rot mit Schweregefühl, Brustentzündung mit pulsierenden Schmerzen. Heftiges Herzklopfen mit schnellem, entweder kräftigem oder schwachem Puls. Pulsieren im ganzen Körper.

Rücken und Extremitäten

Muskelkrämpfe, lähmungsartige Schwäche und schießende Schmerzen in den Extremitäten. Gelenke rot und geschwollen, davon abgehend rot ausstrahlende Streifen. Arthritis und Gicht. Kalte Extremitäten bei heißem Kopf. Rückenschmerzen, wie zerbrochen, Lumbago, Erschütterungen verschlechtern.

Haut

Heiß und trocken, hellrot. Röte und Blässe im Wechsel, scharlachartige Ausschläge, glatt und rot, rote bis im Verlauf dunkelrote Flecken und Pusteln. Furunkel und Erysipel. Sonnenbrand. Starke Schweißneigung bei geringster Anstrengung: nachts, im Bett an bedeckten Teilen.

Schlaf

Ruhelos mit schweren Träumen, schreckt schreiend aus dem Schlaf hoch. Kann nicht einschlafen trotz Benommenheit und Schläfrigkeit. Krämpfe im Schlaf, Zähneknirschen und Kopfrollen. Schläft mit rückwärts gezogenem Kopf oder mit den Händen unter dem Kopf, am liebsten mit leicht erhöhtem Oberkörper.

Fieber

Hohes Fieber mit brennender, dampfender Hitze. Friert beim Fiebern und Schwitzen, Wärme bessert. Durstlos beim Fieber.

Causae

Beschwerden durch Schreck, Schock, Kränkung und Ärger. Große Empfindlichkeit des Kopfes mit Beschwerden durch Nass- oder Kaltwerden und Haareschneiden. Sonnenbrand und -stich.

Modalitäten

Schlimmer: Berührung, Erschütterung, Geräusche, Licht, Bewegung. Unterdrückter Schweiß. Nach Unterkühlung, kalter Wind, Zugluft, Haareschneiden, Sonnenhitze. Abends und Nachts. Kopfbeschwerden durch Nach-vorne-Beugen, Bücken, Hinlegen. Husten. Hängenlassen der Glieder. Kalte Anwendungen, nach dem Schlafen.

Besser: Ruhe, dunkles, warmes Zimmer, halbhoch gelagert, leicht zugedeckt. Nach-hinten-Beugen, Stehen und aufrechtes Sitzen. Hitze und warme Anwendungen.

5.2.6 Mythologie und Märchen

In der griechischen Mythologie findet sich die Europa-Sage, die das Arzneimittelbild von *Belladonna* sehr deutlich wiedergibt. Die wichtigsten Symptome werden hier deshalb anhand dieser Geschichte in Klammern wiedergegeben. Die erste Zahl in der eckigen Klammer bezeichnet die Wertigkeit im Repertorium, die zweite die Anzahl der Arzneien in der Rubrik.

Europa träumt in den Stunden nach Mitternacht von zwei Weltteilen, die ihr in Frauengestalt erscheinen und sich darum streiten, sie zu besitzen (Wahnidee, sieht Gestalten; Gesichter; Wahnidee, geteilt in zwei Teile oder in zwei Teile zerschnitten [1/3]; Wahnidee, der Körper sei in zwei Teile durchgeschnitten [2/3]). Schließlich wird sie von der ihr unbekannten Gestalt hinfortgezogen und geraubt (Wahnidee, würde gefangen genommen [1/1]; Wahnidee, werde vom Teufel geholt werden [1/3]). Nach diesem Traum (Träume, visionär) wacht sie mit Herzklopfen auf (Herzklopfen nach Erregung; Schlaf gestört durch schreckliche Visionen, durch Wahnideen; Schlaf, Erwachen wie durch Schreck; durch Träume erschreckt [1/8]) und starrt vor sich hin (Auge, Starren, beim Erwachen [1/5]) und rätselt über die Bedeutung des langsam verblassenden Traums.

Als der Morgen herangekommen ist, begibt sich Europa mit ihren Gespielinnen in ausgelassener Stimmung zu den blumenreichen Wiesen in Meeresnähe (Ausgelassenheit [2/18]; froh, mit Tanzen, Lachen, Singen [2/6]; naiv [2/4]), wo Zeus sie erblickt und, von den Pfeilen der Liebesgöttin getroffen, sich in sie verliebt. Um sie zu gewinnen, wendet er eine List an: Er verwandelt sich in einen herrlichen Stier und verleitet Europa, auf ihm Platz zu nehmen (Wahnidee, von Stieren; als reite er auf einem Ochsen [G. H. G. Jahr]; aber auch: leichtgläubig [2/4]; frivol [1/14] im Sinne Sehgals, der diese Rubrik bei unbedachtem, vorschnellem bzw. leichtfertigem Handeln benutzt). Kaum sitzt Europa auf ihm, entfernt er sich immer schneller, springt schließlich ins Meer und entführt sie (abgesehen von den oben bereits erwähnten Rubriken: Wahnidee, er befinde sich auf einer Reise; von Reisen [2/2]; Visionen, Vorstellungen, Träume vom Laufen, Gehen, Fliegen und Schwimmen). Nach eineinhalbtägiger Reise erreichen sie gegen Abend die Insel Kreta, wo der Stier Europa absetzt und verschwindet. An seine Stelle tritt ein herrlicher, gottgleicher Mann und bietet ihr seinen Schutz an, sofern er durch ihren Besitz beglückt würde. In ihrer Verlassenheit willigt Europa ein, und Zeus hatte das Ziel seiner Wünsche erreicht.

Am nächsten Morgen erwacht Europa „aus langer Betäubung“, einsam und verwirrt und sucht ihre Heimat (Wahnidee, sei weg von zu Hause; Verlangen nach Hause zu gehen; zu fliehen; fliehen, versucht zu) und versucht, sich ihre Erlebnisse zu erklären (Verlangen nach Licht). Zunächst hält sie alles noch für einen Traum, gerät aber in Raserei (Raserei), als sie die Wirklichkeit ihrer Situation erkennt, und wünscht sich, den Stier zu zerfleischen (zerreißt Dinge [3]). Doch schnell erkennt sie die Unmöglichkeit ihres Wunsches, realisiert, was geschehen ist, und wünscht sich den Tod herbei (Wahnidee, die Zeit zum Sterben sei gekommen; Raserei, wünscht sich den Tod, möchte sterben [1/1]; Tod, wünscht sich den Tod vor Angst [1/1]; aus qualvoller Angst [1/1]; beim Gehen im Freien [1/1]). Die Lage ist unerträglich für Europa (Verlangen, [schnell] getragen zu werden), als Aphrodite erscheint, ihr das Vorgefallene erklärt und ihr bedeutet, dass der Erdteil, auf dem sie abgesetzt worden sei, von nun an ihren Namen trägt.

In ähnlich klarer Weise findet sich das Arzneimittelbild von *Belladonna* auch in Goethes „Erlkönig“ und in dem Märchen „Der Trommler“ der Gebrüder Grimm.

5.3 Verschiedene Wege der Arzneibetrachtung

Auf dem einfachsten und ursprünglichsten Weg, sich einer Arznei anzunähern, werden einfach nur die in Prüfung, Vergiftung und klinischer Bestätigung gefundenen Symptome (➤ 5.1.1) möglichst in ihrem Originalwortlaut nach dem Kopf-zu-Fuß-Schema aufgelistet. Dieses Vorgehen wurde von Hahnemann und seinen direkten Schülern verwendet, und die so entstandenen Symptomenreihen wurden in den ersten Arzneimittellehren zusammengefasst. Da diese Symptomsammlungen aber umständlich zu handhaben und die einzelnen Symptome kaum miteinander in Beziehung zu bringen sind, wurden im Laufe der Zeit verschiedene Vereinfachungen entwickelt. Zum Zweck der besseren Repertorisierbarkeit wurden die Symptome meist zerteilt und auf Kernsymptome reduziert oder verallgemeinert. Dass diese Methode sinnvoll sein kann, zeigt beispielsweise die positive Rezeption des „Therapeutischen Taschenbuchs" von **Bönninghausen,** der diesen Ansatz als Erster konsequent verfolgte. In ähnlicher Weise kann auch das Symptomenlexikon nach Hahnemann (Plate 2004) mit den ursprünglichen Symptomen eingesetzt werden.

Um sich näher mit den verschiedenen Möglichkeiten, homöopathische Arzneimittelbilder darzustellen, auseinanderzusetzen, empfiehlt es sich, die Darstellungen unterschiedlicher Autoren zu studieren, z. B. Hahnemann, Kent, Phatak, Leeser, Stübler (s. u.). Hierbei kann zwischen primären Arzneimittellehren, die meist nur die Prüfungs- und Bestätigungssymptome und Toxikologie auflisten, und sekundären unterschieden werden, die aus teilweise verschiedenen Prüfungen und Darstellungen unter Einbeziehung der eigenen Behandlungs- und Lehrerfahrung der Autoren das Bild einer Arznei aufzeigen.

So setzte später **Kent** aus überwiegend didaktischen Gründen die Symptome enger zueinander in Beziehung und prägte den Begriff des „Arzneimittelbildes". Er beschrieb die Arzneien, als ob die jeweiligen Zeichen zu einer fiktiven Person gehörten, was in der Folge wesentlich zur Entwicklung teilweise klischeehafter Arzneipersönlichkeiten beitrug. Dass diese Typisierung aber auch das Verständnis eines Arzneimittelbildes sehr vertiefen kann, demonstrierte **Gawlik** mit seinen **Persönlichkeitsporträts** in eindrucksvoller Weise (Gawlik 2012). Hierbei sollte man sich aber vor Augen halten, dass beispielsweise die Polychreste mit vielen tausend Symptomen aufgelistet sind, wir aber nur selten einen Kranken finden werden, der mehr als 10–20 davon aufweist, was nur einen kleinen Ausschnitt darstellt und nicht immer das typische Bild in klar erkennbarer Form wiedergibt.

Die Darstellung von Arzneipersönlichkeiten führte aber auch dazu, dass viele Autoren die Symptome einer Arznei untereinander in Beziehung setzten und ein **psychologisches Arzneikonzept** entwarfen. Diese Konzeptbildung hat den Vorteil, dass der einer Arznei eigene Krankheitsprozess besser sichtbar wird. Da die psychologischen Zusammenhänge tatsächlich nur beim einzelnen Kranken zu beobachten sind, liegt der große Nachteil darin, dass die unreflektierte Übertragung auf ein Arzneimittelbild eine Verallgemeinerung und Übertragung auf ein Abstraktes darstellt, die das Erkennen einer geeigneten Arznei beim vergleichenden Arzneimittelstudium sehr erschweren kann. Aus diesem Grund lehnt ein Teil der Homöopathen das Konzept „Arzneimittelbild" zugunsten von reinen Symptomsammlungen gänzlich ab (z. B. Seideneder 2000, „Mitteldetails").

Auch das Hinzuziehen von Informationen, die über die Arzneimittelprüfung hinausgehen, ist in der Geschichte der Homöopathie immer wieder Gegenstand von Auseinandersetzungen gewesen. Ausgangspunkt dieser Überlegungen ist der „Organon"-Paragraf 144: „Von einer solchen Arzneimittellehre sollte alles Vermutete, bloß Behauptete oder sogar Erdichtete ausgeschlossen sein. Alles hat reine Sprache der sorgfältig und redlich befragten Natur zu sein." Hahnemann wendet sich gegen die vielen spekulativen Medizinsysteme seiner Zeit und grenzt sich zu Recht dagegen ab. Allerdings lässt sich aus dieser Forderung keinesfalls logisch ableiten, dass nicht auch noch auf anderem Weg als bei einer Arzneimittelprüfung gewonnene Informationen für die homöopathische Behandlung wertvolle und genaue Hinweise geben, sofern man sie nur sehr gewissenhaft erhebt. Viele neuere Strömungen bieten recht gute Beispiele für die Sinnhaftigkeit dieses Vorgehens, z. B. die Arbeiten von Jan Scholten (1994, 1997), Rajan Sankaran (1995, 2003) und Massimo Mangialavori (2000) (➤ 12.5.7).

Eine weitere Art, mit den erhobenen Symptomen und Informationen umzugehen, ist eine analytische Betrachtung durch **Ordnen von Symptomen in Gruppen** mit ähnlichen oder zusammengehörigen Symptomen (z. B. Masi-Elizalde 1993, Mangialavori 2000), um Themen herauszuarbeiten oder lediglich **einen ausgewählten Teil der bekannten Symp-**

tome unter einem besonderen Gesichtspunkt zu fokussieren. Der indische Homöopath Sehgal (2001) (➤ 12.5.6) benutzt beispielsweise nur die Geistes- und Gemütssymptome für die Arzneifindung. Miasmatisch orientierte Schulen hingegen verwenden oft nur die Symptome bei der Arzneiwahl, die aus ihrer Sicht einem **Miasma** (➤ 10.3.3) klar zuzuordnen sind. Viele dieser Schulen arbeiten dabei besondere Aspekte der einzelnen Arzneien genau heraus und tragen somit zur besseren Erfassbarkeit und zum tieferen Verständnis einer Arzneiwirksamkeit bei.

Zusammenfassend ist festzustellen, dass auf ganz verschiedenen Wegen bedeutsame Informationen über eine Arzneisubstanz und ihre Wirkungen am Menschen gewonnen werden können, deren Wert sich aber nicht in theoretischen Auseinandersetzungen, sondern ausschließlich in der Praxis zeigen kann.

Literatur

Bleul G (Hrsg.): Weiterbildung Homöopathie, Bd. A: Grundlagen und Therapie akuter Krankheiten. 2.Aufl. Sonntag, Stuttgart 2008

Bönninghausen C v: Therapeutisches Taschenbuch, revidierte Ausgabe 2000 (TB 2000), hrsg. v. Gypser KH. Sonntag, Stuttgart 2000

Dunham C: Vorlesungen zur homöopathischen Materia medica. Haug, Stuttgart 2003

Enders N: Die homöopathische Arznei. Haug, Heidelberg 1996

Ernst-Hieber E, Hieber S: Wirkt eine homöopathische Hochpotenz anders als ein Placebo? Hippokrates, Stuttgart 1995

Gawlik W: Die homöopathische Anamnese. Hippokrates, Stuttgart 1996

Gawlik W: Arzneimittelbild und Persönlichkeitsportrait. 6. Aufl. Haug, Stuttgart 2012

Hahnemann S: Gesamte Arzneimittellehre. Alle Arzneien Hahnemanns: Reine Arzneimittellehre, Die Chronischen Krankheiten und weitere Veröffentlichungen in einem Werk (Bd. 1–3), hrsg. u. bearb. v. Lucae C u. Wischner M. Haug, Stuttgart 2007

Hiller K, Melzig M: Lexikon der Arzneipflanzen und Drogen. Spektrum Akademischer Verlag, Heidelberg 1999

Holzapfel K: Eine Untersuchung zur Entstehung der sogenannten Arzneimittelbilder. ZKH 2002(3/4):101–107

Jahr GHG: Homöopathische Therapie der Geisteskrankheiten. O.-Verlag, Berg 1986

Kent JT: Kents Arzneimittelbilder, Vorlesungen zur homöopathischen Materia Medica. Haug, Heidelberg 1993

Leeser O: Belladonna. AHZ 1956(9):289–301

Lewin L: Gifte und Vergiftungen. Haug, Heidelberg 1992

Lewin L: Die Gifte in der Weltgeschichte. Parkland, Köln 2000

Madaus G: Lehrbuch der biologischen Heilmittel (3 Bde). Olms, Hildesheim/New York 1979

Mangialavori M: Klassische Homöopathie I. Methodik & Arzneimittellehre. Sylvia Faust, Höhr-Grenzhausen 2000

Masi-Elizalde A: Überarbeitung der Lehre, Materia Medica und Technik der Homöopathie. Sylvia Faust Verlag, Hör-Grenzhausen 1993

Mezger J: Gesichtete homöopathische Arzneimittellehre, 12. Aufl. Haug, Heidelberg 2005

Möller B: Einführung in die Methodik Clemens von Bönninghausens, Teil 3: Der Genius der Arznei. Archiv für Homöopathik 1997(6):101–108

Plate U: Symptomen-Lexikon der Materia Medica, nach einer Idee des Begründers der Homöopathie Samuel Hahnemann. Selbstverlag, Braunschweig 2004

Rätsch C: Enzyklopädie der psychoaktiven Pflanzen. 8. Aufl. AT, Aarau 2007

Sankaran R: Die Substanz der Homöopathie. Homoeopathic Medical Publishers, Mumbai 1995

Sankaran R: Einblicke ins Pflanzenreich (Bd. 2). Homeopathic Medical Publishers, Mumbai 2003

Scholten J: Homöopathie und Minerale. Stichting Alonnissos, Utrecht 1994

Scholten J: Homöopahtie und die Elemente. Stichting Alonnissos, Utrecht 1997

Schrödter W: Pflanzen-Geheimnisse. Baumgartner, Warpke-Billerbeck 1957

Sehgal ML: Wiederentdeckung der Homöopathie (Bd. VII). Eva Lang, Worpswede 2001

Seideneder A: Mitteldetails der homöopathischen Arzneimittel. Similimum, Ruppichteroth 2000

Seideneder A: Heilmittelarchiv (6 Bde). Narayana, Kandern 2008

Stübler M: Das Arzneimittelbild von Belladonna. AHZ 1965(3):110–117

Stübler M: Das Arzneimittelbild, in: Schramm H-J, Stübler M, Bayr G et.al. (Hrsg.): Homöopathie in der Diskussion. Grundlagen und Praxis, Leer 1979

Tyler ML: Homöopathische Arzneimittelbilder. 4. Aufl. Elsevier/Urban & Fischer, München 2015

Vermeulen F: Homöopathische Substanzen. Vom Element zum Arzneimittelbild. Sonntag, Stuttgart 2004

Vermeulen F: Prisma. Das Arcanum der Materia Medica ans Licht gebracht. Emryss, Haarlem 2006

KAPITEL

6 Die homöopathische Anamnese

Christian Lucae

Eine ausführliche homöopathische Anamnese steht am Anfang jeder Behandlung und ist ein wesentlicher Baustein der gesamten Therapie. Sie wird gegliedert in Vorbericht, Spontanbericht, Lenkbericht und weitere Bereiche. Mithilfe des Kopf-zu-Fuß-Schemas können alle körperlichen Bereiche durchgegangen werden, um keine Symptome zu übersehen. Die Anamnesetechnik beinhaltet einen speziellen Fragestil, der insbesondere eine offene Haltung des Arztes und die Vermeidung geschlossener Fragen erfordert. Fragebögen und Checklisten können die Anamnese unterstützen. Alle Symptome des Patienten werden sorgfältig aufgezeichnet. Die homöopathische Anamnese muss aber immer flexibel gestaltet werden: Je nach Patient – Säugling, Kleinkind, Erwachsener; offener oder verschlossener Mensch; psychisch Kranker usw. – müssen einige Besonderheiten berücksichtigt werden. Immer sollte die zwischenmenschliche Begegnung im Vordergrund stehen. Ziel jeder Anamnese sollte es sein, ein umfassendes Bild des Patienten zu erhalten – gemäß der von Mathias Dorcsi geprägten Frage: „Was ist das für ein Mensch?"

6.1 Voraussetzungen

Die homöopathische Anamnese hat einen besonderen Stellenwert in der homöopathischen Therapie: Sie steht nicht nur ganz am Anfang der Behandlung und stellt damit wichtige Weichen für das weitere Vorgehen, sondern weist für die homöopathische Mittelfindung entscheidende, methodische Besonderheiten auf. Vor allem aber ist sie die unverzichtbare Basis für eine vertrauensvolle Begegnung mit dem Patienten.

Der Begriff „Anamnese" stammt aus dem Griechischen und bedeutet „Erinnerung": Der Kranke soll alle für die Entstehung der aktuellen Krankheit wichtigen Faktoren aus dem Gedächtnis zurückholen und dem Arzt berichten.

6.1.1 Begegnung zwischen Patient und Arzt

Vielfach wird die homöopathische Anamnese als „Fallaufnahme" oder auch als „Interview" bezeichnet. Der Ausdruck „Fallaufnahme" (engl. „case taking") weist auf eine eher technokratische Herangehensweise hin: Der Patient wird zum „Fall", und der Arzt zum den „Fall" Aufzeichnenden – damit wird die Wichtigkeit einer genauen Befragung und Dokumentation betont. Beim „Interview" fungiert der Arzt als Fragesteller und der Patient als Berichterstatter, der alle Fragen möglichst genau beantworten soll.

Die homöopathische Anamnese geht aber über diese sachliche Ebene des Informationsaustausches hinaus. Die Begegnung zwischen homöopathischem Arzt und Patienten enthält die vielfältigen Facetten einer zwischenmenschlichen Beziehung, die als Grundlage der Therapie im Idealfall eines zum Ziel haben sollte: Die „schnelle, sanfte, dauerhafte Wiederherstellung der Gesundheit" (Organon § 2).

Die homöopathische Anamnese sollte von gegenseitigem Vertrauen und Respekt zwischen Arzt und Patient geprägt sein. Vonseiten des Arztes ist es wichtig, dem Kranken zunächst einmal möglichst **unbefangen und vorurteilsfrei** gegenüberzustehen und dessen Bericht mit „gesunden Sinnen" zu folgen (Organon, § 83).

Das einfache, **aufmerksame Zuhören** ist alles andere als eine Selbstverständlichkeit und setzt eine gute Konzentrationsfähigkeit voraus. Man könnte sich den Arzt als eine „Tabula rasa" vorstellen: offen, vorurteilsfrei, den Patienten mit seinen Äußerungen und seiner Gestik einfach nur wahrnehmend – während der Patient frei sprechend seine Symptome schildert. Der Arzt sollte die einzelnen Aussagen zunächst nicht werten und möglichst neutral beobachten.

Hahnemann forderte ausdrücklich, jegliche Interpretationen oder Spekulationen über mögliche Gründe der Erkrankung zu unterlassen, um ausschließlich die durch die Sinne erkennbaren „Veränderungen im Befinden des Leibes und der Seele, Krankheitszeichen, Zufälle, Symptome" (Organon, § 6) des Patienten wahrzunehmen: „Ein vorurteilsloser Beobachter kennt die Nichtigkeit übersinnlicher Ergrübelungen, die sich in der Erfahrung nicht nachweisen lassen. Auch der Scharfsinnigste nimmt an jeder einzelnen Krankheit nur Veränderungen im Befinden des Leibes und der Seele, Krankheitszeichen, Zufälle, Symptome wahr, die äußerlich durch die Sinne erkennbar sind. Das sind Abweichungen vom ehemaligen gesunden Zustand des Kranken, die dieser selbst fühlt, die die Umstehenden an ihm wahrnehmen und die der Arzt an ihm beobachtet.

Diese wahrnehmbaren Zeichen repräsentieren die Krankheit in ihrem ganzen Umfang. Sie bilden zusammen ihre wahre und einzig denkbare Gestalt" (ebd.).

Aus dem bisher Gesagten ergibt sich von selbst, dass die homöopathische Anamnese eine sehr **individuelle und individualisierende Methode** ist: Jeder einzelne Patient wird – unter Berücksichtigung aller ihm innewohnenden Besonderheiten und Eigenheiten – genau und exakt zu seinen Beschwerden, Problemen und Sorgen befragt: „Die individualisierende Untersuchung eines Krankheits-Falls verlangt vom Heilkünstler nur Unbefangenheit und gesunde Sinne, Aufmerksamkeit im Beobachten und Treue im Aufzeichnen des Bildes der Krankheit […]" (Organon, § 83).

6.1.2 Äußere Bedingungen

Für die Durchführung einer sogenannten homöopathischen Erstanamnese sollte **ausreichend Zeit** eingeplant werden. In der Regel dauert eine Erstanamnese mindestens 60 Minuten, wenn nicht nur alle aktuellen Beschwerden, sondern auch der gesamte bisherige Verlauf einschließlich der Biografie des Patienten besprochen werden soll. Häufig sind aber auch 1,5–2 Stunden nötig, bis alle wichtigen Dinge zur Sprache gekommen sind. Je nach den äußeren Umständen und der Kondition der Patienten kann es notwendig sein, die Anamnese auf mehrere Sitzungen zu verteilen. Bereits Hahnemann hat diese Möglichkeit in Betracht gezogen: „Erst dann versucht der Arzt in mehreren Unterredungen, das Krankheits-Bild des Leidenden […] so vollständig wie möglich zu entwerfen, um die auffallendsten und sonderbarsten (charakteristischsten) Symptome auszeichnen zu können" (Organon, § 209).

Wichtige Voraussetzungen sind außerdem eine **ruhige Umgebung** und eine angenehme Atmosphäre. Es sollte dafür gesorgt sein, dass das Anamnesegespräch nicht durch ständige Unterbrechungen gestört wird, sei es durch eingehende Telefonate oder Fragen der Mitarbeiter. Aus Patientenbefragungen ist bekannt, dass ein störungsfreies Gespräch mit dem Arzt eines der wesentlichen Argumente für die positive Beurteilung der Behandlung ist (Felder-Puig 2006).

Mit der Zeit wird jeder homöopathische Arzt seinen persönlichen Stil bei der Anamnese entwickeln – abhängig von den eigenen Erfahrungen, der Auswahl der Patienten und den Arbeitsbedingungen.

Auch die Persönlichkeit des Arztes und seine Empathie spielt eine große Rolle bei der Anamnese: Ist die eigene Zugangsweise zum Patienten grundsätzlich eher analytisch geprägt (mit Neigung zur Zergliederung der Symptome) oder mehr synthetisch (mit besonderer Begabung für die Wahrnehmung der Konstitution des Patienten)?

Im Folgenden werden die Eckpfeiler erläutert, die unabhängig von den genannten Einflussfaktoren Elemente einer erfolgreichen homöopathischen Anamnese sind.

6.2 Struktur

Die homöopathische Anamnese kann in mehrere Abschnitte gegliedert werden (➤ Tab. 6.1):

- **Vorbericht** (➤ 6.2.1),
- **Spontanbericht** (➤ 6.2.2),
- **Gelenkter Bericht** (➤ 6.2.3),
- **Kopf-zu-Fuß-Schema** (➤ 6.2.4).

Die Beobachtung objektiver Symptome und eine körperliche Untersuchung sind wichtig, um die Anamnese zu vervollständigen. Wenn eine Anamnese mit dem Patienten selbst (**Eigenanamnese**) schwierig oder gar unmöglich ist, hat die **Fremdanamnese** eine herausragende Bedeutung (z. B. Kinder, schwere psychische Erkrankungen, bewusstlose Patienten).

Dass bereits Hahnemann großen Wert auf eine gründliche Anamnese legte, dokumentieren die 54 von ihm erhalten gebliebenen Krankenjournale, in denen akribisch und detailliert alle Beschwerden seiner Patienten festgehalten wurden. Im „Organon" widmet Hahnemann die Paragrafen 83–104 der Befragung des Patienten und gibt exakte Anweisungen zu den verschiedenen Anamneseabschnitten. Diese Paragrafen lassen sich wie folgt ordnen: Spontanbericht – offene Fragen zum bisher Gesagten – offene Fragen zu bisher unerwähnten Dingen – geschlossene Fragen – Eigenbeobachtung – Medikamentenanamnese (Wischner 2001).

Tab. 6.1 Struktur der homöopathischen Anamnese

Vorbericht	• Stammdaten (Name, Geburtsdatum, Adresse, Familienstand, Versicherung usw.) • Vorbefunde (Arztbriefe, Laborwerte, Röntgenbilder usw.) • Bisherige Diagnosen • Medikamente • Familienanamnese • Zuweisung
Spontanbericht	Spontan geschilderte Symptome, ohne Nachfragen des Arztes
Gelenkter Bericht	Durch Nachfragen des Arztes vertiefte Anamnese
Kopf-zu-Fuß-Schema	Systematisches Abfragen aller Körperregionen
Objektive Symptome	Vom Arzt beobachtete, unveränderliche Symptome
Körperliche Untersuchung	Physikalische Krankenuntersuchung nach üblichem medizinischen Standard
Fremdanamnese	Befragung anderer Personen (Angehörige, nahe stehende Bekannte und Freunde) über die Beschwerden des Patienten

Im homöopathischen Sprachgebrauch werden im Zusammenhang mit dem Anamneseaufbau folgende Begriffe häufig verwendet:

- **Erstanamnese:** Dieser Begriff beschreibt die eigentliche homöopathische Anamnese. Der erstmalige Kontakt zwischen homöopathischem Arzt und Patient sollte eine umfangreiche Befragung zu allen Lebensbereichen umfassen. Der Zeitaufwand für eine solche „Bestandsaufnahme" beträgt in der Regel mindestens 1 Stunde.
- **Folgekonsultation** (Folgeanamnese): Nach erfolgter Erstanamnese umfasst die folgende Konsultation die Therapie- und Verlaufskontrolle. Bei länger bestehenden, chronischen Krankheiten wird die erste Folgeanamnese meist 4–6 Wochen nach der Erstanamnese eingeplant.
- **Akutanamnese:** Bei akuten Erkrankungen ist der Zeitbedarf geringer, da hier nur die aktuellen, akuten Beschwerden (z. B. Symptome einer akuten Bronchitis) erhoben werden müssen.

6.2.1 Vorbericht

Zu Beginn der Anamnese müssen zunächst die **Stammdaten** des Patienten aufgenommen werden (➤ Tab. 6.1). Anschließend werden mitgebrachte Berichte über frühere Arztbesuche, Krankenhausaufenthalte und sonstige medizinische Befunde gesichtet. Eine solche **medizinische Basisanamnese** ist unabdingbar, da je nach Diagnose eventuell auch konventionelle Maßnahmen eingeleitet werden müssen. Außerdem können sich entscheidende Hinweise auf die Prognose und den zu erwartenden Krankheitsverlauf gewinnen lassen, die auch für die Beurteilung des homöopathischen Behandlungsverlaufs als Grundlage dienen.

Ergänzend sollte nach den aktuell eingenommenen **Medikamenten** gefragt werden. Eine **Familienanamnese** kann bereits zu Beginn erfolgen oder später zu einem geeigneten Zeitpunkt eingeflochten werden. Es empfiehlt sich, immer nach der **Zuweisung** zu fragen, da sich daraus bereits interessante Informationen gewinnen lassen: Wird der Patient von einem Kollegen/einer Kollegin geschickt, oder hat er eine Empfehlung von Bekannten erhalten, kommt er womöglich nur auf Drängen des Ehepartners usw.

Um der homöopathischen Anamnese nicht die Spontaneität zu nehmen, wenn längere Arztbriefe bzw. Vorbefunde vorliegen, kann der Vorbericht flexibel gehandhabt und beispielsweise auch in die weitere Anamnese beim Lenkbericht (➤ 6.2.3) eingebaut werden.

6.2.2 Spontanbericht

Nachdem der Vorbericht aufgenommen worden ist, beginnt die eigentliche homöopathische Anamnese:

Der Arzt sollte beim Spontanbericht des Patienten besonders aufmerksam zuhören, alle Details am Patienten wahrnehmen und die Symptome sorgfältig aufzeichnen.

Als einleitende Frage bietet sich eine möglichst **offene Aufforderung oder Frage** an, z. B. „Bitte schildern Sie mir nun Ihre Beschwerden" oder „Welche Sorgen und Beschwerden haben Sie?" (Dorcsi). Der Patient soll ermuntert werden, möglichst spontan von seinen Beschwerden und Problemen zu berichten (Organon § 84).

Dabei ist es ganz entscheidend, dem Patienten einen möglichst großen Freiraum zu gewähren, damit er alle Symptome geradeheraus, frei und unverstellt hervorbringen kann. Der Arzt sollte eine aufmerksame, neutrale Haltung einnehmen und zunächst einfach nur zuhören. Keinesfalls sollte der Spontanbericht des Patienten durch zu voreiliges Nachfragen unterbrochen werden. Die Symptome, die ganz spontan berichtet werden, ohne dass weiter nachgeforscht werden muss, gelten als die wertvollsten Angaben bei der späteren Bewertung der Symptome (➤ 7.2).

Es empfiehlt sich, besonderes Augenmerk auf den ersten Satz bzw. die ersten Symptome zu legen und diese möglichst wörtlich zu notieren. In vielen Fällen ergeben sich daraus weiterführende Überlegungen: Was liegt dem Patienten am meisten am Herzen? Was hält er selbst für am wichtigsten an seiner Erkrankung? Von welchen Beschwerden ist er am stärksten beeinträchtigt?

6.2.3 Gelenkter Bericht

Sobald der Patient bei der Schilderung seiner Beschwerden ins Stocken gerät oder eine längere Pause macht, kann der Arzt mit ersten Fragen behutsam den weiteren Verlauf der Anamnese lenken (Organon § 86).

Der Übergang von Spontanbericht zu gelenktem Bericht kann dabei durchaus fließend sein: Bei einer ersten Nachfrage des Arztes kann der Patient zunächst ermutigt werden, noch weitere Einzelheiten zu einem bestimmten Problem zu schildern; dann kann er aufgefordert werden, nochmals eine längere, spontane Schilderung folgen zu lassen.

Im Anschluss wird die Befragung weiter vertieft, indem zu den bisher erwähnten Beschwerden weitere Details in Erfahrung gebracht werden. Der Arzt fragt nach Lokalisation, Modalitäten, Ausdehnung der Beschwerden usw. Jedes Symptom sollte möglichst vollständig erhoben werden (➤ 6.3). Durch **offene Fragen** – möglichst ohne Verwendung eines starren Frageschemas – wird der Patient ermutigt, weitere Einzelheiten unverstellt und spontan zu schildern. Wenn das Gespräch geschickt gelenkt wird, kommen in der Regel alle wichtigen Dinge von ganz allein zur Sprache.

6.2.4 Kopf-zu-Fuß-Schema

Wenn die Anamnese an einen Punkt kommt, an dem der Patient keine weiteren Beschwerden mehr zu schildern hat und im gelenkten Bereicht bereits alle wichtigen Themen abgeklopft wurden, kann man anhand des Kopf-zu-Fuß-Schemas nochmals alle Körperregionen durchgehen. Dies ist besonders dann empfehlenswert, wenn die bisherige Anamnese eher spärliche Symptome hervorgebracht hat – was bei verschlossenen Patienten meist die Regel ist (Organon § 88).

Ebenso sollten Symptome des Geistes und des Gemüts gezielt abgefragt werden, da die spontane Schilderung vielen Patienten zu schwer fällt oder ihnen entsprechende Symptome vorher nicht eingefallen sind.

Um eine zuverlässige Befragung zu gewährleisten, können die einzelnen Körperregionen anhand einer Checkliste durchgegangen werden (➤ 6.3.4). Mit zunehmender Übung und Routine wird eine solche Checkliste bei der Anamnese weniger wichtig werden.

6.2.5 Objektive Symptome

Dorcsi hat in seinen Vorträgen zur Anamnese stets betont: „Die Anamnese beginnt schon, wenn der Patient zur Tür hereinkommt":

- Ist sein Händedruck weich oder fest, hat er warme, trockene oder kalte, feuchte Hände?
- Blickt er uns in die Augen, oder meidet er den Blickkontakt?

Tab. 6.2 Beispiele für wertvolle objektive Symptome im Repertorium

Symptom	Rubrik im Repertorium
Gesichtsröte bei Aufregung	Gesicht – Farbe – rot – Erregung, bei
Sommersprossen	Gesicht – Sommersprossen
Arcus senilis	Auge – Trübung – Hornhaut, der – Arcus senilis
Aniosokorie	Auge – Pupillen – ungleich
Allopecia areata	Kopf – Haare – Haarausfall – Stellen, an kleinen
Fettige Haare	Kopf – Haare – fettig
Eingewachsene Nägel	Extremitäten – Nägel – Beschwerden der – eingewachsene Zehennägel
Gebeugte Haltung	Allgemeines – gebeugte Haltung

- Läuft er aufrecht oder gebückt?
- Sieht er fröhlich oder deprimiert aus, wirkt er eher gelassen oder eher gehetzt etc.?

Bei jeder Anamnese ist es wichtig, „zwischen den Zeilen zu lesen“:

- Wie genau schildert der Patient seine Beschwerden, wie sind dabei seine Haltung, seine Gestik, seine Mimik?
- Mit welchen Unter- und Zwischentönen schildert er die Symptome?
- Wie ist seine innere Beteiligung dabei?

Die sogenannten objektiven Symptome definiert bereits Hahnemann in den §§ 90 und 220 des „Organon“: Der Arzt soll genau beobachten, „was er selbst an dem Kranken wahrnimmt [...]. Z. B. Wie sich der Kranke bei seinem Besuch gebärdet, ob er verdrießlich, zänkisch, hastig, weinerlich, ängstlich, verzweifelt oder traurig, oder getrost, gelassen etc., ob er schlaftrunken oder überhaupt unbesinnlich ist? [...]“ usw. „Ergänzt man noch den Geistes- und Gemüts-Zustand, der von den Angehörigen und dem Arzt genau beobachtet wurde, so ist das vollständige Krankheitsbild zusammengesetzt.“ Viele objektive Symptome lassen sich auch gut repertorisieren (➤ Tab. 6.2).

6.2.6 Körperliche Untersuchung

Im Anschluss an die homöopathische Anamnese empfiehlt sich die Durchführung einer physikalischen Krankenuntersuchung nach den üblichen medizinischen Gesichtspunkten. Je nach Anforderungen bzw. vorliegenden körperlichen Symptomen können hierbei Schwerpunkte gesetzt werden. Über die generelle Notwendigkeit einer körperlichen Untersuchung hinaus lassen sich für die Arzneimitteldiagnose wichtige, sonst nicht zu beobachtende Lokalsymptome finden, z. B. Haut- oder Nagelveränderungen.

6.2.7 Fremdanamnese

Falls sich die homöopathische Anamnese mit dem Patienten (Eigenanamnese) als schwierig erweist und die erhobenen Symptome keine Arzneiverordnung zulassen, kann eine Fremdanamnese weiterhelfen. Hierzu können Familienangehörige, Freunde oder wichtige Bezugspersonen – möglichst mit Einverständnis des Patienten – wichtige Informationen liefern. Bei Kindern etwa bis zum 12. Lebensjahr ist die Befragung der Eltern in der Regel unerlässlich. In besonderen Situationen, z. B. bei bewusstlosen Patienten auf der Intensivstation oder bei Demenz, ist die Fremdanamnese – außer der eigenen Beobachtung – die einzige Möglichkeit für den Arzt, Informationen über den Patienten zu erhalten (➤ 6.5).

6.3 Anamnesetechnik

Wie oben erläutert (➤ 6.1.1), ist die homöopathische Anamnese weit mehr als nur eine bestimmte Fragetechnik. Allerdings kann die Kenntnis einiger technischer Aspekte äußerst hilfreich sein, um die Anamnese noch erfolgreicher zu gestalten. Schließlich steht und fällt die homöopathische Arzneimitteldiagnose mit dem exakten Erfragen, der genauen Wahrnehmung und Aufzeichnung der Symptome des Patienten.

6.3.1 Fragestil

Grundsätzlich ist es empfehlenswert, alle Fragen möglichst **offen** zu formulieren. Da der Wortlaut des Patienten eine große Rolle spielt, können bereits kleine, vom Arzt vorgegebene Formulierungen von Symptomen die Anamnese in eine ungewollte Richtung lenken: Plötzlich entstehen Symptome, die der Patient von sich aus nie so formuliert hätte. Suggestivfragen, die dem Patienten gar fertige Formulierungen in den Mund legen, sollten unbedingt vermieden werden (Organon § 87).

Was sich für den Spontanbericht (➤ 6.2.2) noch konsequent einhalten lässt, ist spätestens ab den ersten lenkenden Fragen (➤ 6.2.3) des Arztes schon nichtmehr ohne Weiteres möglich, und spätestens ab der Abfrage nach dem Kopf-zu-Fuß-Schema (➤ 6.2.4) müssen naturgemäß auch geschlossene Fragen gestellt werden. Wie sich Suggestivfragen dennoch weitgehend vermeiden lassen, erläutern die folgenden Fragen in ➤ Tab. 6.3 am Beispiel von Kopfschmerzen.

Wenn der Patient auf offene Fragen wie „Können Sie den Schmerz näher beschreiben?“ nicht zu antworten weiß, kann sich der Arzt mit der Auflistung verschiedener Möglichkeiten behelfen, anstatt eine Suggestivfrage zu stellen, z. B.: „Sind Ihre Schmerzen eher stechend, drückend, pochend?“ Während im 19. Jahrhundert die genaue sprachliche Differenzierung der Symptome noch allgemein üblich war, fällt es heute den meisten Patienten schwer, beispielsweise die Art der Schmerzen zu beschreiben. Eine Auflistung kann Ideen liefern, die Frage aber dennoch relativ offen lassen.

6.3.2 Vollständiges Symptom

Jedes vom Patienten geschilderte Symptom sollte im Lenkbericht (➤ 6.2.3) genauer hinterfragt werden. Zur vollständigen Erfassung aller Symptomenteile sind meist mehrere, gezielte Fragen notwendig.

Bereits Bönninghausen hatte anhand seiner Erfahrungen aus den Anamnesegesprächen mit einer Systematisierung von Symptomen begonnen: In seinen Krankenjournalen teilte er die Beschwerden in Haupt- und Nebensymptome ein, um die Übersichtlichkeit zu verbessern. Dabei versuchte er, die Beschwerden der Patienten als vollständiges Symptom – inkl. Empfindungen, Modalitäten, Begleitsymptomen usw. – zu erheben. In seinem 1860 in der „Allgemeinen Homöopathischen Zeitung“ erschienenen Aufsatz „Ein Beitrag zur Beurtheilung des charakteristischen Werths der Symptome“ erklärt er seine Vorgehensweise (➤ Tab. 6.4, ➤ 7.4.2).

Einen besonderen Stellenwert hat die **Ätiologie** einer bestimmten Beschwerde. In der Homöopathie

Tab. 6.3 Gegenüberstellung von geschlossenen und offenen Fragen

Geschlossene Frage, Suggestivfrage	Offene Frage
Leiden Sie unter Kopfschmerzen?	Unter welchen Beschwerden leiden Sie?
Haben Sie klopfende oder stechende Kopfschmerzen?	Können Sie den Schmerz näher beschreiben?
Sind die Schmerzen schlimmer bei Bewegung?	Wodurch verschlimmern sich die Schmerzen?
Haben Sie die Schmerzen besonders bei Wetterwechsel?	Sind die Schmerzen abhängig von Wettereinflüssen?
Werden Ihre Schmerzen durch Drücken gegen die Schläfen erleichtert?	Durch welche Maßnahmen können Sie sich Linderung verschaffen?
Leiden Sie während der Kopfschmerzen auch unter Sehstörungen oder Übelkeit?	Gibt es Beschwerden, die immer dann auftreten, wenn Sie auch Ihre Kopfschmerzen haben?
Sind Sie während der Kopfschmerzen besonders reizbar oder deprimiert?	Wie geht es Ihnen psychisch während der Kopfschmerzen? Wie ist Ihre Stimmungslage? Was macht der Schmerz mit Ihnen?
Fühlen Sie sich besonders schlapp, wenn Sie die Kopfschmerzen haben?	Wie ist Ihr Allgemeinbefinden während der Kopfschmerzen?

Tab. 6.4 Die Aufnahme eines vollständigen Krankheitsbildes nach Bönninghausen

Bönninghausen-Original			Spätere Erweiterungen
Quis?	Wer?	Persönlichkeit, Individualität des Kranken	Geistes- und Gemütssymptome
Quid?	Was?	Krankheit, deren Natur und Eigenthümlichkeit	Art der Beschwerden
Ubi?	Wo?	Sitz der Krankheit	Ort und Ausdehnung der Beschwerden
Quibus auxiliis?	Was noch?	Begleitende Symptome	Begleitsymptome
Cur?	Weshalb?	Krankheitsursachen	Auslösende Ursachen, Ätiologie
Quomodo?	Wie?	Modificationen (Verschlimmerung oder Besserung) der Beschwerden	Häufigkeit, Intensität, Qualität, Modalitäten
Quando?	Wann?	Zeit des Auftretens der Beschwerden	Zeitpunkt, Beginn, Dauer, Ende, Tageszeit, Periodizität der Beschwerden

ist damit die auslösende Ursache gemeint: Eine enttäuschte Liebe führt zu anhaltendem Kummer, ein Sturz zu chronischen Rückenschmerzen, Wetterwechsel zu Migräneanfällen usw. Die kausale Erklärung der Ursache hat dabei – anders als in der konventionellen Medizin – nur eine untergeordnete Bedeutung. So ist es beispielsweise für die homöopathische Arzneiwahl nicht wichtig, ob für Gliederschmerzen ein Coxsackievirus verantwortlich ist, sondern der Auslöser, z. B. eine Durchnässung mit nachfolgender Zugluft (Organon § 93).

6

6.3.3 Fragebögen

Zur Vorbereitung auf die Erstanamnese besteht die Möglichkeit, den Patienten vorab einen mehr oder weniger umfangreichen Fragebogen ausfüllen zu lassen. Dies kann den Vorteil haben, dass ein in der Homöopathie völlig unerfahrener Patient bereits die typischen Fragen der homöopathischen Anamnese kennenlernt. Allerdings kann genau dieser Umstand die geforderte Ursprünglichkeit der Erstanamnese beeinträchtigen, weshalb von der Verwendung von Fragebögen eher abzuraten ist. Die Intensität eines Symptoms ist ohnehin auf diese Weise nicht beurteilbar. Allenfalls können Fragen zur allgemeinen medizinischen Vorgeschichte (Operationen, Vorerkrankungen, Familienanamnese usw.) schriftlich gestellt werden. Ob daraus schließlich ein Zeitvorteil beim ärztlichen Gespräch resultiert, muss jeder für sich selbst herausfinden.

Fragebögen haben in der Homöopathie bereits eine längere Tradition. Am bekanntesten ist wohl der „Kleine Fragebogen nach Kent", den Jost Künzli von Fimmelsberg (1985) populär gemacht hat.

Eine Sonderrolle nehmen die Fragebögen ein, die im Rahmen der Polaritätsanalyse verwendet werden (➤ 7.4.2) Diese sind gezielt auf das „Therapeutische Taschenbuch" Bönninghausens abgestimmt und können die Arzneifindung wesentlich erleichtern.

6.3.4 Checklisten

Der Einsatz von Checklisten kann hilfreich sein, damit keine wesentlichen Teile der Anamnese übergangen oder vergessen werden. Der Arzt kann beispielsweise eine Checkliste auf Papier bereithalten, auf der alle wesentlichen Punkte aufgeführt sind. Falls die Anamnesedaten direkt in den Computer eingegeben werden, kann diese Liste auch direkt als Eingabemaske – und somit als digitalisierter Anamnesebogen – in einem Textverarbeitungsprogramm verwendet werden, wobei nicht vorhandene Symptome einfach gelöscht werden. Diese einheitliche Struktur bietet sich besonders für die Verwendung in Gemeinschaftspraxen oder in der Klinik an, wenn mehrere Kollegen an den Anamnesen arbeiten und einen raschen Überblick wünschen.

Tab. 6.5 Checkliste akute Erkrankungen

✓ **Aktuelle Beschwerden**	Quis – Quid – Ubi – Quibus auxiliis – Cur – Quomodo – Quando (➤ Tab. 6.4, ➤ 7.4.2)
✓ **Ätiologie**	Auslösende Faktoren
✓ **Allgemeinbefinden**	• Frösteln, Kälte, Wärme, Bettwärme, Zimmerwärme • Extremitäten warm oder kalt • Appetit, Heißhunger, Verlangen, Abneigungen (Nahrungsmittel) • Vedauung, Stuhlgang • Durst, Menge, welche Getränke • Einfluss von körperlicher Bewegung • Ängste, Reaktion auf Alleinsein und Gesellschaft • Schweiß; Körpergeruch • Gesichtsfarbe • Aussehen der Zunge • Einfluss von Körperstellungen (Sitzen, Liegen, Stehen) • Einfluss von Zugluft, Licht, Druck; Lärm, Gerüche
✓ **Schlaf**	Einschlafen, Durchschlafen, Position, Schweiß, Sprechen, Zähneknirschen, Träume
✓ **Fieber**	Muster, Verlaufsform; Schüttelfrost, Schweiß, Durst, Delirium

Tab. 6.6 Gegensatzpaare konstitutioneller Merkmale (nach Dorcsi)

Groß	↔	Klein		Mitfühlend	↔	Egoistisch
Rot	↔	Blass		Mitleidig	↔	Hartherzig
Warm	↔	Kalt		Abweisend	↔	Anlehnungsbedürftig
Trocken	↔	Feucht		Einordnend	↔	Herrschend
Kräftig	↔	Schwach		Trost verlangend	↔	Trost ablehnend
Ruhig	↔	Unruhig		Gottergeben	↔	Anführer
Straff	↔	Schlaff		Fleißig	↔	Faul
Jungendlich	↔	Alt aussehend		Pedantisch	↔	Oberflächlich
Froh	↔	Still		Arbeitslust	↔	Unlust
Heiter	↔	Ernst		Aktiv	↔	Inaktiv
Lustig	↔	Traurig		Sprachen	↔	Mathematik
Gesellig	↔	Verschlossen		Appetit	↔	Appetitlos
Lachen	↔	Weinen		Durstig	↔	Durstlos
Optimistisch	↔	Pessimistisch		Süß	↔	Sauer
Ängstlich	↔	Furchtlos		Verstopfung	↔	Durchfall
Lebensangst	↔	Existenzangst		Schwitzen	↔	Schweißlos
Erfolgsangst	↔	Zukunftsangst		Schlaf	↔	Schlaflos
Gutgläubig	↔	Misstrauisch		Schönträume	↔	Albträume
Gutmütig	↔	Bösartig		Hypomenorrhoe	↔	Hypermenorrhoe
Mild	↔	Zornig		Hypersexuell	↔	Hyposexuell
Nachgiebig	↔	Nachtragend		Morgenmensch	↔	Abendmensch

Die Verwendung einer Checkliste für den eigenen Gebrauch sollte – wenn überhaupt – möglichst gegen Ende der Anamnese erfolgen. Dann können die diversen Stichworte überflogen werden, um die Vollständigkeit der Anamnese zu überprüfen (Lucae, 2003).

Bei akuten Erkrankungen ist eine vollständige Erstanamnese in der Regel nicht angebracht. Der Schwerpunkt liegt auf den akuten Beschwerden des Patienten, die in deutlich kürzerer Zeit erfragt werden können. Eine Checkliste (➤ Tab. 6.5) kann als Vorlage für die Akutanamnese – z. B. bei einer akuten, fieberhaften Infektion – dienen.

Keinesfalls sollten die einzelnen Punkte schematisch von oben nach unten abgefragt werden, da dies der Anamnese die Spontaneität nimmt. Unbedingt sollte die natürliche Entwicklung des Gesprächs im Vordergrund stehen. Dennoch kann eine Checkliste – insbesondere bei knapp bemessener Zeit – die Anamnese vervollständigen helfen und die homöopathische Behandlung noch gründlicher und erfolgreicher gestalten.

6.3.5 Gegensatzpaare

Gelegentlich gibt es Patienten, die mit offenen Fragen (➤ Tab. 6.3) nicht viel anfangen können. In diesem Fall können Gegensatzpaare weiterhelfen, um dem Patienten mehrere Auswahlmöglichkeiten anzubieten. Wenn beispielsweise die Frage „Wodurch verschlimmern sich die Schmerzen?“ nur mit einem Schulterzucken beantwortet wird, kann behutsam fortgefahren werden: „Verändern sich die Schmerzen durch Bewegung oder Ruhe? Wärme oder Kälte?“ usw. Dorcsi hat die Technik der Gegensatzpaare konsequent eingesetzt, um eine Zuordnung der konstitutionellen Merkmale des Patienten zu erleichtern (➤ Tab. 6.6).

6.4 Dokumentation

6.4.1 Schriftliche Aufzeichnung

Die Praxisdokumentation ist für jeden behandelnden Arzt eine Selbstverständlichkeit. Während in der konventionellen Praxis oftmals kurze Kommentare oder auch Kürzel der Dokumentationspflicht genügen, erfordert die homöopathische Anamnese eine weitaus detailliertere schriftliche Aufzeichnung.

Bereits Hahnemann hatte genaue Vorstellungen von der homöopathischen Dokumentation. Zum Beispiel empfahl er, jedes Symptom mit einer neuen Zeile zu beginnen, um später noch Ergänzungen einfügen zu können (Organon, § 85).

Dabei war es ihm besonders wichtig, die Symptome des Patienten möglichst im **Originalwortlaut** niederzuschreiben, damit die Symptome im Sinne des Spontanberichts (➤ 6.2.2) festgehalten und nicht durch die Interpretation des Arztes verändert werden. Keinesfalls sollten bereits fertige Repertoriumsrubriken notiert werden, da dadurch die Individualität der Formulierung völlig verloren gehen würde.

6.4.2 Computerdokumentation

Eine vollständige, digitale Dokumentation der homöopathischen Anamnese setzt voraus, dass der homöopathische Arzt schnell – möglichst blind mit dem Zehnfingersystem – schreiben kann. Sinnvoll sind der Einsatz einer geräuscharmen Tastatur und ein dezenter Bildschirm, damit zwischen Arzt und Patient keine Barriere steht.

Die digitale Dokumentation hat viele Vorteile: stets gute Lesbarkeit, Einsatz von Suchfunktionen, einfache, platzsparende Archivierung etc. Sie bietet sich nicht nur in der Einzelpraxis, sondern besonders auch in Gemeinschaftspraxen oder in Kliniken an, wenn mehrere Kollegen abwechselnd an den Anamnesen arbeiten.

Welches **Textverarbeitungs- und Archivierungssystem** für die jeweilige Situation am besten geeignet ist, sollte vorab in einem Testlauf herausgefunden werden. Nach der Implementierung eines geeigneten Systems werden dann alle Anamnesen in einem einheitlichen Format gesammelt und gespeichert.

Ob der Computer bereits während der Anamnese zur Repertorisation eingesetzt werden kann, um am Ende Zeit einzusparen, hängt vom Können und der Erfahrung des Behandlers ab. Grundsätzlich sollte jedoch die Auswertung der Anamnese mit Hierarchisierung und Repertorisation erst im Anschluss stattfinden. Allerdings kann das Aufsuchen einzelner Rubriken im Computerrepertorium bei bereits fortgeschrittener Anamnese zur Differenzierung einzelner Arzneimittel hilfreich sein.

6.5 Besondere Situationen

Bei den bisher geschilderten Anweisungen für die homöopathische Anamnese wird vorausgesetzt, dass ein erwachsener Patient einem homöopathischen Arzt im Rahmen eines Vieraugengespräches gegenübersitzt. Dies ist aber nicht immer so: Bei der Anamnese mit Säuglingen und Kleinkindern, mit Behinderten, alten – möglicherweise dementen – Menschen oder gar bewusstlosen Patienten auf einer Intensivstation muss die Anamneseerhebung flexibel gehandhabt werden.

6.5.1 Pädiatrie

Hahnemann hat, obwohl er viele Kinder in seiner eigenen Praxis behandelte, keine besonderen Anweisungen für die pädiatrische Anamneseführung hinterlassen. Erst im 20. Jahrhundert gab es ausführlichere Anleitungen zur homöopathischen Anamnese bei Kindern (Lucae, 2012). Der englische Kinderarzt Donald M. Foubister (1902–1988) widmete sich in einem Aufsatz diesem Thema ausführlich (Foubister 1962).

Verschiedene Konstellationen sind je nach Alter des Patienten möglich:

- Bei kleinen Kindern steht die Fremdanamnese im Mittelpunkt. In der Regel ist ein Elternteil anwesend und berichtet über die Beschwerden des Kindes.
- Ab dem Alter von 3–4 Jahren werden erste, einfache Gespräche mit dem Kind selbst möglich.
- Erst im Schulalter kann eine genauere Anamnese mit dem Kind durchgeführt werden.
- Ab dem Alter von etwa 13 Jahren sollte das Gespräch mit dem Patienten selbst stärker in den Vordergrund rücken.

Während der Anamnese bei Kindern ist der Arzt in besonderer Weise gefordert, Symptome, die das Verhalten betreffen, wahrzunehmen und zu dokumentieren (➤ 6.3.4): Wie verhält sich das Kind? Welche Interaktionen bestehen zwischen Eltern und Kind oder zwischen Kind und (möglicherweise anwesenden) Geschwistern? Ist das Kind eher leise, schüchtern, versteckt sich gar hinter der Mutter, oder ist es frech, fordernd und laut? Ist Eifersucht zu beobachten? Etc.

Prinzipiell kann nun, wie in ➤ 6.2 geschildert, vorgegangen werden: Spontanbericht – Lenkbericht – Kopf-zu-Fuß-Schema – objektive Symptome – körperliche Untersuchung. Bei Säuglingen und Kleinkindern empfiehlt es sich, die Schwangerschafts- und Geburtsanamnese besonders genau zu erheben, außerdem die kindliche Entwicklung, Vorerkrankungen, Impfungen und die bisherige Diagnostik und Therapie ausführlich zu berücksichtigen. Es macht beispielsweise einen großen Unterschied, ob die Geburt rasch und problemlos oder protrahiert mit Nabelschnurumschlingung verlief. Für die Zeit nach der Geburt sind Atmung, Muskeltonus, Hautkolorit, Trinkverhalten, Reflexverhalten und die Art des Schreiens beim Neugeborenen zu beurteilen und ggf. bei der Wahl der homöopathischen Arznei zu berücksichtigen.

Vor allem bei Säuglingen, aber auch bei Kleinkindern und Jugendlichen kann die Beurteilung der **Konstitution** eine wichtige Rolle spielen. Deren Bedeutung im Kindesalter hat Dorcsi beschrieben. Die Konstitution ist definiert als „angeborene und durch die Umwelt wandelbare leib-seelische Verfassung des Individuums" (Dorcsi). Den kindlichen Entwicklungsphasen werden dabei bestimmte homöopathische Arzneien zugeordnet, die der jeweiligen Konstitution entsprechen. Die Beschreibung von Körperhaltung, Hautfarbe, Gesichtsausdruck, Sprache, Stimme, Kopfbewegungen, Gesten, Turgor etc. spielt dabei eine wichtige Rolle.

Objektive Symptome können manchmal auch direkt auf ein Arzneimittel hinweisen. Beispiele hierfür sind ein dicker Bauch und dünne Extremitäten (z. B. *Lycopodium*), weicher, schlaffer Händedruck (z. B. *Calcium carbonicum*), saurer Schweißgeruch (z. B. *Rheum, Hepar sulfuris*), gerunzelte Stirn (z. B. *Nux vomica, Lycopodium*), rötliche Haare (z. B. *Phosphorus, Calcium phosphoricum*) u. a.

Die Beurteilung der **Geistes- und Gemütssymptome** ist bei Säuglingen sehr schwierig. Erst bei

Kleinkindern lassen sich deutliche Symptome sicherer beschreiben (z. B. Ängste, Eifersucht etc.). Geistes- und Gemütssymptome sollten nur dann für die Mittelwahl herangezogen werden, wenn sie deutlich erkennbar und eindeutig sind.

Es hat sich sehr bewährt, die Eltern konkret nach ihren Zielen der homöopathischen Behandlung zu fragen: Was wünschen sie sich? Welche Symptome oder Beschwerden stehen für die Eltern im Vordergrund? Wie rasch wird eine Besserung erwartet? Welche Erwartungen gibt es bezüglich einer Heilung?

6.5.2 Psychiatrie und Psychosomatik

In der Anamnese psychisch Kranker ist das Gespräch von zentraler Bedeutung, weil es nicht nur der Beschreibung der Beschwerden dient, sondern selbst unmittelbar die psychische Verfassung ausdrückt. Nicht nur, was der Kranke sagt, sondern auch, wie er es sagt, wie er sich ausdrückt und wie er sich verhält, kann Wesentliches über sein verändertes Erleben im Rahmen der psychischen Erkrankung vermitteln und bekommt damit Symptomcharakter. Gerade die aktuellen und die schon seit Langem bestehenden Zeichen krankhafter Veränderungen, v. a. wenn sie auffällig sind, sowie die Empfindungen verdienen besondere Beachtung. Darüber hinaus sollte in der Anamnese und aus ihr heraus die Krankheitsdiagnose gestellt werden, da bei psychischen Erkrankungen das Gespräch immer noch die wichtigste Möglichkeit ist, um eine genaue Zuordnung vorzunehmen und damit Schwere und Prognose einzuschätzen. Die Anamnese stellt hier also zudem die direkte Untersuchung der Krankheitssymptome dar.

Das setzt voraus, dass der Behandler über grundlegende Qualifikationen und Erfahrung im Umgang mit psychisch Kranken verfügt:

- Erfahrung in psychotherapeutischer und psychodiagnostischer Anamnese- und Gesprächstechnik (Exploration).
- Kenntnis der zu behandelnden Krankheitsbilder und Diagnosen.
- Kenntnis der verschiedenen Verlaufsmöglichkeiten.
- Kenntnisse der Psychopharmakologie, da sich viele Patienten mit vorbestehender Medikation vorstellen, die man einschätzen können sollte.
- Urteilsvermögen für die Einschätzung, wann weitere stützende Maßnahmen oder eine Psychotherapie eingeleitet werden sollten.

Viele psychische Störungen können mit einer Einschränkung der Kommunikations- und Ausdrucksfähigkeit einhergehen. Dinge werden vergessen, aus Scham oder Angst zurückgehalten oder entziehen sich durch die Art des Erlebens einer nachvollziehbaren Darstellung. Hier ist neben einem empathischen **Einfühlungsvermögen** oftmals viel **Intuition** erforderlich, um den Raum für die Schilderung der Beschwerden zu schaffen und Unverständliches erfassbar zu machen. Dazu kann ein genaues Beobachten der **Körpersprache** sehr hilfreich sein, z. B. wann sich die Gesichtsfarbe des Patienten verändert (Blässe, Rötung), wann der Patient kurz eine Anspannung der Gesichtsmuskeln erkennen lässt oder das Gesagte mit verstärkender oder widersprüchlicher Gestik und Mimik untermalt. Das sind oft Momente, die ein sensibleres und genaueres Nachfragen erfordern als bei der Befunderhebung körperlicher Beschwerden. Psychische Erkrankungen sind meist die Folge langer und komplexer Entwicklungen, Traumata und belastender Einflüsse, sodass ein tiefes Verständnis der zur Krankheit führenden Vorgänge und des Krankheitsprozesses oftmals erst den Schlüssel zur heilenden Arznei liefern. Das ist gerade bei schweren Störungsbildern häufig nicht in nur einer einzigen Anamnesesitzung zu erreichen, sei es, weil das Durchhaltevermögen des Patienten begrenzt ist oder der Vertrauensaufbau mehr Zeit benötigt. Auch ist oft eine Fremdanamnese (➤ 6.2.7) erforderlich, um eine Einschätzung verschiedener geschilderter Situationen zu bekommen und Vergessenes, besonders in biografischer Hinsicht, zu ergänzen. Auf psychischer Ebene sollten Veränderungen des Denkens, Fühlens und Wollens, der grundlegenden Empfindungen und Motive, die Hauptsymptomatik repräsentierend, bestmöglich erfasst werden.

6.5.3 Geriatrie

Grundsätzlich gelten für alte und hochbetagte Patienten die gleichen Regeln der Anamnesetechnik wie für alle anderen Patienten. Gerade in den letzten Lebensjahren liegen jedoch häufig schwere Organpathologien als Endstrecke der individuellen Krankheitsbiografie vor. Manchmal wird eine sprachliche Kommunikation oder die genaue Beschreibung der individuellen Symptomatik durch eine schwere Erkrankung, Sprachstörungen oder auch kognitive Defizite eingeschränkt.

In diesen Situationen sind – ähnlich wie in der Pädiatrie – die **genaue Beobachtung** und die Untersuchung des Patienten besonders wichtig.

Gerade die bestehenden Organpathologien können wegweisend für die Arzneiwahl sein, wenn diese insbesondere nach Seiten, Auslöser (Causa), Tageszeiten, klimatische Faktoren und Modalitäten individuell differenziert werden können. In diesen Fällen kann die Arzneifindung sogar sicherer und schneller als bei jungen Menschen erfolgen, da die wichtigsten Symptome als organische Krankheiten direkt beobachtbar und Interpretationen und Hypothesen kaum notwendig sind. Geriatrische Patienten sollten deshalb stets gründlich körperlich untersucht werden. Auch das moderne, geriatrische Assessment (diagnostische Vorgehensweise, z. B. bestimmte Testverfahren) erweist sich häufig als hilfreich, um Defizite und Probleme des Patienten aufzudecken.

Kritisch sollte bei älteren Patienten mit **Fremdanamnesen** umgegangen werden, insbesondere wenn sie von betreuenden Familienangehörigen oder Pflegekräften stammen. Häufig sind die Pflegenden bei einer komplizierten Krankheit selbst sehr angespannt und interpretieren die Beschwerden des Patienten ausgesprochen subjektiv. Bei dementen Patienten oder Patienten mit Sprachstörungen ist eine Fremdanamnese jedoch in der Regel unverzichtbar.

Eine wichtige Rolle bei der Arzneiwahl spielen **Schlüsselsymptome** im Sinne „Bewährter Indikationen“. Diese ergeben sich häufig aus der direkten klinischen Beobachtung und Untersuchung. Zur Behandlung von Organpathologien auf Basis des klinischen Befundes finden sich insbesondere in den Arzneimittellehren von Mezger, Stauffer und Farrington zahlreiche hilfreiche Arzneibeschreibungen.

6.5.4 Intensivmedizin

Im Krankenhaus gibt es verschiedene Möglichkeiten, eine verlässliche Fremdanamnese über den Patienten einzuholen: Krankenschwestern und -pfleger, aber auch die ärztlichen Kollegen sind gefragt, möglichst viele Details und Beobachtungen mitzuteilen. Bei sedierten, beatmeten oder komatösen Patienten auf der Intensivstation sind die genauen Beobachtungen des betreuenden Pflegepersonals äußerst hilfreich und können zur korrekten Arznei führen. In diesen Fällen stehen objektive Symptome im Vordergrund. Dazu zählen nicht nur unmittelbar am Patienten wahrnehmbare Symptome (Hautfarbe, Turgor, Schweiß etc.), sondern auch Messdaten (Puls, Sauerstoffbedarf etc.). Sogar Labordaten können als verlässliche homöopathische Verlaufsparameter dienen.

6.6 Ganzheitliche Wahrnehmung

Die homöopathische Anamnese ist eine Begegnung zwischen Arzt und Patient. Dabei benötigt der Arzt nicht nur Kenntnisse in der Gesprächsführung (Anamnesetechnik), sondern auch Ressourcen wie Authentizität, Empathie, Offenheit, Unvoreingenommenheit, Respekt, Wertschätzung und Fähigkeit zur Selbstkritik. „Man muss wissen, was der Patient braucht“, hat Dorcsi gelehrt. Der Arzt muss ein Gespür dafür entwickeln, muss in der Lage sein zu erkennen, worunter der Patienten besonders leidet, was ihm besonders zu schaffen macht, in welchen Bereichen man ihn besonders unterstützen muss.

> Der Patient soll sich während der Anamnese in seinem Leiden stets ernst genommen und respektiert fühlen – dies entspricht unserer ärztlichen Grundhaltung.

Am Schluss des Gesprächs hat der Arzt nicht nur alle körperlichen Symptome genau aufgezeichnet und die für die homöopathische Arzneimittelfindung wichtigen Charakteristika herausgearbeitet, sondern sich auch ein umfassendes Bild über den Patienten gemacht:

- Welche besonderen Charaktereigenschaften hat er?
- Was hat er für Vorlieben und Abneigungen?

- Was hat er für eine Geschichte?
- Welche Sorgen, Ängste, Hoffnungen hat er?
- Was bewegt ihn in seinem Innersten?

Dorcsi brachte diese Ganzheitlichkeit mit der berühmten Frage auf den Punkt: „**Was ist das für ein Mensch?**“ (personotrope Medizin).

6.7 Abschluss der Anamnese

Am Ende des Anamnesegesprächs kann der Arzt in einer kurzen **Zusammenschau** erläutern, welche Schwerpunkte und Problembereiche sich herauskristallisiert haben. Oft lässt sich ein roter Faden durch die gesamte Krankengeschichte verfolgen, der dem Patienten aufgezeigt werden kann. Abschließend sollte der Arzt eine **Prognose** geben, was von der nun folgenden Behandlung zu erwarten ist und welche Besonderheiten der Patient berücksichtigen sollte. Es ist sinnvoll, **konkrete Vereinbarungen** zu treffen:

- In welchen zeitlichen Abständen soll sich der Patient zur Verlaufskontrolle wieder melden?
- Was ist bei möglichen Reaktionen auf die Arzneigabe zu beachten?
- Was soll im Hinblick auf die Ernährung beachtet werden?
- Sollen andere Therapiemaßnahmen begonnen, weitergeführt oder abgesetzt werden?
- Wie ist bei akuten Erkrankungen vorzugehen?
- Wann wird der nächste Termin stattfinden?

Literatur

Boger CM: The study of materia medica and taking the case. 3. ed. Reprint. B Jain, New Delhi 1999

Bönninghausen C v: Ein Beitrag zur Beurtheilung des charakteristischen Werths der Symptome, AHZ 1860(60), Nr. 10:73–75, Nr. 11:81–83, Nr. 12:89–92, Nr. 13:97–100

Dorcsi M: Die Wiener Schule der Homöopathie. Grundlagen, Arzneimittellehre, Symptomenverzeichnis, hrsg. v. Dorcsi-Ulrich M, Lucae C, Kruse S. 5. Aufl. Staufen-Pharma, Göppingen 2005

Dorcsi M: Kinderkonstitution. ZKH 2011(55):69–75

Felder-Puig R: Das ärztlich-therapeutische Gespräch. Die Effektivität verstärkter Arzt-Patient-Kommunikation. Ein Kurz-Assessment. Ludwig Boltzmann Institut Health Technology Assessment. HTA-Projektbericht Nr. 001. Wien 2006

Foubister, DM: Homöopathische Anamneseerhebung bei Kindern. ZKH 1962(6):64–67

Gawlik W: Die homöopathische Anamnese. Hippokrates, Stuttgart 1998

Gawlik W: Homöopathie in der Geriatrie. Hippokrates, Stuttgart 1998

Hahnemann S: Organon-Synopse. Die 6 Auflagen von 1810–1842 im Überblick, bearb. u. hrsg. von Luft B, Wischner M. Haug, Heidelberg 2001

Hahnemann S: Organon der Heilkunst. Neufassung der 6. Aufl. mit Systematik und Glossar, hrsg. v. Schmidt JM. 2. Aufl. Elsevier/Urban & Fischer, München 2006

Heé H: Die Anamnese bei Adoleszenten. ZKH 2007(51):4–11

Hock N, Gerke S: Psychiatrie und Psychologie, in: Geißler J, Quak T (Hrsg.): Leitfaden Homöopathie. Elsevier/Urban & Fischer, München 2005

Kaplan B: Fallaufnahme: Methodologie und Flexibilität. ZKH Sonderheft 2005(49): S5–S16

Keller G v: Über die Aufzeichnung des Krankheitsbildes. ZKH 1989(33):27–36

Künzli von Fimmelsberg J: Kleines Interrogatorium nach Kent. ZKH 1973(6):291–292

Künzli von Fimmelsberg J: Kleiner Fragebogen nach Kent. Deutsches Journal für Homöopathie 1985(4):118–119

Laporte C de: Homöopathie bei psychischen Erkrankungen. Haug, Stuttgart 2006

Lucae C: Die homöopathische Anamnese in der Pädiatrie. AHZ 2003(248):5–13

Lucae C: Konzepte der homöopathischen Therapie von Kindern – von Hahnemann bis heute. ZKH 2012(56):116–126

Nash EB: Wie man einen Fall aufnehmen soll. ZKH 1972(16):277–284, 1973(17):72–77

Sankaran R: The Heart of Case Taking. Homoeopathic Links 1991(4):7–9, 23–24

Schmidt P: Die homöopathische Sprechstunde – Die Kunst des Befragens. ZKH 1960(4):160–175

Schmidt P: Die Behandlung akuter und chronischer Fälle in der Homöopathie. ZKH 1968(12):145–160, 193–211

Wischner M: Fortschritt oder Sackgasse? Die Konzeption der Homöopathie in Samuel Hahnemanns Spätwerk (1824–1842). KVC, Essen 2000

Wischner M: Organon-Kommentar. Eine Einführung in Samuel Hahnemanns Organon der Heilkunst. KVC, Essen 2001

KAPITEL

7

Jörn Dahler, Michael Teut

Fallauswertung und Repertorisation

Ziel der Fallanalyse und Repertorisation ist es, ein homöopathisches Arzneimittel zu finden, das die Gesamtheit der Symptome des Patienten möglichst ähnlich und widerspruchsfrei widerspiegelt. Die Fallanalyse dient dazu, die für den Fall besonders wichtigen Symptome zu identifizieren und ein Symptomenprofil zu erstellen. Diese wichtigen Symptome werden charakteristische Symptome genannt, da sie die Individualität der Krankheit bzw. des erkrankten Patienten repräsentieren und somit eine Unterscheidung zu anderen Patienten mit gleicher Diagnose ermöglichen.

Es gibt verschiedene Wege der Fallanalyse und Repertorisation. Bei Kent wird zwischen charakteristischen („peculiar") und gewöhnlichen („common") Symptomen unterschieden. Es erfolgt eine Hierarchisierung der Ebenen in Gemüts-, Allgemein- und Lokalsymptome und eine zeitliche Hierarchisierung in historische, intermediäre und akute Symptome. Bönninghausen unterteilt die Symptomatik in das Hauptsymptom und in Nebensymptome. Innerhalb dieser Kategorien werden Modalitäten, Empfindungen, Lokalitäten und Begleitsymptome berücksichtigt. Darüber hinaus ist eine auslösende Ursache von höchster Wertigkeit. Die Berücksichtigung von Gemütssymptomatik und Widerspruchsfreiheit runden die Fallanalyse ab. Bei Boger sind gehäuft auftretende Orte, Modalitäten, Empfindungen oder Begleitbeschwerden innerhalb des Symptomenbildes wichtig (Vogelperspektive). Durch einen Bezug zur eigenen Krankheitsvor- oder Familiengeschichte (Verankerung) und eine starke Intensität erfahren diese Symptome weitere Relevanz.

Die Zusammenstellung charakteristischer Symptome sowie aller weiteren Symptome des Patienten dient der Suche nach einem möglichst ähnlichen homöopathischen Arzneimittel. Wichtigstes Hilfsmittel ist das Repertorium. Repertorium bedeutet „Register", „Verzeichnis" oder „wissenschaftliches Nachschlagewerk". In der Homöopathie bezeichnet es ein Buch, das auch „umgekehrte Materia medica" genannt wird: Die in den verschiedenen Organsystemen auftretenden Symptome sind nicht einer Arznei zugeordnet, sondern den einzelnen Organsystemen, Empfindungen und Modalitäten die Arzneien, bei denen solche Symptome bekannt sind.

Grundsätzlich sind zur Ordnung von Symptomen in einem Repertorium vier Ordnungskriterien möglich: Vollständigkeit, Charakteristik, Detail oder Zergliederung. Das Repertorium von J. T. Kent folgt der Strategie, Vollständigkeit und Detail zu kombinieren. Es ist besonders gut geeignet zum Auffinden von lokalisierten, eigentümlichen Symptomen. Modernisierte Nachfolge-Repertorien sind z. B. „Synthesis", „Complete" und „Homeopathic Medical Repertory" (Murphy). Das „Therapeutische Taschenbuch" von C. v. Bönninghausen folgt der Strategie von Totalität und Zergliederung: Es werden möglichst alle Symptome (charakteristische und uncharakteristische) zergliedert dargestellt. „General Analysis" und „Synoptic Key" von C. M. Boger enthalten nur charakteristische Symptome, die zergliedert dargestellt werden.

In den Repertoriumsrubriken sind die Arzneien in unterschiedlichen Wertigkeiten (Graden) dargestellt. Kriterien für die Graduierung sind das Auftreten in einer Arzneimittelprüfung oder Erfahrungen aus der Praxis.

Am Ende von Fallanalyse und Repertorisation steht die Auswahl der homöopathischen Arznei mithilfe eines Materia-medica-Abgleichs. Abschließend folgt die Verordnung (➤ Abb. 7.1).

TIPP

Für Homöopathie-Einsteiger ist das Thema „Fallanalyse" und „Repertorisation" häufig verwirrend. Aus Sicht des Praktikers ist es empfehlenswert, zunächst *eine* Methode zu lernen und anzuwenden.

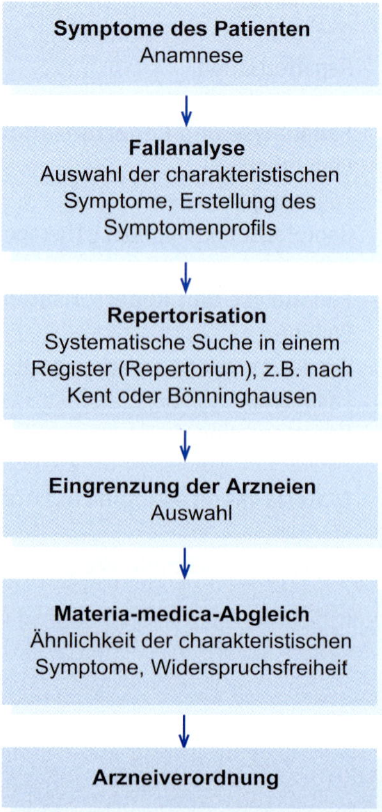

Abb. 7.1 Von der Anamnese zur Arzneiverordnung [P086]

7.1 Homöopathische Symptomenlehre

Das Verständnis, die Deutung, Interpretation und Einordnung der Symptome des Patienten durch den homöopathischen Therapeuten ist die Basis für Fallanalyse, Repertorisation und Arzneiwahl. Der Gebrauch des Begriffs „Fallanalyse" hat sich in der Homöopathie für den auf die Anamnese folgenden Schritt etabliert. Es geht jedoch nicht nur um einen Fall, sondern um die bereits im Kapitel über die Anamnese ausgesprochene Frage „Was ist das für ein Mensch?" (➤ 6.6). Die unterschiedlichen Homöopathie-Schulen und die einzelnen Homöopathen haben verschiedene Modelle entwickelt, um diese Frage zu beantworten. Es werden zunächst wichtige Grundzüge und Gemeinsamkeiten der Lehrmeinungen herausgearbeitet. Im Anschluss werden die drei großen Richtungen der Fallanalyse und Repertorisation im Detail vorgestellt: Kent, Bönninghausen und Boger.

7.1.1 Begriffsbestimmungen

Als **Symptom** (griech. „symptooma" = Hinweis, Begleiterscheinung, von „syn" = zusammen, „piptoo" = fallen und „tomos" = das Teil) wird in der Medizin ein Zeichen verstanden, das auf eine Erkrankung oder eine Verletzung hinweist. Es wird durch einen Arzt erfasst (Befund) oder vom Patienten erfahren (Beschwerde). Die Gesamtheit der aus einem Krankheitsprozess resultierenden Symptome ergibt das **klinische Bild,** die **Symptomatik.** Symptome werden in der gesamten Medizin in subjektive (durch den Betroffenen wahrnehmbare) und intersubjektive (von außen wahrnehmbare) Krankheitszeichen unterteilt. Die subjektiven Symptome sind für die homöopathische Arzneisuche besonders wichtig, da sie häufig die entscheidenden Hinweise auf die individuelle Ausprägung der Symptomatik liefern, mit deren Hilfe die eine passende Arznei gefunden werden kann.

Die **Gesamtheit der Symptome des Patienten** ist Ausgangsbasis für die Suche nach dem ähnlichsten Arzneimittel in der Materia medica. In der Regel ist damit die Gesamtheit oder Totalität charakteristischer Symptome gemeint (➤ 7.1.2).

Ein **Lokalsymptom** tritt in einer lokal umschriebenen Region auf. Beispiel: stechender Schmerz in der rechten Schläfenregion.

Ein **Allgemeinsymptom** ist für den Patienten als Ganzes relevant. Beispiel: allgemeine Verschlechterung des gesamten Befindens des Patienten bei nasser Kälte.

Von **Geistes- und Gemütssymptomen** spricht man, wenn Erkrankungen von einer Veränderung des Geistes- und Gemütszustandes begleitet werden (Begleitsymptom) oder wenn es sich um die primäre Krankheitsmanifestation handelt. Mentale Symptome betreffen z. B. Wahrnehmung, Denken, Gedächtnis, Orientiertheit, Wachheit, Konzentration, Ich-/Fremdbezogenheit und Willenskraft. Emotionale Symptome betreffen z. B. Sympathie/Antipathie, Trauer, Freude, Furcht/Angst und Aggression.

Als **pathognomonisch** wird ein Symptom bezeichnet, wenn es – für sich genommen – hinreichend für eine Diagnosestellung ist. Pathognomonische Symptome definieren somit eine Krankheit, sie kommen – statistisch betrachtet – bei einer großen Anzahl betroffener Erkrankter vor. Sie beschreiben den allgemeinen und typischen Krankheitsverlauf, nicht die individuelle Ausprägung. Für die Auswahl eines homöopathischen Arzneimittels sind allerdings in der Regel nicht die pathognomonischen, sondern die individuellen Symptome besonders wichtig (➤ 7.1.2).

WICHTIG

Es kommt besonders darauf an, die Symptome in der Anamnese vollständig zu erfassen (➤ 6.3.2). Ein **vollständiges Symptom** umfasst den Ort, die Empfindung und die Modalitäten (➤ Tab. 7.1). Weitere Informationen wie z. B. Begleitbeschwerden runden das Symptombild ab.

7

Tab. 7.1 Das vollständige Symptom

Symptomenelement	Bedeutung
Ort (Lokalität)	Ein Symptom kann entsprechend dem Ort seines Auftretens eingeordnet werden. Dabei richtet sich die homöopathische Beschreibung meist nach dem Kopf-zu-Fuß-Schema (➤ 6.2.4). Auch Gewebsveränderungen lassen sich entsprechend ihrer Form und Ausprägung beschreiben und klassifizieren. Am Symptom lassen sich Merkmale der Grunderkrankung erkennen, z. B. Zeichen der Zell- und Gewebsschädigung, Anpassungsreaktionen, Stoffwechselstörungen oder auch Tumore.
Empfindung (Sensation)	Ein Symptom geht meist mit einer Empfindung einher. So können Schmerzen beispielsweise als stechend, brennend, bohrend, drückend, reißend oder ziehend empfunden werden. Aber auch Schmerzlosigkeit kann ein wichtiges Merkmal sein. Die Empfindung eines Symptoms ist an die Verbundenheit der Region mit dem Nervensystem und der Wahrnehmungsfähigkeit des Patienten gebunden. Die Beschreibung einer Empfindung liefert wertvolle Hinweise für die individualisierte Arzneiwahl, da der Patient das Symptom entsprechend seiner subjektiven Realität beurteilt. Zur Empfindung gehören auch die wichtigen „Als ob-Symptome": Ein thorakaler Schmerz kann z. B. empfunden werden, „als ob ein eisernes Band das Herz umschließt".
Modalitäten (Bedingungen, Umstände)	Unter Modalitäten versteht man die Bedingungen, unter denen Symptome besser und schlechter werden, auftreten oder sich verändern. Modalitäten sind wichtige Informationen, die dem Krankheitsbild eine individuelle und charakteristische Ausprägung geben. Mithilfe der Modalitäten lässt sich außerdem eine widerspruchsfreie Arzneiauswahl treffen (➤ 7.4.2). Beispiel: asthmatische Beschwerden, die durch feuchtes Wetter ausgelöst oder verschlimmert werden. • **Zeitliche Modalitäten:** Symptome zeigen zeitliche Verbesserungen oder Verschlimmerungen. Fragen, die zur Identifikation zeitlicher Modalitäten führen, sind z. B. „Seit wann bestehen die Beschwerden?" oder „Wann fühlen Sie sich besser oder schlechter?". Häufig zeigt sich bei der Ausprägung von Symptomen auch eine ganz eigene Biorhythmik, die für den Patienten und seine Beschwerden als besonders oder charakteristisch angesehen werden kann (z. B. Tageszeiten, Wochenrhythmen, Jahreszeiten, Jahresbezüge). • **Physikalische Modalitäten:** Die Beeinflussung oder Auslösung von Krankheiten und Beschwerden durch physikalische Einflüsse ist ein bekanntes Phänomen, z. B. Auslösung/Verbesserung/Verschlimmerung/Veränderung durch Hitze, Wärme, Kälte, Frost, Schnee, Regen, Sturm, Gewitter, Wetterwechsel, Wind, Föhn, Nebel, Trockenheit, Feuchtigkeit, Luftzug, geschlossenen Raum, offenes Fenster, Heizungsluft, Rauch, Wasser, Sonneneinstrahlung, Meeresklima, Gebirgsklima, Wüste, Sumpf, Moor, Flüsse und andere Faktoren. • **Physiologische Modalitäten:** Symptome, die der Patient selbst durch physiologische Veränderungen in ihrem Auftreten oder ihrem Charakter herbeiführen oder modifizieren kann (z. B. Veränderungen der Beschwerden durch langsame oder schnelle Bewegung, Wechsel von Bewegungen, Abstützen, Ruhe, Liegen, Sitzen, Stehen, Beugen, Strecken, Druck, Schwitzen, Blutungen, Urin-/Stuhlabgang, Schleimsekretion, Tränensekretion, Schlafen, Menses, Sexualität, Koitus, Essen, Trinken, Sehen, Hören, Riechen, Schmecken, Tasten, Berührung).

Tab. 7.1 Das vollständige Symptom *(Forts.)*

Symptomenelement	Bedeutung
Modalitäten (Bedingungen, Umstände)	• **Psychische Modalitäten:** psychische Funktionen, die die Beschwerden hervorrufen oder beeinflussen können (z. B. Denken an die Beschwerden, geistige Anstrengung, Angst, Furcht, Erregung, Freude, Erwartung, Wut, Zorn, Ärger, Trauer, Schreck).
Begleitende Symptome	Symptome, die andere Symptome begleiten (z. B. Harndrang begleitet Kopfschmerzen).

7.1.2 Charakteristische Symptome

Auffallende Symptome

Die zentrale Fragestellung der Fallanalyse lautet: „Welche Symptome sind für die Arzneifindung entscheidend?“ Dabei gilt die Regel, dass die charakteristischen Symptome des Patienten mit den charakteristischen Symptomen der Arznei möglichst widerspruchsfrei übereinstimmen sollten (➤ 7.4.2).

Über die Bestimmung charakteristischer Symptome ist in 200 Jahren Homöopathiegeschichte sehr viel nachgedacht worden.

Der Ausgangspunkt liegt in Hahnemanns „Organon“-Paragraf 153 (ORG VI):

„Das Aufsuchen eines homöopathisch spezifischen Heilmittels erfolgt durch das Gegeneinanderhalten des Zeichen-Inbegriffs der natürlichen Krankheit gegen die Symptomenreihen der vorhandenen Arzneien, um unter diesen eine Kunstkrankheits-Potenz zu finden, die dem zu heilenden Übel in Ähnlichkeit entspricht. Dabei sind die **auffallenderen, sonderlichen,** ungewöhnlichen und **eigenheitlichen** (charakteristischen) Zeichen und Symptome[1] des Krankheitsfalls besonders und fast einzig fest ins Auge zu fassen. Denn **besonders diesen müssen sehr ähnliche in der Symptomenreihe der gesuchten Arznei entsprechen,** wenn sie die passendste zur Heilung sein soll. Die allgemeineren und unbestimmteren wie Appetitlosigkeit, Kopfweh, Mattigkeit, unruhiger Schlaf, Unbehaglichkeit usw. verdienen in dieser Allgemeinheit wenig Aufmerksamkeit, wenn sie nicht näher bezeichnet sind. Denn etwas so Allgemeines sieht man fast bei jeder Krankheit und jeder Arznei.“

Da Hahnemann nie eindeutig definiert hat, was unter **„auffallendern, sonderlichen,** ungewöhnlichen und **eigenheitlichen** (charakteristischen) Zeichen“ genau zu verstehen ist, haben sich in der Homöopathiegeschichte in den verschiedenen Schulen unterschiedliche Meinungen darüber entwickelt.

Hahnemann beruft sich in § 153 des „Organon“ in der Fußnote auf seinen Schüler und Kollegen G. H. G. Jahr und Clemens von Bönninghausen. Beide Autoren haben sich grundlegend Gedanken über die Bewertung von Symptomen gemacht und Repertorien verfasst (➤ 7.4.2, ➤ 7.4.3).

Im Zentrum der Frage nach den charakteristischen Symptomen steht die individuelle Unterscheidbarkeit von Krankheitsmustern.

[1] Um die Aufstellung der charakteristischen Symptome der homöopathischen Arzneien hat sich Herr Regierungsrat Freiherr von Bönninghausen durch sein Repertorium verdient gemacht sowie auch Herr **G. H. G. Jahr** (in seinem Handbuch der **Haupt-Anzeigen**, jetzt zum dritten Mal herausgegeben, unter dem Titel Grand Manuel).

Fallbeispiel 7.1: Auffallende Symptome

Zwei Patientinnen leiden unter Migräne mit halbseitigen Kopfschmerzen, Übelkeit, Erbrechen und Lichtempfindlichkeit (migränetypische, pathognomonische Symptome). In der homöopathischen Materia medica sind über 100 Arzneien bekannt, die bei Migräne helfen. Wie kann man zu einer klaren Unterscheidung dieser Arzneien kommen? Indem man die Symptomatik weiter individuell differenziert und herausarbeitet, was beide Patientinnen voneinander unterscheidet.

Symptomatik

Die Anamnese ergibt, dass die **erste Patientin** auf der rechten Seite berstende und klopfende (wie mit einem kleinen Hammer) Schmerzen empfindet, die auf die linke Seite wechseln, sobald sie rechts abklingen. Die Be-

7

schwerden werden durch Licht, Sonne, Hitze und Lesen verschlimmert und treten periodisch alle 2 Tage auf. Die Beschwerden werden durch kühle Anwendungen gebessert.

Die **zweite Patientin** verspürt Schmerzen über dem linken Auge, die sich von dort rückwärts in den Hinterkopf ausbreiten. Der Schmerz hat einen stechenden Charakter, wird verschlimmert durch Licht, Erschütterung, Husten, Bücken, Lärm und frische Luft und gebessert durch Schließen der Augen oder ein warmes Bad. Häufig tritt gemeinsam mit dem Kopfschmerz subjektiv empfundenes Herzklopfen auf.

Interpretation

Die Diagnose bei beiden Patientinnen lautet „Migräne". Werden die Beschwerden im Sinne eines vollständigen Symptoms differenziert erfragt und beschrieben, stellen sich unterschiedliche individuelle Beschwerdemuster dar. Die Analyse bewegt sich über die allgemeine Beschreibung der Krankheit (Pathognomie) hin zur individuellen Symptomatik. Die individuellen Merkmale charakterisieren den Fall, sodass eine gezielte Arzneiwahl möglich wird.

Die **pathognomonischen Symptome** beschreiben die üblichen und häufigen Symptome der Krankheit, sie definieren die Krankheit. In beiden vorliegenden Fällen handelt es sich um halbseitige Kopfschmerzen, Übelkeit, Erbrechen und Lichtempfindlichkeit. Aufgrund der pathognomonischen Symptome der Migräne lässt sich die homöopathische Arzneiwahl auf ca. 100 Arzneimittel eingrenzen (s. o.).

Um aus diesen 100 Arzneimitteln das ähnlichste Arzneimittel herauszufinden, werden Symptome gesucht, die das Krankheitsmuster individuell und einzigartig ausgestalten. Bei diesen Zeichen handelt es sich um die **charakteristischen Symptome.** Charakteristisch bei der ersten Patientin sind die Empfindung des Berstens und Klopfens wie mit einem kleinen Hammer, der Beginn rechts und das Wandern auf die linke Seite nach dem Abklingen rechts, das periodische Auftreten und die Modalitäten (Verbesserungen und Verschlimmerungen). Bei der zweiten Patientin sitzt der Schmerz charakteristischerweise über dem linken Auge und breitet sich zum Hinterkopf aus, hat einen stechenden Charakter, wird verschlimmert durch Licht, Erschütterung, Husten, Bücken, Lärm und frische Luft sowie verbessert durch Schließen der Augen und ein warmes Bad und tritt in Kombination mit Herzklopfen auf.

Mithilfe der charakteristischen Zeichen kann eine differenzierte Entscheidung getroffen werden: Im ersten Fall wird der homöopathische Arzt *Natrium muriaticum* verschreiben, im zweiten Fall *Spigelia* – beides Arzneien, die für ihre Heilwirkung bei Migräne bekannt sind.

Während die pathognomonischen Symptome also die allgemeinen Symptome der Krankheit beschreiben, spezifizieren die charakteristischen Symptome die individuelle Besonderheit in der Ausprägung der Krankheit und sind somit **„auffallend, sonderlich,** ungewöhnlich und **eigenheitlich"** für den Kranken.

Der konventionelle Mediziner sucht nach den pathognomonischen Symptomen, um die Krankheit zu identifizieren und eine (meist standardisierte) Therapie durchzuführen. Der Homöopath vertieft die pathognomonische Information um die Merkmale der charakteristischen Symptome, die ihm schließlich die individuelle Auswahl des homöopathisch ähnlichsten Arzneimittels erlauben. Aus dem oben genannten Beispiel wird deutlich, dass die charakteristischen Zeichen nur dann auffindbar sind, wenn eine gründliche und differenzierte Anamnese durchgeführt wurde und die Symptome vollständig beschrieben wurden (➤ 6.3.2). Die pathognomonischen Symptome erlauben eine allgemeine Eingrenzung der infrage kommenden Arzneimittel, erst die charakteristischen Symptome ermöglichen die genaue Auswahl der spezifischen homöopathischen Arznei.

Man könnte nun auf den Gedanken kommen, dass die pathognomonischen Symptome eigentlich unwichtig sind, da sie die Mittelwahl nicht entscheiden. Es ist jedoch nicht sinnvoll, sie zu ignorieren, da pathognomonische und charakteristische Symptome sich ergänzen und zusammengehören. Das passende Arzneimittel muss neben den charakteristischen auch die pathognomonischen Symptome abdecken. Letztlich soll die Krankheit geheilt werden, die durch die pathognomonischen Symptome beschrieben wird. Außerdem fehlen in der klinischen Praxis zuweilen charakteristische Zeichen, weshalb die Arzneiwahl dann allein auf der Basis pathognomonischer Symptome erfolgen muss. Die Homöopathie verfolgt hierbei einen ganz pragmatischen Ansatz: Es werden stets diejenigen Symptome verwendet, die der Fall bietet.

Auffinden charakteristischer Symptome

Charakteristische Symptome sind Symptome, die die Fallgeschichte individuell prägen. Häufig ziehen sich charakteristische Symptome „wie ein roter Faden“ durch den Fall, oder sie fallen als seltsame oder seltene Symptome bzw. Symptomenkonstellationen auf (s. o.). Sie sind oft gekennzeichnet durch eine intensive Ausprägung, eine auffällige Manifestation und eine differenzierte Beschreibbarkeit. In den Kapiteln zu Kent (➤ 7.3), Bönninghausen (➤ 7.4) und Boger (➤ 7.5) werden verschiedene Herangehensweisen an das Thema vorgestellt. ➤ Tab. 7.2 gibt schulenübergreifend einen Überblick über die wichtigsten Kriterien zur Bestimmung charakteristischer Symptome.

Tab. 7.2 Kriterien zur Bestimmung charakteristischer Symptome (CS)

Kriterium	Beschreibung	Vergleich
CS betreffen den gesamten Zustand des Organismus	Symptome, die den gesamten Zustand des Organismus betreffen, sind charakteristisch. Beispiel: Im Verlauf einer chronischen Krankheit wird eine ausgeprägte Trockenheit im gesamten Organismus erfahren, Schleimhäute und Bindehäute sind trocken, die Haut ist trocken, und es liegt eine Obstipation mit hartem trockenem Stuhlgang vor, der Patient kann nicht schwitzen. → Trockenheit ist ein CS, das den gesamten Zustand des Organismus betrifft.	Geniussymptome (Bönninghausen, ➤ 7.4.2) Vogelperspektive, Verankerung, Dominanz (Boger, ➤ 7.5.2) Allgemeinsymptome (Kent, ➤ 7.3.2)
CS betreffen verschiedene Organe und Organsysteme	CS können mehrere Organe gleichzeitig betreffen. Beispiel: Im Rahmen eines grippalen Infekts kommt es zu Brennen der Bindehäute, der Nasenschleimhaut und des Rachens. → Brennen ist ein CS, das verschiedene Organe betrifft. Folgende Möglichkeiten für das Auftreten von CS bestehen: • Charakteristische Lokalität (Ort): An einer Lokalität treten verschiedene Empfindungen oder Beschwerden auf. • Charakteristische Empfindung: Eine spezifische Empfindung tritt an verschiedenen Lokalitäten auf. • Charakteristische Modalität: Eine spezifische Modalität tritt bei unterschiedlichen Beschwerden auf.	Geniussymptome (Bönninghausen, ➤ 7.4.2) Vogelperspektive, Verankerung, Dominanz (Boger, ➤ 7.5.2) Allgemeinsymptome (Kent, ➤ 7.3.2)
CS begleiten eine Vielfalt anderer Symptome	Ein Symptom tritt immer wieder begleitend mit anderen Beschwerden auf und wird dadurch charakteristisch. Beispiel: Stechen in der Herzgegend kann begleitend mit Kopfschmerzen, Husten, Anstrengung oder Aufregung auftreten. → Stechen in der Herzgegend ist ein charakteristisches Begleitsymptom.	Geniussymptome (Bönninghausen, ➤ 7.4.2) Vogelperspektive, Verankerung, Dominanz (Boger, ➤ 7.5.2) Allgemeinsymptome (Kent, ➤ 7.3.2)
CS werden nur bei einem einzigen Arzneimittel beobachtet	Charakteristisch können seltene und eigentümliche Symptome sein, die nur für ein einziges Arzneimittel bekannt sind und den erfahrenen Homöopathen sofort auf das richtige Arzneimittel führen. Beispiel: „Gefühl von Hüpfen und Springen im Magen, wie von etwas Lebendigem" ist ein seltenes Symptom, das direkt auf *Crocus sativus* hinweist.	Goldkörner (Bönninghausen, ➤ 7.4.2) Peculiar Symptom (Kent, ➤ 7.3.2)
CS treten selten auf	Je seltener Symptome im Rahmen einer definierten Diagnose auftreten, desto charakteristischer sind sie, da sie die individuelle Symptomatik am besten wiedergeben (eigentümliche Symptome). Sie können sowohl allgemein (den gesamten Organismus betreffend) als auch lokalisiert (auf ein Organ bezogen) auftreten. Häufig ergeben sich durch die Kombination von Symptomenelementen seltene Symptome. Beispiel: „Angst, nur beim Erwachen". Auch kausale Faktoren, die eine Krankheit auslösen (z. B. „Neuralgie, ausgelöst durch Schreck"), fallen unter solche CS.	Goldkörner (Bönninghausen, ➤ 7.4.2) Peculiar Symptom (Kent, ➤ 7.32)

7

Fallanalyse und Hierarchisierung

Ziel der Fallanalyse ist es, die Symptome des Falls zu ordnen und eine Sammlung der für den Fall charakteristischen Symptome zu erstellen. Im nächsten Schritt sollen sie in ihrer Wertigkeit zueinander dargestellt werden. Die Anordnung der Symptome gemäß ihrer Wertigkeit durch den Homöopathen in Bezug auf die Arzneisuche wird als „Hierarchisierung" bezeichnet. Sie definiert den Stellenwert und die Rangfolge der Symptome untereinander und stellt das Grundgerüst der Symptomengesamtheit dar.

Anhand der Hierarchie der Symptome kann schließlich durch Repertorisation und Materia-medica-Abgleich systematisch nach einem homöopathischen Arzneimittel gesucht werden. Detaillierte Ausführungen zur Hierarchisierung sind im jeweiligen Kapitel zu Fallanalyse- und Repertorisationsstrategie nach Kent (➤ 7.3), Bönninghausen (➤ 7.4) und Boger (➤ 7.5) zu finden.

7.2 Repertorium und Repertorisieren

Zur Erleichterung der Suche nach einer homöopathischen Arznei in dem sehr umfangreichen homöopathischen Arzneimittelschatz wurden spezielle Bücher geschaffen, die als „Repertorien" bezeichnet werden.

7.2.1 Einführung

Definition

Ein Repertorium ist ein Register, Verzeichnis oder wissenschaftliches Nachschlagewerk. Das Wort stammt vom lateinischen Verb „reperire" (wiederfinden, ausfindig machen) ab. In der Homöopathie bezeichnet es ein Buch, das auch unter dem Begriff „umgekehrte Materia medica" bekannt ist. Im Repertorium sind – im Gegensatz zur Materia medica, in der einer Arznei die in den verschiedenen Organsystemen auftretenden Symptome zugeordnet sind – unter den einzelnen Organsystemen, Empfindungen und Modalitäten die Arzneien aufgeführt, bei denen solche Symptome bekannt sind. Für die Namen der einzelnen Arzneimittel werden dabei aus Platzgründen Abkürzungen verwendet. Die Arbeit mit einem Repertorium wird auch als „Repertorisation" oder „Repertorisieren" bezeichnet. Ein Beispiel für eine repertoriale Struktur zeigt ➤ Tab. 7.3.

Ein Repertorium wird in der Regel zurate gezogen, nachdem die Fallanalyse abgeschlossen ist: Die Symptome des Falls wurden bewertet und hierarchisiert, nun wird nach einer Arznei gesucht, die den charakteristischen Symptomen des Patienten möglichst ähnlich ist. Die Anzahl der infrage kommenden Arzneien ist in der Regel groß, und jede Arznei hat eine große Anzahl an Symptomen. Da es nicht möglich ist, alle Symptome aller Arzneien auswendig zu lernen und im Gedächtnis zu behalten, ist es notwendig, ein Hilfsmittel in Form eines Repertoriums heranzuziehen. Es gibt Repertorien, die möglichst umfassend die homöopathische Materia medica widerspiegeln (➤ 7.2.3). Zusätzlich gibt es zahl-

Tab. 7.3 Beispiel für eine repertoriale Struktur aus Phataks „Homöopathischem Repertorium"

Rubrik	Erläuterung
HUSTEN allgemein: Acon. Ambr. Ars. *Bell.* Bry. Carb.v. Caust. Cham. Chin. Cina. Coc-c. Con. **Dros. Hep.** *Hyos. Ign.* Ip. *Kali-c. Lach.* Lyc. Merc. Nat-m. **Nux-v. Phos. Puls.** *Rumx. Sang.* **Sep.** *Spong. Stann. Sulph.*	Allgemeine Oberrubrik „Husten": • Acon.: *Aconitum* (1. Grad) • *Bell.*: *Belladonna* (2. Grad) • **Dros.:** *Drosera* (3. Grad)
• **Bellend:** Acon. *Bell. Dros.* Hep. Lyss. Rumx. Spong. Stict. Stram.	Oberrubrik „Husten, bellend"
– Aufstoßen, mit: Verat. – Trocken: Clem.	Unterrubriken „Aufstoßen", „Trocken"

reiche kleinere, spezielle Repertorien für bestimmte Krankheiten und Beschwerden wie z. B. Schnupfen, Husten, Warzen oder Herz-Kreislauf-Erkrankungen (z. B. E. M. Santee „Repertory of Convulsions", W. Allen „Repertory of the Symptoms of Intermittent Fever").

Aufbau

Die Zusammenstellung eines Repertoriums ist eine aufwendige und komplexe Angelegenheit. Bei der Erstellung eines Repertoriums muss zunächst entschieden werden, ob alle bekannten Symptome und Arzneien oder nur die wichtigsten übernommen werden. Will man die Gesamtheit der bekannten Symptome berücksichtigen, ist man mit der Datenflut einer seit über 200 Jahren in der ganzen Welt praktizierten Heilmethode konfrontiert.

Außerdem muss bedacht werden, wie die einzelnen Teile eines Symptoms dargestellt werden. Ein Symptom, das aus Ort, Modalität, Empfindung und Begleitsymptom besteht, kann nur als ganzes Symptom dargestellt werden.

Es können aber auch zusätzlich die einzelnen Teile oder nur die einzelnen Teile dargestellt werden. Ähnliche Begriffe, z. B. Empfindungen wie „Stechen wie von einer Nadel" oder „Stiche wie von einem Messer", können in einer gemeinsamen Rubrik oder in getrennten Rubriken dargestellt werden.

Die Repertoriumssprache zur Beschreibung der Symptome ist variationsreich, viele Ausdrücke stammen aus den Arzneiprüfungen des 19. Jahrhunderts, aber auch der Sprachgebrauch des 21. Jahrhunderts aus verschiedenen Kulturkreisen hat Eingang in die Repertorien gefunden. Es bestehen demnach, wie im Weiteren bei der Vorstellung der derzeit gebräuchlichsten Repertorien ausgeführt wird (➤ 7.3, ➤ 7.4, ➤ 7.5), in Aufbau, Darstellung, Ausführlichkeit und Inhalt große Unterschiede.

Im Folgenden wird zunächst ein kurzer geschichtlicher Überblick der homöopathischen Repertorien skizziert (➤ 7.2.2). Sodann werden die unterschiedlichen Ideen und Strategien besprochen, die zu ihrer Entstehung beigetragen haben, und schließlich wichtige Repertorien und die für die Arbeit mit ihnen üblichen Methoden ausführlich dargestellt (➤ 7.2.3).

7.2.2 Geschichtliche Entwicklung der Repertorien

Anfänge

In der Frühzeit der Homöopathie zu Beginn des 19. Jahrhunderts gab es eine überschaubare Menge an Arzneien, die häufig noch von den ersten homöopathischen Ärzten selbst geprüft worden waren. Damals war es üblich, nach Aufnahme des Falls eine Arznei aus dem Gedächtnis zu verabreichen oder in den Aufzeichnungen der bekannten Arzneimittelprüfungen nachzulesen. Die Anzahl an Arzneien und Ärzten mit und ohne Erfahrung mit Arzneimittelprüfungen wuchs jedoch ständig. Neue, praktikable und zeitsparende Wege wurden notwendig, um den Zeitaufwand für die Arzneisuche zu begrenzen. Hahnemann machte 1805 den Anfang mit dem Index zur „Fragmenta viribus de medicamentorum positivis", einer Zusammenstellung der Wirkung bekannter Arzneien dieser Zeit. Um 1817 begann er mit der Arbeit an einem Symptomenlexikon, das jedoch unvollendet blieb. Zwischen 1826 und 1831 entstanden die ersten Repertorien von Hartlaub, Weber und Rückert. Diese Bücher waren für die Praxis nur bedingt geeignet und erfuhren keine weite Verbreitung. Eine innovative und neu entwickelte Methode zur Arzneifindung auf der Grundlage der Datenbasis von Hahnemanns Materia medica („Reine Arzneimittellehre" und „Chronische Krankheiten") ist das Symptomenlexikon von Uwe Plate, das als Computersoftware (derzeit Version SL5) oder als umfassende Buchausgabe erhältlich ist. Plates Symptomenlexikon ermöglicht eine einfache Repertorisation anhand von Originalquellen (http://www.symptomenlexikon.de [Stand: 20.1.2016] und Rohrer 2011).

Neue Wege

Bönninghausen und Jahr (➤ 12.2) entwickelten komprimierte Arzneimittellehren, indem sie lediglich die Hauptwirkungen der Arzneien auflisteten und auf dieser Basis ihre ersten Repertorien verfassten: Bönninghausen die „Systematisch alphabetischen Repertorien" (1832, 1835) und Jahr das „Handbuch der Hauptanzeigen" (1835). Diese Repertorien beinhalteten erstmals Wertigkeiten der Arzneidarstellung mit dem Zweck, Hinweise für besonders charakteristische Arzneien bei einem Symptom zu geben. Es wurde nicht im heutigen Sinne repertorisiert. Die Arbeit mit diesen Repertorien wurde damals noch mehr, als es heute üblich ist, durch das Nachlesen in einer ausführlichen Materia medica ergänzt. Hahnemann verwendete in seiner Pariser Praxis fast ausschließlich diese Repertorien bei der Arzneiwahl, wie Wischner anhand der Krankenjournale zeigen konnte (Wischner 2012a).

Vollständigkeit oder Praxisnähe

In der Folge trennten sich die Wege von Jahr und von Bönninghausen, was Art und Umfang der Repertorien betraf. Jahr schrieb 1848 den „Symptomenkodex", ein umfangreiches, vollständiges und verlässliches Repertorium, das jedoch eher zum Nachschlagen als für die Sprechstunde gedacht war.

Das Streben nach vollständiger Abbildung der Symptome mit der Möglichkeit, ein detailliertes, mit Modalität oder Empfindung beschriebenes Symptom im Repertorium zu finden, wurde seitdem bis heute stetig weiterverfolgt.

Parallel wurden andere Methoden entwickelt, um ein Repertorium aufzubauen. Bönninghausen entwickelte 1846 das „Therapeutische Taschenbuch", in welchem er Symptome in ihre Bestandteile zerlegt und die Analysemethode des „Generalisierens" einführt (➤ 7.4.2). Eine weitere Möglichkeit, ein Repertorium zu strukturieren, ist die Beschränkung auf die charakteristischen Symptome der Arzneien wie z. B. im 1915 veröffentlichten „Synoptic Key" von Boger.

Das Kent'sche Repertorium

Eine wichtige Entwicklung in der Erstellung eines detailgetreuen Repertoriums war das „A Repertory of Homoeopathic Materia Medica", das der amerikanische Arzt und Homöopath James Tyler Kent (➤ 12.3.2) 1897 herausgab. Es war aus den bestehenden Repertorien seiner Zeit zusammengesetzt und über viele Jahrzehnte das am häufigsten verwendete Repertorium.

In der Nachfolge Kents entstanden ab den 1970er-Jahren Repertorien mit deutlichen Erweiterungen, z. B. „Synthetisches Repertorium", und die Repertorien „Synthesis", „Complete Repertory", „Universale" und „Homeopathic Medical Repertory". Parallel dazu wurden Computerrepertorien wie „RADAR", „MacRepertory" oder „Cara" und Materia-medica-Suchprogramme wie „ReferenceWorks" entwickelt, die eine große Zeitersparnis bei der Fallanalyse bewirken.

7.2.3 Repertoriale Strategien

Die verschiedenen homöopathischen Repertorien verfolgen unterschiedliche Strategien, die sich in ihrem Aufbau widerspiegeln. Alle Strategien drehen sich jedoch um die grundlegende Frage, wie die homöopathisch relevanten Symptome im Repertorium repräsentiert und geordnet werden. Grundsätzlich sind zur Ordnung von Symptomen in einem Repertorium vier Ordnungskriterien möglich (➤ Tab. 7.4):

1. Darstellung aller bekannter Symptome von Arzneien (Vollständigkeit)
2. Darstellung nur der charakteristischen Symptome (Charakteristik)

Tab. 7.4 Schematische Übersicht über die wichtigsten Repertorien nach den Kriterien Vollständigkeit, Charakteristik, Detail, Zergliederung

	Detaildarstellung	Zergliederung
Vollständigkeit	• „A Repertory of Homoeopathic Materia Medica" (Kent) • „Synthesis" (Schroyens) • „Complete Repertory" (Zandvoort) • „Boenninghausen's Characteristics and Repertory" (Boger) • „Homeopathic Medical Repertory" (Murphy)	„Therapeutisches Taschenbuch" (Bönninghausen)
Charakteristik	• „Synoptic Key" (Boger) • „Homöopathisches Repertorium" (Phatak)	„General Analysis" (Boger)

7

3. Detaillierte Darstellung der Symptome (Detaildarstellung)
4. Zergliederte Darstellung der Symptome (Zergliederung)

Vollständigkeit

Das Repertorium führt alle verfügbaren Symptome aus Prüfungen, Toxikologie und klinischer Erfahrung auf (s. u. „Beispiele").

Vorteile: Alle Informationen sind verfügbar, auch kleine Arzneimittel sind leicht auffindbar.

Nachteile: Aufnahme von z. T. irrelevantem Material oder unsicheren Einträgen, Wichtiges lässt sich schwer von Unwichtigem unterscheiden, die Repertorisation wird aufgrund der Datenfülle unübersichtlich.

Charakteristik

Das Repertorium enthält nur die charakteristischen Symptome (➤ 7.1.2).

Vorteile: Die Rubriken sind erprobt und gelten als klinisch verlässlich, die Repertorisation ist zeitsparend.

Nachteile: Kleine, wenig bekannte oder kaum bzw. nicht geprüfte Arzneimittel sind tendenziell unterrepräsentiert. Falls die Anamnese oder Fallanalyse nicht fehlerfrei durchgeführt wurde, kommt man zu falschen Ergebnissen. Nicht immer sind charakteristische Symptome (➤ 7.1.2) auffindbar.

Detaildarstellung

Die Symptome werden jeweils als Ganzes möglichst vollständig im Repertorium dargestellt. Mithilfe einer Baumstruktur lassen sich die Teilaspekte des Symptoms zum Gesamtsymptom zusammensetzen.

Vorteil: Ein Symptom lässt sich in der Baumstruktur vollständig und logisch untergliedert aufsuchen.

Nachteil: umständliches, fehleranfälliges und voluminöses Verfahren.

Zergliederung

Die Symptome werden in ihre Bestandteile zergliedert, z. B. in Lokalität, Empfindung, Modalität, Begleitbeschwerden und Geistes-/Gemütssymptome.

Vorteile: rasche und logische Repräsentation der Symptome, platzsparende Darstellung.

Nachteile: Symptome lassen sich nicht vollständig als Gesamteinheit erfassen und werden aus ihrem Zusammenhang gerissen.

Beispiele

„A Repertory of Homoeopathic Materia Medica" (J. T. Kent)

Das Kent-Repertorium (deutsch: „Kents Repertorium der homöopathischen Arzneimittel") folgt der Strategie, Vollständigkeit und Detaildarstellung zu kombinieren. Die Symptome werden möglichst detailliert und vollständig repräsentiert. Dazu dient eine Baumstruktur, die sich über mehrere Ebenen nach unten verzweigt. Das Repertorium ist besonders gut geeignet, um lokalisierte eigentümliche Symptomen zu erfassen. Besonders „kleine Mittel" lassen sich gut auffinden. Die Philosophie des Kent-Repertoriums wurde weiterverfolgt im „Synthesis", „Complete Repertory" und im Repertorium von Murphy (➤ 7.3.3).

„Therapeutisches Taschenbuch für homöopathische Ärzte" (C. von Bönninghausen)

Das „Therapeutische Taschenbuch" (TTB) folgt der Strategie von Vollständigkeit und Zergliederung. Es werden möglichst alle Symptome (charakteristische und uncharakteristische) in ihre Bestandteile zergliedert dargestellt. Die zusätzliche Gradeinteilung ermöglicht eine Differenzierung zwischen charakteristischen und uncharakteristischen Symptomen (➤ 7.4.3).

Das TTB ist gerade für Einsteiger eine solide Arbeitsbasis, da die Methode logisch und einfach zu lernen ist. Leider enthält das Repertorium nur Arzneien, die zu Lebzeiten Bönninghausens eingepflegt wurden.

„General Analysis" (C. M. Boger)

Das Repertorium „General Analysis" listet nur charakteristische Symptome auf, die zergliedert dargestellt werden. Es ist deshalb das kürzeste homöopathische Repertorium, das sich in der Praxis gut einsetzen lässt, wenn charakteristische Symptome vorhanden sind (➤ 7.5.4).

„Synoptic Key" (C. M. Boger)

Der „Synoptic Key" führt charakteristische Symptome auf, die ähnlich wie im „General Analysis" zergliedert dargestellt werden. Mittels zusätzlicher Unterrubriken werden charakteristische Symptome näher präzisiert, womit eine möglichst vollständige Darstellung der charakteristischen Symptome angestrebt wird (➤ 7.5.4). Dieselbe Strategie verfolgt auch das „Homöopathische Repertorium" von S. R. Phatak.

7.2.4 Grade und Wertigkeiten

In den Repertoriumsrubriken sind die Arzneien mit unterschiedlichen Wertigkeiten ausgezeichnet, die auch „Grade" genannt werden. Bönninghausen und Jahr führten als Erste Grade in ihren Repertorien ein (➤ 7.2.2). Dadurch konnte man schnell einen Überblick über die wichtigsten Arzneien für ein Symptom bekommen. Eine Rubrik aus dem „Therapeutischen Taschenbuch" von v. Bönninghausen (1897) soll dies veranschaulichen:

Verschlimmerung nach Schlafen nachmittags: Anac, **Bry,** Caust, Chin, Lach, Lyc, *Phos,* **Puls,** STAPH, **Sul.**

In der Rubrik sind vier unterschiedliche Schriftauszeichnungen zu erkennen:

- normale Schrift entsprechend dem 1. Grad,
- *kursiv* (2. Grad),
- **Fettdruck** (3. Grad),
- VERSALIEN (4. und höchster Grad).

Der sogenannte 0., hier nicht dargestellte Grad wird im „Therapeutischen Taschenbuch" mit Klammern dargestellt, z. B. (Aur) (➤ 7.4.3).

Die Grade zeigen an, wie bedeutsam ein Symptom für eine Arznei ist. Kriterien für die Gradierung sind das Auftreten in einer Arzneimittelprüfung oder Erfahrungen aus der Praxis. Je häufiger ein Symptome dort auftrat oder klinisch bestätigt wurde, umso höherwertig ist der Grad der Arznei. Die Kriterien für die Grade sind nicht in allen Repertorien einheitlich (zu den Details ➤ 7.3, ➤ 7.4, ➤ 7.5).

TIPP

Es empfiehlt sich bei der Arzneiwahl, den Grad der Arznei im Repertorium nicht in den Vordergrund zu stellen, sondern den Fokus auf die Frage zu legen, inwieweit eine Arznei die charakteristischen Symptome mit seinem Arzneimittelbild abdeckt.

7.3 Fallanalyse und Repertorisation nach Kent

Es gibt eine Vielzahl von Wegen, um die in der Anamnese eruierte Symptomengesamtheit zu analysieren. In diesem Abschnitt wird zunächst die Methode nach Kent vorgestellt. Die beiden nächsten Kapitel befassen sich mit der Fallanalyse nach Bönninghausen (➤ 7.4) und Boger (➤ 7.5).

7.3.1 Einführung

James Tyler Kent (1849–1916) (➤ 12.3.2) war 31 Jahre alt und praktizierender Arzt, als seine Ehefrau schwer erkrankte und zu seiner großen Verwunderung durch einen homöopathischen Arzt erfolgreich behandelt wurde. Daraufhin studierte er intensiv das homöopathische Schrifttum und begann bereits ein Jahr später, Artikel zu veröffentlichen und Vorträge zu halten. In den folgenden Jahrzehnten pflegte er ein großes Arbeitspensum, betreute Patienten in Praxen und Polikliniken, leitete und lehrte an verschiedene Homöopathie-Colleges in Chicago, Philadelphia und St. Louis und gab eine homöopathische Zeitschrift heraus. Aus Mitschriften von Studenten entstanden die Bücher über Vorlesungen zu homöopathischer Philosophie („Lectures on Homoeopathic Philosophy") und Materia medica („Lectures on Homoeopathic Materia Medica"). Kent hatte bis in die zweite Hälfte des 20. Jahrhunderts weltweit und auch in Deutschland einen sehr großen Einfluss auf die Homöopathie. Dies erklärt sich zum einen durch die herausragende Bedeutung seines Repertoriums, das er 1897 herausgab („A Repertory of Homoeopathic Materia Medica"), zum anderen durch die starke Verbreitung seiner Bücher, Biografie und Ideen im deutschsprachigen Raum, u. a. durch die Schweizer Homöopathen Pierre Schmidt (1894–1987) und Jost Künzli von Fimmelsberg (1915–1992) (➤ 12.5.2).

Kent hat sich in seinen Vorlesungen ausführlich zur homöopathischen Philosophie und in mehreren Zeitschriftenartikeln zur Bewertung und Hierachisierung von Symptomen geäußert. Er hat dabei Gedankengut von Emanuel Swedenborg (1688–1772), einem schwedischen Naturwissenschaftler und Mystiker, einfließen lassen. Dessen Äußerungen über die Seele des Menschen mit der Aufteilung in hierarchische Strukturen u. a. von Wille, Vernunft und Erinnerung zeigt sich deutlich in Kents Hierarchisierungsschema. Die Rezeption von Kents Wirken und Werk war jahrzehntelang äußerst positiv. Erst in den vergangenen 20 Jahren ist diese Sichtweise durch Hinweise auf Fehler und Ungereimtheiten v. a. allem durch Gypser (1996) relativiert worden. Zur Kent'schen Fallanalyse wurden von Künzli, Klunker und Keller zahlreiche Artikel veröffentlicht (s. u. Literatur).

7.3.2 Fallanalyse

Die Fallanalyse und Hierarchisierung bei Kent war weniger schematisch, als es im folgenden Kapitel aus didaktischen Gründen vermittelt wird. Im Folgenden liegt der Schwerpunkt auf den grundlegenden Ideen Kents zur Fallanalyse. Kent suchte sich die auffälligsten Symptome des Patienten heraus und verglich die das Symptom abdeckenden Arzneien in Bezug auf die Geistes-/Gemüts- und Allgemeinsymptome. Der Abgleich erfolgte häufig auch auf Basis von persönlichen Materia-medica-Kenntnissen der infrage kommenden Mittel.

Ist nach der Anamnese die Symptomengesamtheit aufgezeichnet, werden in drei Schritten Unterscheidungen vorgenommen: in einem ersten Schritt zwischen charakteristischen und gewöhnlichen Symptomen, im nächsten Schritt zwischen Allgemein- und Lokalsymptomen. Im dritten Schritt werden die Symptome entsprechend dem zeitlichen Rahmen ihres Auftretens eingeordnet. Die vorhandenen Symptome des Falles müssen zugeteilt werden.

1. Schritt: Unterscheidung zwischen charakteristischen und gewöhnlichen Symptomen

Das Charakteristische an einem Fall ist nach Kent auffallend und lässt den Therapeuten zögern und nachdenken, weil er es bei anderen Krankheitsfällen der gleichen Erkrankung noch nicht gesehen hat.

Kent nennt die für die Beurteilung als „charakteristisches" Symptom entscheidenden Kriterien in enger Anlehnung an den Paragraphen 153 des „Organon" (➤ 7.1.2) **seltsam, selten, ungewöhnlich, auffallend und absonderlich** („strange", „uncommon", „rare", „striking" and „peculiar").

Diese Symptome sollten eine deutliche Intensität haben, für den Patienten also auch von Bedeutung sein. Es kann sich um Symptome aus dem Geistes- und Gemütsbereich, um Allgemeinsymptome oder um Lokalsymptome handeln. Im Sinne der oben genannten Definitionen für charakteristische Symptome (➤ 7.1.2) sind es Symptome, die bei einer Erkrankung selten auftreten oder nur bei einem Arzneimittel beobachtet werden. Gewöhnliche Symptome können nach Kent ungewöhnlich werden, wenn die Begleitumstände besondere sind. So ist ein Zittern, das die ganze Zeit anhält und sich über den ganzen Körper erstreckt, zwar sehr unangenehm, aber nicht unbedingt auffallend oder ungewöhnlich. Auch Schwäche oder Frösteln seien an sich keine ungewöhnlichen Symptome. Aber Zittern, Schwäche oder Frösteln, das nur vor einem Sturm oder während des Stuhlgangs, der Regel oder beim Wasserlassen auftritt, ist ungewöhnlich und selten. (Kent 1912).

Im Gegensatz dazu stehen die weniger bedeutsamen **gewöhnlichen („common") Symptome.** Sie entsprechen den **pathognomonischen Symptomen** einer Krankheit (➤ 7.1.1). Es ist wichtig, diese zu kennen, da das Fehlen eines gewöhnlichen Symptoms auf ein ungewöhnliches Symptom hinweist, z. B. fehlender Durst bei Fieber. Die zu verordnende

Arznei sollte in der Regel auch die pathognomonischen Symptome abdecken. Falls absonderliche Symptome eine Arznei deutlich anzeigen, bei der diese nicht bekannt sind, sollte dies kein Hinderungsgrund sein, die Arznei zu verordnen.

„Treat the patient not the disease" ist in diesem Zusammenhang ein viel zitierter Ausspruch von Kent. Er meint damit, dass ein Krankheitsname wie „Hüftarthrose" oder die pathognomonischen Symptome zur Arzneifindung nicht ausreichend sind. Die besondere Art und Weise, wie sich diese Erkrankung bei diesem Patienten individuell äußert, muss beachtet werden, um die infrage kommenden Arzneien differenzieren zu können. Dabei sind v. a. die ein Symptom näher beschreibenden Modalitäten, Empfindungen und Begleitsymptome von Bedeutung.

Fallbeispiel 7.2: Charakteristisches Symptom

Anamnese

Die 22-jährige Patientin klagt über eine erhöhte Schweißabsonderung seit der Pubertät, die nur bei zwischenmenschlichen Kontakten (sogar bei Telefonaten mit Freundinnen) auftritt, vor allem unter den Achseln. Der Geruch sei nicht besonders stark. Bisher habe sie selbst versucht, die Symptomatik mit Cremes und Deos zu verbessern. Sonst keine weiteren Beschwerden.

Repertorisation (Phatak, Homöopathisches Repertorium)

Achselhöhlen – Schweiß: u. a. *Sepia.*

Verordnung

Aufgrund der Repertorisation und des allgemeinen Eindrucks: *Sepia* C 30.

Verlauf

Nach 3 Wochen: keine Veränderungen des Schwitzens. Dafür sind Rückenschmerzen in der Lendenwirbelsäule aufgetreten.

Repertorisation: Dieses Mal wird das auffällige Symptom „Schweißabsonderung bei zwischenmenschlichen Kontakten" nach Kent'scher Methodik im „Repertorium Universale" gesucht und gefunden: Kapitel „Schweiß", Abschnitt „Modalitäten": Gespräch, durch Unterhaltung: *Ambra* einziges Mittel.

Verordnung: *Ambra* C 30, zusätzlich *Ambra* C 30 in Wasser zum Verkleppern

Nach weiteren 14 Tagen: Die Patientin berichtet, sie sei recht zufrieden. Nach erster Einnahme Besserung der Rückenbeschwerden, die bis dato anhalte. Auch das Schwitzen sei deutlich weniger geworden.

Weiterer Verlauf: *Ambra* C 30 in Wasser nach Bedarf. Die Patientin ist seitdem nicht mehr vorstellig geworden.

Diskussion

Die Patientin stellt sich in der normalen Sprechstunde mit einer chronischen Beschwerde vor. Die Modalität des Schwitzens „Verschlechterung bei zwischenmenschlichen Kontakten" ist durch Aufregung erklärbar. Das Ausmaß mit Verschlechterung sogar bei Telefonaten mit Freundinnen und die jahrelange Dauer sind jedoch ungewöhnlich und auffällig.

Das Symptom wird erst bei der zweiten Verordnung berücksichtigt. Mangels anderer Symptome und Zeit für eine ausführliche Anamnese erfolgte allein auf dieses Symptom hin die Verordnung, wodurch eine deutliche Besserung eintrat. Die Verschlechterung bei Anwesenheit anderer (Sprechen, Zuhören und generell Verlegenheit) ist ein Leitsymptom der Arznei *Ambra.*

2. Schritt: Unterscheidung zwischen charakteristischen Allgemeinsymptomen und Lokalsymptomen

Im ersten Schritt wurden aus der Symptomengesamtheit die charakteristischen Symptome herausgefiltert. Im zweiten Schritt wird nun **innerhalb der charakteristischen Symptome eine Hierarchisierung** vorgenommen.

Kent unterscheidet zwischen **Allgemeinsymptomen („generals")**, d. h. Symptome, die sich auf den ganzen Organismus beziehen und nicht nur auf ein einzelnes Organ oder einen Ort, und **Lokalsymptomen („particulars")**. Kent hat den Begriff „Partikularsymptom" aber auch manchmal für pathognomonische Symptome, Krankheitsnamen oder wenig differenzierte Lokalsymptome verwendet: gewöhnliche Symptome („common symptoms"), die bei der Mittelwahl in der Regel unbedeutend sind. Dadurch ist in der Folge der falsche Eindruck entstanden, Kent bewerte die Lokalsymptome als unbedeutend. Dies ist jedoch nicht der Fall: Ein Lokalsymptom kann innerhalb des Falls eine große Bedeutung im Sinne eines absonderlichen Symptoms oder eines „Leitsymptoms" bekommen (Keller 1980b).

Unter Allgemeinsymptomen („generals") versteht Kent Geistes- und Gemütssymptome sowie Symptome, die den Menschen als Ganzes betreffen. Letztere werden in der Folge auch Allgemeinsymptome genannt.

Geistes- und Gemütssymptome

Die Geistes- und Gemütssymptome haben für Kent innerhalb der charakteristischen Symptome den höchsten Stellenwert. Er und seine Schüler beriefen sich dabei auch auf den § 211 des Organon: *„Der Gemütszustand des Kranken gibt bei der homöopathischen Wahl eines Heilmittels oft am meisten den Ausschlag. Als Zeichen von bestimmter Eigenheit kann es dem genau beobachtenden Arzt unter allen am wenigsten verborgen bleiben."* In der Praxis hatte Hahnemann jedoch, soweit es sich bisher anhand der Transkription seiner Krankenjournale beurteilen lässt, andere Schwerpunkte gesetzt. Körperliche und kausal-miasmatische Überlegungen standen bei der Arzneiwahl im Vordergrund (Wischner 2012b)

Kent gab dem Geisteszustand und allen Äußerungen, die das Innerste eines Menschen offenbaren, einen hervorragende Stellenwert, nicht zuletzt bedingt durch sein Verwurzeltsein in der Swedenborg'schen Philosophie. Die Geistes- und Gemütssymptome hat Kent untereinander weiter hierarchisiert: Am hochwertigsten waren für ihn Symptome, die den Willen des Menschen betreffen, wozu auch seine Vorlieben und Abneigungen gehören; eine Stufe darunter stehen Vernunft- und intellektuelle Symptome, dann folgen Störungen des Gedächtnisses (➤ 7.3.1).

Geistes- und Gemütssymptome müssen nicht explizit vom Patienten geäußert werden, sie ergeben sich auch aus der Beobachtung des Patienten während der Anamnese, z. B. bei einem Kind, das sich lautstark und schreiend dagegen wehrt, untersucht zu werden (➤ 6.2.5).

Beispiele für charakteristische Geistes – und Gemütssymptome

- Angst im Dunkeln
- Verlangen, getragen zu werden
- Gedächtnisschwäche für Namen
- Kann keinen Widerspruch ertragen

Allgemeinsymptome

Allgemeinsymptome sind nach Kent Symptome, die sich auf den Organismus als Ganzes und den ganzen Menschen beziehen. Sie werden als sehr hilfreich bei der Individualisierung eines Falles eingestuft, z. B. Symptome des Schlafs, der Regel oder das Temperaturempfinden, aber auch generalisiert auftretende Sekrete wie z. B. eine gelb-grünliche Schleimabsonderung, die an mehreren Schleimhäuten auftritt. Auch Äußerungen des Patienten wie „Ich fühle mich …" können ein Hinweis auf ein Allgemeinsymptom sein.

Diese Symptome sind charakteristische Symptome, weil sie verschiedene Organe und Organsysteme oder den gesamten Zustand des Organismus betreffen oder eine Vielfalt anderer Symptome begleiten.

Beispiele für charakteristische Allgemeinsymptome

- **Generalisierte Modalitäten, Empfindungen, Sekrete** (z. B.: wundmachender Durchfall und Schnupfen, Besserung von Kopfschmerz und Gelenkschmerzen bei Bewegung an frischer Luft)
- **Schlaf** (z. B. Knie-Ellenbogen-Schlaflage), Sprechen im Schlaf, Erwachen und Unfähigkeit einzuschlafen wegen Gedankenandrang nach 3 Uhr
- **Nahrungsmittel** (z. B. Verlangen nach scharfen Speisen, Abneigung gegen Fleisch)
- **„Ich fühle mich …"** (z. B. „… unwohl und habe Kreislaufprobleme bei direkter Sonneneinstrahlung, deutlich besser nach kurzem Schlaf")
- **Sexualität** (z. B. gesteigertes sexuelles Verlangen vor der Regel)
- **Menses** (z. B. Blutung nur nachts)
- **Klima, Wetter, Jahreszeiten** (z. B. jährliche Wiederkehr der Beschwerden in Frühjahr und Herbst)

Lokalsymptome

Sie haben in der Hierarchie einen geringeren Stellenwert als Allgemeinsymptome, können aber, wenn sie charakteristisch sind, eine zentrale Rolle spielen. Lokalsymptome können auf verschiedene Weise charakteristisch werden, z. B. wenn sie das Leitsymptom einer Arznei geworden sind, also klinisch häufig bestätigt wurden. Durch deutliche Empfindungen und Modalitäten (je mehr, desto besser) differenzierte Symptome sind charakteristisch, weil sie nur bei einer Arznei bekannt sind oder bei einer Erkrankung selten vorkommen.

Beispiele für charakteristische Lokalsymptome

- Halsweh rechts, durch warme Getränke gebessert
- Rheumatische Schmerzen der Fingergelenke, vermehrt vor Sturm, Fersenschmerz, stechend, besser bei Druck

Tab. 7.5 Vierfeldtafel nach Klunker (1988)

	Charakteristische Symptome („Peculiars")		Gewöhnliche Symptome („Common symptoms")	
Allgemeinsymptome („generals")	I	Charakteristische Geistes- und Gemütssymptome	III	Gewöhnliche Geistes- und Gemütssymptome
		Charakteristische Allgemeinsymptome		Gewöhnliche Allgemeinsymptome
Lokalsymptome („particulars")	II	Charakteristische Lokalsymptome	IV	Gewöhnliche Allgemeinsymptome

Tab. 7.6 Hierarchisierungsschema charakteristischer Symptome nach Candegabe und Carrara (1999)

Charakteristische Symptome	Chronisch	Übergang	Aktuell
Gemüt	9	6	3
Allgemeines	8	5	2
Lokal	7	4	1

- Migräne, Schläfe, rechts, stechend, morgens schlimmer

Die Vierfeldtafel (➤ Tab. 7.5) verdeutlicht noch einmal die Schritte eins und zwei. Die Wertigkeiten werden anhand der römischen Ziffern I bis IV dargestellt. Ein Geistes- und Gemütssymptom, das den Kriterien für ein charakteristisches Symptom entspricht, ist demnach am hochwertigsten, ein undifferenziertes Lokalsymptom am wenigsten bedeutsam.

3. Schritt: Hierarchisierung der Zeitachse

Kent erwähnt auch eine **zeitliche Komponente,** die bei der Bewertung der Symptome in Betracht zu ziehen ist. Symptome, die seit der Kindheit bestehen, sind von hoher Wichtigkeit. Sie geben einen Hinweis auf mögliche Ursachen der jetzt bestehenden Pathologie und sind für die Arzneiwahl von großer Wichtigkeit. Ein pathologischer Endzustand ist dagegen in der Regel wenig hilfreich. Je klarer die Krankheitsgeschichte von ihren Anfängen bis zum jetzigen Endzustand verfolgt werden kann, umso wahrscheinlicher ist eine gute Mittelwahl (Kent 1912).

Hierarchisierungsschema nach Candegabe und Carrara

Analog zur dieser Überlegung geben Candegabe und Carrara (1999) der zeitlichen Komponente einen hohen Stellenwert und unterscheiden historische, intermediäre und aktuelle Symptome. Die Symptome, die am längsten bestehen, haben dabei den höchsten Stellenwert (➤ 9.4):

- **Historische Symptome:** mindestens seit zwei Dritteln des Lebens präsent.
- **Intermediäre Symptome:** im vergangenen Drittel des Leben bestimmend.
- **Aktuelle Symptome:** Beschwerden, die in der Gegenwart und noch nicht lange bestehen.

Auf der Basis dieser Überlegungen entwickelten Candegabe und Carrara ein eigenes Hierarchisierungsschema (➤ Tab. 7.6). Die höchste Zahl (9) bezeichnet das hochwertigste Symptom, z. B. ein seit mindestens zwei Dritteln des Lebens bestehendes auffallendes (charakteristisches) Gemütssymptom. Ein aktuelles auffallendes Lokalsymptom hat den geringsten Wert (1). Gewöhnliche Geistes- und Gemüts-, Allgemein- oder Lokalsymptome, die noch weniger „wertvoll" sind, werden nur bei einem Mangel an charakteristischen Symptomen berücksichtigt.

TIPP

Dieses Hierarchisierungsschema ist klar strukturiert und bietet auch für weniger Erfahrene gute Möglichkeiten, Symptome zu differenzieren und einzuordnen.

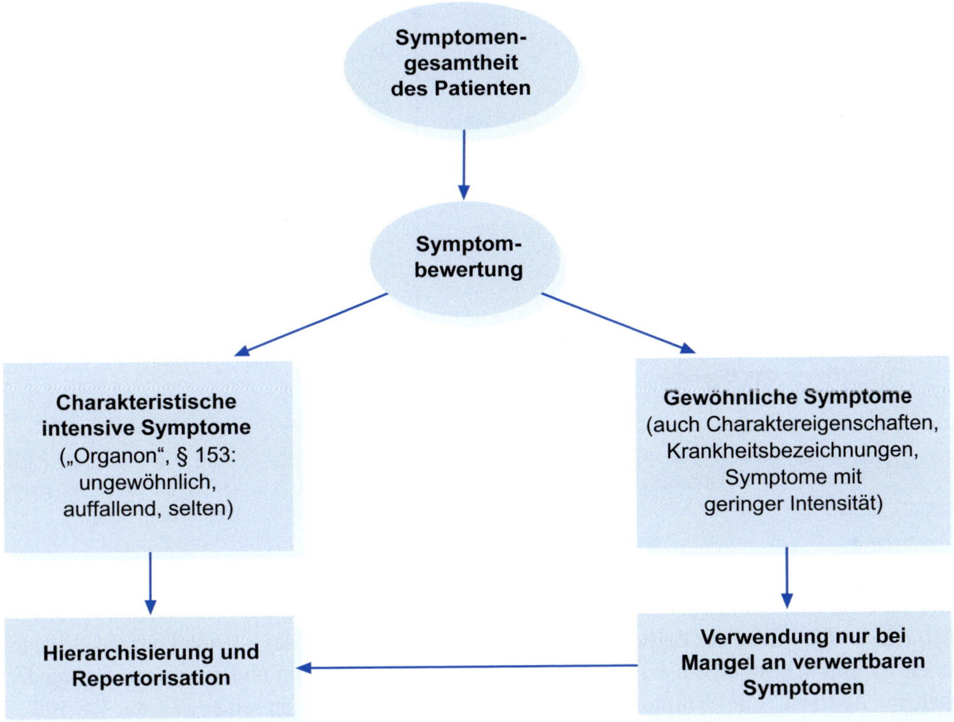

Abb. 7.2 Fallanalyse nach Kent. 1. Schritt: Symptombewertung [P086]

Zusammenfassung

Die wesentlichen Schritte der Kent'schen Fallanalyse werden noch einmal in ➤ Abb. 7.2, ➤ Abb. 7.3 und ➤ Abb. 7.4 zusammengefasst.

1. Schritt: Unterscheidung von charakteristischen und gewöhnlichen Symptomen

Nach der Anamnese und der Erhebung der Symptomengesamtheit erfolgt die **qualitative Symptombewertung.** Es wird unterschieden zwischen „charakteristischen Symptomen“ und „gewöhnlichen Symptomen“.

2. Schritt: Hierarchisierung der Ebenen

Im nächsten Schritt werden innerhalb der Gruppe der charakteristischen Symptome Geistes- und Ge-

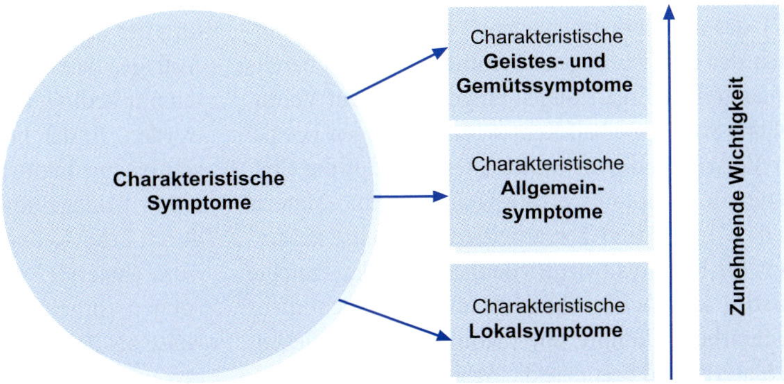

Abb. 7.3 Fallanalyse nach Kent. 2. Schritt: Hierarchisierung der Ebenen [P086]

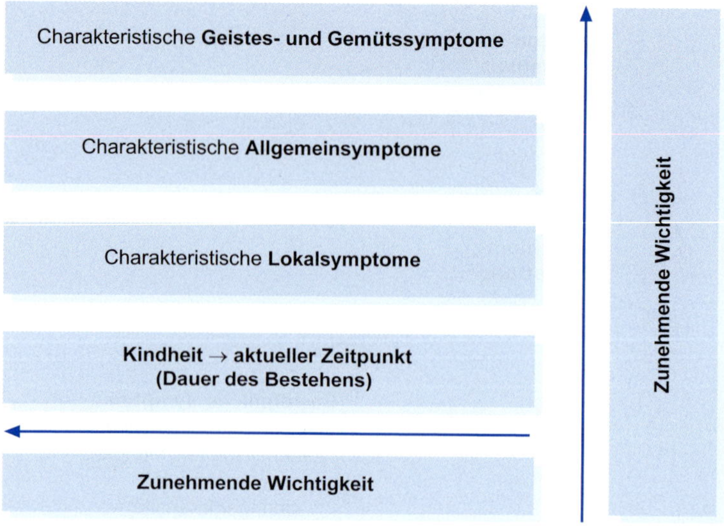

Abb. 7.4 Fallanalyse nach Kent. 3. Schritt: Hierarchisierung der Zeitachse [P086]

mütssymptome, Allgemeinsymptome und Lokalsymptome differenziert und hierarchisiert.

3. Schritt: Hierarchisierung der Zeitachse

Je länger ein Symptom besteht, umso höher ist seine Wertigkeit für den Fall. Alte Symptome, die nicht mehr bestehen, werden nicht für die Repertorisation verwendet.

7.3.3 Das Kent'sche Repertorium

Entstehung

Gegen Ende des 19. Jahrhunderts wurde in den USA eine Vielzahl an kleineren und größeren Repertorien, darunter auch das „Therapeutische Taschenbuch" von Bönninghausen, verwendet (➤ 7.2.2). Kent benutzte das Repertorium von Lippe („Repertory to the More Characteristic Symptoms of the Materia Medica"), das zu einem erheblichen Teil auf Jahrs „Handbuch der Hauptanzeigen" beruhte, und hatte bereits umfangreiche Ergänzungen eingetragen. Auf Veranlassung von Lippe half Kent seinem Kollegen Lee bei der Vervollständigung seines „Repertory of the Characteristic Symptoms of the Homoeopathic Materia Medica". Kent und Lee arbeiteten zunächst zusammen, bis Kent aus Unzufriedenheit über das Erstellte ausstieg. Erst als Lee erblindete und selbst nicht mehr weiterarbeiten konnte, übernahm Kent das vorliegende Material und beendete die Arbeit nach seinen eigenen Vorstellungen (Kent 1914a, 1914b). Kent gab 1897 sein „A Repertory of Homoeopathic Materia Medica" heraus, das – gemäß der Quellenlage – eine Art Sammelsurium und Zusammenfügung der bestehenden Repertorien seiner Zeit war (➤ Abb. 7.5). Es war umfangreich, enthielt „einen relativ kleinen Teil der Symptome der damaligen Materia Medica" (Keller 1992) und sollte „ein möglichst breites [...], aber auch wirklich gesichertes Stoffangebot von unmittelbarer Praxisnähe" wiedergeben (Klunker 1984a).

Kent unterschied in seinem Repertorium drei Grade (➤ 7.2.4). Die Wertigkeit eines Arzneimittels beruhte nach seinen Aussagen vor allem darauf, wie häufig es in Arzneimittelprüfungen auftritt. Bei Quellenstudien ließ sich dies nicht bestätigen (Mezger 1963, Gypser 1986). Es ist zu vermuten, dass bei der Gradierung klinische Erfahrungen und Praxis eine große Rolle spielten.

Kent hat selbst zwei Auflagen seines Repertoriums herausgegeben. Die Ergänzungen für eine dritte Auflage, die er bis zu seinem Tod vorbereitete, konnten nur bedingt bei späteren Auflagen berücksichtigt werden. In der Folgezeit entstanden weitere Auflagen bis zur heute bestehenden sechsten amerikanischen Auflage sowie drei deutsche Übersetzungen durch Erbe, Keller und M. Barthel, dessen „Repertorium Generale" in relativ geringem Ausmaß Änderungen enthält. Die Folgeauflagen werden nur teilweise als Fortschritt bewertet. Als besonders gelungen wird die korrigierte, überarbeitete und verbes-

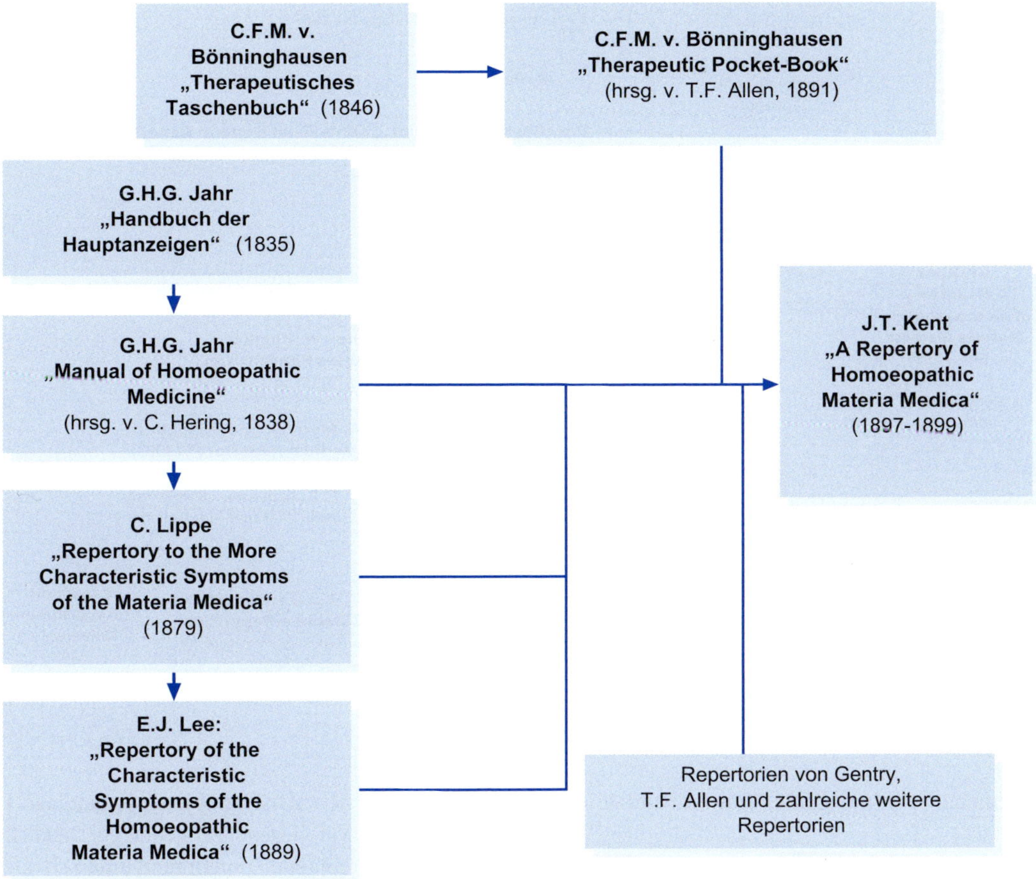

Abb. 7.5 Quellen des Repertoriums von Kent [P086]

serte sechste Auflage des indischen Arztes Ramanlal Patel angesehen. Die englische Ausgabe des Kent'schen Repertoriums ist als Volltext im Internet zugänglich (http://homeoint.org) [Stand: 19.1.2016].

Verbesserungen und Nachfolgerepertorien

Mehrere Autoren haben auf Fehler oder Schwachpunkte im Kent'schen Repertorium hingewiesen. Einige der zahlreichen Kritikpunkte betreffen fehlende Quellenverweise, unklare Bedeutung der Grade, ein Nebeneinander synonymer oder nur scheinbar unterschiedlicher Bedeutungen in mehreren Rubriken sowie unvollständige Oberrubriken. Einzelne Überprüfungen von Rubriken auf ihre Quellenlage haben häufig erhebliche Ungereimtheiten aufgedeckt. Die Schwerpunkte bei der Verbesserung bei den Überarbeitungen des Kent'schen Repertoriums sind in den folgenden Auflagen und nachfolgenden Repertorien verschiedenartig gesetzt worden (➤ Abb. 7.6). Zum einen ging es um die Korrektur der Fehler, zum anderen um eine Vervollständigung des Repertoriums durch Nachträge aus Literatur und aufgrund von Beobachtungen lebender Autoren und schließlich um das Einbinden neu geprüfter Mittel. Es gibt jedoch bis heute keine einheitlichen Korrektur-Kriterien.

Eine deutliche Erweiterung der Anzahl an Mitteln und Rubriken wurde zwischen 1973 und 1978 durch Horst Barthel und Will Klunker mit dem **„Synthetischen Repertorium“** vorgenommen. Sie beschränkten sich bei ihrem dreibändigen Werk auf die Kapitel „Gemüt“, „Schlaf“, „Sexualität“, „Träume“ und

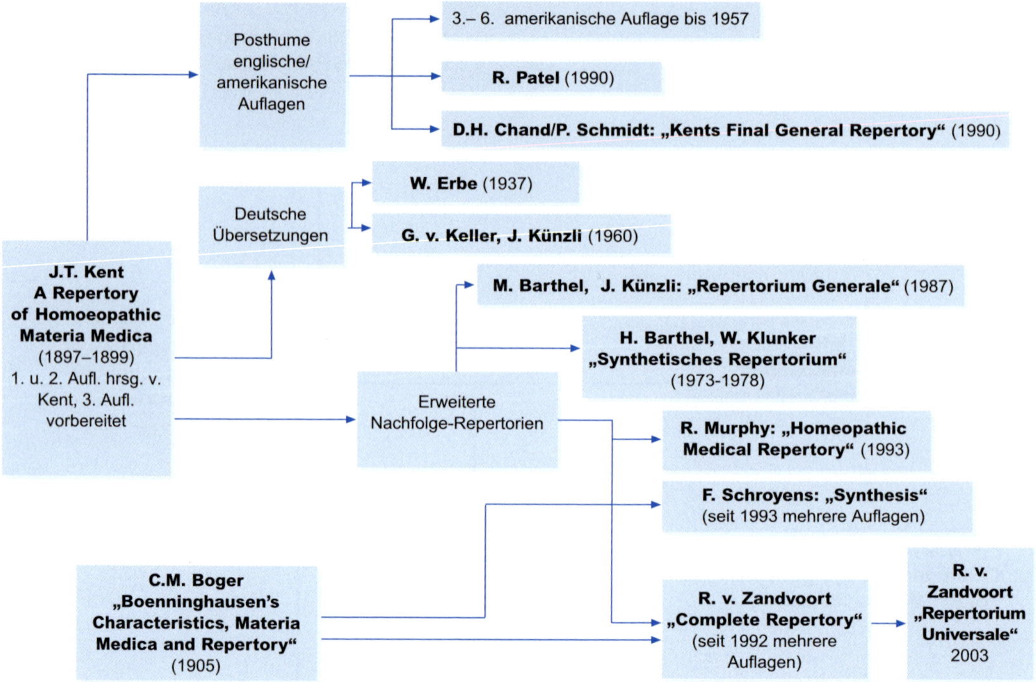

Abb. 7.6 Die Nachfolger Kents [P086]

„Allgemeines", aktuell gibt es eine einbändige Ausgabe.

Basierend auf dem Computerprogramm „RADAR" entwickelte sich 1993 das Repertorium **„Synthesis"**, herausgegeben von Frederik Schroyens, das seitdem in zahlreichen Auflagen erschien. Aus der Verbindung des Computerprogramms „MacRepertory" und eigenen Nachträgen entstand zwischen 1994 und 1999 das **„Complete Repertory"** von Roger van Zandvoort. In dieses Repertorium sowie in die neueren Auflagen des „Synthesis" wurden große Teile des Repertorium von Bogers „Bönninghausen's Characteristics, Materia Medica and Repertory" eingearbeitet. Auch vom „Complete" sind neue Ausgaben erschienen. Das **„Repertorium Universale"**, erstmals 2003 erschienen, basiert seinerseits auf dem „Complete", hat aber eine andere Architektur und viele neue Bönninghausen-Nachträge mit dem Ziel, das Arbeiten nach der Bönninghausen-Methode zu ermöglichen.

Alle genannten Repertorien sind – was die Anzahl der Arzneieinträge und Rubriken angeht – in erheblichem Maße umfangreicher als das Repertorium von Kent, und sie wachsen mit jeder Neuauflage. Da sich die heute vorwiegend verwendeten Detail-Repertorien untereinander zunehmend unterscheiden, empfiehlt es sich, sich nach Erwerb eines Repertoriums intensiv mit Aufbau und Gliederung der Rubriken auseinanderzusetzen. „Complete" und „Synthesis" hatten über viele Jahre und Auflagen die Kapitelstruktur von Kent übernommen, gehen in den neueren Auflagen zunehmend neue Wege, ebenso das „Repertorium Universale". Murphy entwickelte ein Repertorium auf Basis des Kent'schen Repertoriums, bei dem die Kapitel alphabetisch geordnet und durch klinische Kapitel ergänzt sind („Homeopathic Medical Repertory"). Alle diese Repertorien liegen auch als Computersoftware vor.

7.3.4 Repertorisation

Der nächste Schritt der Fallanalyse ist die Repertorisation. Die hierarchisierten Symptome (➤ 7.3.2) müssen im Repertorium gefunden werden. Das Repertorisieren ist, in Anbetracht der heute verfügbaren, sehr umfangreichen Repertorien, ein langjähriger Lernprozess, der durch die Computerrepertorien erleichtert wird. Aber auch bei der Verwendung von Computerprogrammen ist die Kenntnis von Struktur und Aufbau des Repertoriums sehr wichtig. Entscheidend ist, dass die Symptome, die klar und deutlich vom Patienten geäußert wurden und essenziell für den Fall sind, so lange gesucht werden, bis ein zufriedenstellendes Ergebnis vorliegt. Erfolgt die Suche nicht konsequent genug und gibt man sich mit den weniger wichtigen Symptomen zufrieden, wird das hilfreiche Mittel aller Voraussicht nach nicht gefunden werden, und die Patienten erhalten eines der im Repertorium zahlreich vorhandenen Polychreste wie *Lycopodium* oder *Sulfur*.

Regeln für die Repertorisation

1. Die hochwertigsten, charakteristischen Symptome auswählen, lieber wenige gute als viele mäßige Rubriken verwenden.
2. Gewöhnliche Symptome werden nur bei Mangel an charakteristischen Symptomen verwendet.
3. Verwandte Symptome in einer Rubrik zusammenziehen.
4. Das Resultat der Repertorisation entsteht durch die Summe der Rubriken, die Grade spielen eine untergeordnete Rolle.

Fallbeispiel 7.3: Marie, 12 Jahre (nach Künzli 1960b)

(Vgl. ➤ 7.6, Fallbeispiel 7.4b)
Künzli berichtet über ein 12-jähriges Mädchen mit Magenbrennen und Bauchweh, hauptsächlich nach dem Essen. Sie klagt über folgende Beschwerden:
Kopfweh vor allem am Scheitel, wie kleine Schläge, klopfend.
Ein bitterer Mundgeschmack, hauptsächlich nach dem Essen.
Sie habe das Gefühl, der Nabel schraube sich los. Sie erträgt die Sonne nicht und blutet oft aus der Nase.
Liebt kräftige und scharfe Speisen, Zitronen und saure Sachen, Abneigung gegen Honig, der sie „krank mache".
Es besteht Angst vor Räubern und unruhiger Schlaf, sie lässt nachts mehrmals Wasser.
Der Stuhlgang erfolgt meist gegen 22 Uhr.
Künzli beobachtet, dass sie dauernd nach dem Gesicht greift, immer schmutzig im Gesicht ist, insgesamt unsauber ist und stinkenden Fußschweiß hat. **Symptombewertung durch Künzli**

1. **Stuhlgang 22 Uhr:** sehr auffallendes und dazu sehr objektives Symptom. Normalerweise erfolgt der Stuhlgang zu anderen Zeiten.
2. **Angst vor Räubern:** kommt bei vielen Kindern vor und hat deshalb keinen allzu großen Wert. Gehört aber als eines der Geistes- und Gemütssymptome an die Spitze.
3. **Sonnenunverträglichkeit:** auffallendes Allgemeinsymptom.
4. **Honigabneigung:** auffällig bei einem Kind, da Kinder meistens Süßes lieben. Abneigungen sind fast wichtiger als Verlangen.
5. Verlangen nach kräftigen, scharfen Speisen.
6. Verlangen nach Saurem. Als ausgesprochenes Gelüst wichtig.
7. Bitterer Mundgeschmack nach dem Essen.

Alle anderen Symptome sind zu ungenau oder zu allgemein vorkommend.

Repertorisation
In fast allen Rubriken geht *Sulfur* durch (➤ Tab. 7.7). Laut Künzli passen auch das schmutzige Gesicht des Kindes und der stinkende Fußschweiß, das häufige nächtliche Urinieren und der unruhige Schlaf sehr gut zu *Sulfur*. Die genannten Symptome sind typische, aber nicht ausschließliche *Sulfur*-Symptome.

Verordnung und Verlauf
Sulfur in passender Potenz und Dosierung hat den Fall geheilt.

Fallbeispiel 7.4a: 37 Jahre alter männlicher Patient, rezidivierende, häufige Halsschmerzen und Mandelentzündungen (nach Candegabe und Carrara 1999)

Anamnese (Zusammenfassung)
„Ich mag Hunde gern, Katzen nicht, denn sie sind unberechenbar. Ich habe mein ganzes Leben lang große Angst vor Schlangen gehabt."
Der Patient hat eine Abneigung gegen Paprika und Kaffee, Verlangen nach Brei, und seit Kurzem trinkt er Milch zum Frühstück.
Er mag lieber gesalzene Speisen als Süßes; als Kind hat er Stärkeklumpen im Mund zergehen lassen, heute neigt er dazu, Speisen nachzusalzen.
Bier mag er gern.
Früher hin und wieder Wein, aber in letzter Zeit nicht.
Stark alkoholische Getränke schmecken ihm nicht.
Darmfunktion normal, muss vormittags häufig die Blase entleeren.

Er schwitzt wenig, hat einen schweren Schlaf und schläft sehr leicht ein (Bauchlage).
Unter Kälte leidet er etwas, Zugluft und Wind sind ihm sehr unangenehm und machen ihn nervös.
Gewöhnliche Symptome: „Hals – Katarrh", „Hals – Entzündung – Mandeln", „Allgemeines – Luft, Zugluft verschlechtert".
Die Symptome sind bewertet und hierarchisiert. Die Symptome sind im vorliegenden Fallbeispiel bereits als Repertoriumsrubriken beschrieben, dies ist jedoch nicht notwendig. Für Anfänger mit geringen Kenntnissen der Repertoriumsrubriken ist dies sogar kontraproduktiv, und es besteht die Gefahr, nur bekannte Rubriken zu verwenden. Es sollten also nur die aus der Anamnese herausgefilterten charakteristischen Symptome tabellarisch erfasst werden (➤ Tab. 7.8).
Repertorisation (➤ Tab. 7.9)
1. Gemüt – Furcht vor Schlangen
2. Allgemeines – Nahrung – Salz – Verlangen
3. Schlaf – Stellung – Abdomen, auf

Verordnung: *Lac caninum* 200 **Verlauf:** Innerhalb von 3 Monaten hatte der Patient nur einmal mäßige Schmerzen im Hals. Er fühlt sich ruhig. Nach 9 Monaten: Er fühlt sich vollständig gesund (➤ 7.6, Fallbeispiel 7.4b).

Tab. 7.7 Repertorisation mit Kents Repertorium (mithilfe von: Mercurius „Homöopathische Software")

Rubric	Sulph.	Nat-m.	Puls.	Phos.	Ars.	Lach.	Bry.	Carb-v.	Hep.	Ign.	Mag-c.	Nat-c.	Zinc.	Ant-c.
Allgemeines – Nahrungsmittel – Honig verschl.	–	–	–	–	–	–	–	–	–	–	–	1	–	–
Allgemeines – Sonne – Folgen von	1	3	3	–	–	2	2	2	–	1	–	3	2	3
Gemüt, Furcht – Räubern vor	1	2	–	2	3	2	–	–	–	2	2	1	2	–
Mund – Geschmack – bitter – Essen, nach	2	2	3	1	3	–	2	2	1	–	–	–	–	–
Rektum – Stuhldrang – nachts	3	1	–	–	–	1	–	–	–	–	1	–	1	–
Magen – Verlangen – gewürzte Speisen, stark	3	–	1	3	–	–	–	–	2	–	–	–	–	–
Magen – Verlangen – Saures	2	2	2	2	2	2	2	2	3	2	2	–	–	2

Tab. 7.8 Darstellung der Symptomengesamtheit

Charakteristika	Chronisch	Übergang**	Aktuell
Gemüt	**Gemüt – Furcht vor Schlangen***	–	–
Allgemeines	**Allgemeines – Nahrung – Salz – Verlangen** **Schlaf – Stellung – Abdomen auf**	–	Allgemeines – Nahrung – Brei – Verlangen

Tab. 7.8 Darstellung der Symptomengesamtheit *(Forts.)*

Charakteristika	Chronisch	Übergang**	Aktuell
Lokal	–	–	Hals – käsige Ablagerungen – Mandeln, auf den Blase – Harnentleerung – häufig – morgens

* In Rubriken mit Fettdruck ist das ausgewählte Mittel enthalten
** Die Spalte „Übergang" (➤ Tab. 7.6) bleibt leer, da keines der ausgewählten Symptome diesem Zeitraum entspricht.

Tab. 7.9 Repertorisation mit Kents Repertorium (mithilfe von: Mercurius „Homöopathische Software")

Rubrik	Carc.	Lac-c.	Calc.	Med.	Sulph.	Arg-n.	Calc-p.	Nat-m.	Phos.	Plb.	Bell.	Caust.
Allgemeines – Speisen – Salz oder salzige Speisen – Verlangen	2	3	2	2	1	3	2	3	3	2	–	2
Gemüt – Furcht – Tieren vor – Schlagen	1	1	1	–	1	1	–	1	–	–	1	–
Schlaf – Lage – Bauch, auf dem	2	1	1	3	2	–	2	–	1	2	2	1

7.4 Fallanalyse und Repertorisation nach Bönninghausen

7.4.1 Einführung

Clemens von Bönninghausen (1785–1864) ist bis heute einer der bedeutendsten Homöopathen (➤ 12.2.4). Er gehört zu den Schülern und Zeitgenossen Hahnemanns, die im 19. Jahrhundert die Grundpfeiler der homöopathischen Wissenschaft errichteten. Sein Einfluss auf die homöopathische Praxis ist nicht zuletzt aufgrund seines „Therapeutischen Taschenbuchs", das bis heute zur Grundausstattung jeder homöopathischen Praxis gehört, ungebrochen. Bönninghausen erkrankte im Alter von 42 Jahren an Tuberkulose und wurde überraschenderweise durch seinen Freund und homöopathischen Arzt August Weihe erfolgreich behandelt. Beeindruckt vom Erfolg der homöopathischen Therapie, widmete er sich fortan dem Studium der Homöopathie. Bönninghausen fällt das Verdienst zu, die 200. Potenz in die Homöopathie eingeführt zu haben. Er hat wichtige grundlegende Repertorien (➤ Abb. 7.7) wie das „Therapeutische Taschenbuch" (1846) und das „Systematisch-Alphabetische Repertorium der Antipsorischen Arzneien" (1834) sowie therapeutische Leitfäden wie „Die homöopathische Behandlung des Keuchhustens" (1860) verfasst.

Bönninghausen war – als gelernter Jurist und Botaniker – in besonderem Maße daran gelegen, die Fülle des homöopathischen Wissens zu strukturieren, zu systematisieren und zu konzentrieren. Als wichtigste Innovationen der homöopathischen Methodik und Therapie aus heutiger Sicht sind zu nennen:

- Entwicklung von Repertorien, an erster Stelle das „Therapeutische Taschenbuch",

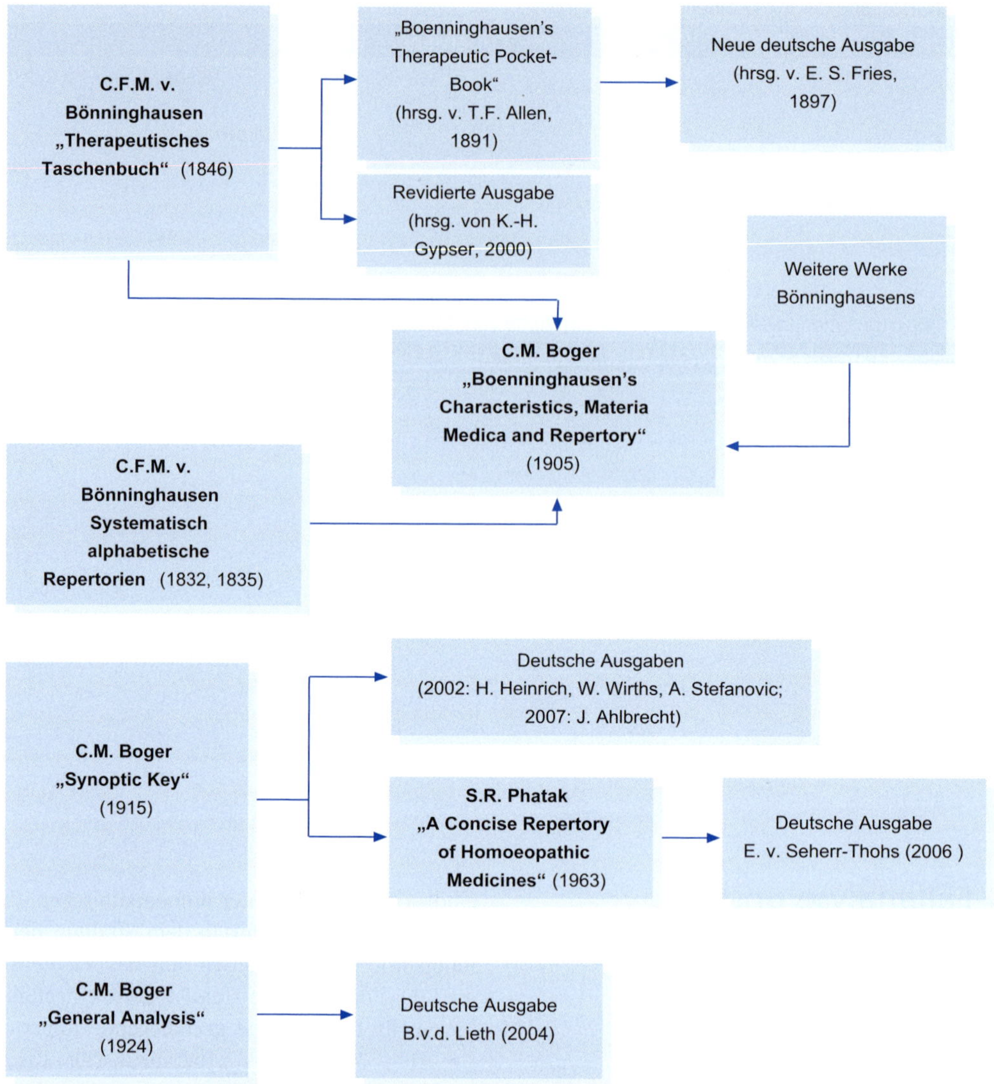

Abb. 7.7 Quellen der Repertorien von Bönninghausen und Boger [P086]

- Krankenbefragung (Krankenexamen),
- Unterscheidung von Haupt- und Nebensymptomen,
- Einführung des „charakteristischen Symptoms",
- Kongruenz zwischen Arznei und Krankheit,
- Genius-Konzept,
- Goldkorn-Konzept,
- Aufeinanderfolge von Arzneien zur Heilung chronischer Krankheiten.

Die Bönninghausen-Methode erfreut sich aufgrund ihrer Logik, Systematik und ihres klinischen Pragmatismus ungebrochen sehr großer Beliebtheit in der Praxis.

7.4.2 Fallanalyse

Bönninghausen führte einige ausgesprochen hilfreiche Werkzeuge für die strukturierte und systematische Durchführung der Anamnese, Klassifikation und Priorisierung der Symptome sowie der Fallanalyse ein, die bis heute Geltung haben (➤ Tab. 7.10).

Tab. 7.10 Praktisches Vorgehen bei der Fallanalyse nach Bönninghausen

1. Schritt	Sichtung der Symptome des Falls: Die Aufzeichnungen werden kritisch durchgesehen und ggf. ergänzt oder korrigiert.
2. Schritt	Liegen Goldkörner vor? Liegt eine Causa vor? Dies kann ausschlaggebend für die Arzneiwahl sein.
3. Schritt	Aufteilung in Haupt- und Nebensymptome, wobei die zeitlich am jüngsten aufgetretenen Symptome für die Arznei wahlanzeigend sind.
4. Schritt	Im nächsten Durchgang werden die charakteristischen Symptome (Hauptsymptom, Nebensymptome) extrahiert und in ihre Bestandteile (Orte, Empfindungen, Modalitäten, Begleitbeschwerden) zerlegt und generalisiert (Identifizierung von Geniussymptomen). Liegen keine charakteristischen Symptome vor, werden die für den Krankheitsfall als am wichtigsten erscheinende Symptome verwendet.
5. Schritt	Wie ist der Geistes- und Gemütszustand des Patienten? Hat er sich im Verlauf der Erkrankung verändert? Sofern der Geistes- und Gemütszustand nicht zum Hauptsymptom gehört, kann er die Mittelwahl beim Arzneivergleich entscheiden.
6. Schritt	Arzneisuche mit dem Anspruch der Kongruenz der charakteristischen Symptome von Krankheit und Arznei und der Widerspruchsfreiheit.
7. Schritt	Repertorisation („Therapeutisches Taschenbuch", ➤ 7.4.3).

1. Krankenexamen

Bönninghausen sprach der genauen Krankenbefragung eine wesentliche Rolle bei der Fallanalyse und Arzneifindung zu, für welche sie das Rohmaterial liefert. Dabei legte er Wert darauf, dass die Krankheitssymptome möglichst genau und scharf erfasst werden, die Informationen andererseits aber von Überflüssigem befreit werden.

Eine wichtige Innovation war daher die **Straffung der Krankenbefragung** (Anamnese, Krankenexamen). Bönninghausen griff dabei auf einen scholastischen Hexameter aus dem 12. Jahrhundert zurück (Quis? Quid? Ubi? Quibus auxiliis? Cur? Quomodo? Quando?) (➤ 6.3.2, ➤ Tab. 6.4).

2. Haupt- und Nebensymptome erfassen

Die Unterteilung der Symptome in Haupt- und Nebensymptome geht auf Hahnemann zurück und dient der Priorisierung der Symptome, der strukturierten Fallanalyse sowie der Verlaufsbeurteilung.

Die **Hauptsymptome** sind das Hauptanliegen des Patienten, weswegen er den Arzt aufsucht. Das Hauptsymptom sollte immer, entsprechend dem Hexameter (➤ 6.3.2, ➤ Tab. 6.4), vollständig erfasst werden und ist aus verschiedenen Dimensionen zusammengesetzt: Ort der Beschwerde (Ubi), Empfindung (Quomodo), Modalitäten (Quando) und Begleitbeschwerden (Quibus auxiliis), z. B. wenn ein Husten (Hauptbeschwerde) immer von unfreiwilligem Urinabgang begleitet wird.

Unter **Nebensymptomen** werden alle anderen Beschwerden des Patienten zusammengefasst. Sie können gleichzeitig mit dem Hauptsymptom auftreten, bereits vor dem Hauptsymptom vorhanden gewesen sein und nun ebenfalls verstärkt auftreten oder nach dem Hauptsymptom entstanden sein.

Sofern die Nebensymptome im zeitlichen Verlauf nach dem Hauptsymptom auftreten, sind sie wegweisend bei der Arzneifindung, die chronologisch jüngsten Symptome des Patienten geben den wichtigsten Ausschlag bei der Wahl der Arznei.

3. Charakteristische Symptome herausarbeiten

Im Fallanalyseprozess wird die Gesamtheit der Symptome nach Wichtigkeit priorisiert. Dabei ist von wesentlicher Relevanz, welche Symptom-Informationen dem Krankheitsverlauf eine **individuelle Charakteristik** aufprägen und somit verschiedene Erkrankte mit ähnlicher Krankheit voneinander unterscheidbar machen. Beispielsweise ist das Symptom „Oberbauchbeschwerden" – für sich genommen – wenig charakteristisch. Erst weitere Informationen, z. B. die Empfindungen „Brennen" oder „Drücken" oder die Modalität „besser nach Essen" oder „schlimmer nach Essen", individualisieren die Beschwerden und charakterisieren sie somit.

WICHTIG

Bönninghausen geht von den charakteristischen Symptomen der Krankheit aus, nicht von den Symptomen des Kranken, was den Fokus der Erkenntnis auf die tatsächliche Krankheit legt.

Nach Bönninghausen sind charakteristische Symptome solche Symptome, die

- das Hauptsymptom **deutlich** in Bezug auf Ort, Modalität und Empfindung beschreiben bzw.
- als Nebensymptome seltene Verbindungen zum Hauptsymptom aufweisen.

Causa occasionalis

Dies ist die Ursache des Hauptsymptoms oder der Umstand, unter dem das Hauptsymptom erstmals auftritt. Es muss lediglich ein zeitlicher Zusammenhang bestehen, nicht unbedingt eine pathophysiologische Kausalität. Als Causae kommen vielerlei Faktoren in Betracht, z. B. Kummer, Unterkühlung, Überanstrengung, fettreiche Speisen, Infekte.

7

Bedeutung von Geistes- und Gemütssymptomen

Falls die Krankheit zu einer Veränderung des Geistes- und Gemütszustandes des Kranken geführt hat, ist die psychische Veränderung im Zuge der Erkrankung ein entscheidendes Kriterium für die Auswahl der Arznei.

Charakteristische Symptome der Arznei

Ebenso, wie man beim Patienten zwischen eher unspezifischen und allgemeinen Symptomen und spezifischen, charakteristischen Symptomen unterscheiden und für die Arzneiwahl eine Priorisierung durchführen kann, ist dies mit den Arzneimitteln möglich. Studiert man die Arzneimittelprüfungen und die Materia medica, finden sich neben allgemeinen und unspezifischen Symptomen auch solche, die die Individualität der Arznei in besonderer Weise charakterisieren. Diese charakteristischen Symptome bezeichnet Bönninghausen als „Goldkörner" und „Geniussymptome" (z. B. Möller 1997).

Tab. 7.11 Geniussymptome nach Bönninghausen

- Modalitäten und Empfindungen, die sich in Zusammenhang mit unterschiedlichen Symptomen wie ein roter Faden durch die Arznei ziehen
- Symptome, die besonders häufig vorkommen
- Symptome, die besonders deutlich oder intensiv auftreten
- Symptome, die an verschiedenen Orten auftreten
- Symptome, die sich bei verschiedenen Prüfern zeigen
- Symptome, die nicht nur aus der Arzneimittelprüfung extrahiert wurden, sondern möglichst auch im klinischen Alltag durch Heilung bestätigt wurden

Goldkörner sind Symptome oder Symptomenkombinationen, die nur bei einer einzigen Arznei auftreten und für diese hochspezifisch sind. Findet sich ein Goldkorn-Symptom beim Patienten, kann die Arznei daher mit hoher Sicherheit allein aufgrund dieses Symptoms verschrieben werden.

Die **Geniussymptome** der Arzneien sind Symptome oder Symptomenelemente, die sich wie ein roter Faden durch eine Arznei ziehen (➤ Tab. 7.11). Es handelt sich um Symptomenelemente, die sich besonders deutlich (Intensität), häufig (zeitlich) oder an unterschiedlichen Orten (Lokalität) sowie bei verschiedenen Prüfern manifestieren. Beispiel: Die Empfindung Stechen hat sich bei der Arznei *Bryonia alba* an verschiedenen Orten, zu verschiedenen Zeiten und an verschiedenen Prüfern gezeigt. Bei *Arsenicum album* ist ein Geniussymptom z. B. Brennen an verschiedenen Orten, zu verschiedenen Zeiten oder bei verschiedenen Prüfern. Idealerweise sollte ein Geniussymptom in der klinischen Prüfung in seiner Relevanz durch eine klinische Heilung bestätigt werden.

Die Geniussymptome einer Arznei können nur aus der vergleichenden Analyse der Gesamtheit aller Symptome einer Arznei extrahiert werden und bilden gemeinsam mit den Goldkörnern das charakteristische Profil einer Arznei.

4. Zergliedern und Generalisieren

Das Auffinden charakteristischer Symptomenelemente erfordert einen kreativen Umgang mit ihnen. Die meisten Symptome sind aus verschiedenen Informationsbestandteilen zusammengesetzt, die sich unabhängig von der Repräsentation innerhalb eines Symptomenkomplexes auch im Zusammenhang mit anderen Symptomen finden und ein Geniussymptom darstellen können.

In der Fallanalyse müssen also die vollständigen Symptome (➤ Tab. 7.1) in ihre Bestandteile zergliedert und unter **Erweiterung der Perspektive** auf alle weiteren Symptome des Falls zu Geniussymptomen generalisiert werden. Beispiel: Hauptsymptom ist ein reißender Schmerz in der Muskulatur der Lendenwirbelsäule mit dem Gefühl der Verkürzung und einer Verschlimmerung bei feuchtkaltem Wetter. An Nebensymptomen besteht ein Asthma mit Auslösung durch feuchtkaltes Wetter und eine Trigeminusneuralgie rechts mit reißenden Schmerzen und Verschlechterung bei feuchtkaltem Wetter. Zergliedert man die Symptomenkomplexe in ihre Bestandteile, ziehen sich als charakteristische Modalität die Verschlimmerung bei feuchtkaltem Wetter und die reißenden Schmerzen wie ein roter Faden durch den Fall. Generalisierend werden also diese beiden Symptomenbestandteile unabhängig von ihrer Repräsentation im konkreten Symptomenkomplex zu besonders wichtigen und charakteristischen Symptomen erhoben. Die Aufgabe des Homöopathen ist es, eine passende Arznei mit ähnlichen charakteristischen Symptomen (Geniussymptome, Goldkörner) und Widerspruchsfreiheit (s. u.) zu finden und zu verschreiben.

Die Zergliederung und Generalisierung ist das grundlegende System des „Therapeutischen Taschenbuchs" (➤ 7.4.3).

5. Kongruenz der charakteristischen Symptome von Krankheit und Arznei prüfen

Grundlage der Arzneiverschreibung ist die möglichst widerspruchsfreie Übereinstimmung der charakteristischen Symptome der Krankheit mit den charakteristischen Symptomen der Arznei. Dazu werden in der Fallanalyse die charakteristischen Symptome der Krankheit zusammengestellt und nach einem **Ähnlichkeitsbezug** in den charakteristischen Symptomen der Arzneimittel gesucht. Das Hilfsmittel bei Anwendung der Bönninghausen-Methode ist sein wichtigstes Repertorium, das „Therapeutische Taschenbuch" (➤ 7.4.3).

Liegen keine charakteristischen Symptome vor, was bei symptomarmen Fällen oder schwieriger Fallaufnahme passieren kann, werden diejenigen Symptome verwendet, die die Krankheit am ehesten charakterisieren. Unter Zuhilfenahme des „Therapeutischen Taschenbuchs" wird sodann nach einem möglichst ähnlichen Gegenstück in der Materia medica gesucht.

6. Widerspruchsfreiheit prüfen

Die Übereinstimmung zwischen charakteristischen Symptomen der Krankheit und der Arznei sollte bei der Arzneiwahl möglichst widerspruchsfrei oder -arm sein. Erfährt der Patient bei einer Pharyngitis beispielsweise eine Verbesserung durch Schlucken von Speisen, scheiden alle Arzneimittel aus, die eine Verschlimmerung durch Schlucken als charakteristische Modalitäten aufweisen. Durch das Konzept der Widerspruchsfreiheit lässt sich von mehreren infrage kommenden Arzneien häufig die geeignete Arznei auswählen.

Im „Therapeutischen Taschenbuch" (v. a. in der revidierten Fassung aus dem Jahr 2000) und in den modernen Computerrepertorien (z. B. Bönninghausen Direkt oder jRep) findet dieses Unterscheidungsinstrument im Konzept der **Polaritäten** Eingang. Hierbei werden Häufigkeit und Grade gegenläufiger Rubriken in ihrer Wertigkeit gegeneinander aufgerechnet, woraus sich ein Maß für die Widerspruchsfreiheit ergibt (➤ 7.4.3, Fallbeispiel 7.5). Bei Polaritätsrubriken wird ein gegenteiliges Symptom gefunden und in die Analyse einbezogen. Die Wertigkeiten der Polaritätsrubriken und der gegenteiligen Rubriken werden jeweils addiert. Ihre Summendifferenz zeigt die relative Stärke bezüglich der polaren Symptome an. Wenn man davon ausgeht, dass der ansteigende Grad mit der Heilbarkeit der Krankheit einhergeht, ist ebenfalls davon auszugehen, dass bei hohen Graden in sich widersprechenden Rubriken die Heilung unwahrscheinlicher wird. Insbesondere der Schweizer Arzt und Homöopath Heiner Frei hat die Polaritätsanalyse sehr innovativ weiterentwickelt, prospektiv in Beobachtungsstudien evaluiert und dazu viele Kasuistiken und mehrere Lehrbücher veröffentlicht (z. B. Frei 2010a, Frei 2010b). Die Analysemethode erlaubt auch die zeitsparende Nutzung standardisierter Fragebögen, mit denen Patienten die Konsultation vorbereiten können.

WICHTIG

Das Repertorium sollte immer als kreatives und „künstlerisches" Werkzeug verwendet werden, niemals rein mechanisch.

7. Berücksichtigung von Mittelwirkung und Arzneibeziehungen

Bönninghausen hat wesentlich zum Verständnis der Mittelwirkung beigetragen. In diesem Zusammenhang ist vor allem der Leitsatz hervorzuheben, dass ein Mittelwechsel dann indiziert ist, wenn Symptome auftreten, die den bekannten Wirkungskreis der verabreichten Arznei verlassen, also eine neue Gesamtheit charakteristischer Symptome vorliegt, die nicht mehr mit dem gegebenen Arzneimittel übereinstimmt. Vor einem Mittelwechsel sollte jedoch die Wirkung der vorangegangenen Arznei abgeklungen sein (➤ 9.2.1).

Der Abschnitt der „Arzneibeziehungen" oder „Konkordanzen" im „Therapeutischen Taschenbuch" war für Bönninghausen der wichtigste Bestandteil des Repertoriums. Der Text enthält das Ergebnis einer vergleichenden Auswertung der Wirkungen der Arzneien und stellt die Synthese aller vorangegangenen Rubriken des „Therapeutischen Taschenbuchs" dar. Dabei bedeutet ein hoher Grad nicht nur stark ausgeprägte Symptomenverwandtschaft, sondern quantifiziert auch das Heilungspotenzial als Folgearznei zur Behandlung der Restsymptome (Folgemittel, Konkordanzen) (➤ 9.3.2).

Bewährtes Hilfsmittel: Storyboard-Technik nach Taylor

Zur Visualisierung der charakteristischen Symptome der Krankheit und des kranken Patienten hat sich in der modernen Praxis die Storyboard-Methode bewährt: In einer Vierfeldertafel werden die generalisierten charakteristischen Symptomenelemente des Patienten aufgezeichnet (➤ 7.4.3, Fallbeispiel 7.5). Diese optimierte Technik der Visualisierung wurde auf Basis der Bönninghausen'schen Systematik von modernen Homöopathen wie Will Taylor (http://www.wholehealthnow.com/homeopathy_pro/wt12.html [Stand: 20.1.2016]) verwendet (sie wurde jedoch nicht von Bönninghausen entwickelt).

7.4.3 Repertorisation mit dem „Therapeutischen Taschenbuch" (TTB)

Das wichtigste Repertorium Bönninghausens ist das „Therapeutische Taschenbuch", das 1846 veröffentlicht wurde. Weitere Repertorien, die Bönninghausen verfasste, sind das „Systematisch alphabetische Repertorium der antipsorischen Arzneien" (1832) und das „Systematisch alphabetische Repertorium der nicht anti-psorischen Arzneien" (1835).

Das TTB verfolgt die Philosophie der Bedeutung der charakteristischen Symptome, der Zergliederung und der Generalisierung (➤ 7.4.3). Die ursprüngliche Einheit der Symptome wird in ihre Elemente aufgelöst, zerlegt und – zergliedert nach Ort, Empfindung, Modalitäten und Begleitbeschwerden – im Buchaufbau repräsentiert. Der homöopathische Therapeut muss seinen Krankheitsfall zunächst quasi in Bestandteile zerlegen und diese dann mithilfe des TTB wieder synthetisch zusammensetzen.

Bönninghausen führte ein in sich schlüssiges Gradierungssystem der Symptome ein, das als wesentliches Element neben den Informationen aus der Arzneimittelprüfung die klinische Erfahrung (geheilte Symptome) einschließt.

Quellen für die Erstellung und Gradierung der Repertoriumsrubriken waren die Materiae medicae Hahnemanns („Reine Arzneimittellehre" und „Chronische Krankheiten") und die Arzneimittelprüfungen aus Stapfs „Archiv für die homöopathische Heilkunst" sowie eigene klinische Erfahrungen. Es sollte beachtet werden, dass Bönninghausen entsprechend Hahnemanns Angaben nur sogenannte Erstwirkungen aufgenommen hat, d. h. die ersten Symptome, die in einer Prüfung auftreten, nicht die Gegenreaktion (Nachwirkung) des Organismus (➤ 4.2.4).

7

Es war das Ziel Bönninghausens, dem Arzt am Krankenbett mit dem TTB bei der Wahl des Arzneimittels zu helfen, beim Studium der Arzneimittel behilflich zu sein, eine Aussage über die Wichtigkeit zu treffen und durch die Gradierung Hinweise auf die klinische Relevanz des Arzneimittels zu geben.

Das TTB enthält 125 Arzneimittel, die zur Zeit Bönninghausens erforscht waren. Wichtige, später implementierte Arzneien wie z. B. *Gelsemium, Phytolacca* oder *Kalium bichromicum* sind also nicht enthalten.

Zu beachten ist, dass verschiedene Versionen des TTB erhältlich sind:

- TTB 1846: das ursprüngliche Werk Bönninghausens, Computerprogramm, z. B. jRep.
- TTB 1891: fünfte amerikanische Auflage, die von T. F. Allen übersetzt und mittels Nachträgen und Streichungen bearbeitet wurde. Die Allen-Edition steht in der Kritik, Übersetzungsfehler zu beinhalten und die Quellen für Nachträge und Änderungen nicht transparent aufzulisten.
- TTB 2000: Von der Arbeitsgruppe um Gypser wurden Nachträge aus Bönninghausens Werk quellenkritisch eingearbeitet und die Aufteilung strukturell modernisiert. Im Vergleich zur Originalausgabe führt das Buch weitere acht Arzneimittel auf, insgesamt also 133. Ein dazugehöriges Computerprogramm wurde erstellt.

Aufbau des TTB

Das „Therapeutische Taschenbuch" ist entsprechend der Strategie der Zergliederung und Generalisierung (➤ 7.4.2) in mehrere Bausteine zerlegt: A) vollständige Symptome, B) ergänzende Symptome, C) Anhang.

A) Vollständige Symptome

Die vollständigen Symptome sind in den Kapiteln „Körperteile und Organe", „Empfindungen und Befunde" und „Modalitäten" repräsentiert:

- **Körperteile und Organe:** systematische Aufführung der verschiedenen Orte/Organsysteme sowie Seitenbezüge. Es finden sich auch Rubriken zu Durst, Abneigungen gegen und Verlangen nach Speisen, Auswurf, Husten, Stuhlentleerungen, Harn sowie andere Informationen, die mit strukturell-materieller Repräsentation von Symptomen zu tun haben.
- **Empfindungen und Befunde:** Sehr umfangreicher Abschnitt, der, wiederum aufgeschlüsselt nach Unterrubriken, Empfindungen und weitere Befunde auflistet.
- **Modalitäten:** Dieser Abschnitt umfasst Informationen zu Verschlimmerungen und Verbesserungen nach Zeit und Umständen. Den Modalitäten wird im Gesamtverständnis Bönninghausens eine Kernbedeutung zugeschrieben.

B) Ergänzende Symptome

Die ergänzenden Symptome finden sich in den Abschnitten „Gemüt und Geist", „Schlaf und Träume" und „Fieber":

- **Gemüt und Geist:** Dieser Abschnitt umfasst die Unterteilungen in Symptome der Dimensionen „Gemüt", „Verstand", „Gedächtnis" und „Sensorium". Bönninghausen verzeichnet in diesen auffallend kurzen Rubriken nur wesentliche Arzneien.
- **Schlaf und Träume:** enthält Rubriken zum Schlafen und Träumen.
- **Fieber:** listet Informationen zu Fiebererscheinungen, Hitze, Frost, Kälte, Schwitzen und „zusammengesetzte Fieber" auf.

C) Anhang

Der Anhang des TTB besteht aus den **Konkordanzen.** Dieser interessante Abschnitt widmet sich dem Gebiet der Arzneiverwandtschaften und nennt wichtige Folgemittel. Die Arbeit mit Folgemitteln ist notwendig, wenn keine Arznei gefunden wird, die eine genaue und widerspruchsfreie Übereinstimmung mit den Krankheitssymptomen aufweist. Man verschreibt dann zunächst das ähnlichste Mittel. Falls keine vollständige Heilung eintritt, werden Folgemittel verschrieben, die entsprechend der neuen oder Rest-Symptomatik repertorisiert oder im Konkordanzen-Abschnitt nachgeschlagen und verglichen werden können (➤ 9.3.2).

Bönninghausen folgte im TTB einer logisch strukturierten und in sich schlüssigen Gradierung der Symptome (➤ Tab. 7.12). Die Gradeinteilung spiegelt dabei auch die Strategie und Philosophie Bönninghausens wider.

Tab. 7.12 Gradierung der Symptome nach Bönninghausen (TTB)

Arzneikodierung	Beschreibung	Grad*	Bedeutung
(Bell)	In Klammern	0	Selten vorkommende Arznei, bedarf noch der Bestätigung
Bell	Grundschrift	1	Symptom ist in der Prüfung aufgetreten
B e l l	Gesperrte Grundschrift	2	Symptom ist häufig in der Prüfung aufgetreten
Bell	Kursiv	3	Zusätzlich klinisch verifiziert, für das Symptom charakteristische Arznei
Be l l	Gesperrte Kursivschrift	4	Zusätzlich häufig klinisch verifiziert, für das Symptom charakteristische Arznei

* In der revidierten Auflage des TTB (Gypser 2000) wurden in einem zusätzlichen 6. Grad Nachträge aus einer später eingearbeiteten, verlässlichen Kopie von Dunham eingefügt.

Fallbeispiel 7.5: 45-jährige Frau mit Migräne (Michael Teut)

Die Patientin leidet seit mehr als 20 Jahren an Migräne. Die Beschwerden treten auf der linken Seite auf, sind von stechendem Charakter, aber auch drückend von innen nach außen. Die Beschwerden werden verschlimmert im Liegen. Die Kopfschmerzen treten meist mit dem Beginn der Regel auf und halten bis zu 3 Tagen an.

Begleitend treten Übelkeit und Empfindlichkeit gegen den Geruch von Speisen auf. Bereits 1 Tag vor Beginn der Regel wird die Patientin empfindlich und reizbar.

Es treten auch Regelschmerzen auf, der Uterus fühlt sich wie umklammert bzw. wie eine Kugel an.

Seit Jahren besteht eine Rosacea. Der Hautausschlag um die Nase blüht auch während der Regel auf.

Die Patientin ist außerhalb ihrer Regel sehr engagiert und sportlich aktiv.

Allgemeinsymptome: Die Patientin ist frostig und schwitzt leicht.

Körperliche Untersuchung: dunkelroter papulöser Ausschlag um die Nase, sonst keine Auffälligkeiten.

Hauptanliegen der Patientin ist die Linderung ihrer Kopfschmerzen. Nebensymptome sind die Regelschmerzen und die Rosacea. Werden die Symptome nach der Bönninghausen-Methode zergliedert und in mit der Storyboard-Technik erfasst (➤ 7.4.2), ergibt sich das in ➤ Abb. 7.8 dargestellte Profil.

Auffallend ist insbesondere die Verschlimmerung 1 Tag vor und 3 Tage während der Regel: Sowohl Kopfschmerzen als auch Menstruationsbeschwerden und Rosacea werden hervorgerufen. Die Verschlimmerung bzw. Auslösung vor und während der Regel zieht sich wie ein roter Faden durch den Fall. In diesem Sinne kann die Menses sogar als Causa bewertet werden. Die Symptome Regelbeschwerden, Übelkeit, Verschlechterung der Rosacea und Reizbarkeit sind alle als Begleitbeschwerden des Hauptsymptoms anzusehen, da sie mit diesem gemeinsam bzw. in Kombination auftreten bzw. verschlechtert werden. Würden sie unabhängig vom Hauptsymptom auftreten, wären sie Nebensymptome.

Repertorisation

Zur Arzneifindung mit dem TTB können nun mehrere Rubriken zur Arzneifindung herangezogen werden (➤ Tab. 7.13).

Causa:

- Modalitäten – Verschlimmerung nach Umständen – Regelblutung, vor
- Modalitäten – Verschlimmerung nach Umständen – Regelblutung, während

Hauptsymptom:

- Körperteile und Organe – innerer Kopf – links
- Empfindungen und Befunde – äußere und innere Körperteile im Allgemeinen – Stechen innerer Teile
- Empfindungen und Befunde – äußere und innere Körperteile im Allgemeinen – Drücken von innen heraus
- Körperteile und Organe – Übelkeit – Übelkeit allgemein
- Modalitäten – Verschlimmerung nach Umständen – starke Gerüche
- Körperteile und Organe – weibliche Geschlechtsteile – Gebärmutter
- Empfindungen und Befunde – äußere und innere Körperteile im Allgemeinen – Kugel in inneren Teilen, wie eine
- Körperteile und Organe – Aussehen, Gesicht – Gesicht, Hautausschlag um die Nase
- Gemüt und Geist – Gemüt – Gereiztheit

Wird die Polaritätsanalyse zur Überprüfung der Widerspruchsfreiheit (Integration und Verrechnung widersprüchlicher Rubriken = grau unterlegte Rubriken) einbezogen, resultiert das Ergebnis aus ➤ Tab. 7.14.

Differenzialdiagnose

Differenzialdiagnostisch kommen insbesondere *Sepia* und *Sulfur* in Betracht. Die Polaritätsanalyse ergibt für *Sepia* die höchste Widerspruchsfreiheit. Gemäß Arzneimittelverwandtschaften im Konkordanzen-Kapitel des

TTB für *Sepia* sind von den infrage kommenden Arzneien insbesondere *Sulfur, Causticum* und *Pulsatilla* im höchsten Grad verzeichnet.

Verordnung

Die Patientin erhält für 6 Wochen 1 × tägl. 5 Trp. *Sepia* Q6, verdünnt in etwas Wasser, danach für weitere 6 Wochen *Sepia* Q7.

Verlauf

Im Verlauf von 22 Monaten ist die Migräne nicht wieder aufgetreten, die Regelbeschwerden sind deutlich besser, ebenso die Stimmung. Die Rosacea ist unverändert.

Ausblick

Eventuell kann im Verlauf *Sulfur* als Folgemittel auch die Rosacea positiv beeinflussen.

Tab. 7.13 Repertorisation mit dem Computerprogramm „Therapeutisches Taschenbuch" (nach Gypser 2000)

	Sep.	Sulph.	Calc.	Ign.	Caust.	Nat-c.	Puls.	Phos.	Nux-v.	Bell.	Lyc.	Acon.	Graph.	Kali-c.
Anzahl der Treffer	11	11	11	10	10	10	9	9	9	9	9	9	9	9
Summe der Grade	36	33	25	29	21	16	29	27	26	24	24	23	23	23
Polaritätsdifferenzen	-3	-6	-7	-9	-5	-2	-6	-2	-4	-6	-6	-2	-2	-2
< Regelblutung vor [68] (2319)	4*	4	4	1	2	1	4	3	1	1	4	–	2	2
< Regelblutung, während [72] (2321)	4*	5*	3	4*	4*	2	5*	4*	3	3*	5*	2*	5*	4
Innerer Kopf, li. (P) [128] (55)	4	3	3	1	2	1	2	2	2	1	1	2	3	3
Stechen innerer Teile [123] (1059)	4	3	3	4	3	3	4	4	2	3	1	3	1	3
Drücken von innen heraus (P) [99] (904)	2	2	1	3	1	1	2	3	3	2	2	3	2	1
Übelkeit allg. [121] (409)	3	4	3	2	2	2	4	3	4	3	3	3	3	3
< Gerüche, starke [35] (2132)	1	3	1	4	–	1	1	4	4	4	4	3	3	1
Weibl. Geschlechtsteile, Gebärmutter [59] [571)	4	3	2	2	1	2	4	1	3	4	1	1	2	4
Kugel in inneren Teilen, wie eine [21] (977)	4	1	2	4	2	–	–	–	–	–	–	2	2	2
Gesicht, Hautausschlag um die Nase [20] (275)	3	2	1		3	2	–	–	–	–	–	–	–	–
Gereiztheit (Ärgerlichk., Aggressivität) (P) [64] (9)	3	3	2	4	1	1	3	3	4	3	3	4	–	–

Tab. 7.14 Repertorisation mit dem TTB (nach Gypser 2000) unter Einbeziehung der Polaritätsanalyse

	Sep.	Sulph.	Calc.	Ign.	Caust.	Nat-c.	Puls.	Phos.	Nux-v.	Bell.	Lyc.	Acon.	Graph.	Kali-c.
Anzahl der Treffer	11	11	11	10	10	10	9	9	9	9	9	9	9	9
Summe der Grade	36	33	25	29	21	16	29	27	26	24	24	23	23	23
Polaritätsdifferenzen	6	2	-1	-1	-1	1	1	6	5	0	0	7	3	2
< Regelblutung vor [68] (2319)	4*	4	4	1	2	1	4	3	1	1	4	–	2	2
< Regelblutung, während [72] (2321)	4*	5*	3	4*	4*	2	5*	4*	3	3*	5*	2*	5*	4
Innerer Kopf, li. (P) [128] (55)	4	3	3	1	2	1	2	2	2	1	1	2	3	3
– Innerer Kopf, re. (P) [127] (54)	2	2	4	4	3	1	2	2	3	4	3	1	2	1
Stechen innerer Teile [123] (1059)	4	3	3	4	3	3	4	4	2	3	1	3	1	3
Drücken von innen heraus (P) [99] (904)	2	2	1	3	1	1	2	3	3	2	2	3	2	1
– Drücken von außen herein (P) [63] (903)	1	1	3	2	1	–	–	–	1	2	–	1	–	1
Übelkeit allg. [121] (409)	3	4	3	2	2	2	4	3	4	3	3	3	3	3
< Gerüche, starke [35] (2132)	1	3	1	4	–	1	1	4	4	4	4	3	3	1
Weibl. Geschlechtsteile, Gebärmutter [59] (571)	4	3	2	2	1	2	4	1	3	4	1	1	2	4
Kugel in inneren Teilen, wie eine [21] (977)	4	1	2	4	2	–	–	–	–	–	–	2	2	2
Gesicht, Hautausschlag um die Nase [20] (275)	3	2	1		3	2	–	–	–	–	–	–	–	–
Gereiztheit (Ärgerlichkeit, Aggressivität) (P) [64] (9)	3	3	2	4	1	1	3	3	4	3	3	4	–	–
– Sanftheit (mildes Gemüt) (P) [37] (17)	–	3	–	3	1	1	4	–	–	–	3	–	–	–

Gegensätzliche Rubriken sind mit – gekennzeichnet.

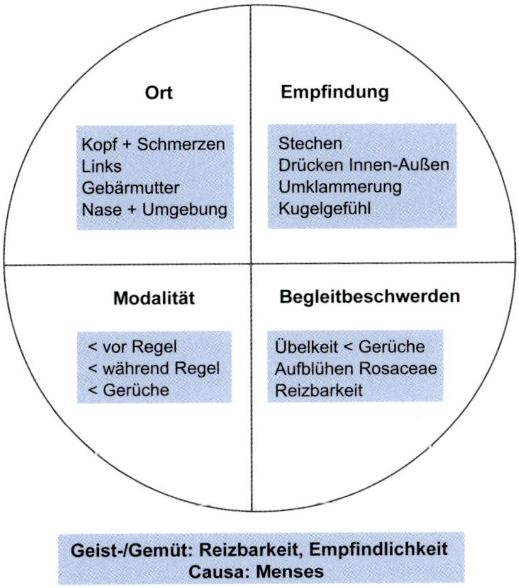

Abb. 7.8 Visualisierung der Symptome mit der Storyboard-Technik (nach Taylor 2002) [P086]

7.5 Fallanalyse und Repertorisation nach Boger

7.5.1 Einführung

Cyrus Maxwell Boger (1861–1935) gehört zu den großen Pionieren der amerikanischen Homöopathie (➤ 12.3.2). Zu Lebzeiten Bogers war die Homöopathie in der amerikanischen Gesellschaft als fester Bestandteil der medizinischen Versorgung verankert. Boger gehörte neben H.C. Allen (1830–1909), J.H. Allen (1854–1925), Kent (1849–1916), Nash (1838–1917), Tyler (1857–1943), Wright Hubbard (1896–1967) und anderen Größen der Homöopathiegeschichte der „International Hahnemannian Association" (IHA) an (➤ 12.3.3), deren Einfluss die Entwicklung der Homöopathie bis heute geprägt hat (zu den geschichtlichen Hintergründen vgl. Bragg und Winter 2013).

Ähnlich wie Bönninghausen (➤ 7.4) hatte Boger eine außerordentliche Begabung zur Konzentration und logischen Strukturierung des umfassenden homöopathischen Wissens und erstellte u.a. die Repertorien „Boenninghausen's Characteristics and Repertory" (1905), „Synoptic Key" (1915–1931 in vier Auflagen) und „General Anlaysis" (1924–1935 in fünf Auflagen) (➤ Abb. 7.7) sowie „Lectures on Homoeopathic Materia Medica" (1904–1908) und viele Aufsätze in Fachzeitschriften.

Als wichtige Innovationen Cyrus Maxwell Bogers sind aus heutiger Sicht zu nennen:

- Entwicklung und Erstellung von Repertorien: „Boenninghausens Characteristics and Repertory", „Synoptic Key", „General Analysis" (Karten-Repertorium),
- Entwicklung von Synopsen charakteristischer Symptome („Synoptic Key"),
- Weiterentwicklung der Fallanalyse auf der Basis von Bönninghausen,
- Konzentration auf das Wesentliche,
- Betonung von anatomischer Wirksphäre und zeitlicher Dimension,
- Betonung der klinischen Verifikation.

7.5.2 Grundzüge der Boger'schen Methodik

Im Zentrum der Arbeit Bogers steht der Anspruch, die zu bedeutendem Umfang angewachsene Informationsflut zu konzentrieren und die Informationen in das richtige Verhältnis zueinander zu setzen. Dabei zieht sich die **klinische Relevanz** durch sein Werk. Besonders ausgeprägt war seine Begabung zur Ordnung, Systematisierung und Proportionierung, aber auch seine Fähigkeit, Wesentliches von Unwesentlichem zu unterscheiden, ohne dabei das Lebendige aus den Augen zu verlieren. Er beherrschte die Kunst des kreativen Umgangs mit den homöopathischen Werkzeugen und mit der Sprache. Bogers Bestrebungen zielten darauf ab, die Symptome in ihrem klinischen Wert konzentriert und in adäquate Beziehung zueinander zu setzen, dabei aber ein größtmögliches Maß an Flexibilität zu bewahren, um Individualität und Lebendigkeit zu erhalten.

Der Nachwelt liegen die Boger'schen Repertorien als Resultat seiner Forschungen vor. Er hat jedoch nie eine grundlegende Anleitung verfasst, wie sie zu verwenden sind und welche Strategien sie verfolgen, sodass die praktische Philosophie Bogers mühsam aus seinen Werken und Artikeln erschlossen werden musste. Erschwerend für die Boger-Rezeption in den

USA und in Europa kommt hinzu, dass Bogers homöopathischer Nachlass nach seinem Tod durch seine Witwe an einen renommierten indischen Verlag übergegeben wurde, der die handschriftlichen Korrekturen und Nachträge intransparent in die folgenden indischen Auflagen seiner Werke einarbeitete. Die Tradition der Boger'schen Homöopathie und der Arbeit mit seinen Repertorien ist in Indien über Jahrzehnte durch profilierte Homöopathen wie Dhawale, S.R. Phatak oder P.Sankaran weitergeführt worden. Erst in den vergangenen 10 Jahren ist das Interesse an Boger in Deutschland wieder aufgelebt und sind Theorie und Methodik von Homöopathen wie z.B. Norbert Winter, Jens Ahlbrecht, Elmar Funk und Bernd von der Lieth aufgearbeitet und der homöopathischen Gemeinschaft in systematischer Form zugänglich gemacht worden (s.u. Literatur). Insbesondere wegen ihrer klinischen Anwendbarkeit, Plausibilität und Logik erlebt die Homöopathie nach Boger derzeit ein Wiederaufblühen.

Charakteristische Symptome

In der Tradition von Bönninghausen und Jahr arbeitete Boger mit den charakteristischen Symptomen (➤ 7.1.2). Eine Innovation Bogers ist die Übertragung des Genius-Konzepts Bönninghausens (das bei Bönninghausen nur für die Arzneien gilt) auch auf die Symptome des Kranken bzw. die Anamnese, wodurch es für die Fallanalyse anwendbar wird. Seine Analyse richtet sich nicht nur nach den charakteristischen Symptomen der Krankheit (Bönninghausen), sondern er bezieht die Symptome des kranken Menschen in seiner gesamten Krankheitsbiografie in ihrer zeitlichen Dimension in die Analyse und Mittelwahl ein (ähnlich Kent). Außerdem legt Boger großen Wert auf die klinische Bestätigung der Symptome durch Heilungen.

Charakteristische Arzneisymptome

- Basieren auf den Ergebnissen systematischer Arzneimittelprüfungen.
- Durchdringen im Sinne eines roten Fadens das Arzneimittelprüfungsbild, treten also in Bezug auf Ort/Gewebe, Modalität, Empfindung oder Begleitsymptom gehäuft auf.
- Sind durch die ärztliche Praxis klinisch verifiziert.

Charakteristische Symptome des Patienten

- Ergeben sich aus Anamnese und Untersuchung.
- Durchdringen die Anamnese räumlich („Vogelperspektive“).
- Durchdringen die Anamnese zeitlich („Verankerung“).
- Durchdringen die Anamnese qualitativ („Dominanz“).

Die Konzepte „Vogelperspektive“, „Verankerung“ und „Dominanz“ stammen nicht von Boger, sondern wurden in der modernen deutschsprachigen Boger-Rezeption (s.o.) geprägt, sie beschreiben jedoch gut die Boger'sche Denkweise, wie sie sich aus seinen Schriften und Kasuistiken rekonstruieren lässt.

Die **Vogelperspektive** entspricht dem Genius-Konzept von Bönninghausen (➤ 7.4.2): Mehrfach bzw. gehäuft auftretende Symptomenelemente in Bezug auf Ort/Gewebe, Empfindung, Modalität bzw. Begleitbeschwerden ziehen sich wie ein roter Faden durch den Fall. Beispiel: Bei einem Patienten treten immer wieder rechtsseitige Kopf- und Rückenschmerzen auf. Die Lokalität „rechts“ zieht sich bei Betrachtung durch die Vogelperspektive durch den Fall.

Unter **Verankerung** wird die systematische Analyse der Krankheitsbiografie des Patienten und seiner Vorfahren auf Parallelen zur aktuell bestehenden Symptomatik hin verstanden. Aktuelle Symptome, die eine Entsprechung in der individuellen oder familiären Krankheitsbiografie finden, sind als charakteristisch anzusehen. Wenn z.B. rheumatische Gelenkentzündungen im Verlauf der Zeit („schubförmig“) immer wieder beim Patienten auftreten, dann sind Gelenke/Gelenkentzündungen eine Verankerung. Das Gleiche gilt für Gelenkerkrankungen bei Vorfahren bzw. direkten Familienmitgliedern.

Mit dem Begriff **Dominanz** wird ein Symptomenelement beschrieben, das durch seine Intensität, Ausschließlichkeit oder auffallende Besonderheit charakterisiert ist, z.B. das „Gefühl, als seien die Knochen zerbrechlich, wie aus Glas“ oder ein besonders intensiv empfundener, klopfender Schmerz an einer umschriebenen Stelle.

Arzneiwahl

Ausschlaggebend für die Arzneiwahl gemäß Ähnlichkeitsbezug ist die Kombination der charakteristischen Symptome des Patienten, die Boger auch als **Symptomenkomplex** bezeichnet. Den charakteristischen Symptomen des Patienten werden die charakteristischen Symptome der Arznei gegenübergestellt.

Boger hat die Arzneisuche dadurch vereinfacht, dass er mit dem „General Analysis“ und dem „Synoptic Key“ Repertorien erstellte, die ausschließlich charakteristische Symptome enthalten. Darüber hinaus führt der „Synoptic Key“ in seinem Materia-medica-Teil Synopsen (Tableaus) charakteristischer Symptome auf, mit denen sich schnell und zielgenau ein Materia-medica-Abgleich durchführen lässt.

Konzentration auf das Wesentliche

Boger ist ein Meister der Konzentration auf das Wesentliche, wodurch seine Repertorien und die Materia medica ausgesprochen kurz, aber sehr aussagekräftig ausfallen. Jedes Wort ist mit Bedacht ausgewählt, und nicht selten erschließt sich hinter dem Wort ein ganzer Kosmos an Bedeutungen. Erreicht wird diese Konzentration auf das Wesentliche neben dem künstlerischen Sprachgebrauch vor allem durch Generalisation und Extraktion der Extrakte.

Generalisieren

Diese Technik wurde bereits in Bönninghausens „Therapeutischem Taschenbuch“ angewendet (➤ 7.4.3). Die Generalisation eines Symptoms wird durch das Zerlegen in seine einzelnen Elemente und die Rückführung der Elemente auf die ihnen zugrunde liegenden qualitativen Eigenschaften durchgeführt. Die Pathologie wird radikal generalisiert. Die entsprechenden Repertoriumsrubriken sind sozusagen Schubladen, welche die dazugehörigen charakteristischen Arzneien enthalten.

Beispiel: Eine Patientin leidet unter schwerem Asthma bronchiale. In der Lunge verspürt sie ein Zusammenkrampfen, außerdem kommt es immer wieder zu Wadenkrämpfen, und sie neigt zu Stimmungseinbrüchen, bei denen sie „krampfhaft“ weint. Als Symptomenelement zieht sich die Information „Krampf“ durch die verschiedenen Teilbereiche. Generalisierbar ist demnach die qualitative Eigenschaft „Krampf“. Unter „Krampf/krampfartige Beschwerden“ können generalisiert werden: Zuckungen, Tics, Epilepsie, Asthma, Angina pectoris, Muskelkrämpfe, Gallenkoliken, Nierenkoliken, krampfartige Darmbeschwerden, Regelschmerzen, krampfartige Kopfschmerzen usw.

Extraktion der Extrakte

Bei der Erstellung des „Synoptic Key“ und des „General-Analysis“-Repertoriums extrahierte Boger aus anderen Werken, insbesondere aus Bönninghausens „Therapeutischem Taschenbuch“ (TTB), die hochcharakteristischen und klinisch verifizierten Symptome. Im Falle des TTB handelt es sich um die Symptome in den höchsten Graden (3 und 4). Boger arbeitete zudem charakteristische Symptome aus anderen Werken, Veröffentlichungen und eigene klinische Beobachtungen in seine Repertorien ein. Seine beiden Werken „Synoptic Key“ und „General Analysis“ sind demnach Destillate charakteristischer Symptome.

Wertigkeiten der Symptome

Entsprechend dem Anspruch der maximalen Konzentration, arbeitete Boger in seine Repertoriumsrubriken und Synopsen Wertigkeiten ein. Leider hat er sie nicht explizit definiert, die praktische Analyse lässt jedoch den Schluss zu, dass einwertige Arzneien für klinisch verifizierte charakteristische Symptome stehen, zweiwertige Arzneien für häufig und dreiwertige Arzneien für sehr häufig klinisch verifizierte, charakteristische Symptome.

Betonung des Wirkortes

Im Boger'schen Konzept der homöopathischen Methode kommt dem Wirkort der Arznei eine wichtige Bedeutung zu. Die **Lokalitäten** und **Gewebe** als charakteristische Wirksphären sind in „General Analysis“ und „Synoptic Key“ besonders wichtig, die dort vertretenen Arzneimittel besonders sorgfältig ausgewählt. Boger geht davon aus, dass fast jede Arznei auf bestimmte Teile des Organismus besonders deutlich wirkt. Daher legt er großen Wert auf die exakte Lokalisation der Beschwerden. In seinen Repertorien fasst er zu diesem Zweck mithilfe der Genera-

Tab. 7.15 Beispiele für Wirkorte bei Boger (nach Kasad, vgl. Winter 2002)

Rubrik	Mögliche Bedeutungen (Beispiele)
Drüsen	Tonsillen, Peyer-Plaques, Waldeyer-Rachenring, Lymphknoten, Leber, Milz, Thymus, Speicheldrüsen, schleimabsondernde Drüsen, Talgdrüsen, Schweißdrüsen, Tränendrüsen, Nieren, allgemein Hormondrüsen, Hypophyse, Schilddrüse, Nebenschilddrüsen, Pankreas, Nebennieren, Ovarien, Hoden, Prostata, Mammae
Körperöffnungen	Augen, Ohren, Nasenlöcher, Mund, Brustwarzen, Hautporen, Urethra, Vagina, Zervix, Anus
Hautfalten	Gelenkbeugen, Haut zwischen Fingern und Zehen, Leiste, Achseln, retroaurikulär, submammär
Fibröses Gewebe	Schwäche von Bändern, Muskeln, elastischen Geweben, Neigung zu Verstauchungen, Verdrehungen, Prolaps, Hernien, Empfindungen des Drängens nach draußen oder nach unten, Sphinkterschwäche, schlaffes Gewebe an Wangen oder Bauch, Rückenschwäche mit Schmerzen, allgemein Schwäche und Paresen, Krampfadern, Striae, Gleichgültigkeit, Apathie, Trägheit, Dumpfheit, Retardierung, Herzlosigkeit, Gefühlsarmut, Misanthropie

lisierung ähnliche Gebiete oder Gewebe zusammen, wobei sorgfältig ausgewählte Begriffe in ihrer übertragenen Bedeutung nicht selten neben körperlichen Wirkorten auch psychische Inhalte umfassen (➤ Tab. 7.15).

Betonung der Zeit

Boger waren die charakteristischen zeitlichen Symptome besonders wichtig. In der Fallanalyse zeigt sich dies in dem Bestreben, die Symptomatik des Patienten bei der Mittelwahl auch zeitlich in der persönlichen Krankheitsbiografie oder der Familienanamnese zu verankern. Ähnlich wie beim Wirkort war Boger der Meinung, dass homöopathische Arzneien einen charakteristischen Zeitbezug zeigen, z. B. zu typischen Zeiten Verschlimmerungen oder Verbesserungen verursachen. Auch war er davon überzeugt, dass neben Tages- und Jahreszeiten auch die Mondphasen eine Rolle spielen.

Die Rubriken zu charakteristischen Zeiten haben in seinen Kurzrepertorien eine wichtige Bedeutung, Boger hat hierzu intensiv geforscht. Der „Synoptic Key“ beginnt sogar mit dem Zeiten-Kapitel. Boger hat ein eigenes Repertorium „Times of the Remedies und Moon Phases“ (dt.: „Zeit-Repertorium der Arzneimittel mit Mondphasen“) veröffentlicht.

Bedeutung der Modalitäten

Boger betrachtet – ähnlich wie Bönninghausen im Polaritäts-Konzept (➤ 7.4.2) – widersprüchliche Modalitäten zwischen Arznei und Patient als ein Ausschlusskriterium für die Arzneiwahl.

Bedeutung der Empfindungen

Auch in Bezug auf Empfindungen generalisiert Boger seine Symptome radikal.

Bedeutung der Geistes- und Gemütssymptome

In Anlehnung an Hahnemann (Organon, § 211) und Bönninghausen kommt den Geistes- und Gemütssymptomen bei der Differenzialdiagnose eine wichtige Bedeutung zu. Auffällig ist, dass Boger im Vergleich zum Repertorium von Kent nur sehr wenige Arzneimittel in seine Gemütsrubriken aufgenommen hat. Diese entsprechen vermutlich den aus Bogers Sicht tatsächlich charakteristischen Geistes- und Gemütssymptomen. Im „Synoptic Key“ erfolgt die Differenzialdiagnostik allerdings auch über den Materia-medica-Teil mithilfe der Synopsen (➤ 7.5.4).

Multiperspektivischer Ansatz

Bogers Werk ist durchzogen von einem kreativen und multiperspektivischen Umgang mit den homöopathischen Informationen. Er selbst legte sich nie auf bestimmte Repertorien fest, sondern arbeitete bis zu seinem Lebensende mit einer Vielzahl von

Hilfsmitteln, neben seinen eigenen Werken u. a. mit dem „Therapeutischen Taschenbuch“, dem Repertorium von Kent und vielen weiteren Werken. Auffällig ist, dass er einerseits den Umgang mit „General Analysis“ und „Synoptic Key“, an denen er viele Jahre gearbeitet hat, nie ausführlich erläutert, andererseits aber viele Artikel zu grundlegenden homöopathischen Themen und Kasuistiken veröffentlicht hat. Es finden sich auch viele Kasuistiken, in denen er mit dem Kent-Repertorium arbeitet. Boger bevorzugte demnach keine Methode, sondern wählte den Ansatz vermutlich nach der Art der vorliegenden Symptome.

7.5.3 Fallanalyse

1. Schritt: Sichtung der Symptome

Die Symptome des Falls werden aufgelistet, die Aufzeichnungen kritisch durchgesehen und ggf. ergänzt oder korrigiert.

2. Schritt: Auswahl des Repertoriums

Eignet sich der Fall für die Analyse mit dem „Synoptic Key“ oder „General Analysis“? Liegen charakteristische oder dominante Symptome vor? Oder sollte lieber mit einem Repertorium gearbeitet werden, das den Schwerpunkt auf Lokalsymptome und Geistes-/Gemütsrubriken legt („Boenninhausen's Characteristics and Repertory“, Kent'sches Repertorium, „Synthesis“, „Complete Repertory“, Repertorium von Murphy)?

3. Schritt: lokale Aspekte des Falls

Falls der Fall für „Synoptic Key“ oder „General Analysis“ geeignet ist, geht man folgendermaßen vor: Liegen Symptome aus der **Vogelperspektive** vor? Der Anamnese werden diejenigen Symptome entnommen, die charakteristisch für den ganzen Zustand sind, z. B. Modalitäten oder Empfindungen, die in verschiedenen Lokalisationen auftreten (➤ 7.5.2).

4. Schritt: Klassifikation der Symptome gemäß der anatomischen Wirkrichtung

Die anatomische Wirkrichtung (charakteristische Symptome bezüglich betroffener Gewebe, pathologischer Allgemeinsymptome oder Empfindungen) wird spezifiziert durch die Modalitäten.

5. Schritt: Suche nach dominanten Symptomen-Elementen

Liegen Symptomenelemente vor, die durch ihre Intensität, Ausschließlichkeit oder auffallende Besonderheit charakterisiert sind („Dominanz“ ➤ 7.5.2)?

6. Schritt: Analyse der Krankheitsbiografie

Liegen aktuell Symptome vor, die eine Entsprechung in der individuellen oder familiären Krankheitsbiografie finden („Verankerung“ ➤ 7.5.2)?

7. Schritt: Auswahl der Symptome

Aus dem erstellten Profil der charakteristischen Symptome wird eine Auswahl zur Repertorisation herangezogen, wobei diejenigen Symptome den Vorrang haben, die die Charakteristik des Falls am prägnantesten widerspiegeln. Zur Repertorisation kann ein einzelnes Symptom herangezogen werden oder auch eine Symptomenkombination.

8. Schritt: Repertorisation

Die Repertorisation erfolgt idealerweise mit dem „Synoptic Key“ oder dem „General Analysis“. Wendet man die Technik der **horizontalen Repertorisation** an, wird eine zentrale Rubrik im Repertorium herausgesucht, die die Charakteristik abdeckt, dann werden die dort aufgelisteten Arzneimittel anhand der Materia medica oder der Synopsen im „Synoptic Key“ miteinander verglichen. Bei der **vertikalen Repertorisation** werden mehrere Rubriken in einer Reihe untereinander aufgelistet, dann wird berechnet, welche Arzneien in welcher Häufigkeit und in welchem Summengrad die meisten Symptome abdecken (➤ 7.5.4, ➤ Fallbeispiel 7.6).

REGEL

Je mehr Rubriken verwendet werden, desto geringer ist die Wahrscheinlichkeit, ein „kleines Arzneimittel" zu finden. Diskrete oder eigentümliche Lokalsymptome können ergänzend im Kent-Repertorium, BBCR oder einem großen modernen Repertorium („Synthesis", „Complete", Repertorium von Murphy etc.) aufgesucht und zur Repertorisation oder Analyse mit verwendet werden.

9. Schritt: Arzneiwahl

Ähnlich wie bei Bönninghausen gilt bei der Auswahl die Widerspruchsfreiheit in Bezug auf die charakteristischen Symptome und Modalitäten (➤ 7.4.2). Der Gemütszustand gibt entscheidende differenzialdiagnostische Hinweise. Der Mittelabgleich erfolgt mit einer Materia medica (z. B. Synopse im „Synoptic Key").

Verschiedene Analyse- und Repertorisationsstrategien dürfen – je nach Fall – flexibel und kreativ kombiniert werden.

7

7.5.4 Repertorisation

Bogers „Boenninghausen's Characteristics and Repertory" (BBCR)

1905 veröffentlichte Boger das Repertorium „Boenninghausen's Characteristics and Repertory", in dem er alle verfügbaren Quellen Bönninghausens zu einer repertorialen Synthese zusammengefügt hat. Es nimmt eine Zwischenstellung zwischen dem Repertorium von Kent und Bönninghausens TTB ein. Boger kombinierte das TTB mit dem „Systematisch-alphabetische Repertorium der antipsorischen homöopathischen Arzneien" und arbeitete weitere Schriften Bönninghausens in das Werk ein. Zur Abschrift stand ihm ein Originalexemplar des TTB mit Originalnachträgen von Bönninghausen zur Verfügung (Dunham-Kopie). Außerdem erweiterte Boger das Repertorium um einige neue Arzneimittel (*Aloe, Apis, Argentum nitricum, Borax, Bromium, Calcium phosphoricum, Fluoricum acidum, Gelsemium, Glonoinum, Kalium bichromicum, Kreosotum, Mercurius corrosivus, Natrium sulfuricum, Phytolacca, Psorinum, Tabacum*).

Das BBCR enthält außerdem als ersten Teil eine Materia medica, die auf Bönninghausens Materia Medica „Eigenthümlichkeiten und Hauptwirkungen der homöopathischen Arzneien" basiert und von Boger erweitert und ausgebaut wurde. Dabei war Boger bestrebt, Materia medica und Repertorium im gegenseitigen Austausch zu verwenden.

Das BBCR ist auf Englisch in der zweiten indischen Auflage erhältlich, in die nach Bogers Tod in Indien – vermutlich auf Basis des Nachlasses von Boger – Korrekturen und Gradänderungen eingearbeitet wurden. Die Rezeptionsgeschichte ist leider nicht transparent. Zudem weist die englische Ausgabe auch sprachliche Fehler auf. Die Gradeinteilungen/Wertigkeiten des Repertoriums entsprechen denen Bönninghausens TTB (➤ 7.4.3), allerdings wurden die Grade durch andere Setzung markiert. Mittlerweile ist eine deutsche Übersetzung verfügbar, und eine deutschsprachige Implementierung in Computerrepertorien hat stattgefunden (Boger 2010, jRep-Software).

Aufbau

Das BBCR gliedert sich in einen alphabetisch sortierten Materia-medica-Teil und ein Repertorium, ergänzt durch einen alphabetischen Index.

Erste Ebene: Ähnlich wie beim Kent'schen Repertorium sind die Kapitel des BBCR nach dem anatomischen Kopf-zu-Fuß-Schema aufgebaut. Zudem enthält das Buch die allgemeinen Kapitel „Empfindungen" und „Beschwerden allgemein", „Modalitäten allgemein" und ein ausführliches Konkordanzen-Kapitel.

Zweite bis fünfte Ebene: Auf der zweiten Ebene findet man die anatomischen Unterrubriken, Zeitbezüge und Modalitäten (Verbesserungen und Verschlimmerungen). Die anatomischen Unterrubriken sind auf der dritten Ebene wiederum unterteilt in genauere Lokalitäten sowie Empfindungen/Befunde. Diese können in der vierten bzw. fünften Ebene nochmals spezifiziert werden. Auch die alphabetisch sortierten Rubriken der Modalitäten (Aggravation, Amelioration) können in der vierten Ebene nochmals spezifiziert werden (➤ Abb. 7.9).

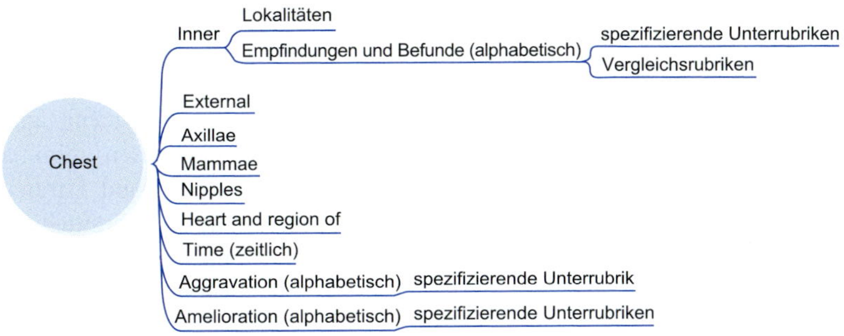

Abb. 7.9 Ebenenstruktur des BBCR am Beispiel des Kapitels „Chest" [P086]

„Synoptic Key" (SK)

Bogers Motivation, Bücher als Werkzeuge zu erstellen, in denen die Arzneien in knapper und charakteristischer Form dargestellt werden, bleibt unklar, eventuell wurde er durch Jahrs „Handbuch der Hauptanzeigen", das ihm in der amerikanischen Ausgabe vorlag, inspiriert. Wichtigste Quelle des „Synoptic Key" ist Bönninghausens „Therapeutisches Taschenbuch", aus dem die Arzneien 3. Grades (ca. 50 Prozent) und alle Mittel 4. Grades entnommen wurden. Außerdem arbeitete Boger Erkenntnisse aus Werken anderer Autoren, insbesondere aus aktuellen Veröffentlichungen, ein.

1915 veröffentlichte er die erste Auflage des „Synoptic Key". Das Buch hatte einen Umfang von 224 Seiten und bestand aus einem kurzen Repertorium (Analyse) und einer Materia medica (Synopse). Bis 1931 wurde das Büchlein in vier Auflagen herausgegeben und dabei stets erweitert, sodass sich ein vollkommen eigenes Profil herausschälte. Die vierte Auflage verfügte schließlich über ein ausgeklügeltes Repertorium, eine raffinierte Materia-medica-Synopse und ein Ergänzungskapitel. Die fünfte Auflage erschien nach Bogers Tod posthum in Indien, bearbeitet aufgrund des Boger'schen Nachlasses und handschriftlicher Ergänzungen von N. K. Banerjee aus Kalkutta. In Deutschland liegen zwei Übersetzungen vor. Die Übersetzung von Hella Heinrich integriert das Ergänzungsregister in das Repertorium und schafft so ein zweiteiliges Werk, die Übersetzung von Jens Ahlbrecht erhält die traditionelle dreiteilige Struktur (➤ Tab. 7.16).

Die englische Ausgabe ist als Volltext zugänglich unter http://homeoint.org/ [Stand: 20.1.2016]. Der „Synoptic Key" ist auch als Zusatzmodul in verschiedenen Computerrepertorien enthalten (RADAR, MacRepertory, Mercurius, jRep).

Alle drei Teile des Buchs bauen aufeinander auf (➤ Abb. 7.10) und werden interaktiv und kreativ bei der Fallanalyse eingesetzt. Das Buch gilt als Bogers Meisterwerk und eignet sich zur Arbeit mit der oben dargestellten Methode (➤ 7.5.2).

Repertorium (Fallanalyse)
Das Repertorium enthält charakteristische Arzneien und weitgehend generalisierte Rubriken. Es gliedert sich in die Kapitel:

1. Zeiten,
2. Modalitäten,
3. Allgemeines,

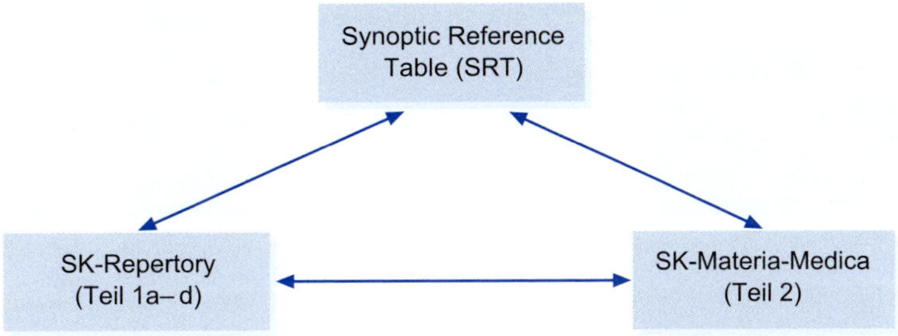

Abb. 7.10 Aufbau des „Synoptic Key" [P086]

7

4. Gemüt,
5. Kopf bis Fuß,
6. Haut,
7. Schlaf,
8. Frost,
9. Hitze,
10. Schweiß.

Ergänzungskapitel

Der ergänzende Abschnitt des SK enthält eine tabellarische Übersicht über die Arzneiwirkungsdauer, in der, aufbauend auf Veröffentlichungen von Bönninghausen, minimale Arzneiwirkungsdauern aufgelistet sind. Daran schließt sich der Abschnitt über die Arzneimittelbeziehungen an, in dem komplementäre und antagonistische Arzneibeziehungen aufgelistet werden.

Tab. 7.16 Entwicklung des „Synoptic Key" von der ersten zur fünften Auflage

Erste Auflage (Parkersburg 1915)		**Fünfte Auflage (New Delhi 2000)**	
Hierarchie der Symptome (später verlassen)		**Aufbau**	
Modalitäten	• Auslösende Ursache, Zeit, Temperatur • Wetter, frische Luft, Körperhaltung • Bewegung, Essen und Trinken • Schlaf, Alleinsein, Druck • Berührung, Absonderungen	Vorwort	Liste der Arzneien in der Arzneimittellehre (Serial-No. 1–323)
Geist und Gemüt	• Reizbarkeit • Traurigkeit • Furcht • Ruhiges Wesen	Teil 1 „Analysis" (Kurzrepertorium)	• Zeiten der Verschlimmerung • Bedingungen der Verschlimmerung und Besserung • Allgemeinsymptome (Berücksichtigung von Arzneimittelbeziehungen auf den gesamten Organismus) • Regionales Repertorium
Empfindungen	• Brennend, krampfartig • Schneidend, berstend • Wundheit, pochend • Durst	Teil 2 „Synopsis"	Darstellung der wichtigen und charakteristischen Eigenschaften der wichtigsten Arzneimittel der Materia medica mit ihren physiologischen Bereichen der Aktivitäten, Modalitäten und Beziehungen
Objektive Symptome	• Benehmen • Ruhelosigkeit • Nervöse Reizbarkeit • Gesichtsausdruck • Torpor, Sekrete • Farbe, Geruch	Teil 3	• Tabelle der ungefähren Wirkdauer der Arzneimittel • Komplementäre Arzneimittel • Antagonistische Arzneimittel • **Synoptic Reference Table** (SRT: ergänzende Hinweistabelle): zusätzliche Tabelle für die direkte Referenz auf den Repertoriumsteil im Text • **Liste der Arzneimittel** und ihrer Abkürzungen
Betroffene Teile	• Organe • Rechts • Links		

Tab. 7.17 Aufbau der Synopsen im „Synoptic Key"

Region (Lokalisation, Region, Gewebe, Organ, System)	**Modalitäten** (Verschlechterungen, Verbesserungen)
Körperliche allgemeine Empfindungen und Beschwerden, pathologische Allgemeinsymptome, Konstitution, Diathese und Temperament, Krankheitsentwicklung, Zeitverlauf, miasmatische Aspekte, Begleitsymptome, „Als-ob"-Empfindungen, Gemüt (falls dominant)	
Gemüt (emotional, intellektuell, Entwicklung), Schwindel, Lokalsymptome im Kopf-zu-Fuß-Schema, charakteristische Lokalsymptome, einzelne körperliche Allgemeinsymptome (z. B. Durst, Appetit), Frost, Hitze, Schweiß, Haut, Haare, Nägel, Talgdrüsen, Schlaf, Träume	
Arzneibeziehungen	

Den Abschluss bildet ein ausführliches Ergänzungsregister, über dessen Bedeutung lange Zeit gerätselt wurde. Nach dem aktuellen Forschungsstand verwendete Boger das Register für Querverweise, Interpretationen, Spekulationen und als Merkhilfe – eben eine Ergänzung. Es enthält z. B. häufig Rubriken, die aus Bönninghausens „Aphorismen des Hippokrates" stammen. Als Bezug wird auf die Seitenzahlen des Repertoriums verwiesen. Boger verwendete das Ergänzungsregister vermutlich als Ort, wo neue Ideen abgelegt wurden, die dann im Verlauf verifiziert werden mussten (und in den vorderen Teil eingepflegt wurden). Das Ergänzungsregister kann zur Repertorisation ergänzend und inspirierend hinzugezogen werden.

Wertigkeiten

Boger versäumte es leider, die Wertigkeiten der Arzneien eindeutig zu definieren. Sie entsprechen mit großer Wahrscheinlichkeit den Häufigkeiten der klinischen Verifikationen des Symptoms. Es liegen (in der deutschen Übersetzung von Ahlbrecht aus dem Jahr 2007) vier Wertigkeiten vor: Sulf, **Sulf**, **SULF**, SULF.

Arbeitsweise

Die Arbeitsweise entspricht dem genannten Vorgehen bei der Fallanalyse (➤ 7.5.3). Wichtig bei der Arbeit mit dem „Synoptic Key" ist die Kenntnis, dass alle Kapitel des Buches miteinander verflochten sind und aufeinander aufbauen. Die Repertorisation mit dem Analyseteil und die Referenz im Ergänzungsregister ergeben eine Auswahl von möglichen Arzneimitteln. Die Differenzierung und Auswahl erfolgt anhand der Materia-medica-Synopse (➤ Tab. 7.17), mit der auch die Widerspruchsfreiheit überprüft werden kann.

„General Analysis" (GA)

Boger stellte eine Innovation vor: Während allgemein der Trend zu immer größeren Werken und Sammlungen ging, veröffentlichte er als Essenz seiner Arbeit und Forschung ein schmales Repertorium. Dieses übersichtliche Werk wurde von Boger zu Lebzeiten von 1924 bis 1933 bis zur fünften Auflage perfektioniert, die sechste und siebte Auflage wurden posthum in Indien durch den Verlag Roy & Company überarbeitet und 1939 (sechste Auflage) bzw. 1959 (siebte Auflage) veröffentlicht und mit einem erläuternden Vorwort von L. D. Dhawale versehen.

Aus der „General Analysis" entwickelte Boger in der vierten Auflage 1931 ein handliches Karten-Repertorium („Card-Index-Repertory"): Gelochte Karten werden übereinandergelegt, sodass beim Halten gegen eine Lichtquelle schnell das durchgängige Arzneimittel ermittelt werden kann. Karten-Repertorien waren wichtige, zeitsparende Hilfsmittel in der Zeit vor der Computerrepertorisation.

Eingang in die GA fanden nur aussagefähige und selektionierte Rubriken, die Boger dem „Synoptic Key" und dem „BBCR" (s. o.) entnahm.

Aufbau: Die Zentralidee des Repertoriums besteht darin, das homöopathische Wissen so knapp und konzentriert wie möglich darzustellen. Das Buch enthält nur charakteristische Symptome (➤ 7.1.2), die Rubriken sind alphabetisch geordnet. Die deutsche Ausgabe in der Übersetzung von J. Ahlbrecht (2007) hat einen Umfang von nur 58 Seiten. Sie basiert auf der fünften englischen Auflage und berücksichtig außerdem unter quellenkritischen Gesichtspunkten die indischen Korrekturen der sechsten und siebten Auflage. Aufgrund des handlichen Formats eignet sich das Buch besonders für die Kitteltasche.

Die englische Ausgabe des „General Analysis“ ist als Volltext im Internet zugänglich (http://homeoint.org/ [Stand: 20.1.2016]).

Die „General Analysis“ umfasst 370 Rubriken mit 6 000 Arzneimitteleinträgen. Auffallend häufig finden sich in der GA generalisierte Regionalrubriken, die die Bedeutung widerspiegeln, die Boger der (charakteristischen) Lokalisation beimaß (➤ 7.5.2).

Wertigkeiten

Boger verwendet drei Wertigkeiten, die sich vermutlich auf die Häufigkeit der klinischen Verifikation beziehen (s. o. „Synoptic Key“).

Arbeitsweise

Die Arbeitsweise entspricht dem im Kapitel „Fallanalyse“ dargestellten Vorgehen (➤ 7.5.3).

Verwandte Repertorien

Bogers Repertorien haben insbesondere in Indien große Anerkennung gefunden und wurden von indischen Homöopathen weiterentwickelt. Hierbei sind die beiden mittlerweile verstorbenen Homöopathen S. R. Phatak und P. Sankaran aus Mumbai hervorzuheben.

Phatak: „Concise Repertory“

Die Basis des von S. R. Phatak erstellten alphabetischen Repertoriums sind „Synoptic Key“ und „General Analysis“, ergänzt um weitere charakteristische Arzneien aus verschiedenen klassischen Werken. Es handelt sich um ein Repertorium charakteristischer Symptome, das aber in spezifizierenden Unterrubriken eine Vielzahl charakteristischer Lokalsymptome ergänzt und somit einen Brückenschlag zum Kent-Repertorium darstellt. Das Repertorium von Phatak erfreut sich in Indien großer klinischer Beliebtheit und ist seit 2006 auch in der deutschen Übersetzung von Eckhart von Seherr-Thohs erhältlich.

Die berühmte Materia medica von Phatak enthält die Synopsen des „Synoptic Key“ in der Einleitung der einzelnen Arzneibeschreibungen.

Sankaran: „Pocket Repertory“

Pichiah Sankaran (1922–1979), der Vater des zeitgenössischen Homöopathen Rajan Sankaran, stellte auf Basis des „General Analysis“ ein eigenes und deutlich erweitertes Karten-Repertorium zusammen. Das „Pocket Repertory“ ist nur in englischer Sprache erhältlich und wurde in dem Sammelwerk „Elements of Homoeopathy“ veröffentlicht, das posthum von seinem Sohn herausgegeben wurde.

Fallbeispiel 7.6: 63-jährige Patientin. Hypoxischer Hirnschaden nach Status asthmaticus und Reanimation (Michael Teut)

Anamnese und Untersuchungen

Vorgeschichte: Z. n. Reanimation bei Status asthmaticus (37 Tage zuvor) mit hypoxischem Hirnschaden und Verdacht auf apallisches Syndrom. Die Patientin war 22 Tage zuvor tracheotomiert worden und konnte zeitweise spontan mit der „feuchten Nase“ atmen.

Aktuelle Situation: bewusstlose Patientin mit erheblichen Myoklonien des Rumpfes, der Arme, der Beine, die immer wieder wellenartig und in schneller Abfolge den Körper durchwandern. Deviation der Augen rechts mehr als links, Pupillen rund, keine Lichtreaktion beidseits. Nervenaustrittspunkte unauffällig, Pupillen rund, starr, Lichtreaktion und Konvergenzreaktion negativ, keine Körperspannung, keine Kraft, Muskeleigenreflexe allseits nicht auslösbar, Babinski beidseits negativ.

Über Brustkorb und Lunge ubiquitär Spastik, Brummen, verlängertes Exspirium auskultierbar, seitengleiche Belüftung. Tachykardie. Immer wieder Bronchospastik und Zyanose mit Sauerstoffsättigungsabfall bei Atemversuchen über die „feuchte Nase“ via Tracheostoma. Diagnose des konsiliarisch hinzugezogenen Neurologen: Verdacht auf apallisches Syndrom nach zerebraler Hypoxie, keine neurologischen Seitenzeichen, symptomatische Epilepsie, posthypoxische Myoklonien. Die Patientin litt bereits viele Jahre vor der Reanimation an einem schweren nicht allergischen Asthma bronchiale, an Diabetes mellitus Typ 2 und einer Fettstoffwechselstörung. Unter den zuletzt unternommenen intravenösen antikonvulsiven Therapieversuchen mit Clonazepam und Phenytoin zeigte sich keine Besserung der Symptomatik, sodass auf Valproinsäure umgestellt wurde.

Weitere spezifische oder biografische Informationen waren in dieser Situation nicht eruierbar. Aufgrund der bislang ausgebliebenen therapeutischen Erfolge wurde ein homöopathischer Therapieversuch unternommen.

Fallanalyse

Auffällig sind die generalisierten Myoklonien, Wellen von Zuckungen, die durch den gesamten Körper wandern, als

Ausdruck der posthypoxischen Epilepsie. Ursache des hypoxischen Hirnschadens ist ein Status asthmaticus. Auf der Intensivstation kommt es weiterhin zu Bronchokonstriktion und Zyanosen.
Generalisierend und aus der Vogelperspektive kann aufgrund des Status asthmaticus, des vorbestehenden Asthmas und der epileptischen Krämpfe das Symptom „Krampf" als charakteristisch für den gesamten Fall angesehen werden. Es verankert zudem die Krankengeschichte der Patientin biografisch. Als Vogelperspektive kann noch generalisierend die Zyanose mit der Rubrik „bläulich, purpurfarben, livide, zyanotisch" umschrieben werden.

Repertorisation

Repertorisiert man mit dem **„General Analysis"**, ergeben sich folgende Ergebnisse:

- Krampfhafte oder zuckende Effekte, Spasmen oder Konvulsionen, etc.: Agar, Ars, BELL, Calc-c, Caus, Cham, **Cic,** Cimi, Cina, CUP, HYO, Ign, Ip, KAL-C, LACH, Mez, **Nux-v,** Op, Plat, Plb, Rhus-t, Sep, STAN, STRAM, Sul, Thu, Ver-v, ZIN

Mit der Technik der horizontalen Repertorisation (➤ 7.5.3) werden nun alle gelisteten Arzneien in einer Materia medica miteinander verglichen, und es wird das geeignete Arzneimittel ausgewählt. Mit der Technik der vertikalen Repertorisation (➤ 7.5.3) werden weitere Rubriken miteinander kombiniert:

- Bläulich, purpurfarben, livide, zyanotisch: Aco, **Arn, Ars,** Bap, Cam, **Car-v, Crot-h,** CUP, DIG, **Kre,** LACH, Laur, **Nux-v, Op,** Sep, Sil, Tarn-c, Thu, **Ver-a,** VER-V

In beiden GA-Rubriken sind vertreten: *Arsenicum, Cuprum, Lachesis, Nux vomica, Opium, Sepia, Thuja, Veratrum viride.* Der Bezug zum Asthma, zum hypoxischen Hirnschaden und zur Epilepsie wird nach Materia-medica-Vergleich gut durch *Cuprum metallicum* abgedeckt.
Löst man den Fall mit dem **„Synoptic Key"**, ist es sinnvoll, zunächst im Ergänzungsregister den Eintrag „Krampf" nachzuschlagen. Dort sind alle Seiten mit Einträgen im Repertorium verzeichnet und allgemein die Ergänzungen *Colocynthis, Dulcamara, Magnesium phosphoricum, Rheum, Scoparius genista, Stannum, Staphisagria* sowie weiter spezialisierende Unterrubriken genannt. Darüber hinaus gibt es den Eintrag „krampfartige Effekte, Spasmen", der auf die Zentralrubrik verweist und als Ergänzungen *Castoreum, Medorrhinum, Millefolium, Strophantus hispidus, Tarentula hispanica, Verbascum, Viburnum* und *Zincum valerianicum* nennt. Eine interessante Unterrubrik ist „krampfartige Effekte, Spasmen, klonische und tonische im Wechsel": *Ignatia, Moschus.* Mögliche SK-Rubriken sind:

- Allgemeines, krampfartige Effekte, Konvulsionen, Zuckungen, Rucke etc.: Agar, Amb, Ars, **BELL,** Calc-c, Cam, Caus, Cham, Chin, **Cic,** Cimi, Cina, **CUP, HYO, Ign,** Ip, KALI-C, LACH, Mez, **Nux-v,** Op, Plat, Plb, Pul, Sil, **STAN, STRAM,** Sul, Thu, Ver-v, **ZIN**
- Die Zyanose wird abgebildet durch „Allgemeines, bläulich, purpurn"*:* Aco, **Arn, Ars,** Bap, Cam, **Carb-v, Crot-h,** CUP, **DIG, Fer-p,** Kre, **LACH, Nux-v, Op,** Sil, **Tarn-c,** Thu, **Ver-a; VER-V**

In der vertikalen Repertorisation (➤ 7.5.3) gehen folgende Arzneimittel durch beide Rubriken: *Arsenicum, Camphora, Cuprum, Lachesis, Nux vomica, Opium, Silicea, Thuja, Veratrum viride.*
Weitere interessante Rubriken, die die auffällige anatomische Kombination aus Atmung und neurologischer Symptomatik abdecken, dienen dem erweiterten Vergleich:

- Husten, Konvulsionen, mit: Cina, **Cup,** Lach, Meph, Stram
- Begleitumstände Atmung: **Ars,** Bell, Cup, Ip, Pho, Pul, **Sep**

Die Arzneimittel *Arsenicum, Camphora, Cuprum, Lachesis, Nux vomica, Opium, Silicea, Thuja, Veratrum viride* sowie die Arzneimittel aus den Ergänzungsregistern und den Rubriken, die Atmung und Krämpfe kombinieren, werden in der Materia-medica-Synopse des SK studiert. Nach dem Abgleich wird eine geeignete, möglichst widerspruchsfreie Arznei ausgesucht.

Verordnung

Die Patientin erhält über 12 Stunden 6 Gaben *Cuprum metallicum* C200, je 5 Glob.

Verlauf

Am folgenden Morgen ist die Patientin zum großen Erstaunen wach und teilorientiert und kann per Zeichen und Gesichtsbewegungen antworten. Die Zuckungen und Krämpfe sind um etwa 80 Prozent vermindert. Es liegen eine Critical-illness-Neuropathie und eine muskuläre Atrophie vor, alle Glieder sind jedoch grundsätzlich beweglich. Auch die respiratorische Situation verbessert sich überraschend. Die Patientin kann nach wenigen Tagen von der Beatmung komplett entwöhnt und auf die Normalstation verlegt werden, wo sie weiterhin *Cuprum metallicum* in der Potenz D10 (1 × tägl. als Ampulle subkutan) bekommt. Sie kann krankengymnastisch und ergotherapeutisch mobilisiert werden, bis sie schließlich gehfähig und voll orientiert ist. Es kommt aber immer noch gelegentlich zu Myoklonien. Der Neurologe ist sehr erstaunt über den Verlauf und revidiert seine Verdachtsdiagnose. Die dauerhafte antiepileptische Therapie erfolgt mit Valproinsäure und Chininsulfat (allopathisch).
Die Patientin isst wieder selbstständig und kann in gutem Allgemeinzustand zum weiteren Training in die neurologische Anschlussheilbehandlung verlegt werden.
Zu diskutieren ist, ob der Effekt auf die gleichzeitige Umstellung auf Valproinsäure zurückzuführen ist. Dies ist möglich, retrospektiv erscheint dies aufgrund einer mehr als 30-tägigen vorangegangenen Behandlungsreihe mit verschiedenen Antiepileptika eher als unwahrscheinlich (AHZ, Heft 6, 2007).

7

7.6 Materia-medica-Abgleich: Entscheidung für ein Mittel

Das Repertorium ist ein Hilfsmittel, um die sehr umfangreiche homöopathische Materia medica zu meistern. Deshalb empfiehlt es sich, bevor man eine der infrage kommenden Arzneien auswählt, einen Abgleich der Arzneimittelbilder mit den Symptomen des Patienten vorzunehmen.

Candegabe und Carrara (1999) empfehlen dieses Vorgehen für alle Arzneien, welche die Hälfte plus ein Symptom der repertorisierten Symptome abdecken. Dies ist kein Gesetz, aber als Hinweis zur Orientierung hilfreich.

Vorgehen

Zunächst werden die für die Repertorisation verwendeten Symptome nachgeschlagen (auch die restlichen, nicht repertorisierten Symptome im Auge behalten). Die passende Arznei muss die charakteristischen Symptome und möglichst auch die restlichen Beschwerden und den Gesamteindruck, den der Patienten macht, abdecken.

Die Symptome des Patienten müssen von der Arznei abgedeckt sein. Der Patient muss aber nicht die Arznei abdecken. Wenn ein Patient ein wichtiges Symptom einer Arznei nicht hat, spricht dies nicht grundsätzlich gegen die Arznei. Es gilt jedoch: Lieber länger suchen, bis eine passende Arznei gefunden ist, als eine voreilige Arzneiwahl treffen.

Bewährte Arzneimittellehren

Es gibt eine Vielzahl an Arzneimittellehren, die für den Materia-medica-Abgleich infrage kommen (➤ Tab. 7.18). Art und Umfang der Arzneimittelbilder in den verschiedenen Arzneimittellehren unterscheiden sich erheblich. Komprimierte Arzneimittellehren wie die Synopse im „Synoptic Key“ von Boger führen nur charakteristische bzw. Genius-Symptome auf. Andere, z. B. die „Konkordanz der Materia Medica“ von Vermeulen, sind dagegen eine Zusammenstellung vieler Arzneimittellehren und beinhalten neben den charakteristischen Symptomen eine große Anzahl weiterer Symptome. „Die gesamte Arzneimittellehre“ von Hahnemann enthält nur Original-Prüfungssymptome.

Im Folgenden wird exemplarisch am Beispiel des bereits dargestellten *Lac-caninum*-Falls (➤ 7.3.4, Fallbeispiel 7.4a) ein Materia-medica-Abgleich vorgenommen (➤ Abb. 7.11).

Fallbeispiel 7.4b: Patient, 37 Jahre, männlich, rezidivierende Halsschmerzen und Mandelentzündung (nach Candegabe und Carrara 1999)

Repertorisierte Symptome
- Gemüt – Furcht vor Schlangen
- Allgemeines – Nahrung – Salz – Verlangen
- Schlaf – Stellung – Abdomen, auf

Weitere wahlanzeigende Symptome
- Allgemeines – Nahrung – Brei – Verlangen – Hals
- Käsige Ablagerungen – Mandeln, auf den
- Blase – Harnentleerung – häufig – morgens

Tab. 7.18 Auswahl deutschsprachiger Arzneimittellehren für den Materia-medica-Abgleich

Kleine Arzneimittellehren mit Charakteristika	• „Homöopathische Arzneimittellehre" (Phatak) • „Synoptic Key" (Boger) • „Handbuch der homöopathischen Materia Medica" (Boericke) • „Charakteristika homöopathischer Arzneimittel" (Cowperthwaite) • „Leitsymptome homöopathischer Arzneimittel" (H. C. Allen) • „Synoptische Materia Medica" (Bd. 1 und 2) (Vermeulen) • „Masterkey zur homöopathischen Materia Medica" (Bhanja)
Ausführlichere Arzneimittellehren	• „Gesamte Arzneimittellehre" (Hahnemann) • „Symptomenkodex" (Jahr) • „Leitsymptome unserer Materia Medica" (Hering) • „Gesichtete Arzneimittellehre" (Mezger) • „Konkordanz der Materia Medica" (Vermeulen) • „Mitteldetails der homöopathischen Arzneimittel" (Seideneder)

Hilfssymptome

- Hals – Katarrh
- Hals – Entzündung – Mandeln
- Allgemeines – Luft, Zugluft verschlechtert
- Die Arzneien, die alle repertorisierten Symptome abdecken, sind *Lac caninum, Carcinosinum, Calcium carbonicum und Sulfur.*

Der Abgleich im „Synoptic Key" (Charakteristika-Arzneimittellehre) wird durch die „Synoptische Materia Medica" von Vermeulen ergänzt, da *Carcinosinum* im „Synoptic Key" nicht enthalten ist (➤ Tab. 7.19). Repertoriumsrubriken aus der „Synoptischen Materia Medica" zu Nahrungsmitteln u. Ä. werden nicht berücksichtigt.

Als ausführliche Arzneimittellehre werden die „Mitteldetails der homöopathischen Arzneimittel" von Seideneder angewendet.

Symptome, die besonders charakteristisch für eine Arznei sind, werden bei Seideneder in Großbuchstaben dargestellt (➤ Tab. 7.20).

Der Materia-medica-Abgleich zeigt, dass *Lac caninum* in der Materia medica der Charakteristika („Synoptic Key") eine größere Ähnlichkeit in Bezug auf die repertorisierten und hochwertigsten Symptome zeigt. In der ausführlichen Materia medica („Mitteldetails") ist kein wesentlicher Unterschied mehr sichtbar. Dies liegt sicher auch an dem Umfang der Arzneimittelbilder von *Calcium carbonicum* und *Sulfur.*

Es ist immer ratsam, die Kombination von Charakteristika-Arzneimittellehre und einer ausführlichen Materia medica durchzuführen. Der Lerneffekt durch das Nachlesen ist ein postiver Nebeneffekt.

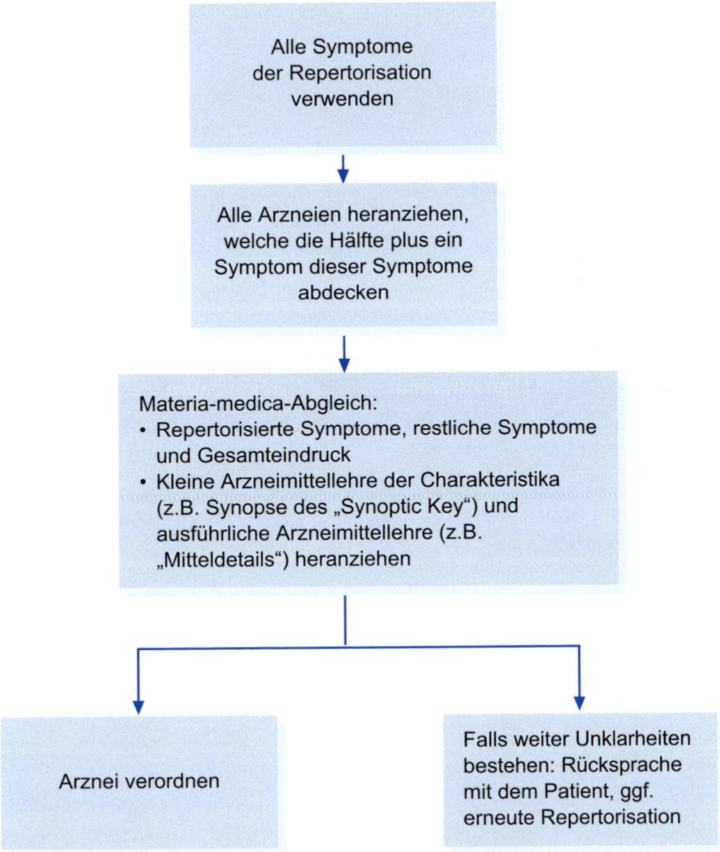

Abb. 7.11 Praktisches Vorgehen beim Materia-medica-Abgleich [P086]

Tab. 7.19 Materia-medica-Abgleich mit „Synoptic Key" (Boger) und „Synoptischer Materia Medica" (Vermeulen)

	Lac caninum	Carcinosinum	Calcium carbonicum	Sulfur
Gemüt – Furcht vor Schlangen	„Viele ÄNGSTE* … besonders … vor Schlangen"	„Mitfühlend, Angst um andere …"	„… Fürchtet Krankheit, Elend, Unheil, beobachtet zu werden, den Verstand zu verlieren etc. …"	–
Allgemeines – Nahrung – Salz Verlangen	„Verlangen – SALZ"	–	–	–
Schlaf – Stellung – Abdomen, auf	–	–	–	–
Allgemeines – Nahrung – Brei Verlangen	–	–	–	–
Hals – käsige Ablagerungen – Mandeln, auf den	–	–	–	„… Exsudate …"
Blase – Harnentleerung – häufig – morgens	–	–	–	–
Hals – Katarrh	„Region – innerer Hals" „HALS – WUND"	–	–	„Katarrhalische Erkältung"
Hals – Entzündung – Mandeln	„Tonsillitis"	–	–	–
Allgemeines – Luft, Zugluft verschlechtert	„< Kalte Luft oder Wind"	–	„< Raue Luft"	„Schmerzhaft empfindlich gegen Luft, Wind"

* Symptome in Großbuchstaben stehen für die besonders charakteristischen Symptome einer Arznei.

Tab. 7.20 Materia-medica-Abgleich mit den „Mitteldetails" (Seideneder)

	Lac caninum	Carcinosinum	Calcium carbonicum	Sulfur
Gemüt – Furcht vor Schlangen	„Furcht vor Schlangen"	„Furcht vor Schlangen"	„Furcht vor TIEREN"	„Furcht vor Schlangen"
Allgemeines – Nahrung – Salz Verlangen	„Verlangen – SALZIGE SACHEN"	„Verlangen – salzige Sachen"	„Verlangen – salzige Sachen"	„Verlangen – Salziges, und Süßigkeiten"
Schlaf – Stellung – Abdomen, auf	„Schlaflage auf dem Bauch"	„Schlaflage auf dem Bauch"	„Schlaflage auf dem Bauch"	„Schlaflage auf dem Bauch"
Allgemeines – Nahrung – Brei Verlangen	–	–	„Verlangen – WEICHES …, Brei …"	–
Hals – käsige Ablagerungen – Mandeln, auf den	–	–	–	–

Tab. 7.20 Materia-medica-Abgleich mit den „Mitteldetails" (Seideneder) *(Forts.)*

	Lac caninum	Carcinosinum	Calcium carbonicum	Sulfur
Blase – Harnentleerung – häufig – morgens	„Häufiger Harndrang"	–	„Sehr häufiges Harnen, … vormittags"	„Häufiger Urinabgang, … vermehrter Harn, besonders nachts"
Hals – Katarrh	„Wundheit des Halses … Pharyngitis"	„Hals – Kratzen, Schaben, Räuspern"	„Rauheit und Brennen im Hals …"	„HALSENTZÜNDUNG"
Hals – Entzündung – Mandeln	„Viele Angina-Symptome"	„Schwellung der Tonsillen" „Chron. Tonsillits rez."	„Tonsillen … chronische Entzündung"	„Röte und Geschwulst der Mandeln"
Allgemeines – Luft, Zugluft verschlechtert	„< Kalte Winde und kalte scharfe Luft"	„< Im Freien, an frischer Luft"	„EMPFINDLICH GEGEN KALTE LUFT"	„Empfindlich gegen Luft und Wind"

* Wörter in Großbuchstaben stehen für die besonders charakteristischen Symptome einer Arznei.

Die Vorgehensweise bei der Fallanalyse nach Bönninghausen (➤ 7.4.2) oder Boger (➤ 7.5.3) verläuft entsprechend.

Bestehen weiterhin Unklarheiten bezüglich der Arzneiwahl, ist es sinnvoll, mit dem Patienten in einer zusätzlichen Anamnese Rücksprache zu halten: Waren die zur Repertorisation verwendeten Symptome tatsächlich vom Patienten so gemeint? Gibt es noch andere, bisher nicht berücksichtigte Aspekte?

7.7 Shortcuts – schnelle Wege zur Arznei

Aus den Informationen zu Fallanalyse und Repertorisation (➤ 7.1, ➤ 7.2, ➤ 7.3, ➤ 7.4, ➤ 7.5, ➤ 7.6) ist deutlich geworden, dass die Homöopathie eine systematische, gründliche und zeitintensive Therapiemethode ist. In der Homöopathiegeschichte zeigen sich, bedingt durch den hohen Arbeitsaufwand des klassischen Weges, verschiedene Shortcut-Strategien, um auch unter Zeitdruck zu einer geeigneten Arznei zu gelangen. Hierzu gehören die Verschreibungen nach bewährten Indikationen oder Leitsymptomen, aber auch der Einsatz homöopathischer Komplexmittel.

Bewährte Indikationen

Der Begriff der „bewährten Indikation" wurde von Matthias Dorcsi geprägt (➤ 12.5.3). Der Terminus bezeichnet eine abgekürzte, pragmatische Vorgehensweise in der Homöopathie. Dabei werden **typischen Krankheitsbildern** häufig verwendete, bewährte Arzneimittel zugeordnet. So ist z. B. bei der Windeldermatitis des Säuglings häufig *Chamomilla,* bei einer akuten Otitis media *Belladonna* angezeigt. Beide Arzneien sind eine „bewährte Indikation". Die Arznei der bewährten Indikation wird bei einem hohen Prozentsatz der Patienten zum Erfolg führen. Dies sollte den Homöopathen allerdings nicht dazu verleiten, eine Arznei ausschließlich aufgrund der klinischen Diagnose zu verordnen. Bei jeder Erkrankung sollte differenziert werden.

Die bewährten Indikationen sind als Hilfe für die tägliche Praxis gedacht und finden vor allem bei **akuten Erkrankungen** Anwendung. Chronische Krankheiten bedürfen einer ausführlichen Fallaufnahme und sind keine Angelegenheit für eine schnelle Verschreibung.

Bewährte Indikationen finden auch in Settings, in denen in kurzer Zeit effektiv verschrieben werden muss – z. B. in der **kassenärztlichen Akutsprechstunde** – ihren Einsatz. Die Arznei wird dabei auf der Grundlage der wichtigsten Symptome, der Diagnose, den Modalitäten, aber auch der Ätiologie aus einem eingegrenzten, bewährten Arzneischatz ausgesucht. Für Ärzte ist z. B. die „Homöopathie"-Lernbuchreihe von Dorcsi (s. u. Literatur), Gawliks „275 Bewährte Indikationen aus der homöopathischen Praxis" und „Der kurze Weg zum homöopathischen Arzneimittel" sowie der zweite Band von Köhlers „Lehrbuch der Homöopathie" zu empfehlen. Ein Klassiker aus dem 19. Jahrhundert ist der „Therapeutische Leitfaden" von G. H. G. Jahr, den viele spätere Werke als Basis integriert haben und der eine solide klinische Verschreibung ermöglicht.

Leitsymptome und Keynotes

Als „Leitsymptome" oder „Keynotes" werden Symptome bezeichnet, die besonders **charakteristisch für eine Arznei** sind und sich klinisch bewährt haben. Der homöopathische Therapeut, der sie kennt, kommt über ein Leitsymptom rasch zur richtigen Arznei. Entsprechend den Grundsätzen für charakteristische Symptome (➤ 7.1.2) können generalisierte Empfindungen, Modalitäten oder Begleitsymptome sowie ausführlich beschriebene Symptome zum Leitsymptom werden. Ihre Kenntnis verdankt man der **klinischen Verifikation der Prüfungssymptome,** denn erst am Patienten wird deutlich, welche Symptomgruppen besonders häufig mit der Arznei geheilt werden können. So ist z. B. die Empfindung von Zusammenschnürung ein Leitsymptom von *Cactus grandiflorus* und kann bei Beschwerden des Herzens, des inneren und äußeren Halses, der Brust, der Blase und anderen Organen aufteten. Ein Husten mit schmerzhaftem Wundheitsgefühl der Brust bei der Ausatmung, mit der Unmöglichkeit abzuhusten und der Besserung durch einen Schluck Wasser wäre wiederum ein leitender Hinweis auf die Arznei *Causticum.*

Als Einstieg in die Homöopathie ist die Kenntnis von Leitsymptomen eine hervorragende Hilfe: Man sieht, was man kennt – je mehr Leitsymptome und Arzneien dem Therapeuten bekannt sind, desto mehr „Aha-Erlebnisse" wird er haben. Wichtig ist allerdings, dass der Patient das Symptom spontan geäußert hat (➤ 6.2.2), und nicht etwa der Therapeut die ihm bekannten Leitsymptome dem Patienten suggeriert („hineinfragt"). Das Leitsymptom sollte zudem beim Patienten mit der gleichen Intensität vertreten sein wie bei der Arznei. Ein *Cactus*-Patient würde also das Zusammenschnürungsgefühl nicht nur beiläufig erwähnen, sondern als prominentes Symptom vortragen. Eine voreilige Mittelwahl nur aufgrund eines Leitsymptoms ist nicht zu empfehlen. Die verordnete Arznei sollte nicht nur das vermeintliche Leitsymptom abdecken, sondern auch zur restlichen Symptomatik passen.

Um Leitsymptome erfolgreich zu lernen, sind Bücher, in denen ausschließlich Leitsymptome dargestellt sind, zu empfehlen. E. B. Nash hat 1899 mit seinen „Leaders in Therapeutics" (dt.: „Leitsymptome in der homöopathischen Therapie") einen Klassiker veröffentlicht, der sich bis heute großer Beliebtheit erfreut. Der gleiche Autor brachte zwei Jahre später das Buch „Regional Leaders" (dt.: „Lokale Leitsymptome") heraus, in dem die Leitsymptome der einzelnen Arzneien Körperregionen zugeordnet sind. Weitere Standardwerke sind die von H. N. Guernsey posthum veröffentlichten „Key-Notes to the Materia Medica" (1887) (dt.: „Keynotes zur Materia Medica") und die „Keynotes and Characteristics" (1898) von H. C. Allen (dt.: „Leitsymptome homöopathischer Arzneimittel").

Komplexmittelhomöopathie

Eine weitere Abkürzungsstrategie ist die Komplexmittelhomöopathie. Hierbei werden **mehrere Arzneien kombiniert,** die ein ergänzendes Wirkungsspektrum haben. Diese werden analog zu konventionellen Medikamenten auf **Diagnosen** bezogen oder **organotrop** verabreicht. Fallanalyse und Repertorisation werden nicht benötigt. Klassische Homöopathen lehnen Komplexmittel ab, da sie im eigentlichen Sinne keine homöopathischen Verordnungen nach dem Ähnlichkeitsprinzip sind (➤ 2.3). Bei Komplexmitteln kann es bei länger dauernder Einnahme theoretisch auch zu einer unklaren Mischung aus geheilten Symptomen und Prüfsymptomen kommen, da die enthaltenen Arzneien ganz unterschiedlich wirken können. Klassische Homöopathen ziehen die Monotherapie vor (➤ 8.2.2), die eine bessere Beurteilung des Fallverlaufs ermöglicht. In der klinisch-homöopathischen Forschung sind Komplexmittel dagegen sehr beliebt, da sie sich entsprechend einer schulmedizinischen Indikation anwenden und überprüfen lassen.

Literatur

1. J. T. KENT

Die zum Teil schwer zugänglichen Artikel aus der älteren Literatur von Kent finden sich in „Kent's Minor writings on homoeopathy" (Gypser 1987) und in Vorträgen von Keller (2002) in den „Gesammelten Aufsätzen und Vorträgen zur Homöopathie".

Barthel H: Homöopathische Schätze von und mit Pierre Schmidt. Barthel & Barthel, Schäftlarn 1994

Baur R: Zwischen Hahnemann und Swedenborg – Erweiterung der Homöopathie durch Kent? AHZ 2006(251):73–80

Benz E: Emanuel Swedenborg. Swedenborg Verlag, Zürich 1969

Candegabe M, Carrara H: Praxis der reinen Homöopathie. Klinische Fälle. Kai Kröger, Groß Wittensee 1999

Galen E: Swedenborg und Kent. ZKH 1995(39):19–29

Gypser K-H (Hrsg.): Kent's Minor writings on Homoeopathy. Haug, Heidelberg 1987

Gypser K-H: Personalien. Laudatio zum 75. Geburtstag von Dr. med. Jost Künzli von Fimmelsberg. ZKH 1990(34):215–216

Gypser K-H: J. T. Kent – Leben und Werk. Ärztliche Fortbildungsveranstaltung am 19.10.1996 in Glees

Keller G v: Die sonderlichen, eigenheitlichen Zeichen und Symptome des Krankheitsfalles. Vortrag 1972

Keller G v: Lilium und der Wert der Symptome. AHZ 1980a(225):49–64

Keller G v: Coccus cacti und das Repertorisieren. AHZ 1980b(225):150–160

Keller G v: Graphites und die Kentschen Allgemeinsymptome. Dt J Homöop 1982(1):302–304

Keller G v: Zur Entstehung des Kentschen Repertoriums. ZKH 1984(28): 68–76

Keller G v: Über lokalisierte und allgemeine Empfindungen. ZKH 1989(33):95–104

Keller G v: Gesammelte Aufsätze und Vorträge zur Homöopathie. Hahnemann Institut, Greifenberg 2002

Kent JT: Totality and Individuality: Medical Advance. Hahnemannian Advocate 1884(14):476–481

Kent JT: How to Study the Repertory. Homoeopathic Physician 1886(6):312–315

Kent JT: How to Use the Repertory. Journal of Homoeopathics 1901(4):414–419

Kent JT: The View for Succesful Prescribing. Homoeopathician 1912(1):140–143

Kent JT: President's Address. Homoeopathician 1914a(4):3–9

Kent JT: The Development and Formation of the Repertory. Homoeopathician 1914b(4):207–210.

Kent JT: Zur Theorie der Homöopathie. J. T. Kents Vorlesungen über Hahnemanns Organon, übers. v. J. Künzli von Fimelsberg. Grundlagen und Praxis, Leer 1985

Kent JT: Repertory of the Homoeopthic Materia Medica, 6. amer. ed. Corrected, revised and improved by R. Patel. Hahnemann Homoeopathic Pharmacy, Kerala 1990

Kent JT: Lectures on Homoeopathic Philosophy. B. Jain, New Delhi 1991

Kent JT: Kent's Final general Repertory of the homoeopathic Materia Medica, ed. by P. Schmidt and D. H. Chand, 2nd ed. Nat. Homoeopathic Pharm, New Delhi 1992

Klunker W: Beiträge zur jüngsten Editionslage des Kentschen Repertoriums. ZKH 1981(25):14–22, 73–76

Klunker W: Zur Neubearbeitung von „Kents Repertory" in deutscher Übersetzung. ZKH 1984a(28):28–33

Klunker W: Ist eine Revision von Kent's Repertory notwendig? ZKH 1984b(28):197–203

Klunker W: Homöopathische Propädeutik. ZKH 1988(32): 39–41, 78–80, 124–127, 173–176, 214–216, 262–264

Klunker W: Beitrag zu den Rubriken des grundlosen und unwillkürlichen Weinens im Repertorium Kents. ZKH 1994(38):187–191

Klunker W: Ramanlal P. Patels Neuherausgabe von Kents „Repertory". ZKH 1997(41):3–12

Klunker W: Repertorisieren. 100 Jahre Kents „Repertory". ZKH 1997(41):47–68, 91–95, 135–142

Klunker W: Repertorisieren mit dem „Kent". ZKH 1997(41):223–231

Künzli von Fimmelsberg J: Der Fall. ZKH 1960a(4):186–189

Künzli von Fimmelsberg J: Der Fall. ZKH 1960b(5):240–241

Lucae C: Grundbegriffe der Homöopathie. Ein Wegweiser für Einsteiger. 4. Aufl. KVC, Essen 2015

Mathur KN: Prinzipien der homöopathischen Verschreibung. Sonntag, Stuttgart 2003

Mercurius: Homeopathic Software, http://www.mercurius.sk [Stand: 22.1.2016]

Schmidt P: Biographie von James Tyler Kent. ZKH 1962(6):278–293

Wedepohl W: Einiges über James Tyler Kent und seine Verbindung zu Swedenborg. AHZ 2006(251):65–72

Winston J: The Faces of Homoeopathy. An Illustrated History of the First 200 Years. Great Auk Publishing, Tawa 1999

2. C. V. BÖNNINGHAUSEN

Bönninghausen, C. v.: Systematisch-Alphabetisches Repertorium der antipsorischen Arzneien. Coppenrath, Münster 1832

Bönninghausen, C. v.: Systematisch-Alphabetisches Repertorium der nicht-antipsorischen Arzneien. Coppenrath, Münster 1835

Bönninghausen C v: A Systematic Alphabetic Repertory of Homoeopathic Remedies. Part 1st. Transl., ed. by C. M. Boger. B. Jain, New Delhi 1991 (Nachdruck)

7

Bönninghausen C v: Therapeutisches Taschenbuch für homöopathische Ärzte, zum Gebrauche am Krankenbette und beim Studium der reinen Arzneimittellehre. Coppenrath, Münster 1846 (Nachdruck: von der Lieth, Hamburg 1996)

Bönninghausen C v: Die Aphorismen des Hippokrates nebst den Glossen eines Homöopathen. Homöopathisches Wissen Rainer Bütow, Euskirchen 1998

Bönninghausen C v: Kleine Schriften zur Homöopathie. Homöopathisches Wissen Rainer Bütow, Euskirchen 1998

Bönninghausen C v: Therapeutisches Taschenbuch, revidierte Ausgabe 2000 (TB 2000), hrsg. v. K.-H. Gypser. Sonntag, Stuttgart 2000

Case EE: Some Clinical Experience with Selected Writings, ed. by J. Yasgur. Van Hoy Publishers, Greenville 1991

Fischer UD: Fallanalyse und Repertorisation mit der Computerversion des Therapeutischen Taschenbuches C. v. Bönninghausens. AHZ 2003(5;248):244–248

Frei H: Homöopathische Behandlung multimorbider Patienten. Haug, Stuttgart 2010a

Frei H: Homöopathische Behandlung bei akuten und chronischen Erkrankungen. Haug, Stuttgart 2010b

Goldmann R: Bönninghausens Methode der Arzneifindung. AHZ 2003(5; 248):229–234

Kummer A: Die Methode nach C. v. Bönninghausen. AHZ 2003(5; 248):235–243

Meinhardt C: Klarheit der Analyse und verlässliche Werkzeuge oder vom Nutzen der Bönninghausen-Methodik. Homöopathie Zeitschrift, Sonderheft 2002:26–38

Möller B: Die Methodik Clemens von Bönninghausens, dargestellt anhand seines Therapeutischen Taschenbuchs. Homöopathie Zeitschrift, Sonderheft 2002:6–25

Möller B: Methodik – C. v. Bönninghausen. 5 Aufsätze aus dem Archiv für Homöopathik, Bd. 5/I (1996), Bd. 6/I–IV (1997): Eine kleine Einführung in die Methodik Clemens von Bönninghausens, illustriert an einem Fall von Keuchhusten; Einführung in die Methodik Clemens von Bönninghausens – Teil 1: Das charakteristische Symptom, Teil 2: Das Krankenexamen und die Wahl der Arznei, Teil 3: Der Genius der Arznei, Teil 4: Die Beurteilung der Mittelgabe und des Heilungsverlaufs.

Rohrer A: Genuine Homöopathie (Symptomenlexikon nach Hahnemann), in: Bleul, G (Hrsg): Homöopathische Fallanalyse. Von Hahnemann bis zur Gegenwart – die Methoden. Haug, Stuttgart 2011

Taylor W (2002): Taking the case. http://www.wholehealthnow.com/homeopathy_pro/wt12.html [Stand: 22.1.2016]

Tils C, Kiesel M: Arbeitsweise nach Bönninghausen. Skript des Vortrags vom 21.6.2002 im Berliner Verein homöopathischer Ärzte

3. C. M. BOGER

Ahlbrecht J, Winter N: Die Homöopathie C. M. Bogers. Grundlagen und Praxis (Bd. 1). Bernd von der Lieth, Hamburg 2004

Boger CM: Boenninghausen's Characteristics and Repertory. B Jain, New Delhi 1991 (Nachdruck)

Boger CM: Collected Writings, ed. by R. Bannan. Churchill Livingston, Edinburgh 1994

Boger CM: Synoptic Key, übers. v. J. H. Heinrich. Similimum, Ruppichteroth 2002

Boger CM: General Analysis, übers. v. J. Ahlbrecht. Bernd von der Lieth, Hamburg 2004

Boger CM: Zeit-Repertorium der Arzneimittel mit Mondphasen. Grundlagen und Praxis Verlag, Leer 2005

Boger CM: Synoptic Key zur homöopathischen Materia medica, übers. v. J. Ahlbrecht. Bernd von der Lieth, Hamburg 2007

Boger CM: Bönninghausens Charakteristika und Repertorium. Narayana Verlag, Kandern 2010 (deutsche Ausgabe)

Boger-Bote. Zeitschrift zum Homöopathie-Konzept C. M. Bogers. Ausgaben 1–9 (2004–2007), hrsg. v. J. Ahlbrecht und N. Winter. Bernd von der Lieth, Hamburg 2004–2007

Bragg CF, Winter N: Cyrus Maxwell Boger und das Erbe der amerikanischen Homöopathie. Verlag Ahlbrecht, Pohlheim 2013

Gypser K-H: Repertorisation mit dem „Boger-Bönninghausen". ZKH 1987(4; 31):159–162

Gypser K-H: Entstehung, Struktur und praktische Anwendung von Bogers „Boenninghausen's Characteristics und Repertory". ZKH 1991(35): 101–113, 148–152, 190–193

Sankaran P: The pocket repertory, in: Sankaran R (ed.): The Elements of Homoeopathy von P. Sankaran. Homoeopathic medical Publishers, Bombay 1996

Von der Lieth B: BBC Taschenbuch. C. M. Boger's Synoptic Key-Repertorium. Bernd von der Lieth, Hamburg 2002

Winter N: C. M. Boger. Die Symmetrie des Krankheitsbildes. Homöopathie Zeitschrift, Sonderheft 2002:40–59

Winter N: Der Schlüssel zu C. M. Bogers „Synoptic Key". Bernd von der Lieth, Hamburg 2007

4. SPEZIELLE ASPEKTE DER REPERTORISATION

Allen TF: The Encyclopedia of Pure Materia Medica. Boericke und Tafel 1874; B. Jain, New Delhi 1992 (Nachdruck)

Barthel H: Synthetic/Synthetique/Synthetisches Repertorium (Vol. I). Haug, Heidelberg 1992

Bhanja K. C.: Masterkey zur homöopathischen Materia Medica. Bernd von der Lieth, Hamburg 2007

Bleul G: Kritik der Repertorien. AHZ 1997(242):55–59

Boericke W: Handbuch der homöopathischen Materia medica. Aus dem Amerikanischen übertragen und bearbeitet von Daniel Johannes Beha, Reinhard Hickmann und Karl-Friedrich Scheible. Haug, Heidelberg 1992

Boger CM: Boenninghausen's Characteristics. Materia Medica & Repertory. B. Jain, New Delhi 1993 (Nachdruck)

Cowperthwaite AC: Charakteristika homöopathischer Arzneimittel. Eine klinische und vergleichende Materia medica. Aus dem Amerikanischen übersetzt von Dr. med. Thomas Schreier. Haug, Heidelberg 2002

Genneper T: Differenzierungsversuche verwandter Rubriken im Repertorium von Kent: Antagonism with herself et al. ZKH 1993(37):236–238

Grimm A: Kent's Repertorium Generale: Gewinn für die Homöopathie? ZKH 1987(31):102–117

Gypser K-H: Bönninghausens Therapeutisches Taschenbuch als Quelle der „Generalities" in Kents Repertorium. ZKH 1985(19):223–227

Gypser K-H: Zur Problematik des höchsten Grades im Repertorium von Kent. AHZ 1986(231):151–156

Gypser K-H: Fehler im Repertorium von Kent. ZKH 1987(31):195–196

Hering C: Leitsymptome unserer Materia Medica. R. v. Schlick, Aachen 1992

Jahr GHG: Handbuch der Hauptanzeigen für die richtige Wahl der homöopathischen Heilmittel. 4. Aufl. Berhmann, Leipzig 1851

Jansen A: Eine Untersuchung zur Quellenlage des Kentschen Repertoriums und zur Herkunft/Veränderung der Repertoriumsgrade. ZKH 1996(40):22–32

Keller G v: Zur Entstehung des Kentschen Repertoriums. ZKH 1984(28):68–76

Keller G v: Über die Bedeutung der Repertorien von Bönninghausen und Jahr. ZKH 1985(5):203–211

Keller G v: Über das Repertorium von Jahr und über die Repertorien der Zukunft. ZKH 1991(35):243–245

Keller G v: Repertorium und Arzneimittellehre. ZKH 1992(36):105–114

Mezger J: Die Wertung der Symptome in „Kent's Repertorium". ZKH 1963(7):97–106

Mezger J: Die Wertung der Symptome in „Kent's Repertorium". ZKH 1964(8):32–34

Mezger J: Gesichtete homöopathische Arzneimittellehre. 12. Aufl. Haug, Heidelberg 2007

Murphy R.: Klinisches Repertorium der Homöopathie. Narayana Verlag, Kandern 2007

Schroyens F: Synthesis. Repertorium homoeopathicum syntheticum. Aus d. Engl. übertr. v. Vint P. 1. Aufl. Hahnemann Institut, Greifenberg 1993

Seideneder A: Mitteldetails der homöopathischen Arzneimittel. Similimum, Ruppichteroth 2000

Vermeulen F: Synoptische Materia Medica. Kai Kröger, Groß Wittensee 1998

Vermeulen F: Synoptische Materia Medica 2. Emryss bv, Haarlem 1998

Vermeulen F: Konkordanz der Materia Medica. Emryss bv, Haarlem 2000

Vermeulen F: The New Synoptic One. The Silver Book Rekindled. Emryss bv, Haarlem 2004

Wegener A: (neben vielen anderen Veröffentlichungen zum Thema) Mittelverwechslungen im Repertorium von Kent, Teil 1: Borax und Bovista. ZKH 1987(31):197–200

Winston J: The heritage of homoeopathic literature. An abbreviated bibliography and commentary. Great Auk Publishing, Tawa 2001

Wischner M. Die Benutzung von Repertorien in Hahnemanns Pariser Praxis. ZKH, 2012a; 56(2): 60–73

Wischner M. Die Benutzung von Repertorien in Hahnemanns Pariser Praxis. ZKH, 2012b; 56(3): 127–136

Zandvoort R v: Complete Repertory, übertr. i. d. deutsche Sprache v. Droege H. Similimum, Ruppichteroth 2000

Zandvoort R v: Repertorium Universale, übers. u. bearb. v. A. Stefanovic. Similimum, Ruppichteroth 2003

5. BEWÄHRTE INDIKATIONEN

Das RBB: Select your remedy. Vishwamber Free Homoeo Dispensery. New Delhi 1993

Dorcsi M: Bewährte Indikationen der Homöopathie. Nach Vorträgen und Vorlesungen von Prof. Dr. med. Mathias Dorcsi, Wien, bearb. v. Frey M. Deutsche Homöopathie-Union, Karlsruhe 2000

Enders N: Bewährte Anwendung der homöopathischen Arznei (Bd. 1 u. 2). Haug, Heidelberg 1992 und 1999

Gawlik W: Der kurze Weg zum Homöopathischen Arzneimittel. Sonntag, Stuttgart 1996

Gawlik W: 275 Bewährte Indikationen aus der homöopathischen Praxis. Hippokrates, Stuttgart 2007

Jahr GHG: Therapeutischer Leitfaden. Nachdruck von 1869, Verlag Ahlbrecht, Pohlheim 2012

Köhler G: Lehrbuch der Homöopathie (Bd. 2). Hippokrates, Stuttgart 2001

Royal G: Textbook of homoeopathic theory an practice of medicine. B. Jain, New Delhi 1993 (Nachdruck)

6. LEITSYMPTOME UND KEYNOTES

Allen HC: Leitsymptome homöopathischer Arzneimittel. Mit Nachträgen aus 200 Jahren homöopathischer Literatur, 4. Aufl. Elsevier/Urban & Fischer 2005 (engl. Original „Keynotes to the Materia Medica", 1898)

Guernsey HN: Keynotes zur Materia Medica, hrsg. u. übers. v. S Reis, Haug, Heidelberg 1999 (engl. Original „Key-Notes to the Materia medica", 1887)

Nash EB: Lokale Leitsymptome. Ein homöopathisches Studienbuch. 2. Aufl. Sonntag, Stuttgart 1998 (engl. Original „Regional Leaders", 1901)

Nash EB: Leitsymptome in der homöopathischen Therapie. 1. Aufl. Haug, Stuttgart 2004 (engl. Original „Leaders In Therapeutics",1899)

7. HOMÖOPATHISCHE KOMPLEXMITTEL

Weingärtner O: Homöopathische Kombinationsarzneimittel. Entstehung, Entwicklung und Selbstverständnis. KVC, Essen 2007

KAPITEL

8 Potenzen und ihre korrekte Dosierung

Jörn Dahler

Bei einer homöopathischen Behandlung sind neben der Auswahl der homöopathischen Arznei auch die Wahl der Potenz und die Dosierung von Bedeutung.
Es stehen verschiedene Potenzreihen und Potenzstufen zur Verfügung, die sich in ihrer Wirkung unterscheiden. Die Wirkung der Arznei ist aber auch abhängig vom Zustand des Patienten, der behandelt wird. Dabei sind die Vitalität des Patienten, die Unterscheidung zwischen akuten und chronischen Krankheiten und die Reaktion des Patienten auf die Arznei zu berücksichtigen.
Einzelne Potenzen und Dosierungen haben sich zu „Standards" für homöopathische Therapeuten entwickelt.
Bei akuten Erkrankungen werden mehrmals täglich tiefe Potenzen oder die C30 als Einmalgabe und danach als Auflösung in Wasser (Akutlösung) angewendet. Die gängigste Applikationsform sind Globuli, von denen 2–5 pro Einzelgabe verabreicht werden.
Bei chronischen Krankheiten sind Hochpotenzen ab C30 oder Q-Potenzen üblich. C-Potenzen werden in Form von Globuli als Einmalgabe verabreicht. Die Gabe wird in Abhängigkeit von der Entwicklung der Beschwerden wiederholt. Dabei wird die Potenzhöhe variiert. Q-Potenzen werden als Dilution in ansteigender Potenzhöhe täglich eingenommen. Bei bestimmten Indikationen (z. B. onkologisch oder palliativ) haben Q-Potenzen einen besonderen Stellenwert.
Neben den „Standards" gibt es auch andere, davon abweichende Empfehlungen („alternative" Verfahren). Ihre Kenntnis ist für Einsteiger in die Homöopathie nicht notwendig; bei ausreichender Erfahrung mit den Standards können die alternativen Verfahren für einzelne Patienten und Krankheitsbilder hilfreich sein.
Kenntnisse über die geschichtliche Entwicklung der Dosierung der homöopathischen Arzneipotenzen verbessern das Verständnis der gängigen Verfahren und zeigen, wann welche Ärzte und Strömungen vorherrschten. Starken Einfluss hatten die Ideen Samuel Hahnemanns, James Tyler Kents und der naturwissenschaftlich-kritischen Richtung. Die heutige Zeit ist pluralistisch geprägt mit der Tendenz, verschiedene Ideen zu integrieren.

8

8.1 Praktische Anwendung

Nach Anamnese (➤ 6), Hierarchisierung der Symptome, Repertorisation und Materia-medica-Abgleich (➤ 7) wurde eine Arznei ausgewählt. Nun wird eine für den Patienten angemessene Dosis und Potenz bestimmt.

Im Folgenden werden die Regeln für die Therapie akuter und chronischer Erkrankungen und die Unterschiede in der Behandlung dargestellt.

8.1.1 Potenz

Potenzreihen: D- und C-Potenzen unterscheiden sich in Wirkung und Anwendung von LM- und Q-Potenzen.

Potenzstufen:

- D/C1 bis D/C11: Tiefpotenz
- D/C12 bis D/C29: mittlere Potenz
- D/C30 und höher: Hochpotenz

Bei den LM-/Q-Potenzen sind Potenzstufen von LM/Q1 bis LM/Q30 üblich.

MERKE

Höhere Potenzen wirken in der Regel schneller, stärker und tief greifender.

8.1.2 Dosis

Gabengröße: Unter der Gabengröße versteht man die Anzahl und/oder Größe der verabreichten Globuli oder Tropfen (➤ 8.2, ➤ Tab. 8.1). Sie unterscheidet sich bei akuten und chronischen Erkrankungen nicht. Für die Mehrzahl der homöopathischen Therapeuten besitzt dieser Aspekt untergeordnete Bedeutung, 2–5 Globuli der Größe 3 sind gängige Praxis.[1]

Gabe: So bezeichnet man die einmalige Einnahme der Arzneien in Form von Globuli, Tropfen oder Tabletten.

Gabenwiederholung: Die Häufigkeit der Arzneigabe unterscheidet sich bei akuten und chronischen Erkrankungen.

[1] Einzelne Autoren betonen in Anlehnung an Hahnemann die Notwendigkeit einer möglichst kleinen Gabengröße, um die Wahrscheinlichkeit einer verstärkten Erstverschlimmerung zu verringern (Dingler und Rissel 2011).

MERKE
Die Häufigkeit der Gabe ist ein sehr wichtiger Aspekt der homöopathischen Arzneitherapie. In der Folge werden die gängigen Standards zu Gabengröße und Häufigkeit der Wiederholung dargestellt.

8.2 Akute Erkrankung

Bei richtiger Anwendung ist die Homöopathie eine nebenwirkungsarme Therapie akuter Krankheiten (➤ 10.2), die Krankheitsverläufe lindern und verkürzen kann. Auch ein Therapeut mit wenig Erfahrung kann innerhalb kurzer Zeit die häufigsten Arzneien für bestimmte Krankheitsbilder („bewährte Indikationen" ➤ 7.7) erlernen und Akutkrankheiten erfolgreich behandeln.

Es werden zunächst Fallbeispiele vorgestellt, um häufig angewendete Potenzen kennenzulernen:
- Tiefpotenzen: D/C6- oder D/C12-Potenz
- Hochpotenzen: C30- und C200-Potenzen

Wichtig ist auch die Auflösung einer C-Potenz in Wasser („Verkleppern", ➤ 8.2.2).

8.2.1 Tiefpotenzen

Fallbeispiel 8.1: Trommelfellreizung (D12, Tiefpotenz)

Dreijähriger Junge mit fiebrigem Infekt. Seit dem Morgen zunehmend weinerlich und Ohrenschmerzen links. Temperatur: 38,5 °C.

Befund
Ohren: Trommelfell links gerötet, rechts ohne Befund. Nasensekret grünlich. Rachen und Lunge ohne Befund.

Verordnung nach „bewährter Indikation" und „Leitsymptomen"
Pulsatilla ist für Mittelohrentzündungen neben anderen Arzneien wie *Belladonna, Mercurius* oder *Ferrum phosphoricum* eine bewährte Arznei. Gelbgrünes Sekret ist ebenso wie die weinerliche Stimmung ein Leitsymptom von *Pulsatilla.* D. h., die gesamte bestehende Symptomatik ist durch *Pulsatilla* abgedeckt.

Passende Rubriken im „Homöopathischen Repertorium" von Phatak
- Ohren – entzündet
- Gelb, gelblich (u. a. Absonderungen) – grün
- Nase – Absonderung – grün
- Weint

Verordnung: *Pulsatilla* D12, 3 × tgl. 2 Glob.
Verlauf: Der Junge hat zunächst viel geschlafen, am nächsten Tag sind Ohrenschmerzen und Fieber verschwunden. Weitere Besserung im Verlauf.

Fallbeispiel 8.2: Halsentzündung rechte Seite (D12, Tiefpotenz)

34-jährige Patientin. Seit einem Tag ist die Rachenmandel rechts geschwollen, rot und dick, die Halslymphknoten sind rechts deutlich vergrößert. Mund eher trocken, warme Getränke verstärken die Schmerzen, kühle Getränke lindern.

Verordnung nach „bewährter Indikation" und „Leitsymptomen"
Mercurius iodatus flavus ist eines der bewährten Mittel für rechtsseitige Halsentzündungen, u. a. auch Lycopodium. Leitsymptome für *Mercurius iodatus flavus* sind die begleitende rechtsseitige Halslymphknotenschwellung und die Verschlechterung durch warme Getränke.

Passende Rubriken im „Homöopathischen Repertorium" von Phatak
- Hals, innerer – rechts
- Hals, innerer – kalt amel. (Hitze agg.)
- Drüsen – zervikal, Halsdrüsen
- Mandeln
- Mandeln – vergrößert

Verordnung: *Mercurius iodatus flavus* D12, 3 × tgl. 2 Glob.
Verlauf: Schnelle Besserung innerhalb von 2 Tagen.

In den beiden beschriebenen Fällen wurde mit **Globuli** einer D12-Potenz behandelt. Diese Potenzstufe ist wie die D6-, C6- und die C12-Potenz „Standard" bei der Behandlung akuter Erkrankungen. Globuli sind die häufigste Darreichungsform, Tropfen werden seltener gegeben. **Tabletten** sind für ältere Menschen, die schlecht sehen können, besonders geeignet (➤ 3.4.4). Die Arzneigabe erfolgte in beiden Fällen regelmäßig dreimal täglich. Dieses Vorgehen ist bei Tiefpotenzen üblich und hat den Vorteil, dass ein Standardrezept ausgestellt werden kann. Die Wahrscheinlichkeit, Arzneiprüfungssymptome zu entwickeln, ist im Vergleich zur Einnahme von Hochpotenzen geringer. Alternativ kann „bei Bedarf" wiederholt werden. Rücksprachen mit dem Patienten zur Verlaufsbeurteilung sind sehr zu empfehlen.

8.2.2 Hochpotenzen

Einzelgabe

Nach der Gabe einer D/C30- oder D/C200-Potenz (selten höher) wird die Wirkung abgewartet. Falls sich die Beschwerden kontinuierlich bessern, ist bis zur Ausheilung keine weitere Arzneigabe nötig.

Je akuter und heftiger das Krankheitsbild ist, umso schneller sollte der Patient auf die Arzneigabe reagieren.

Bei fehlender Besserung oder einer erneuten Verschlechterung nach zwischenzeitlicher Besserung wird die Arznei in Form der erneuten Gabe von Globuli der gleichen Potenzstufe oder durch die Gabe verklepperter Globuli wiederholt. Dies kann bei akuten Erkrankungen nach Minuten, Stunden oder Tagen der Fall sein. Bei der Verwendung von Hochpotenzen ist eine genaue Beobachtung des Patienten besonders wichtig. Tritt eine Besserung nach Ermessen des Verschreibers nicht schnell genug ein oder wurde die Arznei mehrfach ohne deutliche Wirkung gegeben, kann eine andere Arznei verordnet werden.

Verkleppern

Beim „Verkleppern“ (engl. „plussing“) wird die Arznei in Wasser aufgelöst und die Lösung vor jeder Einnahme gut umgerührt. Die Potenzstufe wird durch das Umrühren jedes Mal etwas verändert.

Vorgehen

2–5 Globuli der verabreichten Potenzstufe in einem Glas oder Becher mit 100 Milliliter Leitungs- oder stillem Quellwasser auflösen. Von dieser Lösung bei Bedarf einen Plastiklöffel (oder einen Schluck) einnehmen. Vor jeder Einnahme die Lösung mit dem Plastiklöffel gut verrühren.

Die Wiederholung erfolgt in Abhängigkeit von der Entwicklung des Gesundheitszustands des Patienten. Bei unverändertem Befinden wird die Arznei je nach Krankheitsintensität alle 1–6 Stunden verabreicht. Bei einer Besserung der Symptome oder Hinweisen auf eine Erstverschlimmerung wird mit der Einnahme pausiert. Eine Erstverschlimmerung (➤ 9.2.1) ist gekennzeichnet durch eine Verstärkung bestehender Symptome bei Besserung des Allgemeinbefindens. Das Auftreten neuer Symptome bzw. die Verschlechterung von Allgemein- oder Geistes- und Gemütszustand sind Hinweise auf eine falsche Arzneiwahl (Organon, §§ 157–161).

Fallbeispiel 8.3: Schulterschmerzen (C30, Hochpotenz)

Klinikaufenthalt einer 55-jährigen Patientin wegen einer Panikstörung. Seit dem Vorabend hat sie starke rechtsseitige Schulterschmerzen. Ein Trauma ist nicht erinnerlich, sie sei am Vortag wandern gewesen. Der Tag war sonnig, aber es wehte ein kalter Wind, und die Patientin hatte zeitweise ihr T-Shirt ausgezogen.
Ruheschmerz, Verschlechterung durch Bewegung und Druck. Die Patientin kann den Arm kaum bewegen. Die Beschwerden seien sehr schlimm. Schmerzgel und eine Wärmflasche haben nicht geholfen.

Passende Rubriken im „Homöopathischen Repertorium" von Phatak

- Abkühlung – erhitzt wenn, Schwitzen beim, agg.
- Wind, Luft, Zugluft – agg.
- Schultern
- Schmerz – Reißen, heftiger, starker Schmerz

Als auslösende Ursache werden die Unterkühlung während des Schwitzens und der Wind repertorisiert. An-

Tab. 8.1 Potenzwahl und Dosierung bei akuten Erkrankungen

	Tiefpotenzen	Hochpotenzen
Übliche Potenzen	D6, C6, D12, C12	D30, C30, D200, C200
Arzneiform	Dilution, Globuli, Tabletten	Globuli, Auflösung in Wasser (Verkleppern)
Gabengröße	2–5 Trp., 2–5 Glob., 1–2 Tbl.	2–5 Glob., 1 TL (Plastik)
Häufigkeit	D/C6: 3–5 × tgl. D/C12: 1–3 × tgl.	1 × Globuli trocken in Mund, dann weiter Globuli oder Auflösung, mehrfach
Wiederholung	Regelmäßig oder nach Bedarf	Globuli und Auflösung nach Bedarf

8

schließend aufgrund seiner Intensität der reißende Schmerz an der Schulter (Dominanz). *Aconitum, Kalium carbonicum* und *Rhus toxicodendron* decken alle Rubriken ab. In Phataks „Arzneimittellehre" steht bei *Aconitum* „Erkältung oder Verkühlung, durch Einwirkung trockener Kälte, besonders während man schwitzt". Die Panikstörung der Patientin, eine für *Aconitum* charakteristische Symptomatik, bestärkt in der Entscheidung für diese Arznei.

Verordnung: *Aconitum* C30, 2 Glob. um 13:30 Uhr, abends gegen 18 Uhr bereits deutliche Besserung.

Verlauf: In den folgenden Wochen noch einmaliges Auftreten der Schulterschmerzen, auf erneute Gabe wieder Besserung.

Fallbeispiel 8.4: Spastische Bronchitis (D6, Tiefpotenz, und C30, Hochpotenz, mit Verkleppern)

10 Monate alter Junge: Husten mit Rasseln und Pfeifen in der Lunge seit Sonntag, von der Mutter wurde bereits erfolglos ein bronchienerweiterndes und schleimlösendes Medikament gegeben.

Lungenbefund: Grobblasige Rasselgeräusche.

Verordnung nach „bewährter Indikation"

Antimonium tartaricum hat sich bei Kindern mit einer Bronchitis mit lockerem Husten und groben Rasselgeräuschen durch starke Schleimansammlung sehr bewährt. Alternativ kommen v. a. *Kalium sulfuricum* und *Ipecacuanha* in Betracht.

Passende Rubriken im „Homöopathischen Repertorium" von Phatak

- Bronchitis
- Brust – Rasseln
- Brust – Rasseln – grobblasiges
- Kinder – Säuglinge

Verordnung: *Antimonium tartaricum* D6, 3 × tgl. 2 Glob.

Verlauf: 2 Tage später Hustenanfälle weniger oft und weniger stark, kein Würgen mehr beim Husten, hat in der Nacht auf Mittwoch durchgeschlafen. Lungenbefund: Beidseits noch grobblasige Rasselgeräusche exspiratorisch, Befund gebessert.

Verordnung: *Antimonium tartaricum* C30, 2 Glob., danach 2 Glob. in 100 ml Wasser verkleppert bei Bedarf.

Weiterer Verlauf: 5 Tage später besser, hustet noch gelegentlich. Lungenbefund: Vesikuläres Atemgeräusch. Allgemeinzustand wesentlich gebessert. *Antimonium tartaricum* C30 in Wasser verkleppert zuletzt am Vortag.

In ➤ 8.2.2, ➤ Fallbeispiel 8.3 erhielt die Patientin zwei Globuli einer C30-Potenz als einmalige Gabe. Daraufhin kam es zu einer ausreichenden Besserung, sodass eine weitere Behandlung nicht notwendig war. Bei ungenügender Wirkung ist oft ein weiterer Arzneireiz erforderlich.

In ➤ 8.2.2, ➤ Fallbeispiel 8.4 brachte die D6-Potenz bereits eine Verbesserung, der Abschluss der Behandlung erfolgte mit einer C30-Potenz, die einmalig in Form von Globuli trocken auf die Zunge und anschließend in Wasser aufgelöst verabreicht wurde.

8.3 Chronische Krankheit

Die homöopathische Behandlung einer chronischen Krankheit (➤ Tab. 8.2) erfordert deutlich mehr Kenntnisse als die Behandlung akuter Erkrankungen (➤ 10.2). Sowohl die Arzneiwahl als auch die Verlaufsbeurteilung ist schwieriger.

Tiefe Potenzen werden seltener verwendet. Das gängige Verfahren für die Verwendung von Hochpotenzen ist die **Kent'sche Reihe** (➤ Tab. 8.3). Dabei werden Hochpotenzen in ansteigender Potenzstufe und meist in längeren Abständen verabreicht. Alternativ kann nach Bönninghausen (➤ 7.4) mit Zwischen- und Folgemitteln gearbeitet werden. Eine weitere Therapieoption ist die Anwendung von **Q-Potenzen.**

8

Fallbeispiel 8.5: Konzentrationsschwierigkeiten

Neunjähriges Mädchen mit Konzentrationsproblemen. Sie träume gern, fühle sich manchmal gar nicht angesprochen, möchte zeitweise nicht antworten. Stress oder Hektik könne sie gar nicht vertragen. Ihre Lehrerin sage, sie sitze in der Schule hinter einem Berg, den sie erst hochkrabbeln müsse, ehe sie antworte. Geburt mit Notsectio wegen Plazentalösung. Als Neugeborene schwere Darmoperation mit Dünndarmteilresektion. Wegen dieser beiden Ereignisse könnten die Eltern sie nicht loslassen und hätten panische Angst, dass etwas passiert. Alle Familienmitglieder wollten sie beschützen.

Nahrungsmittelverlangen: am liebsten Kartoffeln, Schnitzel, viel frisches Gemüse und Obst.

Repertorisation nach Kent (MacRepertory)

- Gemüt – Abneigung – Antworten
- Gemüt – Antworten – denkt lange nach

Die für ein Kind auffälligen Gemütssymptome „Abneigung" und „langsames Antworten" werden als die hochwertigsten Symptome zuerst repertorisiert. Diese beiden Rubriken werden abgedeckt von *Acidum phosphoricum, Helleborus, Phosphorus, Anacardium, Cocculus, Cuprum* und *Alumina.*

Repertorisiert man noch die zu den Allgemeinsymptomen zählenden Nahrungsvorlieben „Allgemeines – Verlangen – Kartoffeln, Fleisch, Gemüse, Obst", schneiden bei der Repertorisation *Acidum phosphoricum, Phosphorus* und *Alumina* am besten ab.

Der Materia-medica-Abgleich spricht für *Alumina.* Charakteristisch ist die Langsamkeit, mit der Eindrücke von außen den Geist erreichen, und die Verschlechterung des Zustands durch Hektik. Mögliche Causa des Zustands könnte die Hemmung der Entwicklung des Kindes durch die Angst vonseiten der Familie sein. Die Unterdrückung der eigenen Identität gilt für Sankaran als eines der Hauptzeichen bei *Alumina* (Sankaran 2000).

Verordnung: *Alumina* C30.

Verlauf: Zu Hause und in der Schule wacher, antwortet auf Ansprache. Im Laufe des nächsten Jahres bei Sistieren der Besserung Wiederholung von *Alumina*-Gaben nach jeweils 2–3 Monaten (3 × C200, dann 1 × C1.000). Insgesamt deutlich interessierter, aufmerksamer, selbstbewusster. Jeweils nach Arzneigabe positive Veränderung.

Fallanalyse: Nach jeder Arzneigabe gab es für ca. 2–3 Monate eine deutliche und auch fortschreitende Besserung, dann verschlechterten sich die Symptome wieder. Anstatt gleich die C200 zu geben, hätte auch die C30 wiederholt werden können. Da auch nach der zweiten C200-Gabe eine deutliche Reaktion feststellbar war, erfolgte eine dritte Gabe einer C200. Um die Besserung zu forcieren, wurde auf C1.000 gewechselt, da ein Schulwechsel anstand.

8

8.3.1 C-Potenzen (Kent'sche Reihe)

James Tyler Kent (➤ 12.3.2) hat dieser Verschreibungsmethode ihren Namen gegeben. Zu Beginn der Behandlung wird eine Gabe C30 oder höher eingenommen. Die Wahl der Potenzstufe hängt vom Alter und Gesundheitszustand des Patienten und von der Art der Erkrankung ab (➤ Tab. 8.4).

Die Wirkung wird abgewartet. Wenn eine Besserung eintritt, wird während dieser Besserung nicht wiederholt. Es wird länger abgewartet als bei akuten Erkrankungen (Wochen bis Monate).

Eine mögliche Orientierungshilfe ist die durchschnittliche Wirkungsdauer der einzelnen Potenzstufen (➤ Tab. 8.3). In der Regel wirkt eine Arznei umso länger, je höher die Potenz gewählt wurde. Ausnahmen mit einer langen Wirkung niedriger Potenzen oder einer kurzen Wirkung hoher Potenzen bestätigen diese Regel. Der einzelne Patient, die Art der Erkrankung, äußere Störfaktoren und die unterschiedliche Wirkdauer der einzelnen Arzneimittel beeinflussen die Arzneimittelwirkung. Es ist also von entscheidender Bedeutung, die Arzneiwiederholung individuell zu bestimmen.

Wichtigste Regel zur Arzneiwiederholung bei Kent

Bei einer Besserung die Arznei auswirken lassen.[2]

[2] P. Sankaran schreibt, dass er lange Zeit seinen Patienten die Empfehlung gab, die Besserung unbedingt abzuwarten. Er habe aber bemerkt, dass bei denjenigen Patienten, die seine Anweisung nicht befolgten und auch bei bestehender Besserung die Einnahme fortsetzten, ein besserer Verlauf festzustellen gewesen sei. Er habe dann in einer Klinik bei etwa 100 Patienten teils tägliche Wiederholungen auch mit hohen Potenzen wie der C1.000 und C100 000 praktiziert und dabei nur bei drei Patienten eine Verschlimmerung der Symptome festgestellt. Seine Schlussfolgerung: Wenn die Regel stimmt, dass man während einer Besserung nicht wiederholen darf, gibt es davon zumindest viele Ausnahmen. (Sankaran 2003)

Tab. 8.2 Potenzwahl und Dosierung bei chronischen Erkrankungen

	Q- und LM-Potenzen	Hochpotenzen
Übliche Potenzen	Q1 bis Q30	D/C30, D/C200 und höher
Arzneiform	Dilution, Auflösung in Wasser	Globuli
Gabengröße	5–10 Trp., 1 TL	2–5 Glob.
Häufigkeit	Alle 1–3 Tage	Einzelgabe
Wiederholung	Regelmäßig	Nach Bedarf, aufsteigende Potenzen

Tab. 8.3 Kent'sche Reihe (Potenzstufen)

Potenz	Durchschnittliche Wirkdauer (nach Schmidt 1985)
C30	Ca. 1–4 Wochen
C200	3–4 Wochen
CM (1.000)	Mind. 4 Wochen
CXM (10.000)	5 Wochen
CLM (50.000)	50 Tage
CCM (100.000)	3 Monate
CDM (500.000)	6 Monate
CMM (1.000.000)	1 Jahr

Anwendungsregeln

(Kent 1903, 1905, 1911, 1912)

- Potenzstufe abhängig von der Art der Erkrankung und vom Gesundheitszustand des Patienten bestimmen.
- Eine Potenzstufe so lange wiederholen, bis die Wirkung aufhört, dann nächsthöhere Potenzstufe anwenden.

Kent hielt es für wichtig, das gesamte Spektrum der Potenzstufen zu nutzen. Aufgrund langjähriger klinischer Erfahrungen und möglicherweise auch durch Anregungen aus der Swedenborg'schen Philosophie entwickelte er die „Kent'sche Reihe" mit bestimmten Potenzstufen, die nacheinander in ansteigenden Potenzen gegeben werden. Heutzutage sind die C30 und die C200 die am häufigsten verordneten Hochpotenzen. Potenzen ab C1 000 sollten nur von erfahrenen Therapeuten angewendet werden.

8.3.2 Q-Potenzen

Q-Potenzen unterscheiden sich in ihrer Wirkung von Hochpotenzen (Dorcsi 1961, Tiedemann 1965). Ein Vorteil der Q-Potenzen gegenüber Hochpotenzen soll ihre mildere und weniger stürmische Wirkung sein. Sie sollen aber ebenso schnell wirken, und der Heilungsverlauf kann durch die regelmäßige Einnahme beschleunigt werden (Tiedemann 1965) (ORG VI, § 270/A 6 und 7). Erstverschlimmerungen (➤ 9.2.1) treten seltener auf und können durch Einnahme in verdünnter Form leicht vermieden werden.

Statt zu Erstverschlimmerungen, wie sie bei Hochpotenzen öfter auftreten, kann es bei Q-Potenzen eher zu Spätverschlimmerungen kommen. Hierbei verstärken sich die bestehenden Symptome nach zwischenzeitlicher Besserung und bei bestehender Therapie. Die Dosis und die Einnahmehäufigkeit sollte reduziert werden, eine Einnahmepause ist zu erwägen.[3]

Hahnemann beschreibt die Anwendung der Q-Potenzen in Paragraf 248 des „Organon" (ORG VI). Seine Angaben über die Menge an Wasser, in der die Q-Potenzen aufgelöst werden, reichen von 8 bis 40 Esslöffel (100–500 ml) Wasser. Diese uneinheitlichen Angaben sorgten dafür, dass sich unterschiedliche Anwendungsformen entwickelt haben. Die hier dargestellte Methode ist gängig und leicht zu handhaben.

Vorgehen

Q-Potenzen werden in der Regel als **Dilution** in 10- oder 15-Milliliter-Fläschchen angeboten. Einmal täglich oder seltener werden 5–10 Tropfen auf die Zunge gegeben; vor jeder Einnahme wird das Arzneifläschchen 10-mal gut geschüttelt (Tiedemann 1965).

Kommt es bei dieser Einnahmeart zu einer Verstärkung bestehender Symptome, ist die Dosis zu hoch. Dann werden 5–10 Tropfen der Dilution in ein Glas mit 100 Milliliter Leitungswasser oder stillem Mineralwasser gegeben. Aus dieser Auflösung wird nach 10-maligem Umrühren 1 Teelöffel (Plastik) eingenommen. Treten bei dieser Auflösung immer noch Verschlimmerungszeichen auf, kann 1 Teelöffel der ersten Auflösung in ein zweites Glas gegeben werden. Weiter wird wie oben beschrieben verfahren. Gegebenenfalls kann ein drittes Glas verwendet werden.

Ein Fläschchen mit 10 Milliliter Dilution reicht bei einer täglichen Einnahme von 10 Tropfen für knapp 4 Wochen. Begonnen wird mit der Q1, dann folgen die nächsten Potenzstufen Q2, Q3 etc.

[3] Handley zeigt, dass Hahnemann bis zuletzt auch flüssige C-Potenzen verwendet hat. Sie schließt daraus, dass der Paragraf 248 in der 6. Auflage des „Organon" sich nicht, wie gemeinhin angenommen, ausschließlich auf Q-Potenzen, sondern auch auf flüssige C-Potenzen bezieht (Handley 2001, S. 79 f.)

Aufgrund der milderen Wirkung und ihrer durch die tägliche Einnahme guten Steuerbarkeit haben sich Q-Potenzen für bestimmte Indikationen als besonders hilfreich erwiesen (Dorcsi 1961, Tiedemann 1965, Lucae 2004).

Besondere Indikationen

- Krebserkrankungen
- Palliative Fälle
- Schwere chronische Erkrankungen
- Hauterkrankungen
- Hochakute Fälle

Fallbeispiel 8.6: Hautausschlag

64-jähriger Mann, Hautausschlag seit 1 Jahr. Bereits dermatologische Therapie und Diagnostik ohne langfristige Besserung.
Allgemeinsymptome: Besserung bei Bewegung an frischer Luft, Abneigung gegen Milch, Verlangen nach Fisch.
Befund: Fleckartige Rötungen mit Pusteln, auffällige Symmetrie. Betroffen sind ausschließlich die Streckseiten beider Arme und Beine sowie der Rücken paravertebral. Die Symmetrie ist so auffällig (Dominanz), dass nur diese Rubrik verwendet wird. Alle darin vorkommenden Mittel werden ausgiebig studiert in Bezug auf das restliche Krankheitsbild.
Repertorisation (Phatak, „Homöopathisches Repertorium")
- Symmetrisch: *Arnica, Kalium iodatum, Lac defloratum, Syphilinum, Thyreoidinum*

In der „Cyclopeadia of Drug Pathogenesy" von Hughes findet sich unter *Kalium iodatum:* Eitrig pustulöse, weit ausgebreitete Hautaffektionen, symmetrisch, v. a. Extensorenseiten.
Verordnung: *Kalium iodatum* Q1, 10 Trp. morgens auf die Zunge.
Verlauf: Bei Wiedervorstellung nach 2 Monaten ist der Hautausschlag bis auf eine kleine Stelle am Bein verschwunden. Keine erneute Konsultation.

Fallbeispiel 8.7: Einschlafstörung

Zehnjähriges Mädchen mit Einschlafproblemen seit ca. 7 Jahren. Sie stehe öfters auf, möchte Licht haben, tausend Gedanken gingen ihr durch den Kopf. Sie schlafe erst um 23 Uhr ein, was wegen der Schule zu spät sei. Denke bei Dunkelheit v. a. an Einbrecher, habe nachts immer die Tür auf. Besser, wenn die Eltern da seien. Müsse ständig auf die Toilette. Durchschlafen gut, schläft je nach Einschlafzeit auch bis 10 Uhr morgens.
Schwitzt im Bett schnell an Kopf und Haaren, weniger bei Anstrengung.
Eher ruhiges, introvertiertes Kind. Einmal im Monat Weinen ohne erkennbaren Grund (als ob die Welt untergehe), sage nicht, wieso. Ziehe sich dann in eine Ecke zurück, wolle keinen sprechen. Wisse nicht, warum.
Familienanamnese: Trennung der Eltern, als das Mädchen 3 Jahre alt war. Lebt bei der Mutter, guter Kontakt zum Vater.
Repertorisation nach Kent (MacRepertory)
- Gemüt – Furcht – Einbrechern, vor
- Gemüt – grundloses Weinen
- Gemüt – Trost verschlechtert
- Gemüt – Abneigung – Gesellschaft – Alleinsein bessert
- Schlaf – gestört durch Angst vor Einbrechern

Die Angst vor Einbrechern mag für ein Kind nicht ungewöhnlich wirken, ist aber aufgrund der Intensität und vermutlich jahrelangen Dauer von zentraler Bedeutung für die Fallanalyse. Das grundlose Weinen und die deutliche Abneigung gegen Zuwendung sind ebenfalls auffallende Gemütssymptome. *Natrium muriaticum* deckt die Rubriken ab, alternativ werden *Sulfur* und *Ignatia* erwogen. Bei *Natrium muriaticum* findet sich das folgende Originalsymptom: „Er erwacht Mitternachts von Furcht, glaubt es seyen Diebe im Zimmer und getraut sich nicht wieder ins Bett zu gehen (CK, Symptom 1268; Hahnemann 2007). Auch die restliche Symptomatik und die Trennung der Eltern als mögliche Ursache des für *Natrium muriaticum* charakteristischen chronischen Kummers bestärken in der Mittelwahl.
Verordnung: *Natrium muriaticum (chloratum)* Q1 (alkoholfreie Lösung), 10 Trp. morgens auf die Zunge.
Verlauf: In den folgenden Wochen deutliche Besserung. Hat so gut geschlafen wie nie zuvor. Sie geht jetzt um 20:30 Uhr ins Bett und schläft die Nacht durch. Verordnung: *Natrium muriaticum* Q2, danach Q3, 10 Trp. morgens auf die Zunge.
Weiterer Verlauf (5 Monate nach der ersten Verordnung): Zunächst sei es gut gelaufen, das Mittel habe geholfen. Seit zwei Wochen wieder Verschlechterung. Letzte Mitteleinnahme vor ca. sechs Wochen. Verordnung: *Natrium muriaticum* C200.

Verlauf (8 Monate nach der ersten Einnahme, telefonische Rückfrage bei der Mutter): Eigentlich gehe es gut, das Schlafen habe sich verbessert, ab und zu nächtliches Aufstehen.
Fallanalyse: Die Patientin erhielt täglich 10 Tropfen einer Q-Potenz auf die Zunge. Unter dem Mittel erfolgte eine schnelle Besserung, nach Ende der Einnahme wieder eine Verschlechterung, deshalb wurde die Einnahme in ansteigenden Potenzen mit Q2 und Q3 fortgesetzt. Später wegen einfacher Handhabung und bereits deutlich gebesserter Symptomatik Einzelgabe einer Hochpotenz. Darunter so weit Besserung, dass keine weitere Behandlung gewünscht wurde.

8.4 Individuelle Verordnung

Bei einzelnen Patientengruppen und Erkrankungen haben sich bestimmte Potenzstufen und Applikationsformen bewährt (➤ Tab. 8.4).

8.5 „Alternative" Dosierungsverfahren

Neben den Standardmethoden gibt es andere Dosierungsverfahren, die sich teilweise einzelnen Homöopathen zuordnen lassen. Die Unterschiede zu den Standardverfahren reichen von leichten Modifikationen bis zu grundsätzlich anderen Ansätzen. ➤ Tab. 8.5 zeigt eine Auswahl.

Tab. 8.4 Empfehlungen zur Potenzwahl bei einzelnen Patientengruppen und Krankheitszuständen

Kinder	Alle Potenzreihen und -stufen werden gut vertragen (cave: Dilutionen mit Alkohol vermeiden)
Alte Menschen	Keine hohen Potenzen bei Multimorbidität und breiter Begleitmedikation (bei guter Vitalität Hochpotenzen möglich)
Überempfindliche Menschen	LM-/Q-Potenzen alternativ: Verkleppern, Mehrglasmethode (➤ 3.2.3)
Geistige und emotionale Erkrankungen/ lokales Symptom	Bei geistigen und emotionalen Beschwerden höhere, bei lokalen Prozessen niedrige Potenzen (damit ist aber keineswegs ausgeschlossen, dass Hochpotenzen auch auf lokale und Tiefpotenzen auf emotionale und geistige Prozesse wirken)
Interkurrente Erkrankung (➤ 9.3.2)	Tiefe oder mittlere Potenzen (die Behandlung der chronischen Erkrankung wird möglichst wenig gestört)
Schwere oder unheilbare Erkrankung	Tiefe Potenzen und seltene Wiederholungen, auch Q-Potenzen sind möglich
Krebserkrankung	Q-Potenzen (Spinedi, Künzli), Plussing-Methode (Ramakrishnan, ➤ 8.5)

Tab. 8.5 Alternative Dosierungsverfahren

Wichtiger Vertreter	Methode
Akute Erkrankungen	
–	Q-Potenzen bei Akuterkrankungen
Chronische Erkrankungen	
Tyler, Phatak, Desai	Doppel-/Mehrfachgabe
Spezielle Indikation	
Ramakrishnan	Plussing bei Krebsbehandlung (häufige, 10 × tgl. Einnahme einer Hochpotenz-Auflösung, Mittelwechsel im wöchentlichen Rhythmus)

8

8.6 Geschichtliche Entwicklung der homöopathischen Dosierungsmethoden

➤ Tab. 8.6 gibt einen Überblick über die Ursprünge der oben besprochenen Anwendungen und Dosierungen. Es zeigt sich, dass fast alle Methoden letztlich auf Hahnemann zurückgehen. Ausnahmen: Die D-Potenzen und die hohen Potenzen der Kent'schen Reihe sind Weiterentwicklungen anderer Homöopathen.

Samuel Hahnemann (1755–1843)

Im Laufe seiner pharmakologischen und ärztlichen Tätigkeit forschte Hahnemann unablässig nach der besten Methode, homöopathische Arzneien herzustellen und zu verabreichen. Zur Anwendung kamen unverdünnte Arzneien, Arzneiauflösungen, Potenzkaskaden, C- und schließlich Q-Potenzen.

Zu Beginn war sein Hauptanliegen, die toxikologische Wirkung der Arzneien und Erstverschlimmerungen der Symptome als Reaktion der Patienten auf die Arzneigabe zu verringern. Dieses Ziel erreichte er durch eine Verdünnung der Arzneien, **kleine Gabenmengen** und die Herstellung der **C-Potenzen.** Die Höhe der gewählten Arzneipotenz war zunächst abhängig von Arznei und Patient. Um 1833 (ORG V) war die C30-Potenz die Normdosis. Die Verabreichung erfolgte oral (1–2 Globuli) oder indem man den Patienten daran riechen ließ.

Ein wichtiges Prinzip war das **Auswirkenlassen der Arznei,** solange eine Besserung anhielt. Gegebenenfalls wurden in der Zwischenzeit Placebos oder Zwischenmittel verabreicht.

In seinem Buch „Die chronischen Krankheiten", das im Jahr 1835 veröffentlicht wurde, erwähnt Hahnemann erstmals die Anwendung von **Potenzkaskaden** (CK, Bd. 1, S. 157/A [2. Aufl.], S. 81/A [3. Aufl.]) und die Verabreichung einer **Arzneiauflösung von C-Potenzen** (CK, Bd. 1, S. 171/A [2. Aufl.], S. 89 [3. Aufl.]). Hahnemann ging von einer Wirkungsverstärkung durch die Auflösung aus. Die Verabreichung erfolgte täglich und nach Bedarf.

Als ein weiteres Prinzip wurde die **Modifikation der Arzneiauflösung durch Umrühren** empfohlen. Die Lebenskraft des Kranken könne so besser auf die veränderten Arzneireize reagieren.

Q-Potenzen kamen erstmals 1838 zur Anwendung. Die Prinzipien der Auflösung, Modifikation und täglichen Verabreichung wurden beibehalten, die Arzneiherstellung wurde verändert. Zwischen 1842 und 1843 verwendete Hahnemann Q-Potenzen etwa 680-mal, davon allein 508-mal *Sulfur,* ca. 500-mal in der Q1- oder Q2-Potenz.

Tab. 8.6 Arzneiverwendung von Hahnemann bis in die Gegenwart (in Anlehnung an Wischner 2000)

Potenzstufe, Arzneimodifikation, Applikation	Verwendung bei Hahnemann (Zeitraum, Werk)	Hauptsächliche Verwendung heute
Urtinkturen, Arzneiverdünnungen, niedrige C-Potenzen, Tropfen, Globuli	1792–1824 ORG I–III, RA (Vorworte zu den Arzneien)	**Tiefpotenzen** Akute Erkrankungen
C-Potenzen, Potenzkaskaden (z. B. C30–C24–C18)	1835–1843 CK, Bd. 1, S. 157 (2. Aufl.), S. 81 (3. Aufl.) (Sauerbeck 1990)	**Hochpotenzen** Akute und chronische Erkrankungen
Hohe C- Potenzen, Tropfen, Globuli trocken	1810–1835 ORG V, § 284	
Hohe C-Potenzen, Auflösung mit Verschütteln/Verrühren	1835–1843 CK, Bd. 1, S. 171/A (2. Aufl.), S. 89 (3. Aufl.) CK, Bd. 3, S. V–XII, GKS S. 879–883	**Verkleppern** Akute Erkrankungen
Q-Potenzen	1838–1843 ORG VI, § 248 (Oomen 1999)	**Q-Potenzen** Chronische Erkrankungen
An der Arznei riechen lassen	1813–1843 ORG VI, § 284	Keine Bedeutung
Arznei äußerlich einreiben	1810–1843 ORG VI, §§ 284, 285	Keine Bedeutung

Hahnemann wechselte bis zuletzt zwischen Q- und C-Potenzen, setzte deutlich häufiger C-Potenzen ein und hatte nur eingeschränkte Erfahrungen mit den Q-Potenzen. Die Q-Potenzen waren also für Hahnemann nicht das „Ei des Kolumbus“, das alle Probleme der Praxis hätte lösen können. Er blieb bis zuletzt auf der Suche nach der besten Arzneianwendung und hinterließ mit den Q-Potenzen eine Anregung und Aufgabe, die von anderen Homöopathen erst mit erheblicher Verspätung (➤ 3.3.3) weiterverfolgt werden konnte. (Entwicklung der Arzneitherapie ausführlich bei Wischner 2000, Q-Potenz-Anwendung durch Hahnemann bei Oomen 1999.)

Anhänger der Hochpotenzen

Im Jahr 1844 wurde erstmals von Julius Caspar Jenichen berichtet, der sehr hohe handverschüttelte C-Potenzen von der C200 bis zur C16.000 herstellte (Tischner 1998). Diese damals als „Höchstpotenzen“ bezeichneten Arzneien wurden von den homöopathischen Ärzten sehr unterschiedlich aufgenommen. Einige Homöopathen lehnten sie grundsätzlich ab (s. u.), andere berichteten in der „Allgemeinen homöopathischen Zeitung“ über positive Erfahrungen, darunter Hering (1851) und Bönninghausen (1860).

Die Herstellung immer höherer C-Potenzen bis zur C1.000.000 und darüber hinaus setzte sich mit der Entwicklung von Potenziermaschinen fort, vor allem in den USA in der zweiten Hälfte des 19. Jahrhunderts (➤ 3.2.3). Als bedeutendster Vertreter dieser Phase maschinell hergestellter Arzneien ist James Tyler Kent (1849–1916) zu nennen. Ihm waren wie allen Homöopathen des 19. und beginnenden 20. Jahrhunderts die Q-Potenzen nicht bekannt, da die 6. Auflage des „Organon der Heilkunst“, in der Hahnemann ihre Herstellung beschreibt, bis 1921 von seinen Erben unter Verschluss gehalten wurde (➤ 3.3.3). Kent kannte die 5. Auflage des „Organon“, in der Hahnemann die Einmalgabe einer Hochpotenz (meist C 30) und das Auswirkenlassen der Arznei empfohlen hatte. Kent und seine Zeitgenossen orientierten sich daran, verwendeten jedoch auch die damals üblichen, deutlich höheren Potenzen. Die Wirkung der von ihnen verwendeten sehr hohen C-Potenzen wird als länger und intensiver beschrieben.

Kent entwickelte eine feste Abfolge von Potenzstufen (Kent'sche Reihe ➤ Tab. 8.3), die bei chronischen Erkrankungen durchlaufen wird. Die Höhe der Potenz zu Beginn, die Häufigkeit und der Abstand zwischen den Arzneiwiederholungen sind abhängig vom individuellen Patienten und von der Art der Erkrankung (➤ 8.3.1). In Europa erlebten sowohl die Hochpotenzen als auch die Q-Potenzen in den 1950er-Jahren durch die Schweizer Homöopathen Schmidt, Künzli und Voegeli eine Renaissance, die bis heute anhält.

Die Anhänger Hahnemanns und der Hochpotenzen bezeichnet man als Vertreter der „klassischen“ oder „genuinen“ Homöopathie. Sie berufen sich in der Regel auf ihre positiven Erfahrungen mit Hochpotenzen bei Mensch und Tier und halten dies für das entscheidende Kriterium, um ihre Anwendung zu rechtfertigen (u. a. Bönninghausen 1848, 1850, 1852, Hering 1851, Schmidt 1985, Voegeli 1988).

Anhänger der Tiefpotenzen

Die „Tiefpotenzler“ unter den Homöopathen lehnen die Verwendung von Hoch- und Höchstpotenzen ab. Die „freien Homöopathen“ der Hahnemann-Zeit um Moritz Müller (1784–1849) und Ludwig Grießelich (1804–1848), die ihr Sprachrohr in der Zeitschrift „Hygea“ hatten, akzeptierten noch die C30 und lehnten die höheren Potenzen (s. o.) grundsätzlich ab. Die Grenze der Ablehnung von Hochpotenzen verschob sich später, in den 1880er-Jahren, weiter nach unten in Richtung der tiefen D-Potenzen. Seit 1865 war die Loschmidt-Konstante bekannt, die deutlich gemacht hatte, dass in Potenzen über C12 oder D23 – wenn überhaupt – nur noch wenige Moleküle der Ausgangssubstanz vorhanden sein können.

Mit der Zunahme naturwissenschaftlicher Kenntnisse strebten Anhänger dieser Richtung nach einem pathophysiologischen Verständnis der Wirkung homöopathischer Arzneien und hegten den Wunsch nach einer Annäherung an die Schulmedizin und an die aufstrebenden Naturwissenschaften. Die Arzneiverordnung richtete sich v. a. nach organpathologischen Kriterien.

Der Einfluss dieser Sichtweise wurde in Deutschland ab 1840 stetig größer. Sie hatte ihre Blütezeit ab der Jahrhundertwende bis in die frühen 1950er-Jahre. Als wichtige Vertreter gelten Alfons Stiegele (1871–1956), Julius Mezger (1891–1976) und Hans Wapler (1866–1951), der 1896 den Begriff der „naturwissenschaftlich-kritischen" Homöopathie prägte. Eine ausführliche Übersicht über diese Richtung gibt Rudolf Tischner (1998), ein anschauliches Beispiel zur Stellung der „Tiefpotenzler" zu Hochpotenzen findet sich bei Heinz Schoeler (1950).

Pluralismus der Gegenwart

Gegenwärtig werden alle oben beschriebenen Verfahren nebeneinander angewendet. Das homöopathische Therapiesystem wird immer verzweigter: Einzelne Homöopathie-Schulen bevorzugen bestimmte Verschreibungsformen, Fortgeschrittene wählen teilweise andere Potenzen als Anfänger oder Laien. Für die individuelle Behandlung des Patienten gibt es eine große Auswahl an verschiedenen Arzneien, Potenzreihen und Potenzstufen.

Literatur

Die z. T. schwer zugänglichen Artikel aus der älteren Literatur von Bönninghausen und Kent finden sich in den Sammelbänden von Gypser („Bönninghausens Kleine medizinische Schriften", „Kent's Minor writings on homoeopathy").

Adler UC: Nachweis von 681 Q-Potenzen in den französischen Krankenjournalen Samuel Hahnemanns. Medizin, Gesellschaft und Geschichte. Jahrbuch des Instituts für Geschichte der Medizin der Robert-Bosch-Stiftung 1995(13):135–166

8

Barthel P: Das Vermächtnis Hahnemanns – die Fünzigtausender Potenzen. AHZ 1990(235):47–61

Bleul G: Zubereitung und Einnahme des homöopathischen Arzneimittels nach A. U. Ramakrishnan. AHZ 2004(249):251

Bönninghausen C v: Über die kleinen Gaben der Homöopathie. Zeitung der homöopathische Heilkunde 1832(4):105–112, 113–120

Bönninghausen C v: Hahnemanns Arzneigaben. Archiv für die homöopathische Heilkunst 1844(21): 30–40

Bönninghausen C v: Die Erfahrungen und die Hochpotenzen. Archiv für die homöopathische Heilkunst 1848(23):25–38

Bönninghausen C v: Die Hochpotenzen. AHZ 1850(38):358–362

Bönninghausen C v: On the use of high attenuations in homeopathic practice. Homoeopathic Times 1852(3):655–657, 669–671, 683–686

Bönninghausen C v: Die Vorzüge der Hochpotenzen. AHZ 1859(59):171–173, 179–181

Bönninghausen C v: Die Jenichenschen Hochpotenzen. AHZ 1860(61):70–72, 85–87

Bönninghausen C v: Zur Würdigung der Hochpotenzen. AHZ 1860(61):134–135, 140–142, 159–160, 164–165

Braun A: Beitrag zur Geschichte der 50.000er Potenzen und zur Gabenlehre der Homöopathie aus dem literarischen Nachlaß von R. Flury. ZKH 1979(23):1–7

Dingler W, Rissel R: Zur Dosierung der homöopathischen Arzneimittel. ZKH 2011, 55(4): 183–190

Dorcsi M: Erfahrungen mit LM-Potenzen. ZKH 1961(4):146–157

Faber KH: Die homöopathische Zeitschrift Hygea als Spiegel einer neuen Heilmethode, in: Dinges M (Hrsg.): Homöopathie – Patienten, Heilkundige, Institutionen. Von den Anfängen bis heute. Haug, Heidelberg 1996

Gypser K-H (Hrsg.): Bönninghausens kleine medizinische Schriften. Arkana, Heidelberg 1984

Gypser K-H (Hrsg.): Kent's Minor writings on homoeopathy. Haug, Heidelberg 1987

Haehl R: Samuel Hahnemann. Sein Leben und Schaffen. Schwabe, Leipzig 1922

Hahnemann S: Die chronischen Krankheiten. 2. Aufl. Düsseldorf 1835–1839. Nachdruck Haug, Heidelberg 1991

Hahnemann S: Organon der Heilkunst. Textkritische Ausgabe der von Samuel Hahnemann für die sechste Auflage vorgesehenen Fassung, bearb., hrsg. und mit einem Vorwort versehen von Schmidt JM. Haug, Heidelberg 1992

Hahnemann S: Reine Arzneimittellehre. 3. Aufl. Dresden/Leipzig 1830–1833. Nachdruck Haug, Heidelberg 1995 (= RA)

Hahnemann S: Gesammelte kleine Schriften, hrsg. v. Schmidt JM u. Kaiser D. Haug, Heidelberg 2001

Hahnemann S: Organon – Synopse, bearb. u. hrsg. v. Luft B u. Wischner M. Haug, Heidelberg 2001

Hahnemann S: Organon der Heilkunst. Neufassung der 6. Auflage mit Systematik und Glossar, hrsg. v. Schmidt JM. 2. Aufl. Elsevier/Urban & Fischer, München 2006

Hahnemann S: Die chronischen Krankheiten. Theoretische Grundlagen (3. Aufl.). Mit allen Änderungen von der 1. Auflage (1828) zur 2. Auflage (1835) auf einen Blick, bearb. v. Wischner M. Haug, Stuttgart 2006

Hahnemann S: Gesamte Arzneimittellehre. Alle Arzneien Hahnemanns: Reine Arzneimittellehre, Die Chronischen Krankheiten und weitere Veröffentlichungen in einem Werk (Bd. 1–3), hrsg. u. bearb. v. Lucae C und Wischner M. Haug, Stuttgart 2007 (= GAL)

Handley R: Auf den Spuren des späten Hahnemann. Sonntag, Stuttgart 2001

Henninger C: Q-Potenzen und Potenzenakkorde – eine arallelentwicklung. AHZ 2003(248): 132–140

Hering C: Hochpotenzen. AHZ 1851(41): 209–213, 225–228, in: Gypser, K-H (Hrsg.): Herings Medizinische Schriften. Burgdorf, Göttingen 1988

Hughes R: Cyclopaedia of Drug Pathogenesy (4 Bde.), B. Jain Publishers, New Delhi 1988

Jahr GHG: Leitfaden zur Ausübung der Homöopathie. H. Bethmann's, Leipzig 1854

Jütte R, Riley D: A review of the use and role of low potencies in homeopathy. Complementary Therapies in Medicine 2005(13):291–296

Keller G v: Die Vorteile der LM-Potenzen. ZKH 1964(8):265–268

Keller G v: Über die Wirkung der Hochpotenzen. ZKH 1975(19):97–101

Keller G v: Kent, Fincke und die homöopathische Behandlung der Tuberkulose. ZKH 1984(28):16–19

Keller G v: Über Hochpotenzen. ZKH 1988(32):163–172

Keller G v: Über Q-Potenzen. ZKH 1988(32):227–238

Kent JT: The administration of the remedy. PIH (Proceedings of the International Hahnemann Associaton) 1903(24):33–37

Kent JT: Observations Regarding the Selecion of the Potency. DVJ (Critique)1905(12):417–418

Kent JT: Successful prescribing – the Essential. Eight International Homoeopathic Congress London 1911:83–89

Kent JT: Series in Degrees. HPC (Homoeopathic Physician) 1912(2):59–62

Künzli von Fimmelsberg J: Die Quinquagintamillesimalpotenzen. ZKH 1960(4):47–56

Lucae C: Grundbegriffe der Homöopathie. Ein Wegweiser für Einsteiger, 4. Aufl. KVC, Essen 2015

MacRepertory Pro 6.2.2. Kent Homeopathic Associates Inc., San Rafael 2002

Meyer-König P: Leitfaden für den Umgang mit Q-Potenzen. Burgdorf, Göttingen 1995

Mezger J: Gesichtete homöopathische Arzneimittellehre. 11. Aufl. Haug, Heidelberg 1995

Oomen G: Die Verwendung der C- und Q-Potenzen in Hahnemanns Pariser Zeit. ZKH 1999(43):87–98

Phatak SR: Homöopathische Arzneimittellehre. 5. Aufl. Elsevier/Urban & Fischer, München 2013

Phatak SR: Homöopathisches Repertorium. Elsevier/Urban & Fischer, München 2006

Rey L: Thermolumiscence of ultra-high-dilutions of lithium chloride and sodium chloride. Physica A 2003(323):67–74

Rissel R: Dosis, Gabe und Potenz. AHZ 2005(250):183–190

Sankaran P: Das Potenzproblem. ZKH 1986(29):58–69

Sankaran R: Die Seele der Heilmittel. Homoeopathic Medical Publishers, Mumbai 2002

Sankaran P: The repetition of doses, in: Sankaran R. (ed.): The elements of homoeopathy by Dr. P. Sankaran. Vol. II. Homoeopathic Medical Publishers, Mumbai 2003

Sauerbeck KO: Wie gelangte Hahnemann zu den hohen Potenzen? AHZ 1990(235):223–235

Schmidt P: Über Potenzwahl und homöopathische Arzneipotenzierung. ZKH 1985(28):4–13

Schoeler H: Das Hochpotenzproblem. AHZ 1950(195):1–38, 67–80

Seiler H: Kurzer Überblick über die Entwicklung von Hahnemanns Behandlungstechnik mit praktischen Beispielen. AHZ 1994(239):108–117

Spinedi D: Studentenseminar in Freiburg. Seminarmitschrift 1993

Spinedi D: Die Entwicklung der homöopathischen Praxis seit Hahnemann, in: Appell R (Hrsg.): Homöopathie 150 Jahre nach Hahnemann. Standpunkte und Perspektiven. Haug, Heidelberg 1994

Tiedemann M: Herstellung und Anwendung der LM-Potenzen. Ein Tagungsbericht. ZKH 1965(6):262–268

Tischner R: Geschichte der Homöopathie. Willmar Schwabe, Leipzig 1932–1939. Nachdruck Springer, Wien 1998

Voegeli A. Die Dosierung in der Homöopathie. ZKH 1988(5):183–191

Waldecker A: Die Arzneiapplikation durch Riechenlassen bei Hahnemann und Bönninghausen. ZKH 1989(33):77–81

Wischner M: Fortschritt oder Sackgasse? Die Konzeption der Homoöpathie in Samuel Hahnemanns Spätwerk (1824–1842). KVC, Essen 2000

Wischner M: Kleine Geschichte der Homöopathie. KVC, Essen 2004

KAPITEL

9

Jörn Dahler

Beurteilung des Behandlungsverlaufs

Um den Behandlungsverlauf beurteilen zu können, wird in einer Folgekonsultation die Arzneiwirkung beurteilt und entschieden, ob a) eine Wiederholung oder b) ein Auswirken der bisherigen Arznei oder c) eine neue Arznei angezeigt ist. Der Abstand zur Arzneigabe ist von der Art der Erkrankung abhängig. Die bei der Erstkonsultation für die Arzneiwahl verwendeten Symptome werden mit dem aktuellen Zustand des Patienten verglichen, Allgemein- sowie Geistes- und Gemütszustand besonders beachtet. Bei einer Besserung wird bei C-Potenzen abgewartet, bei Q-Potenzen wird die Arzneigabe fortgesetzt.
Die Hering'sche Regel bietet bei der Beurteilung eine Orientierungshilfe: Symptome verschwinden in umgekehrter Reihenfolge ihres Auftretens, von innen nach außen und von oben nach unten. Eine Verschlimmerung, die nur vorübergehend besteht, wird als „homöopathische Erstverschlimmerung" bezeichnet und gilt als ein positives Zeichen für den weiteren Verlauf. Zu starke oder anhaltende Verschlimmerungen erfordern einen Mittelwechsel und ggf. weitere Diagnostik. Bei Q-Potenzen kann sich zum Ende der Behandlung eine Verstärkung der Symptome zeigen, die als „Spätverschlimmerung" bezeichnet wird, in diesem Fall ist eine Arzneipause angezeigt. Treten neue Symptome oder alte Symptome von starker Intensität oder langer Dauer auf, die nicht zum Arzneimittelbild der verabreichten Arznei gehören, wird ein Folgemittel verschrieben. Bleibt das Beschwerdebild unverändert, wird nach möglichen Ursachen gesucht. Behandlungsfehler, Heilungshindernisse oder eine Antidotierung sind mögliche Gründe.
Verschiedene Formen von Arzneibeziehungen können im Behandlungsverlauf nutzbringend angewendet werden. Komplementär- oder Folgemittel können eine begonnene Heilung vollenden, Antidote eine unerwünschte Arzneiwirkung aufheben. Zwischenmittel werden in erster Linie von Vertretern der Bönninghausen-Methode eingesetzt, um die Wirkung einer Arznei bei einer erneuten Gabe zu verbessern.
Je nach Hochwertigkeit der vorliegenden Symptome und Reaktionsfähigkeit des Patienten kann bereits vor Beginn der Therapie der mögliche Erfolg einer homöopathischen Therapie abgeschätzt werden.

9.1 Folgekonsultation

Als Folgekonsultation (Folgeanamnese) wird das Gespräch zwischen Arzt und Patient bezeichnet, in dem die Wirkung einer Arznei, die für einen bestimmten Zustand verabreicht wurde, beurteilt wird. In diesem Gespräch muss entschieden werden,

- ob die Arzneigabe wiederholt wird,
- ob die Arznei weiter auswirken soll oder
- ob eine andere Arznei angezeigt ist.

Die Folgekonsultation muss nicht die auf die Erstanamnese folgende Konsultation sein. So wäre es z. B. denkbar, dass ein Patient, nachdem er eine Arznei für chronische Beschwerden bekommen hat, wegen einer interkurrenten Erkrankung behandelt wird. Es können dann mehrere Konsultationen innerhalb der interkurrenten Erkrankung durchgeführt werden, bevor nach Ende der akuten Erkrankung die zweite Konsultation für das chronische Mittel stattfindet.

Nach Gabe einer Arznei kann der Zustand des Patienten unverändert bleiben, oder er kann sich verändern. Verändert er sich, kann sich eine Besserung oder Verschlechterung der bestehenden Symptomatik einstellen, oder es treten zusätzlich neue oder dem Patienten bekannte alte Symptome auf.

9.1.1 Zeitpunkt

Der Abstand der Folgekonsultation zum ersten Kontakt variiert, je nachdem, ob eine akute oder eine chronische Beschwerde vorliegt.

Bei einer **akuten Erkrankung** bestimmt die Schwere des Krankheitsbildes die Frist bis zum nächsten Kontakt mit dem Therapeuten. Je schwerer die Symptomatik, desto schneller müssen die Reaktion auf die Arznei beurteilt und Folgemaßnahmen eingeleitet werden. In hochakuten Fällen kann der Patient entweder kurzzeitig in der Praxis verbleiben, oder er wird gebeten, sich zu einem bestimmten Zeitpunkt des Tages telefonisch zu melden und über den Krankheitszustand zu berichten. Häufig ist ein Abwarten über **1–3 Tage** möglich, und es wird ein neuer Termin für den Fall einer ausbleibenden Verbesserung oder bei einer Verschlimmerung vereinbart.

Bei **chronischen Krankheiten** gelten für akute Exazerbationen, z. B. bei Asthma bronchiale, die gleichen Regeln wie bei Akuterkrankungen. Ansonsten ist bei chronischen Krankheiten ein Abstand des Follow-ups von **4–6 Wochen** sinnvoll. Dies gilt sowohl für Hochpotenzen als auch für Q-Potenzen. Die Wirkung einer C-30- oder C-200-Potenz dauert etwa 4–6 Wochen an. Bei Q-Potenzen ist in der Regel nach diesem Zeitraum die erste Einnahmeflasche verbraucht (➤ 8.3.2).

9.1.2 Vorgehensweise

Die Gesprächsführung ist bei akuten und bei chronischen Erkrankungen ähnlich. Zunächst werden die bei der Erstkonsultation für die Arzneiwahl **verwendeten Symptome** einzeln angesprochen und **mit dem aktuellen Zustand verglichen.** Dann folgen Fragen zum allgemeinen Befinden und zum Gemütszustand, falls beides nicht offensichtlich verändert ist.

Der Allgemeinzustand und der Geistes- und Gemütszustand sind wichtige Kriterien für die Verlaufsbeurteilung. Es können sich hier deutliche Tendenzen für eine Verbesserung oder eine Verschlechterung zeigen, obwohl die wahlanzeigenden Krankheitssymptome noch unverändert sind.

Um Fehlschlüsse in Bezug auf die Arzneiwirkung und einen voreiligen Mittelwechsel zu vermeiden, ist die Persönlichkeit des Kranken bei der Beurteilung seiner Aussagen zu berücksichtigen. Es gibt erhebliche Unterschiede, wie Patienten Veränderungen des Krankheitszustands beurteilen und dem Arzt mitteilen. Es können sowohl Besserungen als auch Verschlechterungen vom Patienten verschwiegen oder nicht wahrgenommen werden. Es ist deshalb wichtig, sich einen eigenen Eindruck zu verschaffen und sich nicht nur auf die Aussagen des Patienten und/oder seiner Angehörigen zu verlassen. Eine Konsultation per Telefon ist zumindest bei chronischen Krankheiten nicht empfehlenswert, da im Vieraugengespräch Veränderungen leichter zu erfassen sind. Im Zweifelsfall ist es besser, abzuwarten, als eine neue Arznei zu verschreiben.

9.2 Zweite Verschreibung

Hahnemann hat sich an vielen Stellen im „Organon" und in den „Chronischen Krankheiten" ausführlich zu Verlaufsbeurteilung und zweiter Verschreibung geäußert (➤ Tab. 9.1). **Karl Julius Aegidi** (1794–1874) hat, angelehnt an Hahnemanns Empfehlungen, die folgende Einteilung von Krankheitsverläufen vorgestellt.

Einteilung von Krankheitsverläufen nach Aegidi (1832)

„[...] Nach Darreichung des passend gewählten Arzneimittels tritt [...] von zweien Fällen einer gewiß ein, nemlich entweder:

- Der Krankheitszustand verändert sich, oder
- er verändert sich nicht.

Die Veränderung des Krankheitszustands begreift wieder drei Fälle:

1. Der Zustand bessert sich, oder
2. er verschlimmert sich, oder
3. die Krankheit verändert ihren Symptomen-Komplex."

Aegidi unterscheidet zwischen dem Krankheitszustand und dem Symptomen-Komplex. Der **Krankheitszustand** kann sich ändern, z. B. bei einer Besserung der bestehenden Beschwerden, ohne dass sich der **Symptomen-Komplex** (Haupt- und Nebenbeschwerden, Symptomengesamtheit) in der Zusammensetzung seiner Symptome verändern muss. Treten jedoch bei bereits erfolgter Besserung und/oder Verschlechterung zusätzlich neue oder alte Symptome hinzu, so hat sich neben dem Krankheitszustand auch der Symptomenkomplex geändert.

Dass diese Einteilung als außerordentlich hilfreich angesehen wurde, zeigt sich darin, dass sowohl Bönninghausen als auch Boger den Artikel in ihren

Tab. 9.1 Fundstellen zur Verlaufsbeurteilung im Werk Hahnemanns

Krankheitszustand nach Mittelgabe		Fundstelle ORG	Fundstelle CK
Verändert	Besserung	ORG, §§ 253–256	CK, Bd. 1, S. 147–171 (2. Aufl.), S. 76–89 (3. Aufl.)
	Verschlechterung	ORG, §§ 155–161, 248, 250, 253–256, 280–282	
	Veränderung der Symptome	ORG, §§ 167–172, 179–184, 254, 256	
Unverändert		ORG, § 252	–

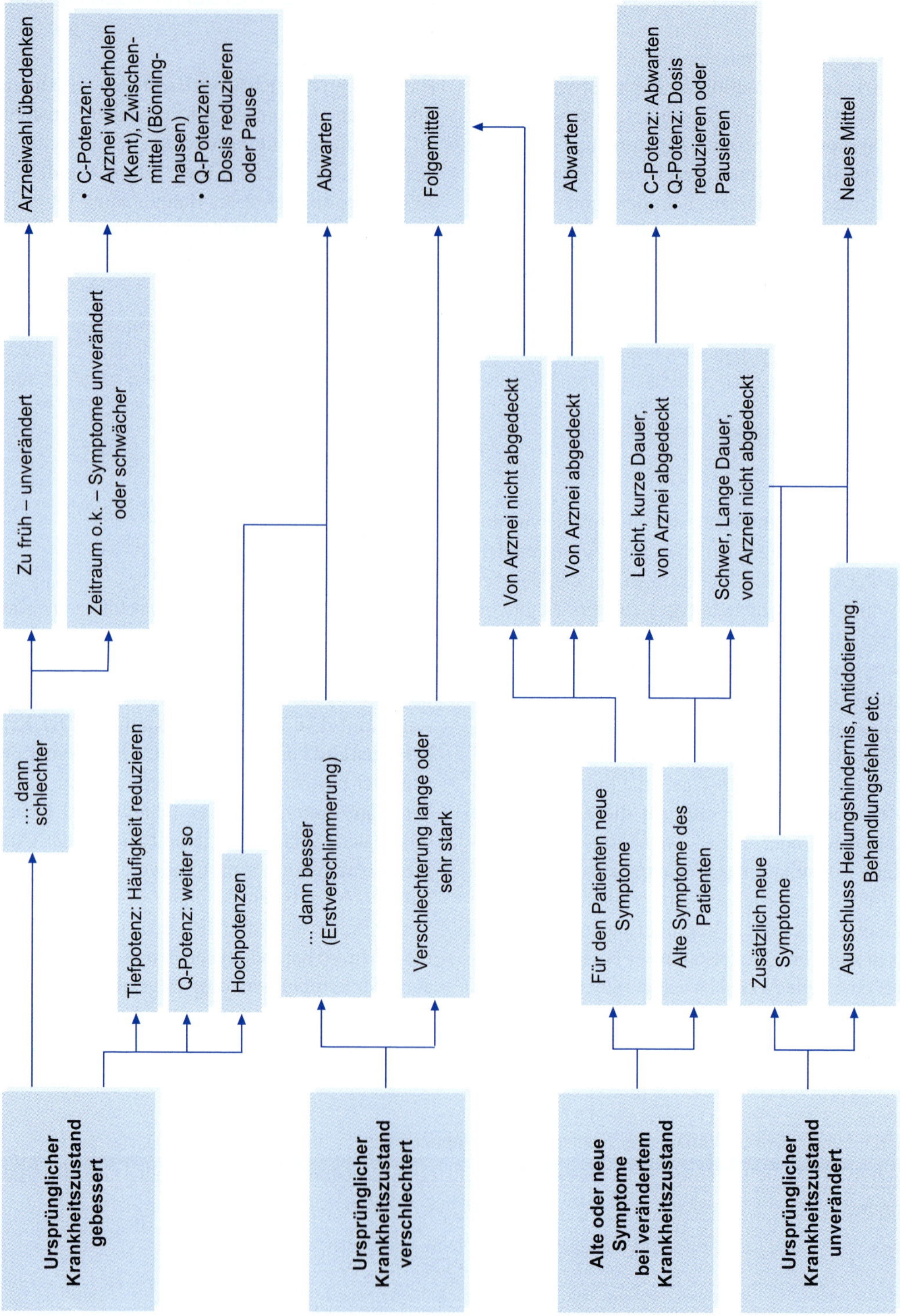

Abb. 9.1 Krankheitsverlauf auf einen Blick [P084]

Ausführungen zum Thema weitgehend wörtlich übernommen haben (Bönninghausen 1834, Boger 1905, Möller 1997).

Kent hat zwölf verschiedene Reaktionsarten und daraus ableitbare Prognosen für den Heilungsverlauf beschrieben; Künzli hat Kents Einteilung später ergänzt (Kent 1888, 1991; Keller 1985, 1991; Janert 1986, Lucae 2004); Vithoulkas differenziert bei der Verlaufsbeurteilung Energie/Tatkraft, geistig-emotionales Befinden und Hauptbeschwerde (Vithoulkas 2005), Sankaran die mentale und körperliche Ebene und das Allgemeinbefinden (Sankaran 2001).

Im Folgenden wird die Einteilung von Aegidi im Wesentlichen übernommen (➤ Abb. 9.1). Wichtige zusätzliche oder abweichende Beobachtungen anderer Homöopathen werden ergänzt. ➤ Tab. 9.1 gibt eine Übersicht über Hahnemanns Schriften zum Thema „Verlaufsbeurteilung“.

9.2.1 Veränderter Krankheitszustand

Eine Änderung des Krankheitszustands lässt sich dadurch feststellen, dass die bestehenden Symptome sich bessern (➤ Tab. 9.2) oder verschlechtern oder dass zusätzlich neue oder alte Symptome auftreten. Dies muss im Folgegespräch differenziert werden (➤ 9.1).

Besserung der Beschwerden

Zeigt sich eine Besserung der Beschwerden (➤ Tab. 9.2), sollte diese positive Entwicklung nicht behindert werden. Eindeutig ein gutes Zeichen ist die allgemeine Besserung der Beschwerden, die in erster Linie zur Konsultation führten. Liegt diese nicht vor, gibt es andere Hinweise auf eine beginnende Besserung, die für akute und chronische Erkrankungen gleichermaßen gelten.

Der **Gemütszustand** ist ein wichtiges Kriterium, da sich hier eine beginnende Besserung frühzeitig abzeichnet: „[G]rößere Behaglichkeit, zunehmende Gelassenheit, Freiheit des Geistes, erhöhter Mut und eine Art wiederkehrender Natürlichkeit“ werden von Hahnemann als Hinweise auf eine Besserung beschrieben (Organon, § 253). Auch eine Verbesserung von **Allgemeinsymptomen** wie Schlaf oder Appetit weist häufig auf eine Besserung hin.

Tab. 9.2 Vorgehen bei Besserung der Beschwerden

Art der Erkrankung	Vorgehen bei Besserung
Akute Erkrankung	• Tiefpotenzen: Einnahmehäufigkeit ggf. reduzieren oder Einnahmepause • Hochpotenzen: Abwarten
Chronische Krankheit	• Hochpotenzen: Abwarten • Q- Potenzen: Arzneigabe fortsetzen, bis Spätverschlimmerung auftritt

Sehgal betont, dass das Auftreten einer **Ausscheidungsreaktion** ein weiteres Zeichen einer Heilung sein kann, die über Haut (Schweiße, Hautausschlag), Mund (Erbrechen, Schleim), Nase (Schnupfen, Nasenbluten), Rektum (Durchfall, Blähungen), Blase (Veränderung von Farbe und Geruch des Urins) und über Ausflüsse aus Ohren und Augen ablaufen kann (Prädel 1995).

Bleibt es jedoch bei der Besserung von Gemüts- und Allgemeinsymptomen bei anhaltenden Krankheitssymptomen oder bei der Besserung der Hauptbeschwerden bei gleichzeitiger Verschlechterung von Geistes- und Gemüts- sowie Allgemeinsymptomen, ist die Arzneiwahl zu überdenken (s. u. „Hering'sche Regel“). Das Vorgehen bei deutlicher Besserung ist abhängig von der Art der Erkrankung und der gewählten Potenzstufe (➤ Tab. 9.2).

Erneute Verschlimmerung nach zuvor bestehender Besserung

Kommt es nach erfolgter Besserung der Symptomatik erneut zu einer Verschlechterung, wird nach Bönninghausen ein **Zwischen- oder Folgemittel** (➤ 9.3.2) gesucht.

Nach Kent ist der Zeitpunkt der erneuten Verschlimmerung wichtig. War die Besserung im Blick auf Potenzstufe, Patient und Erkrankung angemessen lang, geht man von einem Auswirken der Arznei bei guter Arzneiwirkung aus. Das Mittel wird nun bei akuten Erkrankungen mit Verkleppern, bei chronischen Krankheiten **gemäß den Regeln der Kent'schen Reihe** wiederholt (➤ 8.3.1).

9

Tab. 9.3 Vorgehen bei Verschlimmerung nach anfänglicher Besserung

Zeitpunkt der Verschlimmerung	Vorgehen
• Sehr bald nach der Besserung • Gleiche Symptomatik, genauso stark wie zuvor	• Antidotierung ausschließen • Fall überdenken • Falls nicht sicher bzgl. Mittelwahl, besseres Mittel suchen
• Nach für die Potenzstufe „angemessener" Zeit (z. B. 4–6 Wochen nach Gabe einer Einzeldosis einer C30 oder C200 bei einer chronischen Krankheit) • Gleiche Symptomatik, genauso stark oder schwächer wie zuvor	• Antidotierung ausschließen • C-Potenzen: Kent-Schule: Mittel wiederholen (Verkleppern, Kent'sche Reihe) Bönninghausen-Methode: Zwischenmittel oder Folgemittel verabreichen • Q-Potenzen: Dosis reduzieren oder Pause (s. u. „Spätverschlimmerung")

Es bestehen innerhalb der Homöopathie erhebliche Unterschiede in der Vorgehensweise. Die Kent'sche Vorgehensweise war und ist vorherrschend, der Einfluss von Bönninghausens Ideen nimmt jedoch zu. In ➤ Tab. 9.3 wird das Vorgehen bei einer Verschlimmerung der Beschwerden nach anfänglicher Besserung zusammengefasst.

Verschlimmerung der Beschwerden

Verschlechtern sich die Beschwerden des Patienten, ist dies nicht unbedingt ein schlechtes Zeichen.

Bei einem Teil der homöopathisch behandelten Patienten tritt nach Einnahme der homöopathischen Arznei eine vorübergehende Verschlimmerung der Symptome auf. Man bezeichnet sie allgemein als **„homöopathische Erstverschlimmerung".** Nach homöopathischem Verständnis handelt es sich dabei um eine Arzneikrankheit: Nach Verordnung einer homöopathischen Arznei sind nur die den Krankheitssymptomen ähnlichen Arzneikräfte wirksam. Ist die Gabe der Arznei zu groß und damit ihre Wirkung auf die Lebenskraft zu stark, tritt eine Verstärkung dieser der Krankheit ähnlichen Arzneibeschwerden auf. Je kleiner die Gabe der Arznei, desto kürzer besteht auch die Verschlimmerung. Mit dem Ende der Arzneikrankheit ist auch das zuvor bestehende, die Lebenskraft betreffende Krankheitsgefühl erloschen, und es tritt in der Regel eine Verbesserung des Zustands ein. **Eine homöopathische Verschlimmerung wird als prognostisch günstig für den weiteren Krankheitsverlauf bewertet.** Folglich wird der weitere Verlauf abgewartet. Davon abzugrenzen ist die bei Q-Potenzen auftretende „Spätverschlimmerung", die erst gegen Ende der Behandlung auftritt (s. u. „Erst- und Spätverschlimmerung").

Ist die Verschlimmerung zu stark oder dauert zu lange an, muss eine andere, verwandte Arznei gesucht werden.

Im Falle eines Mittelwechsels bedient man sich der Bücher über Arzneibeziehungen und sucht nach einer Arznei, die den aktuell bestehenden Symptomen ähnlich ist und als Antidot zur zunächst gegebenen Arznei bekannt ist (➤ 9.3.2). Verschlechtern sich die Beschwerden fortschreitend ohne ersichtliche Mittelwirkung, ist der Fall zu überdenken (➤ 9.2.2). Erscheint eine Fortsetzung der homöopathischen Therapie sinnvoll, ist eine andere Arznei notwendig. Das mögliche Vorgehen bei einer Verschlimmerung der Beschwerden ist in ➤ Tab. 9.4 zusammengefasst.

Tab. 9.4 Vorgehen bei Verschlimmerung der Beschwerden

Art der Verschlimmerung	Vorgehen
Vorübergehende Verschlechterung (Erstverschlimmerung, C-Potenzen)	Gutes Zeichen: abwarten
Spätverschlimmerung, Q-Potenzen	Dosis reduzieren oder Pause
Lang anhaltende oder sehr starke Verschlimmerung	Folgemittel (Antidot) suchen
Fortschreitende Verschlechterung der Beschwerden	Neues Mittel suchen

Auftreten neuer oder alter Symptome

Auftreten neuer Symptome

Nach Hahnemann ist eine **unzureichende Anzahl geprüfter homöopathischer Arzneien** oder eine **einseitige Erkrankung** (inkohärente Dynamik ➤ 10.3.4) der Hauptgrund dafür, dass im Therapieverlauf mehrere Arzneien notwendig werden. In diesen Fällen kommt es nach Gabe der ersten Arznei zum Auftreten neuer Symptome (Nebenbeschwerden), die ein neues Krankheitsbild erzeugen und eine neue Fallaufnahme notwendig machen.

Es muss zunächst geklärt werden, ob die neue Symptomatik von der bisherigen Arznei noch abgedeckt wird. Wenn ja, ist ein Mittelwechsel nicht angezeigt, bei C-Potenzen sollte abgewartet und bei Q-Potenzen eine Arzneipause eingelegt werden (➤ Tab. 9.5).

Entspricht das neue Symptombild nicht mehr der verabreichten Arznei, wird eine neue, für den gegebenen Zustand passendere Arznei gesucht. Das Folgemittel muss Ähnlichkeit zu den neuen Symptomen und zu noch bestehenden alten Symptomen haben. Die Folgearznei wird der zuerst gegebenen Arznei in ihrem Arzneimittelbild also in Bezug auf die noch bestehenden alten Symptome ähnlich sein. Die Bestimmung des Folgemittels entspricht dem üblichen Vorgehen bei der Auswahl einer Arznei: Aufnahme der Symptomatik, Hierarchisierung, Repertorisation. Die infrage kommenden Arzneien werden anhand ihrer Arzneiverwandtschaft und ihrer Eignung als Folgemittel überprüft (➤ 9.3.2). Eine Übereinstimmung des Arzneimittelbildes des Folgemittels mit dem Krankheitsbild ist stets das vorrangige Kriterium bei der Mittelwahl.

Auftreten alter Symptome

Treten nach Besserung der Beschwerden alte Symptome einer früheren Erkrankung auf, ist ebenfalls zu klären, ob diese Beschwerden von der bisher verabreichten Arznei abgedeckt werden. Ist dies nicht der Fall, entscheiden Intensität und Dauer der Beschwerden darüber, ob eine neue Arznei angezeigt ist. Starke Beschwerden, die länger als 5 Tage andauern, erfordern die Suche nach einem neuen passenden Mittel (➤ Tab. 9.5). Hahnemann schreibt dazu: „Er [der homöopathische Arzt] lasse sich's nicht einfallen, während der Wirkung einer wohl gewählten [...] Arznei, wenn etwa den einen Tag z. B. ein mäßiger Kopfschmerz oder sonst eine andre mäßige Beschwerde entstünde, gleich ein anderes, [...] Arzneimittel, zwischenein den Kranken nehmen zu lassen [...]. [...] die homöopathische Arznei, lasse er **in der Regel** völlig auswirken, ohne sie durch irgend ein Zwischenmittel zu stören“ (CK Bd. 1, S. 147 [2. Aufl.], S. 76 [3. Aufl.]).

Wie man beim Auftreten neuer oder alter Symptome vorgeht, zeigt ➤ Tab. 9.5.

Tab. 9.5 Vorgehen beim Auftreten neuer oder alter Symptome

Verlauf		Differenzierung	Vorgehen
Veränderter ursprünglicher Krankheitszustand	**Neue Symptome**	Werden von bisheriger Arznei abgedeckt	Abwarten
		Werden von bisheriger Arznei nicht abgedeckt	Folgemittel auswählen
	Alte, bekannte Symptome	Leichte Beeinträchtigung oder Dauer < 5 Tage, oder Symptome werden von bisheriger Arznei abgedeckt	• C-Potenzen: Abwarten • Q-Potenzen: Reduzieren oder Pausieren
		Schwere Beeinträchtigung > 5 Tage, Symptome werden von bisheriger Arznei nicht abgedeckt	Folgemittel suchen
Unveränderter ursprünglicher Krankheitszustand	**Neue Symptome**	• Neues Mittel suchen • Prognose eher ungünstig	

Hering'sche Regel

In der Homöopathie gibt es wegweisende Beobachtungen von Hahnemann und Hering über den Verlauf einer **Besserung bei einer chronischen Krankheit.** Die daraus abgeleiteten Regeln können als Orientierungshilfe dienen, sollten aber nicht im Sinne eines immer geltenden Gesetzes verstanden werden.

Hahnemann schreibt in den „Chronischen Krankheiten", dass alte Symptome, die der Patient in früheren Zeiten schon einmal hatte, die zuletzt aber nicht mehr bestanden, wieder auftreten können. Dies sei ein gutes Zeichen und solle in der Regel nicht zum Mittelwechsel verführen. Die Symptome würden zudem in der umgekehrten Reihenfolge ihres Auftretens wieder verschwinden: die zuletzt aufgetretenen Symptome zuerst, die zuerst aufgetretenen Symptome zuletzt. Die zuerst aufgetretenen und zuletzt bestehenden Symptome seien häufig Lokalübel (Hauterkrankungen). (CK Bd. 1, S. 147 [2. Aufl.], S. 76 [3. Aufl.]; S. 168 [2. Aufl.], S. 87 [3. Aufl.])

Hering (➤ 12.3.1) hatte ähnliche Erfahrungen bei der Behandlung Leprakranker in Surinam gemacht. Die Leprakranken hätten als erstes Krankheitszeichen einen Krätzeausschlag oder Kopfgrind gehabt. Erst als dieser (nicht homöopathisch) behandelt worden war, seien Zeichen der Lepra aufgetreten. Bei der Behandlung mit homöopathischen antipsorischen Arzneien sei es dann bei Besserung der Leprageschwüre, -knollen und -flecke zum erneuten Auftreten von Krätzbläschen und starkem Hautjucken gekommen. Die Beschwerden seien dabei in der umgekehrten Reihenfolge ihres Entstehens verschwunden (Hering 1830, Krannich 2005). In den folgenden 45 Jahren veröffentlichte Hering, Bezug nehmend auf Hahnemann (s. o.), mehrfach Artikel zu dieser Thematik und kam zu folgenden Schlüssen (Keller 1980a, Saine 1988, Lucae 1998):

Wichtigste Regel

Symptome verschwinden in der **umgekehrten Reihenfolge** ihres Auftretens. Zuletzt aufgetretene Symptome sind besonders wichtig und müssen zuerst aufhören.

Weitere Regeln

- Die Symptome verschwinden **von** den lebenswichtigeren **inneren Organen** zu den weniger wichtigen **Organen außen.**
- Das Auftreten eines **Hautausschlags** bei chronisch Kranken ist ein Hinweis auf eine folgende, anhaltende Besserung.
- Die Beschwerden verschwinden **von oben nach unten.**

Kent prägte Anfang des 20. Jahrhunderts den in der Homöopathie heute noch gängigen Begriff „Hering'sches Gesetz" (Hering'sche Regeln) und konkretisierte auf Basis der Überlegungen Swedenborgs (➤ 12.3.2) die Begriffe „innen" und „außen" und ihren Bezug zu den Organen (Kent 1911, Lucae 1998). In der Nachfolge definierte von Keller 1980 die Begriffe „innen" und „außen" folgendermaßen: „[...] Die Besserung, das Fortschreiten der Besserung, erfolgt von innen nach außen – innen, das sind die Geistes- und Gemütssymptome, ganz innen der Wille, das ist der innerste Kern, dann folgen nach außen die Emotionen, der Intellekt, dann die allgemeinen Modalitäten, die Körperfunktionen, dann die Lokalsymptome und ganz außen die Haut [...]." (Keller 1980b)

Die Hering'schen Regeln haben ihren hohen Stellenwert in der Homöopathie bis heute behalten. Häufig wird sogar ein anderer Heilungsverlauf als Hinweis auf eine fehlerhafte Behandlung angesehen. Besteht eine Besserung z. B. nur auf der körperlichen Ebene bei anhaltenden Beschwerden im Geist-/Gemütsbereich und bei den Allgemeinsymptomen, ist nicht sicher, ob die richtige Arzneiwahl getroffen wurde. Dieser Fall wird auch als **„homöopathische Unterdrückung"** bezeichnet.

Von Keller gibt zur Gültigkeit der Hering'schen Regeln allgemein zu bedenken: „[...] Wir stellen weiterhin fest, dass unsere Fälle nicht immer so verlaufen, wie wir es erwarten. Nicht immer geht die Heilung sichtbar von innen nach außen, von oben nach unten oder unter Wiedererscheinen der älteren Symptome vonstatten. Die Erwartungshaltung, die vorgefaßte Meinung, dass der Fall so und nicht anders zu verlaufen habe, kann uns sogar unempfänglich machen für Zeichen, die andernfalls zur bestmöglichen Arzneimittelwahl geführt hätten". (Keller 1985)

Erst- und Spätverschlimmerung

Man unterscheidet zwischen einer Erst- und einer Spätverschlimmerung (➤ Tab. 9.6). Zum Verständ-

Tab. 9.6 Fundstellen zur homöopathischen Verschlimmerung im Werk Hahnemanns

Art der Verschlimmerung	Akute Erkrankung	Chronische Krankheit
Erstverschlimmerung	ORG VI, § 161	• C-Potenzen: ORG V, § 161; CK, Bd. 1, S. 148–149 (2. Aufl.), S. 77 (3. Aufl.) • Q-Potenzen:ORG VI, § 282
Spätverschlimmerung	CK, Bd. 3, S. VIII/A, GKS S. 88	ORG VI, §§ 161, 280, 281

Tab. 9.7 Vorgehen bei homöopathischer Verschlimmerung nach Hahnemann

Art der Verschlimmerung	Arzneiform	Akute Erkrankungen	Chronische Krankheit
Erstverschlimmerung bei C-Potenzen	Globuli trocken	Auftreten in den ersten Stunden: abwarten	Auftreten am 6.–10. Tag: abwarten für 20 Tage, ggf. bei starken Beschwerden antidotieren (F 9.3.2)
Spätverschlimmerung bei C-Potenzen	Arzneiauflösung, Verkleppern	Weniger Arznei seltener geben	–
Erstverschlimmerung bei Q-Potenzen	Arzneiauflösung	–	Dosis reduzieren
Spätverschlimmerung bei Q-Potenzen	Arzneiauflösung	–	Auftreten gegen Ende der Behandlung: Arzneipause über 8–15 Tage

nis der Begriffe „Erstverschlimmerung" (Erstreaktion) und „Spätverschlimmerung" ist die Kenntnis der in ➤ 8.6 dargestellten Entwicklung der Arzneitherapie bei Hahnemann hilfreich.

Die Angaben Hahnemanns sind über sein gesamtes Werk verstreut. Dies liegt daran, dass er im Laufe seines Lebens mit verschiedenen Potenzen (C-Potenzen trocken und als Auflösung, Q-Potenzen) Erfahrungen zur „homöopathischen Verschlimmerung" sammelte. Die daraus abgeleiteten Empfehlungen sind in ➤ Tab. 9.7 zusammengefasst.

Erstverschlimmerung

Eine homöopathische Erstverschlimmerung ist zu Beginn gekennzeichnet durch eine Verbesserung des Allgemeinzustands bei gleichzeitiger Verstärkung einzelner, schon zuvor bestehender Symptome.

In der sechsten Auflage von Hahnemanns „Organon" ist die Erstverschlimmerung in zwei möglichen Fällen erwähnt. Bei einer **akuten Erkrankung** kann sie in den ersten Stunden der Erkrankung auftreten. Sie sei nicht selten und ein sehr gutes Zeichen für eine baldige Besserung mit der ersten Gabe (ORG VI, § 161).[1] Bei der Behandlung von **chronischen Krankheiten** dürfe sie sich nicht zeigen und sei ein deutliches Zeichen für eine zu große Gabe der Arznei (§ 282). Hahnemann bezieht sich dabei auf die angemessen gewählte Dosis (§ 161) und auf eine zu hohe Dosis von Q-Potenzen oder flüssigen C-Potenzen (§ 282). In der fünften Auflage des „Organon" (§ 161) und im ersten Band der „Chronischen Krankheiten" (S. 148–149 [2. Aufl.], S. 77 [3. Aufl.]) bezieht sich Hahnemann auf die Behandlung mit C-Potenzen, die trocken als Globuli verabreicht werden, und macht dementsprechend andere Angaben. Eine mögliche Erstverschlimmerung bei chronischen Erkrankungen erfolge in den ersten 6–10 Tagen. Nach Ende dieser Beschwerden trete eine Besserung ein. Komme es innerhalb von 20 Tagen zu keiner Besserung, sei die Arzneigabe so übermäßig groß und stark gewesen, dass ein Antidot oder, falls nicht vorhanden, eine passende Arznei gefunden werden solle. Später könne eventuell die ursprüngliche Arznei in höherer Potenz erneut verabreicht werden.

[1] Welche Arzneiform Hahnemann in diesem Zusammenhang meint, ist letztlich unklar. Aus der Art der beschriebenen Erstverschlimmerung könnte man auf C-Potenzen als Globuli schließen, vgl. Wischner 2001, S. 183–185.

9

Fallbeispiel 9.1: Erstverschlimmerung bei akuter Bronchitis (Christian Lucae)

Anamnese

Der 3½-jährige Junge wird wegen anhaltenden Hustens vorgestellt.

Akute Symptomatik

Husten seit ca. 5–6 Tagen, hustet Tag und Nacht.

- Der Husten ist schlimmer bei Aufregung, er bekommt dann kaum mehr Luft, muss fast erbrechen.
- Hatte bereits öfters hartnäckigen Husten.
- Medikation: Ambroxol- und Clobutinol-Hustensäfte ohne Erfolg.
- Erhöhte Temperatur, guter Allgemeinzustand.

Chronische Symptomatik

- Schubst gern andere Kinder, auch die Mutter.
- Schlaf: Schläft erst gegen 22:30 Uhr ein, ist morgens müde.
- „Spielt sehr gern an sich rum", zieht immer die Vorhaut zurück.
- Schlenkert gern mit dem linken Bein nach außen.
- Ist eine Zeit lang viel gestürzt.

Körperliche Untersuchung: Allgemeinzustand gut, Pulmo seitengleich belüftet, lockerer Husten, teilweise grobblasige Rasselgeräusche beidseits ventral und dorsal beim Husten, nicht konstant zu hören, keine Spastik, restliche körperliche Untersuchung unauffällig.

Eher schüchtern-verlegen, spricht wenig, aber grammatikalisch korrekt; befolgt Anweisungen, zieht sich an und aus etc.

Diagnose: Akute Bronchitis.

Repertorisation (RADAR 9.2)

1.	Husten – Erregung, Aufregung, bei
2.	Mund – Sprache – stotternd
3.	Männliche Genitalien – Masturbation, Neigung zur – Kindern, bei
4.	Gemüt – Schlagen
5.	Extremitäten – Ungeschicklichkeit – Beine – stolpert beim Gehen

(62) 1	hyos.	Bufo	bell.	lach.	phos.	nux-v.	cann-i.	ign.	con.	mag-c.	ars.	op.	merc.	nat.-m.	stram.	agar
1.	1	1	–	1	–	1	–	1	1	1	1	1	–	–	–	–
2.	1	2	3	2	2	2	2	1	1	2	1	1	3	2	3	1
3.	3	1	1	3	3	–	2	–	–	–	–	–	3	–	1	–
4.	3	1	3	–	1	3	1	2	1	1	1	1	1	2	2	1
5.	2	1	1	2	2	1	1	2	2	1	1	1	–	2	–	3

Verordnung

Hyoscyamus C200, 1 × 3 Glob. Anschließend *Hyoscyamus* D12, 3 × 3 Glob. für 3–4 Tage.

Verlauf

Anruf der Mutter nach 2,5 Stunden: Fieberanstieg auf 40 °C. Strategie: Beruhigen, abwarten (Kontrolle am nächsten Tag).

Verlauf (nach 2 Tagen): Gestern sehr gut drauf gewesen, Husten besser, kein Fieber mehr. Abends nach dem Einschlafen aber wieder 39 °C, Paracetamol-Zäpfchen (250 mg) gegeben, aber wohl wieder herausgedrückt, dann aber durchgeschlafen. Morgens wieder gut drauf, Temperatur 36,7 °C. Husten eher besser.

Befund: Allgemeinzustand gut, Pulmo: ventral grobblasige Rasselgeräusche Mittelfelder rechts > links, dorsal beidseits Mittel- und Unterfelder, keine Spastik, restliche Untersuchung ohne Befund.

Labor: Leuko: 10 800, CRP: 26 mg/l (NW: < 5).

Diagnose: akute Bronchitis (DD Bronchopneumonie).

Vorgehen: „Für alle Fälle" Rezept über Cefuroxim – Einnahme nur nach telefonischer Rücksprache! Homöopathisch: *Hyoscyamus* D12, 2 × 3 Glob.
Verlauf (nach 3 Tagen): Gestern den ganzen Tag gut drauf, kein Fieber; später in der Nacht Fieber, aber gut geschlafen. Heute Morgen wieder in Ordnung: Allgemeinzustand gut, Atmung normal, ab und zu Husten.
Vorgehen: Abwarten. Anweisung für das Wochenende (Freitagabend): Bei erneutem Auffiebern > 40 °C und verschlechtertem Allgemeinzustand Beginn mit Antibiotikum.
Nach 7 Tagen: Auch die 3 folgenden Tage fieberfrei geblieben, Antibiotikum nicht gegeben. Weiterhin noch etwas Husten, aber schon deutlich weniger. Husten < beim Hinlegen und beim Aufstehen, nachts recht gut, < bei Anstrengung.
Befund: Allgemeinzustand gut, fit, kein Husten, Pulmo frei, seitengleich, restliche Untersuchung ohne Befund
Vorgehen: Abwarten. *Hyoscyamus* C200 mitgegeben, Anweisung: In 1–2 Wochen nochmals Einzelgabe (als Konstitutionsmittel).
Weiterer Verlauf (telefonisches Follow-up nach 6 Wochen): Es geht gut. Keinen Husten mehr gehabt. Verhaltensauffälligkeiten sind verschwunden, Sprache ist in Ordnung.

Diskussion

Nach Gabe von *Hyoscyamus* in Hochpotenz kam es zur Erstverschlimmerung mit mehrmaligem starkem Fieberanstieg und verstärkten grobblasigen Rasselgeräuschen der Lunge über 2–3 Tage bei gutem Allgemeinzustand. Anschließend Entfieberung und Rückbildung der akuten Symptomatik unter Gabe von *Hyoscyamus* in Tiefpotenz (D12). Alternativ hätte wahrscheinlich die Hochpotenz auch ohne zusätzliche Gabe einer Tiefpotenz auswirken können. Nach Wiederholung der Arznei als Hochpotenz einige Zeit nach dem Infekt kam es zu einer deutlichen Besserung auch der chronischen Beschwerden.

Spätverschlimmerung

Die heutzutage sogenannte Spätverschlimmerung ist eine Verstärkung der Beschwerden, die zur Behandlung geführt haben, die – im Gegensatz zur Erstverschlimmerung – erst zu einem späteren Zeitpunkt der Behandlung auftritt, nachdem die Beschwerden sich zunächst gebessert hatten. Beobachtet wird die Spätverschlimmerung in der Regel nur bei der Verwendung von flüssigen Q- oder C- Potenzen. Sie wurde von Hahnemann selbst als „eine bedeutsame Erhöhung der Krankheitssymptome" bezeichnet. Er erwähnt dieses Phänomen erstmals im Vorwort des 3. Bandes der „Chronischen Krankheiten" (CK Bd. 3 S. V–XII, GKS S. 879–883) (akute und chronische Erkrankungen) – zu einer Zeit, in der er mit in Flüssigkeit verabreichten C-Potenzen arbeitete (➤ 8.6).

In ORG VI wird die Spätverschlimmerung dann im Zusammenhang mit den chronischen Krankheiten beschrieben (§ 161): Die Verabreichung flüssiger C- oder Q- Potenzen führt bei richtiger Anwendung in der Regel zu keiner Erstverschlimmerung (s. o.). Jedoch kann es gegen Ende der Behandlung zu einer Verstärkung der Symptome kommen. Bei akuten Erkrankungen (➤ 8.2.2) ist eine Reduktion von Häufigkeit und Arzneimenge erforderlich. Bei chronischen Krankheiten muss eine Arzneipause, eventuell mit Placebogabe, für 8–15 Tage durchgeführt werden. Vergehen die Symptome, waren es reine Arzneisymptome, und der Kranke ist wahrscheinlich geheilt. Bleiben Symptome bestehen, ist eine weitere Therapie mit dem gleichen Mittel in einem höheren Potenzgrad notwendig.

Verschlechtern sich die Beschwerden fortschreitend ohne ersichtliche Mittelwirkung, ist der Fall zunächst zu überdenken (➤ 9.2.2). Erscheint eine Fortsetzung der homöopathischen Therapie sinnvoll, ist in der Regel eine andere Arznei notwendig.

Aus der homöopathischen Praxis

Im Folgenden werden Erfahrungen aus der Praxis bekannter homöopathischer Praktiker zur (homöopathischen) Verschlimmerung zusammengefasst (➤ Tab. 9.8) (Keller 1964, Janert 1986 bezieht sich auf Künzli; Illing 1987, 1993; Gypser 1991).

Eine homöopathische Erstverschlimmerung ist zu Beginn gekennzeichnet durch eine Verbesserung des Allgemeinzustands bei gleichzeitiger Verstärkung einzelner, schon zuvor bestehender Symptome. Diese Besserung des Allgemeinzustands kann sich in einer Verbesserung des Schlafs oder des Ap-

Tab. 9.8 Homöopathische Verschlimmerung nach Keller, Künzli, Gypser, Illing

Homöopathische Verschlimmerung	Art der Erkrankung	Praxiserfahrung
Häufigkeit	Akute Erkrankung	10–20 % der Fälle
	Insgesamt	< 5 % der Fälle
Zeitpunkt des Auftretens	Akute Erkrankung	1.–20. Stunde
	Chronische Krankheit	3.–12. Tag
Dauer	Akute Erkrankung	Max. 24 Stunden
	Chronische Krankheit	3–5 Tage (Illing). 3–5 Wochen (Künzli)
Tiefpotenzen	Insgesamt	Eher starke Verschlimmerung
Hochpotenzen	Insgesamt	Eher milde Verschlimmerung
Q-Potenzen	Insgesamt	Sehr selten Verschlimmerung

petits äußern. Auch eine Verbesserung der Stimmung und des Wohlbefindens sind positive Zeichen. Anschließend kommt es auch zu einer Besserung der bestehenden Symptome. Bei einer wirklichen Verschlimmerung des Krankheitsbildes wird gleichzeitig mit der Verschlechterung der bestehenden Symptome auch der Allgemein- und Gemütszustand schlechter, und es treten neue, unbekannte Symptome auf.

Zur Abgrenzung einer homöopathischen von einer wirklichen Verschlechterung siehe auch ➤ 9.3.3.

Patienten mit homöopathischer „Vorbildung" neigen unter Umständen zu einer übertriebenen Schilderung von Verschlimmerungen.

9.2.2 Unveränderter ursprünglicher Krankheitszustand und Heilungshindernisse

9

Es gibt vielfältige Gründe dafür, dass sich die erwünschte Arzneiwirkung bei einem Patienten nicht zeigt. Wie man in einem solchen Fall vorgeht, zeigt ➤ Tab. 9.9.

Tab. 9.9 Vorgehen bei unverändertem ursprünglichem Krankheitszustand

Verlauf	Vorgehen
Keine neuen Symptome	Falls keine Ursache zu eruieren ist, neues Mittel suchen
Neue Symptome	Neues Mittel suchen

Tab. 9.10 Mögliche Ursachen für einen unveränderten Krankheitszustand

Mögliche Ursache	Beispiel
Arznei	• Patient hat das Mittel nicht eingenommen • Langsam wirkende Arznei
Therapeut	Behandlungsfehler (➤ Tab. 9.12)
Patient	• Heilungshindernis (➤ Tab. 9.11) • Antidotierung (➤ 11.2) • Langsam reagierender Patient • Verschlossener Patient oder Patient erwähnt Veränderung nicht

Kommt es nach Arzneigabe innerhalb der üblichen Zeitspanne (Stunden bei akuten Erkrankungen, 4–6 Wochen bei chronischen Krankheiten) zu keiner Veränderung der Beschwerden, sollte – vor Verabreichung einer anderen Arznei – nach möglichen Gründen gesucht werden (➤ Tab. 9.10). Der häufigste Grund für einen unveränderten Krankheitszustand des Patienten ist eine unzureichende Arzneiwahl durch den Therapeuten, die Ursachen können aber auch bei der Arznei oder beim Patienten liegen.

Zunächst sollte man sich vergewissern, ob der Patient **die (richtige) Arznei** eingenommen hat.

Weitere mögliche Ursachen für eine ausbleibende Reaktion auf das verordnete Mittel ist das Vorliegen eines Heilungshindernisses oder eine Antidotierung (➤ 11.2). Unter einem **Heilungshindernis** versteht man eine anhaltende, die homöopathische Arzneiwirkung störende Beeinträchtigung des Gesundheitszustands des Patienten. Dies kann sowohl die

Tab. 9.11 Potenzielle Heilungshindernisse (nach Sankaran 2003, Bleul 2003, Lucae 2004, Spring 2009)

Ebene, auf der die Störung zu lokalisieren ist	Beispiel
Physisch und mechanisch	• Bakterieller Herd • Narben • Intrauterinpessar (Spirale) • Fremdkörper, Verrenkung, Fraktur etc. (vorrangiger Bedarf für chirurgische Maßnahmen) • Fehlen eines wichtigen Organs
Chemisch	• Vergiftung • Zahnfüllungen • Schwermetallbelastung • Drogenabusus • Antidotierung (➤ 11.2)
Geistig und emotional	• Belastende und traumatisierende Umgebungsbedingung (z. B. familiärer Konflikt, Arbeitsplatzkonflikt, Mobbing) • Sekundärer Krankheitsgewinn • Fixe Glaubenssätze und Konzepte • Ressourcenmangel
Biografisch	• Folgen von Impfungen • Folgen früherer Infektions- oder Kinderkrankheiten • Folgen von Erkrankungen der Vorfahren
Wohnverhältnisse	• Schimmel, Aufenthalt in nassen Räumen • Elektromagnetische oder geopathische Einflüsse

körperliche als auch die emotional-geistige Ebene betreffen (➤ Tab. 9.11). Spring unterscheidet zwischen Pseudohindernissen und echten Hindernissen. Pseudohindernisse sind ihm zufolge eher leichte Störungen der Lebenskraft und ggf. der Arzneiwirkung, die von einem gesunden Organismus bewältigt werden. Gelinge dies dem Patienten aber trotz Arzneigabe nicht, sei primär die Arzneiwahl zu überprüfen. Für psychosoziale Probleme nennt Spring Kriterien zur Unterscheidung, ob es sich um ein äußeres oder inneres Hindernis handelt. Entscheidend sei die Intensität des Ereignisses und ob der betroffenen Person Wahlmöglichkeiten für eine Reaktion darauf blieben. Sei das Ereignis sehr stark und bestünden keine Wahlmöglichkeiten, sei die Situation als äußeres Heilungshindernis einzuordnen (Spring 2009). Der Umgang mit Heilungshindernissen ist im Einzelfall abzuwägen. Falls eine Beseitigung des Hindernisses möglich ist, ist zunächst ein abwartendes Vorgehen möglich. Kommt es nicht wieder zu einer Besserung der Beschwerden, kann die Arznei wiederholt werden. Bei komplexeren Hindernissen sind zusätzliche Maßnahmen zu erwägen wie Psychotherapie, juristischer Beistand, Umweltmedizin, Zahnarzt etc.

Eine **Antidotierung** ist die Störung der homöopathischen Arzneiwirkung durch eine andere Arznei, ein Nahrungsmittel, Hygieneartikel oder Kosmetika mit arzneilich wirksamen Inhaltsstoffen (➤ 11.2).

Gibt es auch darauf keinen Hinweis, könnte ein **Behandlungsfehler** vorliegen, d. h. eine unsachgemäße Behandlung, die die geltenden Regeln zu Fallaufnahme, Arzneiauswahl und Dosierung nicht berücksichtigt hat. Ein Behandlungsfehler kann an unterschiedlichen Stellen während der homöopathischen Therapie auftreten (➤ Tab. 9.12).

Eine falsche Diagnose der zu behandelnden Erkrankung und eine damit verbundene falsche Prognose zum Krankheitsverlauf sollte bei ausbleibender Besserung oder einer Verschlechterung ebenfalls erwogen werden. Liegt kein Behandlungsfehler vor und erscheint die Mittelwahl weiter gut begründet, ist zu prüfen, ob die Arznei möglicherweise besonders langsam wirkt oder die **Reaktionsfähigkeit** des Patienten besonders schwach ist. In seltenen Fällen kann es vorkommen, dass auch nach fünf Wochen noch keine Reaktion vorliegt. In einigen Fällen können Reaktionsmittel oder Nosoden nötig werden, um eine Reaktion in Gang zu bringen.

Tab. 9.12 Mögliche Behandlungsfehler

Zeitpunkt der Behandlung	Fehlerquelle
Fallaufnahme	• Unvollständig • Falsche Krankheitsdiagnose
Hierarchisierung der Symptome	• Falscher Schwerpunkt bei der Gewichtung der Symptome • Auslösende Ursache nicht beachtet
Arzneiauswahl	• „Lieblingsmittel" • Nosoden (z. B. auch Impfnosoden bei Vakzinose) vernachlässigt
Wahl der Potenzstufe	Passt nicht zu Patient und Krankheitsbild
Verlaufsbeurteilung	• Vorzeitiger Mittelwechsel • Vorzeitige Mittelwiederholung bei Hochpotenzen

Gegebenenfalls muss nach einer neuen Arznei gesucht werden. Dies ist dann keine zweite oder Folge-, sondern eine erste Verschreibung. Die Arzneiwahl erfolgt dann auf der Basis der üblichen Regeln (➤ 7).

9.3 Arzneibeziehungen

Die Kenntnis von Arzneibeziehungen (Konkordanzen) ist hilfreich bei der Behandlung von akuten und chronischen Krankheiten. Durch die gezielte Verwendung mehrerer Arzneien nacheinander kann eine Beschleunigung der Heilung erzielt werden.

9.3.1 Erkenntnisse seit Bönninghausen

Bönninghausen schrieb 1836 auf Anregung von Hahnemann als Erster ein Buch zum Thema „Arzneibeziehungen" (von ihm auch als „Concordanzen" bezeichnet) mit dem Titel „Versuch über die Verwandtschaften der homöopathischen Arzneien". Darin beschreibt er Arzneimittelbilder ihm bekannter Arzneien und gibt an, inwieweit andere Arzneien in Bezug auf verschiedene Organe, Empfindungen und Modalitäten Ähnlichkeiten aufweisen.

In dieser sowie in späteren Veröffentlichungen kommt er zu folgenden **Schlussfolgerungen** (unter Vorbehalt des Simile-Prinzips und der Maßgabe, die Arznei auswirken zu lassen) (Wegener 1990, Busch 1996):

- „Wenn eine Arznei das Vermögen besitzt, die von einer andern hervorgerufenen **Arznei-Symptome,** nach der Ähnlichkeit ihrer eigenen Wirkungen, **heilkräftig** […] **auszulöschen,** so bezeichne ich das gegenseitige Verhältnis, welches zwischen diesen beiden Arzneien besteht, mit dem Worte Verwandtschaft". Es besteht hier also eine Art Antidot-Verhältnis (zitiert nach Kottwitz 1985).
- Werden verwandte Mittel **nacheinander verabreicht,** sind sie **heilkräftiger,** als dies bei nicht verwandten der Fall ist. Besonders günstig ist die Mittelverwandtschaft bei einseitigen Krankheiten: Wenn sich nach Gabe einer Arznei neue Nebenbeschwerden zeigen, können diese durch eine genau passende, verwandte Arznei samt den Hauptbeschwerden geheilt werden.
- Findet sich bei einem Fall keine Arznei, die die gesamte Symptomatik abdeckt, kann zunächst eine Arznei für die Hauptsymptomatik und anschließend ein verwandtes und für die bestehende Nebensymptomatik passendes Mittel verabreicht werden. Dies kann bereits vor Verabreichung der ersten Arznei, also auch vor einer erfolgten Reaktion, festgelegt werden.

Seit Bönninghausen wurde nur wenig über die Theorie und Anwendung von Arzneibeziehungen veröffentlicht. Die Kenntnisse über Arzneiverwandtschaften und die Anzahl an Arzneien, über die Kenntnisse bestehen, sind jedoch deutlich gestiegen. Neben anderen haben **Robert Gibson Miller** (1862–

Tab. 9.13 Beispiel für Arzneibeziehungen von Ambra

Bönninghausen „Therapeutisches Taschenbuch" (1897) (nur Grad 4 + 5)	
Gemüt und Geist	*Baptisia, Lycopodium*
Körperteile und Organe	*Sepia*
Empfindungen	*Ignatia, Natrium muriaticum, Nux vomica, Sulfur*
Drüsen	*Belladonna, Conium*
Haut	*Lycopodium, Silicea, Sulfur*
Schlaf und Träume	*Sulfur*
Blut, Blutlauf und Fieber	*Lycopodium, Nux vomica, Rhus toxicodendron, Sulfur*
Verschlimmerungen nach Zeit und Umständen	*Calcium carbonicum, Lycopodium, Pulsatilla, Rhus toxicodendron, Sepia*
Konkordante Arzneien	*Calcium carbonicum, Causticum, Ignatia, Lycopodium, Phosphorus, Pulsatilla, Rhus toxicodendron, Sepia, Silicea, Sulfur*
Rehman „Handbuch der homöopathischen Arzneibeziehungen" (2002)	
Komplementärmittel	*Natrium muriaticum*
Folgemittel	*Arsenicum, Lycopodium, Moschus, Pulsatilla, Sepia, Sulfur, Valeriana*
Feindlich	*Nux vomica, Staphisagria*
Antidote	*Camphora, Coffea, Nux vomica, Pulsatilla, Sepia, Staphisagria*
Kollateralmittel	*Agaricus, Arnica, Asa foetida, Avena sativa, Bovista, Calcium carbonicum, Carcinosinum, Chininum sulfuricum, Cimicifuga, Conium, Coffea, Crocus sativus, Gelsemium, Hyoscyamus, Ignatia, Kalium bromatum, Lilium tigrinum, Lycopodium, Moschus, Natrium carbonicum, Naja, Natrium muriaticum, Nux vomica, Oleum succinum, Oxalicum acidum, Phosphorus, Phosphoricum acidum, Pulsatilla, Rhus toxicodendron, Sepia, Silicea, Succinicum acidum, Sulfur, Sumbulus, Valeriana, Zincum*

1919), **Pichiah Sankaran** (1922–1979), **Will Klunker** (1923–2002) und **Abdur Rehman** viele Informationen zusammengetragen (➤ Tab. 9.13).

Arzneien können untereinander gleichzeitig in einer Antidot- und in einer Komplementärmittelbeziehung stehen. Dies erklärt sich dadurch, dass die Verwandtschaft nicht für das gesamte Arzneibild gegeben ist, sondern für einzelne Aspekte. Vergleicht man die Angaben verschiedener Autoren, stimmen diese nicht immer überein; es handelt sich letztlich um viele Einzelbeobachtungen. Abdur Rehman hat in seinem „Handbuch der homöopathischen Arzneibeziehungen" viele Quellen zusammengetragen und einen wichtigen Schritt in Richtung einer Optimierung der Anwendung von Arzneibeziehungen gemacht. Stets sollte jedoch die Suche nach dem Simile im Vordergrund stehen. Tabellen über Arzneibeziehungen können bei der Suche nach der korrekten Arznei unterstützen, sollten aber nicht allein ausschlaggebend sein.

9.3.2 Praktische Bedeutung von Arzneibeziehungen

Ein Patient hat eine Arznei erhalten. Nach eingetretener Arzneiwirkung ist noch eine Restsymptomatik vorhanden, oder es hat sich ein Teil der Beschwerden gebessert, und neue Symptome sind dazugekommen.

Komplementär- und Folgemittel

Zunächst ist zu klären, ob der aktuelle Krankheitszustand von der bisher verordneten Arznei noch abgedeckt wird. Ist dies der Fall, ist ein Mittelwechsel nicht angezeigt. Ist dies nicht der Fall, ist häufig eine Arznei aus dem Kreis der Komplementär- oder Folgemittel angezeigt (➤ Tab. 9.14).

Komplementärmittel können eine von einem anderen Mittel begonnene Heilung vollenden, ohne eine zuvor eingetretene heilsame Wirkung zu stören. Diese ergänzenden Arzneien können verwandt zum vorher verabreichten Mittel sein, es kann sich aber auch um Arzneien mit gegensätzlichen Wirkungsschwerpunkten handeln. Ortloff (1959) gibt als Beispiel *Graphites* und *Nux vomica* an: Diese Arzneien sind in ihren konstitutionellen Merkmalen äußerst unterschiedlich, damit behandelte Patienten neigen aber im einen wie im anderen Fall zu Obstipation, bei *Graphites* zu einer atonischen, bei *Nux vomica* zu einer spastischen Form. Im Fall einer spastisch-atonischen Form hat sich die wechselnde Gabe dieser Arzneien bewährt. Gute Komplemente sind häufig auch Zweigespanne aus anorganischen und organischen (pflanzlichen und tierischen) Arzneien. So wird z. B. *Phytolacca* als das pflanzliche *Mercurius* bezeichnet.

Ein **Folgemittel** ist mit dem zuvor verabreichten Mittel in der Regel verwandt und entwickelt seine Wirkung, wenn es im Anschluss verabreicht wird, besonders gut. Die Grenze zu den Komplementärmitteln ist laut Klunker fließend (Miller 1998). Der Begriff „Folgemittel" ist etwas irreführend, da in gewisser Hinsicht jedes Mittel, sofern es nach erfolgter Wirkung einer anderen Arznei verabreicht wird, als „Folgemittel" bezeichnet werden kann. In der Regel ist aber eine Arznei gemeint, die heilkräftig wirkt. Die Reihenfolge ist hierbei von Bedeutung, da manche Arzneien anderen gut vorangehen und wieder andere besser folgen.

Antidot

Manchmal ist das **Ende einer Arzneiwirkung** vom homöopathischen Therapeuten auch **erwünscht.** Dies kann der Fall sein bei einer starken und lang anhaltenden Verschlimmerung nach der Mitteleinnahme, die über das übliche Maß einer Erstverschlimmerung hinausgeht (➤ 9.2.1), oder wenn neue Symptome entstehen und über einen längeren Zeitraum bestehen, die eindeutig auf die Arzneieinnahme zurückzuführen sind. Auch bei einer homöopathischen Arzneimittelprüfung (➤ 4) können Symptome über das gewünschte Maß hinaus entstehen oder zu lange anhalten, wogegen man auf verschiedene Weise vorgehen kann, z. B. mit dem (nicht immer erfolgreichen) Versuch, ein Antidot wie z. B. Kaffee oder Kampfer oder auch ein **homöopathisches Antidot** zu geben. Ein homöopathisches Antidot ist eine Arznei, die der zuvor verabreichten ähnlich ist und durch deren Gabe die unerwünschte Arzneiwirkung aufgehoben werden kann. Altschul (1955) wies darauf hin, dass die antidotierende Wirkung nur in dem Maße auftritt, wie Ähnlichkeit besteht. Besteht nur Ähnlichkeit in einem Teil der Beschwerden, werden auch nur diese antidotiert. Die Auswahl eines homöopathischen Antidots wird durch Listen in den Büchern über Arzneibeziehungen vereinfacht (s. u.: Literatur), beruht aber ansonsten auf den gleichen Grundsätzen wie jede homöopathische Arzneiwahl. Das Antidot entspricht einem gut gewählten **Folgemittel.**

Zwischenmittel

Bönninghausen beschreibt die Erfahrung, dass eine **Arznei bei der zweiten Gabe** häufig **nicht** ausreichend **gut wirkt.** Für diesen Fall kann die Gabe eines Zwischenmittels erwogen werden. Als antipsorische Arznei („psorische" Fälle) kommt dafür *Sulfur,* bei „sykotischen Fällen" *Thuja* und bei „syphilitischen Fällen" *Mercurius solubilis* infrage (Bönninghausen 1861). Für den Fall, dass Haupt- und Nebensymptome auf unterschiedliche Arzneien hinweisen, kann laut Bönninghausen die Arznei für die Nebensymptome auch als Zwischenmittel der Arznei für die Hauptsymptome verwendet werden (Wegener 1989).

Zwischenmittel haben weder in der Kent'schen Schule noch in anderen, moderneren Richtungen der Homöopathie eine große Bedeutung. Wirkt eine Arznei bei der ersten Gabe gut, wird sie nach der Methode der Kent'schen Reihe üblicherweise wiederholt, wenn die Beschwerden nach Ende der Besserung wieder beginnen und sich in ihrer Art nicht verändert haben (➤ 8.3.1).

Interkurrente Arzneien

Bei interkurrenten Erkrankungen (➤ 10.3.1) während der Behandlung chronischer Krankheiten haben einige **Arzneikombinationen** gute Wirkung gezeigt. Eine häufig genannte ist *Belladonna* für akute Beschwerden bei Patienten, die für chronisch-konstitutionelle Beschwerden *Calcium carbonicum* brauchen. Andere Beispiele sind *Hepar sulfuris* oder *Pulsatilla* als akute Mittel für Patienten, die *Silicea* einnehmen, und *Bryonia, Ignatia* und *Apis* bei *Natrium-muriaticum*-Patienten.

Feindliche Arzneien

Wenn nacheinander gegebene **Arzneien** ungünstig wirken, scheint der Grund dafür darin zu liegen, dass sie sich **gegenseitig in ihrer Wirkung stören.** Von einer feindlichen Arznei spricht man nur, wenn die erste Arznei eine Wirkung hatte. Hatte sie keine Wirkung, ist die zweite Arznei auch kein „Folgemittel" im homöopathischen Sinn. Häufig genannte Beispiele für feindliche Arzneien sind *Causticum* und *Phosphorus* bei Atemwegsinfekten.

Ortloff (1959) vermutete Gesetzmäßigkeiten hinter dem Phänomen, dass sich chemisch oder im Periodensystem nahestehende Arzneien oder zoologisch verwandte Tiergifte und Arzneien aus botanisch verwandten Pflanzenfamilien hinsichtlich ihrer Wirkung eher feindlich gegenüberstehen.

Kollateralmittel

Vor der Gabe einer Arznei oder nach erfolgloser Arzneiverordnung können Aufstellungen über **Vergleichs**- oder auch **Kollateralmittel** zurate gezogen werden. Hierunter versteht man Arzneien, die als Alternativen infrage kommen, da sie insgesamt oder in Bezug auf einzelne Organe ein ähnliches Arzneimittelbild aufweisen.

Reaktionsmittel

Bleibt nach der ersten Verordnung **eine Reaktion aus,** obwohl die Arzneiwahl gut begründet war und kein Heilungshindernis, Behandlungsfehler oder eine Antidotierung vorliegen, gibt es einige spezielle Arzneien, die bei „Reizlosigkeit" eines Patienten angezeigt sind. Hauptmittel ist *Opium,* außerdem kommen *Carbo vegetabilis, Laurocerasus, Moschus, Nitricum acidum* und *Sulfur* infrage (Möller 1997).

Kanalisationsmittel (Ausleitungsmittel)

Kanalisationsmittel sind Folgemittel, die nach Anwendung konstitutioneller Mittel und bei akuten Erkrankungen eine **Reinigung und Ausleitung von Toxinprodukten** bewirken sollen, die sich im Organismus aufgrund der Behandlung oder des Krankheitsprozesses angesammelt haben. Die Idee der Ausleitungsmittel geht auf den Arzt Antoine Nebel aus Lausanne zurück, der 1915 einen Artikel dazu veröffentlichte. Nach Gabe von *Tuberculinum* helfe z. B. *Taraxacum* oder

Tab. 9.14 Indikationen für „verwandte" Arzneien

Indikation	Angezeigte Arznei
Interkurrente Erkrankung	Interkurrente Arznei, akute Arznei
Veränderte Restsymptomatik	Komplementärmittel, Folgemittel
Unveränderte Symptomatik, unsicher in der Arzneiwahl	Kollateralmittel
Geringe oder fehlende Arzneiwirkung bei erneuter, gut gewählter Verschreibung	Zwischenmittel
Keine passende Arznei für Gesamtsymptomatik	Zwischenmittel für Nebensymptome
Keine Reaktion auf die Arznei bei gut gewähltem Mittel	Reaktionsmittel, Nosode
Unterstützung eines Ausscheidungsvorgangs	Kanalisationsmittel
Übermäßige Erstverschlimmerung oder Arzneireaktion	Antidot

Chelidonium, nach *Sulfur* sei z. B. *Nux vomica* für den Darmtrakt oder *Pulsatilla* für die Atemwege eine gute Unterstützung (Keller 1978/2002).

9.3.3 Risikobewertung- und Management in der homöopathischen Behandlungsführung

Das Prinzip des „primum nil nocere" ist seit dem Altertum eine unverzichtbare Grundlage medizinischen Handelns und war ein wesentlicher Anstoß für die Entwicklung der Homöopathie durch Hahnemann. Schaden abzuwenden heißt sowohl in der Anamnese als auch in der Behandlung, Risiken frühzeitig zu erkennen und durch das der jeweiligen Krankheit angemessenste Vorgehen zu minimieren. Dabei können gerade bei bedrohlichen Krankheitsverläufen ein interdisziplinäres Behandlungskonzept, das homöopathische und konventionelle Therapie umfasst, und das Hintanstellen medizinhistorisch begründeter Dogmen für den Patienten von großem Nutzen sein.

Ein Risiko kann in Bezug auf eine homöopathische Behandlung ein direktes oder ein indirektes Risiko darstellen (Stub et al. 2015).

Als direktes Risiko werden die direkten und unerwünschten Effekte, die in unmittelbarem Zusammenhang mit der homöopathischen Arzneigabe stehen, bezeichnet, wohingegen eine Gefährdung des Patienten durch die klinische Praxis, also auch durch den Behandler, als indirektes Risiko bezeichnet wird.

Direktes Risiko

Die aktuell publizierten Daten (Stub et al. 2012, 2015, Texeira 2013) zur Bewertung des Risikos durch homöopathische Arzneimittel zeigen ein insgesamt geringes direktes Risiko insbesondere für Hochpotenzen und Q-Potenzen auf. Aber auch bei noch substanziell wirksamen Arzneien im Tiefpotenzbereich scheint das Risiko nur gering zu sein und v. a. bei dauerhafter hochfrequenter Einnahme potenziell giftiger Substanzen klinisch bedeutsam zu werden. Ein weiteres Risiko stellt die Möglichkeit einer unfreiwilligen Arzneimittelprüfung im Falle einer nicht genau passenden Arznei und ggf. deren fortgesetzter Wiederholung dar.

Indirektes Risiko

Wesentlich bedeutsamer ist das Risiko, das in der Behandlungsführung, insbesondere in der Bewer-

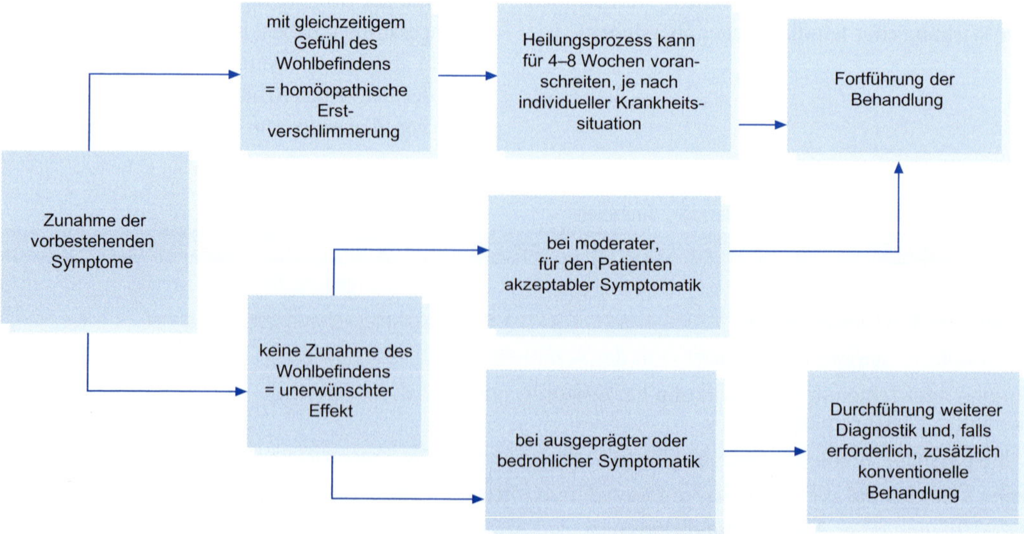

Abb. 9.2 Flowchart, modifiziert nach Stub et al. 2012, 2015 [P084]

tung der Entwicklung von Krankheitszustand und -schwere, auftreten kann. Hierbei geht es v. a. um die möglichst sichere Unterscheidung zwischen den Veränderungen durch eine homöopathische Erstverschlimmerung (➤ 9.2.1) und unerwünschten Effekten. Als unerwünschte Effekte werden Verschlechterungen der Symptomatik des Patienten beschrieben, die entweder auf eine unzureichende Arzneiwirkung, eine Zustandsverschlechterung im Spontanverlauf, eine tiefer liegende schwerere Erkrankung (z. B. fieberhafter oberer Atemwegsinfekt kaschiert atypische Pneumonie), Noceboreaktionen oder eine unverhältnismäßig starke, anhaltende Reaktion auf eine Arzneigabe zurückzuführen sind. Zur Unterscheidung hat die Arbeitsgruppe von Stub et al. (Stub et al. 2012, 2015) in den vergangenen Jahren drei Kernkriterien für erwünschte Effekte herausgearbeitet:

1. Zunahme der vorbestehenden Symptome
2. bei gleichzeitig zunehmendem Wohlgefühl in den ersten 3 Tagen nach Arzneieinnahme
3. Müdigkeit und/oder Kopfschmerzen als Begleitsymptome (Frühzeichen nach Zafiriou; Spring 2009)

Entwicklungen, die nicht diesen einfachen Kriterien entsprechen, sollten als unerwünschte Effekte eingestuft werden und je nach Schwere und Tolerabilität einer weiterführenden Diagnostik bzw. einer methodenübergreifenden Behandlung zugeführt werden. Das Vorgehen zeigt ➤ Abb. 9.2 noch einmal in der Übersicht auf.

Ein weiteres bedeutsames Risiko in der Behandlungsführung ist der Umgang mit vorbestehender pharmakologischer Medikation (➤ 11.1.7). Unter Homöopathen ist die Auffassung noch weit verbreitet, dass konventionelle Medikamente grundsätzlich die homöopathische Arzneiwirkung stören und somit ein Heilungshindernis darstellen oder antidotieren können. Jenseits von Einzelfallbeschreibungen ist diese Behauptung aber nie systematisch untersucht worden, weswegen ein vorsichtiges, an der individuellen Krankheitssituation und -geschichte orientiertes Verhalten zu empfehlen ist (Spring 2009). Dazu gehört im Fall pharmakologischer Polypragmasie, im Vorfeld der homöopathischen Behandlung nicht unbedingt notwendige Medikamente unter Berücksichtigung eines möglichen Rebound-Effekts auszuschleichen bzw. abzusetzen. Das kann den Zustand des Patienten manchmal schon deutlich verbessern. Hingegen können Medikamente notwendig sein, die substituierend sind, eine akute oder chronisch schwere oder bedrohliche Symptomatik abwenden oder nicht zumutbares Leiden lindern (z. B. Analgetika bei starken Schmerzen). Sind diese Voraussetzungen geschaffen, kann ein stufenweises Absetzen bei Ansprechen auf die homöopathische Behandlung ggf. unter etwas engmaschigerer Kontrolle auch einen sehr hilfreichen Verlaufsparameter darstellen. So kann eine primär homöopathische Behandlung gerade dadurch erfolgreich sein, dass sie zeitgemäßes Risikomanagement und interdisziplinäres Handeln im Interesse der Patienten integriert, ohne dabei die eigenen Ursprünge aus dem Blick zu verlieren.

9.4 Prognose zur Reaktion des Patienten

Der Verlauf und auch der Erfolg einer homöopathischen Behandlung kann bis zu einem gewissen Grad schon vorab abgeschätzt werden. Die Kohärenz des Krankheitsbildes und die Reaktionsfähigkeit des Organismus sind dabei wegweisender als die Schwere des Krankheitsbildes. Die Begriffe **„Kohärenz"** und **„Inkohärenz"** wurden 1999 von **Marcelo Candegabe** und **Hugo Carrara** im Rahmen ihrer „Theorie der energetischen Ebenen der Konstitution" in der Homöopathie etabliert. Beide verstehen unter Kohärenz das Auftauchen von hierarchisch **hochwertigen Symptomen** in der krankhaften Konstitution. Inkohärenz ist durch das Fehlen hochwertiger Symptome gekennzeichnet. Die Hierarchie der Symptome umfasst 9 mögliche Stufen (➤ 7.3.2). Die Hierarchie „mental – allgemein – lokal" wird häufig verwendet. Sie wird ergänzt durch die zeitliche Hierarchie „historisch – intermediär – aktuell". Das hochwertigste Symptom ist somit ein historisches Mentalsymptom, das am wenigsten bedeutsame ein aktuelles Lokalsymptom. Je kohärenter das Krankheitsbild, desto einheitlicher und beständiger sind die Symptome auf den verschiedenen Ebenen in der gesamten Krankenvorgeschichte aufgetreten. Inkohärente Zustände sind gekennzeichnet durch einen

9

Tab. 9.15 Prognose unter Einbeziehung der energetischen Konstitutionsebenen nach Candegabe und Carrara (1999)

	Kohärente krankhafte Konstitution	Inkohärente krankhafte Konstitution
Reaktive Lebenskraft	1 (beste Prognose)	3
Schwache Lebenskraft	2	4 (schlechteste Prognose)

häufigen Wechsel der Symptome in der Krankengeschichte und im aktuellen Befinden.

Ein weiteres wichtiges Kriterium für die Bestätigung der Arzneiwahl und für eine möglichst genaue Prognose ist die **Reaktionsfähigkeit** des Organismus bzw. der Lebenskraft. Je stärker die Reaktionsfähigkeit ausgeprägt ist, desto deutlicher und zahlreicher sind die Symptome, die sich zeigen. Bei einer schwachen Reaktionsfähigkeit herrschen normalerweise wenige und schwach ausgeprägte Symptome vor. Im besten Fall finden wir ein Krankheitsbild mit hierarchisch hochwertigen Symptomen, die dank guter Lebenskraft deutlich und in großer Zahl ausgeprägt sind, im schlechtesten Fall nur wenige schwach ausgeprägte, veränderliche aktuelle Symptome (➤ Tab. 9.15). Hahnemann bezeichnete diese symptomarmen und schwer zu behandelnden Fälle als **„einseitige Krankheiten“** (➤ 10.3.4).

Tjado Galic verweist auf den Streit in der Homöopathenschaft zwischen den Vertretern der **Simillimum-Verschreibung** und den Vertretern eines **„Zickzackkurses“**. Er stellt fest, dass der Grund für einen fehlenden Therapieerfolg üblicherweise beim Therapeuten und bei der Homöopathie gesucht wird: Mangelnde Kenntnisse der Arzneien oder der Problematik des Patienten, eine unzureichende Anzahl an Arzneien oder eine zu verbessernde Methodik werden für ausbleibende Erfolge verantwortlich gemacht. Die Anwendung der Theorie zu Kohärenz und Inkohärenz ermöglicht eine ergänzende Sichtweise. Unbestritten sind die Kenntnisse des Homöopathen und das Fallverständnis wichtig, aber auch die Art, wie der Organismus seine Erkrankung äußert, beeinflusst den Erfolg. **Je kohärenter das Krankheitsbild, desto wahrscheinlicher ist ein Simillimum-Fall bzw. „one remedy case“**, da bei Vorliegen dieser Konstitution die Arznei alle Symptome aus Vergangenheit und Gegenwart abdecken kann. Je inkohärenter der Fall, desto wahrscheinlicher werden mehrere Arzneien für die Behandlung notwendig sein (Galic 2004).

Literatur

Die z. T. schwer zugänglichen Artikel aus der älteren Literatur, z. B. von Bönninghausen, Hering und Kent, finden sich in den Sammelbänden von Gypser („Bönninghausens Kleine medizinische Schriften“, „Herings Medizinische Schriften“, „Kent's Minor writings on homoeopathy“) und Keller („Gesammelte Aufsätze und Vorträge zur Homöopathie“).

Aegidi J: Praktische Mittheilungen. Archiv für die homöopathische Heilkunst XII (1832):121–134

Altschul E: Historisches – Zur Antidotenlehre. AHZ 1955(200):34–38

Bleul G. (Hrsg.): Weiterbildung Homöopathie, Bd. E: Verlaufsbeobachtung und zweite Verschreibung – sykotisches Miasma. Sonntag, Stuttgart 2003

Bönninghausen C v: Die Homöopathie ein Lesebuch für das gebildete, nicht ärztliche Publikum. Coppenrathsche Buch- und Kunsthandlung, Münster 1834

Bönninghausen C v: Die Thuja occidentalis als Zwischenmittel. AHZ 1861(63):149–150

Bönninghausen C v: Bönninghausen's Therapeutisches Taschenbuch für homöopathische Ärzte zum Gebrauche am Krankenbette und beim Studium der reinen Arzneimittellehre, neu hrsg. von Fries ES. Marggraf, Leipzig 1897

Bönninghausen C v: A Systematic Alphabetic Repertory of Homoeopathic Remedies. Part 1, transl., ed. by Boger CM. B. Jain, New Delhi 1991 (Nachdruck)

Boger CM: Boenninghausen's Characteristics. Materia Medica & Repertory. Parkersburg 1905. B. Jain, New Delhi 1993 (Nachdruck)

Busch P: Die Entwicklung der Homöopathie Bönninghausens. Unter Berücksichtigung der Mittelfolge. Unveröffentlichtes Manuskript. Vorgetragen im studentischen Arbeitskreis für Homöopathie der Universität Gießen 1996

Candegabe M, Carrara H: Praxis der reinen Homöopathie. Klinische Fälle. Kai Kröger, Groß Wittensee 1999

Friedrich U: Zur Gabe von Zwischenmitteln. ZKH 1996(40): 241–245

Galic T: Dynamik des Krankheitsprozesses. Homöopathie Zeitschrift II(2004):50–72

Gypser K-H (Hrsg.): Bönninghausens kleine medizinische Schriften. Arkana, Heidelberg 1984

Gypser K-H (Hrsg.): Herings Medizinische Schriften in drei Bänden. Burgdorf, Göttingen 1988

Gypser K-H (Hrsg.): Kent's Minor writings on Homoeopathy. Haug, Heidelberg 1987

Gypser K-H: Praxissplitter. ZKH 1991(35):67–70

Hahnemann S: Die chronischen Krankheiten, ihre eigenthümliche Natur und homöopathische Heilung. Arnold,

Dresden und Leipzig 1835. Unveränderter Nachdruck d. Ausgabe letzter Hand mit einer Einfügung von Will Klunker. 5. Nachdruck. Haug, Stuttgart 1991
Hahnemann S: Die chronischen Krankheiten. Theoretische Grundlagen (3. Aufl.). Mit allen Änderungen von der 1. Auflage (1828) zur 2. Auflage (1835) auf einen Blick, bearb. v. Wischner M. Haug, Stuttgart 2006
Hahnemann S: Gesammelte kleine Schriften, hrsg. v. Schmidt JM u. Kaiser D. Haug, Heidelberg 2001
Hahnemann S: Organon-Synopse. Die 6 Auflagen von 1810–1842 im Überblick, bearb. hrsg. v. Luft B u. Wischner M. Haug, Heidelberg 2001
Hahnemann S: Organon der Heilkunst. Neufassung der 6. Auflage mit Systematik und Glossar, hrsg. v. Schmidt JM, 2. Aufl. Elsevier/Urban & Fischer, München 2006
Hering C: Vorläufige Mittheilungen über die auf Surinam einheimische Lepra. Archiv für die homöopathische Heilkunst (ACS) 1830(9): 20–30
Illing K-H: Die homöopathische Verschlimmerung. AHZ 1987(232):23–27
Illing K-H: Die homöopathische Erstverschlimmerung. AHZ 1993(238):91–94
Janert R: Beobachtungen und Schlußfolgerungen nach der ersten Gabe. Deutsches Journal für Homöopathie 1986(5):207–216
Keller G v: Sulfur und das sogenannte Heringsche Gesetz über die Richtungen. AHZ 1980a(225):2–12
Keller G v: Lilium und der Wert der Symptome. AHZ 1980b(225): 49–64
Keller G v: Die zweite Verschreibung. ZKH 1985(29):47–57
Keller G v: § 167 des Organon und die „Kanalisation" nach Nebel. AHZ 1978(223): 142–146, in: Keller G v: Gesammelte Aufsätze und Vorträge zur Homöopathie. Hahnemann-Institut, Greifenberg 2002
Keller G v: Die Vorteile der LM-Potenzen. ZKH 8 (1964): 265–268, in: Keller G v: Gesammelte Aufsätze und Vorträge zur Homöopathie. Hahnemann-Institut, Greifenberg 2002
Keller G v: Gesammelte Aufsätze und Vorträge zur Homöopathie. Hahnemann-Institut, Greifenberg 2002
Kent JT: The second prescription. PIH (Proceedings of the International Hahnemann Associaton) 1888(9):71–81
Kent JT: Correspondence of Organs and Direction of Cure. Transactions of the Society of Homoeopathicians (TRS) 1911(1):31–33
Kent JT: Lectures on Homoeopathic Philosophy. B. Jain, New Delhi 1991
Kent JT: Zur Theorie der Homöopathie. J. T. Kents Vorlesungen über Hahnemanns Organon, übers. v. Künzli von Fimelsberg J. Grundlagen und Praxis, Leer 1991
Klunker W: Arzneibeziehungen. ZKH 1995(39):229–235
Kottwitz F: Bönninghausens Leben. Hahnemanns Lieblingsschüler. O.-Verlag, Berg 1985
Krannich E: Die milde Macht ist groß. Aus dem Leben und Werk des Homöopathen Constantine Hering. Krannich, Grimma 2005
Künzli von Fimmelsberg J: Über Verwandtschaft der Mittel, Folge- und feindliche Mittel und Antidote. ZKH 1959(3):65–66
Lucae C: Beitrag zur Entstehung des „Heringschen Gesetzes". ZKH 1998(42):52–61
Lucae C: Grundbegriffe der Homöopathie. Ein Wegweiser für Einsteiger. 4. Aufl. KVC, Essen 2015
Miller G, Klunker W: Arzneibeziehungen. Nach der Erstausgabe von Robert Gibson Miller, vollständig neu herausgegeben und mit einer Einführung versehen von Dr. med. Will Klunker. Haug, Heidelberg 1998
Möller B: Einführung in die Methodik Clemens von Bönninghausens, Teil 4: Die Beurteilung der Mittelgabe und des Heilungsverlaufs, in: Archiv für Homöopathik 1997(6):IV
Ortloff H: Komplementär- resp. Antidotverhältnisse in der Homöopathie. AHZ 1959(204):75–93
Prädel J: Die Sehgal-Methode. Müller & Steinecke, München 1995
Rehman A: Handbuch der homöopathischen Arzneibeziehungen. 2. Aufl. Haug, Stuttgart 2002
Saine A: Hering's Law: Law. Rule or Dogma? Presented at the Second Annual Session of the Homoeopathic Academy of Naturopathic Physicians in Seattle, Washington, 16.–17. April 1988 (unveröffentlichtes Manuskript)
Sankaran R: Das System der Homöopathie (1. dt. Ausgabe). Homoeopathic Medical Publishers, Mumbai 2001
Sankaran P: The clinical Relationship of Homoeopathic Remedies, in: Sankaran R (ed.): The elements of homoeopathy by Dr. P. Sankaran (Vol. II). Homoeopathic Medical Publishers, Mumbai 2003
Seider I: Das kleine Buch der Arzneimittel-Beziehungen. Barthel & Barthel, Schäftlarn 1994
Spring B: Verlaufsbeurteilung in der Homöopathie. Krankheitsdynamik und Patientenführung. Haug, Stuttgart 2009
Stub et al.: The Red flag! risk assessment among medical homeopaths in Norway: a qualitative study. BMC Complementary and Alternative Medicine 2012(12):150
Stub et al: How to handle worsening of condition during treatment – risk assessment in homeopathic practice. Forschende Komplementärmedizin 2015(22): 30–35
Texeira MZ: Plausibility oft he implausbile. Int J High Dilution Res 2013; 12(43): 41–43
Vithoulkas G: Die Praxis homöopathischen Heilens. 6. Aufl. Elsevier/Urban & Fischer, München 2005
Wegener A: Einblicke in die Praxis Bönninghausens (Teil I). ZKH 1989(33):3–11
Wegener A: Einblicke in die Praxis Bönninghausens (Teil II): Beiträge zur Verwandtschaft der Arzneimittel. ZKH 1990(34):207–214
Wegener A: Kasuistischer Beitrag zur Verwendung von Folgemitteln bei chronischen Krankheiten. ZKH 1992(36):94–102
Wischner M: Fortschritt oder Sackgasse? Die Konzeption der Homöopathie in Samuel Hahnemanns Spätwerk (1824–1842). KVC, Essen 2000
Wischner M: Organon-Kommentar. Eine Einführung in Samuel Hahnemanns Organon der Heilkunst. KVC, Essen 2001

KAPITEL

10

Michael Teut

Homöopathische Krankheitslehre

Eine homöopathische Therapie eignet sich für Patienten mit akuten und chronischen Erkrankungen. Akute Krankheiten lassen sich meist unkompliziert entsprechend dem Ähnlichkeitsprinzip behandeln. Eine Sonderform ist die epidemische Erkrankung, die einen besonderen Schwerpunkt in der Behandlung akuter Krankheiten darstellt. An einer Epidemie erkranken viele Betroffene mit ähnlichen charakteristischen Symptomen. Häufig reicht eine Arznei für alle Erkrankten zur Therapie aus. Diese Arznei wird als „Genus epidemicus" bezeichnet.

Die Analyse akuter und chronischer Erkrankungsverläufe hat in der Homöopathie eine über 200-jährige Geschichte und beginnt mit Hahnemann, der sein Verständnis für chronische Krankheiten kontinuierlich erweiterte und die homöopathischen Therapiestrategien immer wieder veränderte, um optimale Behandlungsergebnisse zu erzielen.

Das zentrale Verschreibungsprinzip ist sowohl für akute als auch für chronische Krankheiten immer das Ähnlichkeitsprinzip (Simile). Bei chronischen Krankheiten kann es um spezifische miasmatische Therapiestrategien erweitert werden. Unter dem Überbegriff „Miasma" entfaltete Hahnemann seine Hypothesen über die Entstehung und Behandlung chronischer Krankheiten. Von modernen Homöopathen wird der Miasmenbegriff für unterschiedliche Grundmuster chronischer Erkrankungen und Grundtypen von Pathologien verwendet. Auf dieser Grundlage werden Ähnlichkeitsbeziehungen zu Gruppen homöopathischer Arzneimittel, zu infektiösen Erkrankungen und zu psychologischen Reaktionsmustern ersichtlich. Für diese speziellen Erkrankungstypen oder -muster kommt – abweichend vom strengen Simile-Prinzip – eine Behandlung mit spezifischen „antimiasmatischen" Arzneimitteln infrage.

Die verschiedenen Richtungen der Homöopathie unterscheiden sich insbesondere in Theorie und Praxis der Behandlung chronischer Krankheiten.

10.1 Festständige und nicht festständige Krankheiten

Die Homöopathie hat ein dynamisches Krankheitsverständnis. Krankheiten werden nicht als eigenständige Entitäten im Organismus betrachtet, sondern immer im Hinblick auf den Gesundheitszustand des gesamten Organismus gedeutet. Die Gesamtheit der Symptome ist das nach außen reflektierte Bild des inneren Wesens der Krankheit, der Verstimmung der „Lebenskraft" (➤ 2.6.1). Krankheit kann deshalb auch nicht unabhängig vom Gesamtorganismus verstanden werden (vgl. Organon, §§ 5–18 zur Krankheitserkenntnis).

Essenziell für das homöopathische Krankheitsverständnis und die praktische Therapie ist der Unterschied zwischen Krankheiten mit durchgängig individueller Symptomatik und solchen mit typischen, bei allen Betroffenen hochgradig ähnlichen Symptommustern.

„Nicht festständige Krankheiten" sind nach Hahnemann Erkrankungen, die in ihrer Symptomatologie und Ausprägung nur ein einziges Mal vorkommen und individuell nach dem Ähnlichkeitsprinzip behandelt werden. Krankheiten mit typischem Muster sind **„festständige Krankheiten"**, da Symptomatik und Dynamik bei allen daran erkrankten Menschen sehr ähnlich ablaufen. (Vgl. Organon, § 83 [3. Aufl.], Wischner 2005, Tischner 1938)

Unter die festständigen Krankheiten fallen z. B. akute epidemische, ansteckend verlaufende Erkrankungen wie Masern oder Varizellen.

Es gibt aber auch chronische Krankheiten, die nach einem typischen Muster verlaufen. Für sie gibt es ebenso typische („feststehende") Arzneimittel, mit denen sie nach dem Ähnlichkeitsprinzip (➤ 2) behandelt werden können. Zu Hahnemanns Zeit war das Phänomen der Ansteckung und der Verbreitung von Erkrankungen bekannt, die infektiösen Erreger aber waren noch unbekannt. Man vermutete hinter diesem Phänomen einen Ansteckungsstoff („Miasma" oder ein „Contagium"). Hahnemann vermutete nicht nur hinter akuten, sondern auch hinter vielen chronischen Krankheiten ein „Miasma". Diese Überlegungen führten schließlich zur Miasmentheorie (➤ 10.3.3). Als Schlüssel zum Verständnis der Hahnemann'schen Überlegungen zu den chronischen Krankheiten gilt das Erkrankungsmuster der durch Ansteckung verbreiteten Syphilis, die zu typischen („festständigen") und schweren chronischen Krankheitsverläufen führte (vgl. Organon, §§ 46, 50, 72–78, 81/A2, 100, 103, Wischner 2000, 2005).

Löst man sich von der historischen Wurzel, bleibt die Grundbeobachtung, dass es sowohl im Bereich der akuten als auch der chronischen Krankheiten individuelle (nicht festständige/feststehende) und typische (feststehende) Erkrankungsmuster gibt (➤ Tab. 10.1). Für die nicht feststehenden Erkran-

Tab. 10.1 Festständige und nicht festständige Krankheiten

Definition nach Hahnemann	Erkrankungsmuster	Akute/chronische Krankheiten	Therapie
Nicht festständige Krankheiten	Individuelles Erkrankungsmuster	Akut: individuelle Symptomatik	Individuelles Arzneimittel nach dem Ähnlichkeitsprinzip
		Chronisch: die meisten chronischen Krankheiten	
Festständige Krankheiten	Typisches Erkrankungsmuster	Akut: epidemische (Infektions-)Erkrankungen, viele akute Verletzungen	(In den meisten Fällen) typisches Arzneimittel, das einen Ähnlichkeitsbezug zum Krankheitstypus aufweist
		Chronisch: miasmatische Erkrankungen, Erbkrankheiten	

kungen muss die Arznei sowohl in akuten als auch chronischen Fällen immer individuell nach dem Ähnlichkeitsprinzip (➤ 2) gesucht werden, für die feststehenden gibt es typische (akut = epidemische und chronisch = antimiasmatische) Arzneimittel. Diese speziellen akuten (= epidemischen) oder chronischen (= antimiasmatischen) Arzneimittel sollte der Therapeut kennen.

10.2 Akute Krankheiten

Unter einer akuten Krankheit (lat. „acutus" = „scharf", „bedrohlich") wird in der Homöopathie eine relativ plötzlich auftretende, schnell und heftig verlaufende Erkrankung verstanden, die im Verlauf entweder vollkommen abheilt oder zum Tode führt (vgl. Organon, § 72 f., zur Anamnese §§ 82, 99). Bei der Behandlung muss der homöopathische Therapeut zunächst abwägen, ob die Erkrankung überhaupt einer Behandlung bedarf oder ob der Organismus in der Lage ist, die Krankheit unproblematisch selbst zu überwinden, was dem Normalfall entspricht. Eine Indikation zur Behandlung akuter Erkrankungen ergibt sich aus folgenden Kriterien:

- Schwere der Erkrankung
- Intensität der Symptome
- Individuelles Leiden
- Reaktionsfähigkeit des Organismus

10.2.1 Behandlungsstrategie

Bei akuten Krankheiten ist für die homöopathische Arzneiwahl die **Gesamtheit der charakteristischen Symptome** ausschlaggebend (➤ 7.1.2). Dabei ist von entscheidender Bedeutung, welche Symptome sich während der Erkrankung entwickelt haben, an welchen Orten sie auftreten, durch welche Empfindungen sie charakterisiert sind, durch welche Modalitäten sie verbessert oder verschlechtert werden, welche Begleitbeschwerden vorliegen und ob sich der Gemütszustand deutlich verändert hat. Aus diesen Informationen lässt sich dann nach Analyse und ggf. Repertorisation (➤ 7) nach dem Ähnlichkeitsprinzip (➤ 2) eine geeignete homöopathische Arznei suchen.

Akute Erkrankungen treten häufig im Rahmen der langfristigen homöopathischen Behandlung einer chronischen Krankheit auf (Konstitutionstherapie). In diesem Fall wird anhand der Gesamtheit der charakteristischen Symptome entschieden, ob die akute Erkrankung in die Symptomengesamtheit des zuletzt zur chronischen Behandlung gegebenen homöopathischen Arzneimittels (Konstitutionsmittel) passt oder ob eine unabhängige, neue Symptomatik aufgetreten ist. Im ersten Fall sollte die Konstitutionstherapie fortgeführt werden, im zweiten Fall kann ein neues homöopathisches Arzneimittel indiziert sein (➤ 10.3).

Grundsätzlich muss bei akuten interkurrenten Erkrankungen im Verlauf einer chronischen Krankheit auch überlegt werden, ob die neuen Symptome nicht als Ausdruck der Heilungsbestrebung des Organismus gewertet werden können und eventuell gar keiner Therapie bedürfen. Als Maßstab zur Bewertung kann z. B. die Hering'sche Regel herangezogen werden (➤ 9.2.1).

10.2.2 Epidemische Krankheiten

Epidemische Krankheiten sind ein Sonderfall der Akutkrankheiten und gelten als festständige Krankheiten (vgl. Organon, §§ 100–102). Das Krankheitsbild geht bei dem Großteil der Erkrankten mit ähnlichen charakteristischen Symptomen einher (festständige Erkrankungen ➤ 10.1). Diese Erkrankungen werden deshalb auch als Kollektivkrankheiten bezeichnet. Meist handelt es sich um virale oder bakterielle Infektionskrankheiten, die sich mit dem epidemiespezifischen homöopathischen Arzneimittel behandeln lassen (**„Genus epidemicus"**). So lassen sich grippale Infekte, Bronchitis, Durchfallerkrankungen oder auch Heuschnupfen erfolgreich therapieren. Beim epidemischen Auftreten von Infektionskrankheiten werden die epidemischen Arzneien auch zur Prophylaxe eingesetzt (Homöoprophylaxe ➤ 10.2.4).

Die Identifikation des Genus epidemicus erfolgt entsprechend dem Ähnlichkeitsprinzip (➤ 2). Dazu sind in der Regel etwa fünf Fälle notwendig. Die charakteristischen Symptome der verschiedenen Fälle werden – wenn der Krankheitsverlauf und die Symptomatologie ähnlich sind – wie ein einziger Fall analysiert. Dann wird aufgrund der Symptomenähnlichkeit das epidemische Arzneimittel ausgesucht (Organon, §§ 100–102) (➤ Tab. 10.2).

Tab. 10.2 Typische Arzneien für epidemische Krankheiten

Erkrankung	Epidemische Arzneien
Influenza	*Aconitum, Eupatorium perfoliatum, Gelsemium, Baptisia tinctoria, Nux vomica, Rhus toxicodendron*
Keuchhusten	*Drosera, Belladonna, Cuprum metallicum, Carbo vegetabilis, Nux vomica*
Masern	*Pulsatilla, Aconitum*
Mumps	*Phytolacca, Mercurius solubilis*
Varizellen	*Pulsatilla, Rhus toxicodendron*
Scharlach	*Belladonna, Mercurius vivus*
Pseudokrupp	*Aconitum, Spongia*
Akute Diarrhö	*Arsenicum album*

10.2.3 Verletzungen

Verletzungen können als eine Sonderform akuter Erkrankungen betrachtet werden. Da der Erkrankungsverlauf nach speziellen Verletzungen häufig mit typischen Symptomen einhergeht, handelt es sich eher um feststehende Krankheiten (➤ 10.1), die mit einem verletzungstypischen Arzneimittel behandelt werden können (➤ Tab. 10.3). Zugleich sind Verletzungen einseitige Krankheiten (➤ 10.3.4) mit mechanischer Ursache, die primär mechanisch versorgt werden, d. h., Blutungen werden gestillt, Wunden verbunden, Verrenkungen behoben, Frakturenden sinnvoll miteinander verbunden. Die homöopathische Therapie kommt zur Unterstützung der Heilungsvorgänge oder begleitend als Schmerztherapie zur Anwendung.

Tab. 10.3 Typische Arzneimittel bei Verletzungen

Verletzung	Typische Arzneimittel
Hämatom	*Arnica, Bellis perennis*
Zerrung	*Rhus toxicodendron*
Verstauchung	*Arnica, Ledum*
Fraktur	*Arnica, Symphytum*
Verbrennung	*Belladonna, Cantharis, Arsenicum album, Causticum*
Stromverletzung	*Aconitum, Hypericum*
Sonnenbrand	*Belladonna, Cantharis*
Sonnenstich	*Belladonna, Glonoinum, Apis, Aconitum*
Blutung	*Arnica, Belladonna, Ipecacuanha, Lachesis, Phosphorus, Millefolium*
Erfrierung	*Agaricus, Carbo vegetabilis, Arsenicum album, Secale cornutum*
Impfschaden	*Thuja, Silicea, spezifische Impfnosode*
Insektenstich	*Ledum, Apis*
Nervenverletzung	*Hypericum, Aconitum*
Z. n. Operation	*Opium, Nux vomica, Arnica, Staphisagria; Hypericum*
Schreck, Schock	*Aconitum, Opium, Stramonium, Camphora*

10

10.2.4 Homöoprophylaxe

Die Frage, ob man Erkrankungen durch die Einnahme homöopathischer Arzneien vorbeugen kann, wird in der Homöopathie immer wieder kontrovers diskutiert. Zur homöopathischen Prophylaxe liegen kaum klinischen Studien und dokumentierte Erfahrungen vor, sodass nicht von einem sicheren Schutz ausgegangen werden kann. Gegen eine Homöoprophylaxe spricht v. a. die Tatsache, dass die Homöopathie für eine sichere Verschreibung die genaue und individuelle Symptomatik der Krankheiten und des erkrankten Menschen benötigt.

Kritisch zu betrachten ist insbesondere die „homöopathische Malariaprophylaxe“, die Reisende vor der Malaria schützen soll. Die Wirksamkeit dieser Homöoprophylaxe ist völlig ungeklärt, die Arzneimittelkommission der deutschen Ärzteschaft weist im Ärzteblatt (Ausgabe 25 vom 19. Juni 1998) darauf hin, dass „niedergelassene Ärzte, die Patienten eine ‚homöopathische Malaria-Prophylaxe‘ verordnen, mit berufsrechtlichen und strafrechtlichen Konsequenzen zu rechnen haben. Wegen der akuten Gefährdung der Patienten, die sich unter Umständen auf ihr homöopathisches Arzneimittel verlassen, sieht die Arzneimittelkommission bei der Verordnung solcher homöopathischer Mittel zur Malaria-Prophylaxe einen Verstoß gegen die Berufspflichten des Arztes und rät zum Schutze der Patienten dringend von einer Verordnung solcher Mittel ab. Wenn Patienten den Arzt nach einer homöopathischen Malaria-Prophylaxe fragen, ist dieser verpflichtet, über deren Risiken aufzuklären und auf die Notwendigkeit einer spezifischen Malaria-Prophylaxe [...] sowie auf die Wichtigkeit der nichtmedikamentösen Insektenabwehr wie helle Kleidung mit langen Ärmeln und Hosen, Moskitonetze und Repellentien hinzuweisen“.

10.3 Chronische Krankheiten

Chronische Krankheiten (griech. „chronos“ = „Zeit“) entwickeln sich langsam oder verlaufen langsam und gehen mit einer dauerhaften krankhaften Beeinträchtigung des Organismus einher.

Die Behandlung chronischer Krankheiten nimmt in der homöopathischen Praxis einen hohen Stellenwert ein. Die moderne konventionelle Medizin hat bei der Therapie vieler chronischer Krankheiten Schwierigkeiten, weil wirksame Therapien fehlen oder beachtliche unerwünschte Arzneiwirkungen auftreten und viele Patienten nach nebenwirkungsarmen Behandlungsalternativen suchen. Zugleich nimmt der Anteil chronischer Krankheiten in den reichen Industrienationen im Vergleich zu den akuten und infektiösen Krankheiten zu. Der homöopathische Therapeut behandelt Patienten, deren chronische Krankheiten kompliziert verlaufen und die häufig eine Multimedikation durchführen oder weitere komplementärmedizinisch arbeitende Therapeuten aufsuchen.

Die homöopathische Langzeitbehandlung chronisch kranker Patienten setzt umfangreiches homöopathisches und schulmedizinisches Wissen voraus und führt zu einer kontinuierlichen Erweiterung von Erfahrungen und Kenntnissen. Gerade die Arbeit mit chronisch kranken Patienten kann für den Patienten und den homöopathischen Therapeuten sehr befriedigend verlaufen, weil homöopathische Therapie, Ordnungstherapie und der Aufbau einer therapeutischen Beziehung häufig zu einer anhaltenden Verbesserung des Gesundheitszustands des Patienten führen. Die homöopathische Erstanamnese nimmt im Verlauf des therapeutischen Prozesses dabei eine Schlüsselstellung ein, da sie ein tiefes Verständnis für den Patienten und seine individuellen Krankheitsprozesse ermöglicht und eine solide Basis für eine häufig langjährige Therapie ist. Bei chronischen Verläufen ist es wichtig, gemeinsam mit dem Patienten ein realistisches Therapieziel zu vereinbaren, um einer Frustration des Patienten oder Therapeuten vorzubeugen.

10.3.1 Behandlungsstrategie

Anamnesegespräch

Im Zentrum der homöopathischen Therapie chronischer Krankheiten stehen Gespräch, Ordnungstherapie und homöopathische Arzneitherapie (zur Anamnese chronischer Krankheiten vgl. Organon, §§ 94–95). In der homöopathischen Erstanamnese wird ein grundlegendes therapeutisches Vertrauensverhältnis aufgebaut, das für den weiteren Verlauf der Therapie wichtig ist (➤ 6). Im Umgang mit chronisch kranken Patienten ist es besonders wichtig, dass der Arzt beim Patienten Vertrauen in die Therapie aufbaut, die Compliance fördert und Heilungshindernisse minimiert. Das homöopathische Gespräch kann außerdem im Sinne einer psychosomatischen Interventionstechnik therapeutische Effekte erzielen.

Der Schwerpunkt des homöopathischen Anamnesegesprächs liegt auf der Erkenntnis der Individualität körperlicher und geistiger Symptome und unterscheidet sich damit von der Anamnesetechnik konventioneller Ärzte.

Besonders wichtig in der Fallanamnese ist die Familienanamnese, mit deren Hilfe familiäre Krankheitsdispositionen erkannt werden können. Diese Erkenntnisse können die Arzneiwahl maßgeblich beeinflussen.

Ordnungstherapie

Chronische Krankheiten können durch ungünstige Faktoren in der Lebensordnung wie Diät, Lebensweise und psychische Faktoren (z. B. Kränkungen, Kummer, Schockerlebnisse) ausgelöst und unterhalten werden. Diese Faktoren können Krankheit und Heilung maßgeblich behindern. Sofern vorhanden, müssen sie noch vor der Arzneitherapie behandelt bzw. beseitigt werden, und Heilungshindernisse sollten aus dem Weg geräumt werden (Organon, §§ 3, 259–263). Hahnemann knüpfte bei seinen Überlegungen zu Diät und Lebensordnung an die antike Diätetik an; heute bezeichnet man diese Maßnahmen als „Ordnungstherapie" (➤ 11.1).

Ordnungstherapeutische Dimensionen der Homöotherapie aus moderner Sicht

- Körperliche Bewegung
- Körpergewicht
- Diät
- Konsum von Genussgiften und Drogen (Alkohol, Zigaretten, Betäubungsmittel)
- Kaffee und Duftstoffe (können die Arzneiwirkung antidotieren)
- Lebensgestaltung (Arbeitsweise, Pausen, Schlaf)
- Hygiene
- Klima (Raumklima, Arbeitsplatz)
- Psychische Faktoren (z. B. Kummer, Stress, Aggression, Sexualität etc.)
- Soziale Faktoren (z. B. Arbeitslosigkeit, Familie etc.)

Spezielle Therapiekonzepte

Fallanalyse, Arzneiverschreibung und Verlaufsbeurteilung chronischer Krankheiten sind Teile eines komplexen Prozesses, in den sich Anfänger allmählich einarbeiten müssen – zumal die verschiedenen Richtungen der Homöopathie ganz unterschiedliche Ansätze entwickelt haben.

Grundsätzlich gilt jedoch, dass für die Arzneiverschreibung bei chronischen Krankheiten genauso wie bei akuten Fällen das Ähnlichkeitsprinzip (➤ 2) ausschlaggebend ist.

Darüber hinaus gibt es jedoch eine Reihe von speziellen Konzepten und Regeln für bestimmte Symptomkonstellationen:

- Miasmen (➤ 10.3.3)
- Konstitution (➤ 10.3.3)
- einseitige Krankheiten (➤ 10.3.4)
- schwere Pathologien
- Geistes- und Gemütskrankheiten (➤ 10.3.5)
- Lokalkrankheiten (➤ 10.3.4)
- interkurrente Krankheiten (➤ 10.3.3)

10.3.2 Nicht festständige chronische Krankheiten

Chronische Krankheiten können in ihrer Symptomatik individuell ausgeprägt sein oder aber typischen (festständigen) Symptommustern (Miasmen) folgen.

Bei individueller Ausprägung der Symptomatik wird das passende Arzneimittel nach homöopathischer Anamnese, Fallanalyse und Repertorisation nach dem Ähnlichkeitsprinzip ausgesucht und verordnet. Die Analyse des Krankheitsverlaufs und der Reaktion auf die Arznei bestimmt das weitere Vorgehen und führt möglicherweise zu weiteren Verschreibungen. Bei der Behandlung chronischer

Krankheiten sollte man sich auf eine längere Behandlungsdauer (Wochen, Monate) einstellen. Häufig müssen auch mehrere Arzneien in Folge gegeben werden, bis der Patient gesundet und eine deutlich spürbare Verbesserung eintritt.

ES GILT

Eine Gesundung dauert umso länger und die Krankheit verläuft umso komplizierter, je länger die Symptome bereits bestehen und je komplizierter die Erkrankung bis dahin verlief.

10.3.3 Festständige chronische Krankheiten

Chronisch kranke Patienten haben oft typische, „festständige" Symptommuster (➤ 10.1). Diese Muster bilden häufig auch den Hintergrund oberflächlicher individueller Symptomäußerungen. Hahnemann nannte sie „Miasmen" und entwickelte in seinem Spätwerk „Die chronischen Krankheiten" eine eigene Therapiestrategie zur Behandlung miasmatischer Erkrankungen. Der Begriff „Miasma" hat in der Entwicklung der Homöopathie für viel Verwirrung gesorgt. Seit Hahnemann wurden die unterschiedlichsten Miasmentheorien entwickelt. Die Miasmentheorie Hahnemanns (s. u.) erschließt sich v. a. aus der historischen Analyse. Später entstandene Miasmentheorien müssen im jeweiligen zeitgeschichtlichen Kontext betrachtet und gedeutet werden. Wegweisend hat hierzu Matthias Wischner gearbeitet (2000, 2001, 2005).

Hahnemann'sche Miasmentheorie

Ein Miasma (griech. „miasma" = „Verunreinigung") ist von der ursprünglichen medizinhistorischen Bedeutung her eine „Befleckung". Zu Hahnemanns Zeiten war noch nicht bekannt, dass bakterielle oder virale Erreger die Ursache von ansteckenden Krankheiten sind. Vielmehr gingen Hahnemanns Zeitgenossen von einem krankheitsauslösenden Stoff in der Atmosphäre oder von Ausdünstungen im Boden aus. Hahnemann vertrat die Hypothese, dass chronische Krankheiten auch durch andere, venerische und nicht venerische Krankheitsstoffe, die chronischen Miasmen, ausgelöst werden können und dass es dafür spezifische Heilmittel gibt (vgl Organon, §§ 79–81). Häufig liegt eine miasmatische Krankheitsursache auch „hinter" den zunächst beobachteten individuellen Symptomen des Kranken, und nur eine auf die miasmatischen Hintergründe gerichtete Therapie kann die chronische Erkrankung langfristig heilen. Schlüssel zum Verständnis der Miasmen bei Hahnemann ist der „Organon"-Paragraf 103, in dem er erklärt, dass chronisch-miasmatische Krankheiten genauso wie die akuten Epidemien (➤ 10.2.2) erforscht werden müssen.

Die Syphilis als miasmatisches Modell

Ausschlaggebend für Hahnemanns Miasmentheorie und sein Verständnis chronischer Krankheiten war die genaue Beobachtung und Analyse der Symptome der damals weit verbreiteten Syphilis-Erkrankung, die ein bei allen Betroffenen ähnliches (= feststehendes) Krankheitsbild hervorruft und chronisch verläuft (vgl. Wischner 2000, 2001, 2005).

Nach der Infektion kommt es nach einer Latenzzeit von Tagen bis Wochen zu einem genitalen Ulcus durum (Schanker). Zu diesem Zeitpunkt ist bereits der gesamte Mensch von der Krankheit befallen. Dieses Lokalsymptom wird homöopathisch als Linderungsversuch des Organismus gedeutet, als Bemühung um „Ableitung der Krankheit". Die allein lokale Behandlung, z. B. mit Salben, heilt die Erkrankung jedoch nicht, sondern „vertreibt" (unterdrückt) nur das Lokalsymptom. Nach einer weiteren Latenzzeit treten die Symptome der sekundären Syphilis auf, z. B. Hautausschläge, Geschwüre oder Knochenschmerzen. Das Krankheitsbild verläuft immer mit ähnlichen charakteristischen Symptomen. Daher gibt es auch eine spezifische (feststehende) Therapie: *Mercurius solubilis* ruft ganz ähnliche Vergiftungs-/Prüfsymptome beim Gesunden hervor.

Die Beobachtung von Symptomatik und Verlauf der Syphilis führt zu einem Modell, das sich in allen Hahnemann'schen Miasmenkonzepten immer wieder zeigt:
Ansteckung mit einem Miasma – Befall des gesamten Organismus – Ausbildung eines Lokalsymptoms – Unterdrückung des Lokalsymptoms – Entstehung der sekundären Krankheit mit chronischem Verlauf (➤ Abb. 10.1).

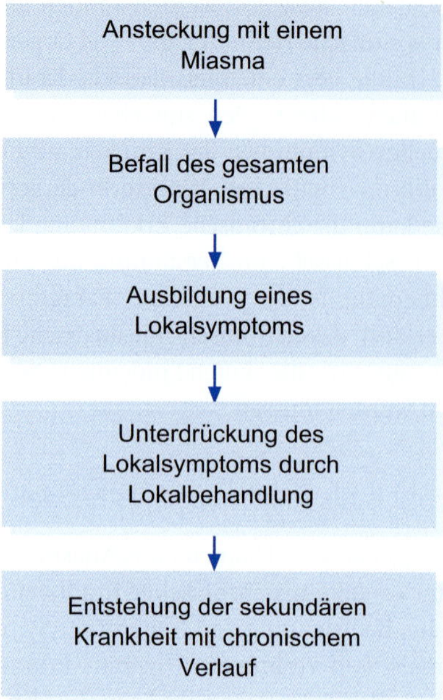

Abb. 10.1 Grundmodell der Hahnemann'schen Miasmenhypothese. [P086]

Psora

Hahnemann hat das bei der Syphilis aufgestellte hypothetische Modell auf andere Erkrankungen übertragen. Er beobachtete, dass die Symptome der zu seiner Zeit verbreiteten Krätze (Psora), die ebenfalls durch Ansteckung übertragen wird, bei fast jedem Menschen in der Anamnese zu finden waren. Ein Hautkontakt führt zur Ansteckung, nach einer Latenzzeit von Tagen entwickelt sich ein Hautausschlag (Krätze). Die lokale Vertreibung des Ausschlags (Unterdrückung) durch Salben und Bäder führt zur Ausbildung chronischer Krankheiten: Entweder kommt es zum direkten Ausbruch von sekundären Symptomen (erwachte Psora), oder die Psora bleibt zunächst latent.

Latente Psora

Die latente Psora führt zu unterschwelligen Symptomen ohne manifeste Erkrankung, wie z. B. Mundtrockenheit, Nasenbluten, Schnupfen, Halsentzündung, Trockenheit der Haut, Schweißfüße, Krampfadern, Hämorrhoiden oder Einschlafen der Haut (Sensibilitätsstörungen).

Sekundäre Psora

Die sekundäre (erwachte) Psora geht mit einer Vielzahl chronischer Symptome einher. In den „Chronischen Krankheiten" werden über 400 Symptome aufgelistet, unter denen sich fast alle heute bekannten chronischen Beschwerden wiederfinden lassen, z. B. Schwindel und Taumel, Duseligkeit, Zähneknirschen, Blähungen, harter Stuhlgang, Durchfall, Regelschmerzen, Herzklopfen, Hitzewallungen, Warzen, Gemüts- und Geistesstörungen. Hahnemann postulierte, dass das psorische Miasma für sieben Achtel aller chronischen Krankheiten verantwortlich ist und darüber hinaus an die Nachkommen vererbt werden könne. Nur eine langfristige Therapie mit spezifischen (feststehenden) antipsorischen Arzneimitteln führt zur Gesundung; häufig muss eine Folge verschiedener Arzneien verabreicht werden. Typische antipsorische Arzneimittel sind z. B. *Sulfur, Psorinum* und *Calcium carbonicum.*

Sykosis

Die Feigwarzenkrankheit (Sykosis) ist das dritte klassische Miasma in Hahnemanns Theorie der chronischen Krankheiten. Heute ist bekannt, dass es sich bei Feigwarzen (Kondylomen) um eine Infektion mit HPV-Viren handelt. Für Hahnemann waren die Feigwarzen Zeichen der Sykosis, die auch in Kombination mit Harnröhrenausfluss (z. B. durch eine gonorrhoische oder nichtgonorrhoische Urethritis) vorliegen kann. Zur Ansteckung führt „unreiner Beischlaf". Nach einer Latenzzeit von Tagen bis Wochen kommt es zur Erkrankung des ganzen Organismus und zur Ausbildung eines Lokalsymptoms, den Feigwarzen. Wird das Lokalsymptom, z. B. durch Wegschneiden von der Hautoberfläche, vertrieben (unterdrückt), treten chronische sekundäre Symptome auf, z. B. Auswüchse an verschiedenen Körperstellen oder die Dupuytren-Kontraktur. Die spezifischen (festständigen) Heilmittel waren für Hahnemann *Thuja* und *Acidum nitricum.*

Zusammenfassung der Miasmentheorie nach Hahnemann

Hahnemanns Konzept der Miasmen kann als Versuch verstanden werden, Ursachen für chronische Krankheiten festzumachen und für diese typischen Symptommuster spezifische homöopathische Arzneimittel zu finden (vgl. Organon, §§ 103, 204–209). Aus heutiger Sicht ist die Miasmentheorie Hahnemanns im medizinhistorischen Kontext zu deuten:

- Die Theorie der „chronischen Miasmen" ist eine Hypothese zur Entstehung und Behandlung chronischer Krankheiten.
- Chronische Krankheiten entstehen häufig nach Vertreibung (Unterdrückung) der Primär- bzw. Lokalsymptome ansteckender Erkrankungen. Durch einen Gestaltwandel der Krankheit kommt es zu einer latenten oder manifesten chronischen Sekundärerkrankung.
- Bei chronischen Krankheiten können typische (festständige) Symptommuster beobachtet werden, die in Analogie an die Symptomatik ansteckender Krankheiten mit chronischem Verlauf „Miasmen" genannt werden.
- Chronisch-miasmatische Erkrankungen lassen sich analog zu den akuten epidemischen Krankheiten (➤ 10.2.2) analysieren und beschreiben.
- Miasmatische Krankheiten werden zumeist erworben, können jedoch auch vererbt werden.
- Hahnemann hielt die Psora für das wichtigste Miasma, darüber hinaus beschrieb er die Syphilis und die Sykosis.

Prinzipiell gilt für die Homöopathie, dass Erkrankungen eine individuelle Therapie nach dem Ähnlichkeitsprinzip (➤ 2) erfordern. Chronisch-miasmatische Krankheiten sowie akute epidemische Erkrankungen können als festständige Erkrankungen mit spezifischen homöopathischen Heilmitteln behandelt werden.

Miasmen in der heutigen Homöopathie

Im Laufe der weiteren Entwicklung der Homöopathie wurden Hahnemanns Ideen und Begriffe immer wieder aufgegriffen, aus dem zeitgeschichtlichen Kontext heraus gedeutet, verändert und erweitert. Nicht selten wurde dabei der Miasmenbegriff für weltanschauliche Vorstellungen instrumentalisiert. Homöopathiestudenten der Gegenwart stehen vor einer Vielfalt verschiedener miasmatischer Hypothesen.

Eine der Ursachen für die Unschärfe des Miasmenbegriffs ist nicht zuletzt die fehlende Transparenz im Schriftwerk Hahnemanns. Im „Organon" vermischen sich Ideen aus der Frühzeit der Homöopathie (Simile-Prinzip) mit Ansätzen aus dem Spätwerk („Chronische Krankheiten"). Der Sinn hinter diesen z. T. widersprüchlichen Hypothesen erschließt sich erst beim systematischen Vergleich der verschiedenen „Organon"-Auflagen, z. B. in der „Organon-Synopse" (Hahnemann 2001), oder mithilfe eines medizinhistorischen Kommentars (Wischner 2001, Ulrich 2007). Die Miasmenhypothese ist daher auch als „schwarzes Loch der Homöopathie" bezeichnet worden (Weißhuhn 1996). Es stellt sich jedoch die Frage, welche Bedeutung einer beinahe 200 Jahre alten Hypothese zur Entstehung chronischer Krankheiten im Zeitalter von Genetik, Biomedizin und Informatik heute noch zukommt. Die Miasmenhypothese hat Generationen von Homöopathen philosophisch beschäftigt und fasziniert auch heute noch wegen ihrer Unergründlichkeit. Zeitgenössische Homöopathen wie Ortega, Sankaran, Gienow oder Vijayakar haben versucht, die Miasmentheorie durch moderne Überarbeitung zu erschließen.

Andere Homöopathen halten die Miasmentheorie in der Praxis für verzichtbar: Erfordert eine Erkrankung mit „miasmatischem" Hintergrund eine homöopathische Arznei, wird man nach ihrer Auffassung auch mit dem individuellen Ansatz über das Ähnlichkeitsprinzip auf die richtige und spezifische Arznei kommen.

Ein gegenwärtig populärer Ansatz bei der Deutung des Miasmenkonzepts ist seine Nutzung als „Landkarte" zur raschen Arzneifindung: Bei der Therapie chronischer Krankheiten haben sich die miasmatischen Arzneimittel häufig als wirksame „Zwischenmittel" bewährt, die bei fehlendem Ansprechen auf das Simile den Heilungsprozess beschleunigen. ➤ Tab. 10.4 gibt anhand der wichtigsten Stationen einen Überblick über die Entwicklung und den Stand der Miasmentheorie von Hahnemann bis heute mit Referenzen für eine weitere Einarbeitung in das Thema.

Tab. 10.4 Varianten der Miasmentheorie

Autor	Theorie	Miasmen	Literatur (vgl. Literatur am Kapitelende)
Samuel Hahnemann	• Kontakt mit einem Ansteckungsstoff (Miasma) → Primärkrankheit mit Lokalsymptom • Vertreibung des Lokalsymptoms → chronische latente oder manifeste Zweiterkrankung • Therapie mit spezifischen (festständigen) Heilmitteln	• Psora (Krätze) • Syphilis • Sykosis (Feigwarzenkrankheit)	Hahnemann S: Organon der Heilkunst; CK (Bd. 1) Wischner M: Fortschritt oder Sackgasse; Organon-Kommentar
James Tyler Kent	• Wie bei Hahnemann stehen die erworbenen Miasmen im Mittelpunkt, Erweiterung des Miasmenbegriffs um die Vererbbarkeit der Miasmen • Therapie mit spezifischen Heilmitteln	• Psora • Sykosis • Syphilis	Kent JT: Zur Theorie der Homöopathie
John Henry Allen	• Hypothese, dass sich mehrere Miasmen durch Vererbbarkeit zu einer Einheit verbinden können • Verbindung aus Psora und Syphilis → Pseudo-Psora oder tuberkulinisches Miasma • Therapie mit spezifischen Heilmitteln • Durchmischung mit weltanschaulichen Ansätzen	• Psora • Sykosis • Syphilis • Tuberkulinie	Allen JH: Die chronischen Krankheiten
Yves Laborde, Gerhard Risch	• Entstehung der Kanzerinie aus der hereditären Vermischung von Psora, Sykosis und Syphilis • Erklärungsversuch zur genetischen Disposition für Krebserkrankungen • Therapie mit spezifischen Heilmitteln (nur Symptome des jeweils vorherrschenden Miasmas werden behandelt)	• Psora • Sykosis • Syphilis • Tuberkulinie • Kanzerinie	Laborde Y, Risch G: Die hereditären chronischen Krankheiten
Proceso Sánchez Ortega	Zusammenfassung und Reduktion der Informationen zu Grundthemen: • Psora = Schwäche, Mangel, Hemmung → reduzierte Funktion • Sykosis = Überschuss, Expansion, Hyperplasie → gesteigerte Funktion • Syphilis = Degeneration, Zerstörung → Dysfunktion Therapie mit spezifischen Heilmitteln	• Psora • Sykosis • Syphilis	Ortega PS: Die Miasmenlehre Hahnemanns; Die Lehre der Homöopathie

Tab. 10.4 Varianten der Miasmentheorie *(Forts.)*

Autor	Theorie	Miasmen	Literatur (vgl. Literatur am Kapitelende)
Alfonso Masi Elizalde	• Miasmen im Sinne existenzieller Grundhaltungen des Menschen, die sich als Themen innerhalb der Arzneimittelbilder wiederfinden lassen • Stadium der primären Psora: der Mensch leidet nur geringfügig an seiner Unvollkommenheit • Stadium der sekundären Psora: Manifestwerden des Leidens und Auftreten von Ängsten • Überkompensation der Unvollkommenheit führt zur Sykosis, die Syphilis ist die ag gressiv Schuld zuweisende und zerstörende Reaktion (die sich gegen den Patienten selbst oder die Umwelt richtet), Sykosis und Syphilis werden als tertiäre Psora verstanden • Alle Dynamiken können von einem Arzneimittel abgedeckt werden. Eine heilsame Arzneiverschreibung führt von der Syphilis zur primären Psora zurück	• Psora • Sykosis • Syphilis	Masi Elizalde A, Preis S: Überarbeitung der Lehre, Materia medica und Technik der Homöopathie
Rajan Sankaran	• Miasmen als psychische Reaktionsmuster auf die Umwelt • Erweiterung der Miasmenanzahl um Akut, Thyphus, Malaria, Ringworm, Tuberkulose, Krebs, Lepra • Zuteilung der homöopathischen Arzneimittel zu den Reaktionstypen • Entwicklung von „Landkarten" für das leichtere Auffinden des Arzneimittels durch Erkennen des psychischen Reaktionsmusters • Einteilung der pflanzlichen Arzneien in Pflanzenfamilien mit gemeinsamen „basic sensations" und spezifischen Miasmen innerhalb der Familie (Einblicke ins Pflanzenreich)	• Akut • Thyphus • Psora • Malaria • Ringworm • Sykosis • Tuberkulose • Lepra • Krebs • Syphilis	Sankaran R.: Die Substanz der Homöopathie; Einblicke ins Pflanzenreich; Die Empfindung in der Homöopathie
Peter Gienow	• Miasmen als spezifische dynamische Reaktionsmuster der Lebenskraft • Erweiterung des Miasmenbegriffs in einen weiten kulturellen, religiösen, mythologischen, psychologischen und philosophischen Kontext • Genaue Beschreibung der Beziehung der Miasmen untereinander und der Gesetzmäßigkeiten des Behandlungs- und Heilungsprozesses	• Psora • Tuberkulose • Sykosis • Karzinogenie • Syphilinie • Parasitose	Gienow P: Homöopathische Miasmen: Die Psora; Homöopathische Miasmen: Die Sykose; Miasmatische Schriftenreihe Nr. 6: Die miasmatischen Gesetze

Tab. 10.4 Varianten der Miasmentheorie *(Forts.)*

Autor	Theorie	Miasmen	Literatur (vgl. Literatur am Kapitelende)
Praful Vijayakar	Deutung der Miasmen als pathologische Grundreaktionen des Organismus mittels Erkenntnissen der Pathologie: • Psora = primäre physiologische Abwehrreaktion der Zelle (z. B. Entzündung, Reizung, Über-/Unterempfindlichkeit) • Sykosis = konstruktive Abwehrreaktion der Zellen mit morphologisch-strukturellen Veränderungen (z. B. Dilatation, Relaxation, Induration, Kontraktion) • Syphilis = destruktive Abwehrleistung der Zellen mit kompletter Destruktion oder Fehlbildung Arzneimittel enthalten häufig Anteile aller drei Miasmen oder zweier Miasmen	• Psora • Sykosis • Syphilis	Vijayakar P: Die Gesetzmäßigkeit der Miasmen

Konstitution und Diathese

Bereits ab der Antike wurde in verschiedenen Kulturen versucht, Gesundheit und Krankheitsanfälligkeit unterschiedlichen menschlichen Grund- oder Konstitutionstypen zuzuordnen. Bei Galen (2. Jh. n. Christus) waren dies in Anlehnung an Hippokrates Sanguiniker, Phlegmatiker, Melancholiker und Choleriker. Der Begriff „Konstitution“ (lat. „constituere“ = „richten“, „ordnen“, „festigen“) ist eine Bezeichnung für die körperliche, seelische und geistige Besonderheit eines Menschen. Darunter fallen insbesondere der Körperbau (Morphologie), die physiologische Funktionsweise, Charakter und Persönlichkeit.

Hahnemann

Bei Hahnemann bedeutet Konstitution die Körperbeschaffenheit im Sinne der Veranlagung ohne vorbestehenden Krankheitswert (vgl. Organon, §§ 81, 117). Auf dem Boden der Konstitution spielen sich die akuten und chronischen Krankheiten ab.

Grauvogl

Modifiziert wurde der Begriff der Konstitution später durch Eduard von Grauvogl (1811–1877), der die Miasmen mit Rückgriff auf die physiologischen Vorstellungen der damaligen Zeit durch Konstitutionstypen ersetzte, die bis in die erste Hälfte des 20. Jahrhunderts eine wichtige Rolle spielten und die Miasmenhypothese ersetzten:

- Hydrogenoide Konstitution: Überschuss von Wasser
- Oxygenoide Konstitution: Überschießende Verbrennung
- Carbo-nitrogene Konstitution: Überschuss von Kohlen- und Stickstoff in den Körpergeweben

Dorcsi

Eng verbunden mit dem Begriff der Konstitution ist auch der Begriff der Diathese (griech. „diathesis“ = „Neigung“). Unter „Diathese“ wird die Bereitschaft eines Organismus zu bestimmten krankhaften Reaktionen oder Krankheiten verstanden. Der Wiener Professor Matthias Dorcsi (1923–2001) versuchte, anhand der Konzepte von Konstitution und Diathese die Miasmenhypothese in einen aktuellen Zusammenhang zu stellen und auch schulmedizinischen Kollegen zu erschließen (➤ 12.5.3). Während die Konstitution als die Gesamtheit aller sichtbaren und begreifbaren Erscheinungen des Menschen begriffen wird, handelt es sich nach Dorcsi bei der Diathese um die angeborene und erworbene Organ- und Systemminderwertigkeit eines Individuums und seine Anfälligkeit für bestimmte Krankheitsprozesse. Im übertragenen Sinn kann die Konstitution als Strickmuster gedacht werden, die Diathese als ein Fehler

Tab. 10.5 Diathesen nach Dorcsi

Lymphatische Diathese	Lithämische Diathese	Destruktive Diathese
• Exsudativ • Tuberkulinisch	• Produktiv • Gonorrhoisch	• Dyskrasisch • Luesinisch
• Haut • Schleimhäute • Lymphe • Katarrhalisch	• Gelenke • Muskulatur • Bindegewebe • Rheumatisch	• Innere Organe • ZNS • Knochen • Karzinomatös
• Unterfunktion (hypo-)	• Überfunktion (hyper-)	• Dysfunktion (dys-, a-)
• Mangel • Unzulänglich • Schwächlich • Spärlich • Mild • Hypoton • Hypotroph • Liebenswert	• Überschüssig • Übertrieben • Stark • Reichlich • Wund machend • Hyperton • Hypertroph • Bedauernswert	• Entartung • Paradox • Erschöpft • Aussetzen • Ätzend • Atonisch • Atrophisch • Beklagenswert
• Still • Schüchtern • Nachgiebig • Unbeholfen • Arbeitsscheu • Diener	• Heiter • Euphorisch • Getrieben • Unzufrieden • Fleißig • Anführer	• Gereizt • Boshaft • Prahlerisch • Asozial • Unberechenbar • Verführer

im Strickmuster. Dorcsi unterscheidet drei Arten von Diathesen (➤ Tab. 10.5):

- lymphatische Diathese
- lithämische Diathese
- destruktive Diathese

Lymphatische Diathese

Die lymphatische Diathese entspricht der Psora Hahnemanns (s. o.) und geht mit einer Krankheitsbereitschaft im Haut- und Schleimhautbereich einher. Dazu gehören Infektneigung, Erkrankungen im HNO- und Bronchialbereich, Lymphdrüsenschwellungen und Ekzeme. Vorherrschend ist eine Anfälligkeit für Wetterwechsel. Typisches Arzneimittel ist *Calcium carbonicum.*

Lithämische Diathese

Sie entspricht der Sykosis Hahnemanns (s. o.) und bedeutet eine Krankheitsbereitschaft im Haut- und Schleimhautbereich sowie des Bindegewebes. Aus dieser Prädisposition können Gicht, rheumatische Erkrankungen und andere Stoffwechselerkrankungen entstehen. Lithämische Säuglinge neigen z. B. zu Gedeihstörungen, Verengungen des Tränenkanals, obstruktiven Bronchitiden, schweren atopischen Ekzemen und Schlafstörungen. Typische Arznei ist *Calcium phosphoricum.*

Destruktive Diathese

Die destruktive Diathese entspricht der Syphilis Hahnemanns (s. o.) und geht mit hypo- und hypertrophischen Störungen der inneren Organe, des ZNS, des Bewegungsapparats, des Stoffwechsels sowie des chromosomalen Gefüges und mit progressiven destruktiven Pathologien einher. Typisches Arzneimittel ist *Calcium fluoricum.*

10.3.4 Einseitige Krankheiten (symptomarme chronische Krankheiten)

Wichtig für das homöopathische Verständnis und die Therapie chronischer Krankheiten ist das Konzept der einseitigen Krankheiten, das bereits von Hahnemann in die Homöopathie eingeführt wurde. Einseitige Krankheiten sind Erkrankungen mit nur ganz wenigen Symptomen, die meistens chronisch verlaufen. Sie können innerlich (z. B. chronische Kopfschmerzen, chronischer Durchfall) oder äußerlich (Lokalkrankheit) vorliegen (vgl. Organon, §§ 172–184).

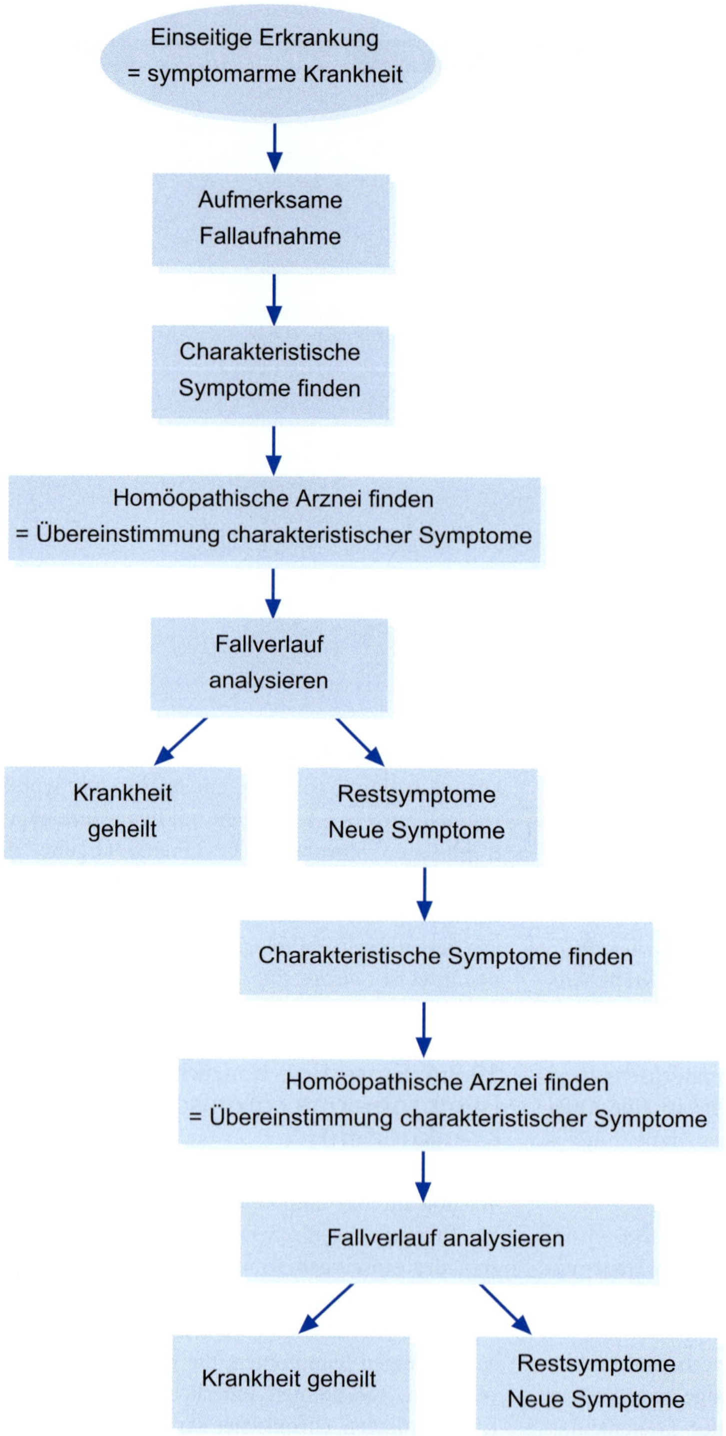

Abb. 10.2 Einseitige innere Krankheiten [P086]

Einseitige innere Krankheiten

Bei der Behandlung von innerlichen einseitigen Krankheiten (➤ Abb. 10.2) empfiehlt sich folgendes Vorgehen:

- **Aufmerksamkeit:** Grundsätzlich sollte der Therapeut bei wenigen Symptomen besonders aufmerksam sein, da es auch sein kann, dass er Symptome des Patienten übersieht.
- **Charakteristische Symptome auswählen:** Es werden die wenigen charakteristischen Symptome des Falles für die Arzneidiagnose herangezogen.
- **Homöopathische Arznei auswählen:** Es wird eine passende homöopathische Arznei gesucht, die eine möglichst genaue Übereinstimmung mit den charakteristischen Symptomen zeigt.
- **Fallverlauf analysieren:** Im Fallverlauf wird die Krankheit durch die Wahl der passenden Arznei komplett geheilt, oder es treten neue Symptome (Nebensymptome) auf.
- **Die Krankheit ist geheilt:** Falls die Erkrankung geheilt ist, ist keine weitere Therapie notwendig, und es wird abgewartet, ob die Heilung anhält.
- **Es treten neue Symptome auf:** Treten im Krankheitsverlauf neue Symptome auf, muss der Fall erneut analysiert werden. Dies ist häufig der Fall, wenn die ursprünglich verabreichte Arznei nur einen Teil der Symptome abgedeckt hat. Die neuen Symptome vervollständigen nun die alten Symptome, d. h., sie werden gedeutet, als seien sie durch die erste Arzneiverschreibung „provoziert" worden. Es ist nun erneut eine Fallanalyse durchzuführen, und die Gesamtheit der jetzt vorhandenen charakteristischen Symptome ist durch eine neue Arznei abzudecken. Ausschlaggebend ist dabei der aktuelle Zustand des Kranken. Die neu auftretenden Symptome erleichtern dem homöopathischen Behandler somit die Arzneifindung.
- **Mehrere Arzneien in Folge:** Bei chronischen Krankheiten ist es häufig unumgänglich, mehrere Arzneimittel in Folge zu verabreichen, bis die Krankheit deutlich gelindert oder geheilt ist.

Ausschlaggebend für die Mittelwahl ist immer die Gesamtheit der aktuell auftretenden charakteristischen Symptome!

Lokalkrankheiten

Lokalkrankheiten sind einseitige (symptomarme) Krankheiten, die an äußeren Körperteilen auftreten. Sie entstehen durch eine äußere Beschädigung oder sind Ausdruck einer inneren Erkrankung (vgl. Organon, §§ 185–203)

Äußere Beschädigung

Äußere Beschädigungen sind z. B. Verletzungen wie Wunden, Quetschungen oder Knochenbrüche. Diese werden selbstverständlich durch den Arzt für die Chirurgie mechanisch funktionell versorgt. Die Rolle der Homöopathie besteht in der innerlichen Unterstützung der Heilungsvorgänge durch geeignete homöopathische Arzneimittel.

Ausdruck einer inneren Krankheit

Wenn die Lokalkrankheit Ausdruck eines eigentlich inneren Leidens ist, z. B. einer Entzündung, sollte nicht ausschließlich eine äußere topische Behandlung durchgeführt, sondern der Gesamtorganismus durch eine adäquate homöopathische Behandlung gestärkt werden, sodass die Krankheit von innen heraus geheilt werden kann. So sollen die verursachende innere Krankheit und die Lokalkrankheit gemeinsam geheilt werden. Aus homöopathischer Sicht bildet die Lebenskraft des Organismus (➤ 2.6.1) bei schweren inneren Erkrankungen gezielt Lokalkrankheiten an äußeren, weniger wichtigen Teilen des Organismus aus, um die innere Erkrankung abzuleiten oder zu mildern. Es handelt sich sozusagen um „Stellvertreterkrankheiten". Wird das Lokalsymptom (z. B. ein Geschwür) topisch behandelt, besteht die Gefahr, dass das vorbestehende innere Leiden aufflammt und sich verschlimmert.

Ein Lokalsymptom, das vom Organismus mit dem Ziel ausgebildet wird, eine innere Krankheit zu beschwichtigen oder zu „vertreten", nannte Hahnemann eine „Metastase". Eine Lokalkrankheit (➤ Abb. 10.3) muss also als Teil der Gesamtkrankheit betrachtet werden, und diese ist zu behandeln. Hahnemann identifizierte als Grund für die Erkrankung in den meisten Fällen die Psora, die mit antipsorischen Arzneien behandelt werden musste

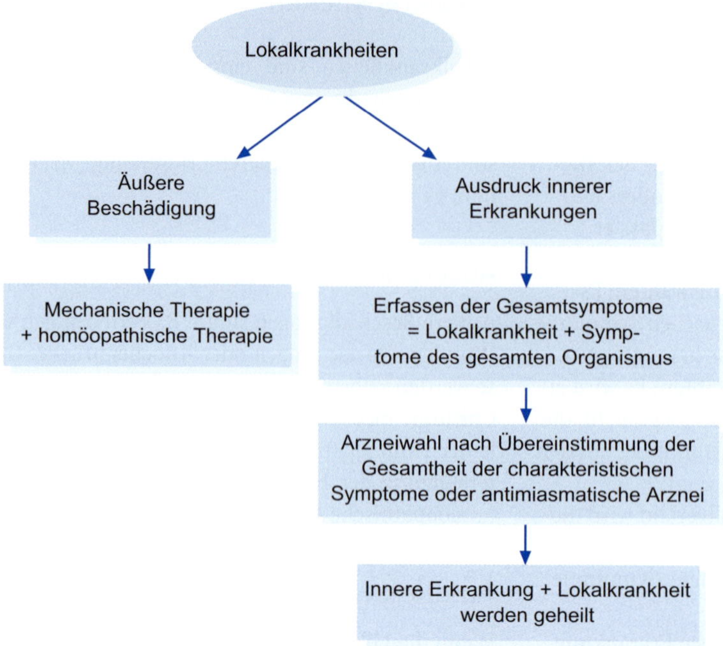

Abb. 10.3 Lokalkrankheiten [P086]

(➤ 10.3.3). Die geeignete Arznei wird gefunden, indem sowohl die Symptome der Lokalkrankheit als auch alle übrigen Symptome, Veränderungen und Beschwerden erfasst werden und dann eine Arznei gewählt wird, die die charakteristischen Symptome abdeckt. Behandelt man dagegen nur das Lokalsymptom, verschlimmert sich möglicherweise die innere Erkrankung. Durch die rein äußerliche Therapie wird zudem die Symptomatik des Falles verschleiert, da das Verschwinden des Lokalsymptoms eine komplette Heilung vortäuscht (s. u. „Unterdrückung").

Unterdrückung

Hahnemann und seine Zeitgenossen

Das Konzept der „Unterdrückung" (Suppression) ist eng mit dem Konzept der Lokalkrankheiten (s. o.) verknüpft. Hahnemann bezieht v. a. im „Organon" Stellung zu den Vorstellungen seiner Zeitgenossen. Unter „Unterdrückung" verstand man damals, dass eine Krankheitserscheinung von außen, wo sie sich oberflächlich zeigt, gewaltsam in das tiefe Innere des Organismus zurückgetrieben wird. Ein Symptom wird durch die Anwendung unterdrückender Maßnahmen zurückgetrieben, z. B. ein Hautausschlag durch Anwendung von trocknenden oder entzündungshemmenden Anwendungen oder eine Obstipation durch Laxantien. Diese „Vertreibung", befürchtete man, könne zu einer Verschlimmerung der inneren Krankheiten führen. Diese Vorstellung wird auch als „Metaschematismus" (griech. „meta" = „nach", griech. „schema" = „Aussehen", „Gestalt") bezeichnet. Besonders aufschlussreich ist Hahnemanns Aussage über die Unterdrückung von Lokalsymptomen: „Das Lokal-Symptom wird vom Arzt der bisherigen Schule – in der Meinung, er heile dadurch die ganze Krankheit – durch äußere Mittel örtlich vernichtet. Die Natur ersetzt es dann durch Erweckung des inneren Leidens und der übrigen Symptome, die vorher schon neben dem Lokal-Übel bestanden und schlummerten, das heißt durch Erhöhung der inneren Krankheit. In diesem Fall pflegt man dann **unrichtig** zu sagen, das Lokal-Übel wurde durch die äußeren Mittel **zurück** in den Körper oder auf die Nerven **getrieben"** (Organon, § 202).

In den Anmerkungen zu den Paragrafen 173–175 der ersten Auflage des „Organon" von 1810 schreibt Hahnemann: „Es ist Aberglaube, dergleichen auf

Unterdrückung des Lokalübels erfolgende heftige Krankheiten von einem so genannten Zurücktritt des Krankheitsstoffes in das Innere des Körpers herzuleiten, wodurch nun erst die innere Krankheit entstünde und sich anspinne. Nein! Sie war schon vorhanden, wie das Lokalsymptom noch im Gange war, nur in ihren Ausbrüchen und ihrer Lebensgefährlichkeit von dem Lokalsymptom bisher aufgehalten worden."

Hahnemann richtet sich explizit gegen die Anschauung, dass die Unterdrückung einer Lokalkrankheit die innere Krankheit verursacht, vielmehr sei die Ursache der lokalen Symptomatik meist eine chronisch-miasmatische Krankheit, die schon vor dem Lokalsymptom bestehe. Die Krankheit muss demnach ganzheitlich behandelt werden (s. o. „Lokalkrankheiten").

Das Problem der lokalen „unterdrückenden" Behandlungsmaßnahmen besteht v. a. darin, dass sie das Hauptsymptom für die homöopathische Behandlung beseitigen. Dadurch bleibt es unklar, ob die innere Erkrankung ebenfalls geheilt wurde (Organon, §§ 198–199). Die Bedeutung des Lokalsymptoms für die homöopathische Behandlung liegt primär in der Diagnostik, in seiner Rolle als Indikator für den Heilungsprozess.

Unterdrückung aus heutiger Sicht

Aus Sicht der modernen Homöopathie hat das Konzept der Unterdrückung auch heute noch Gültigkeit: Verwendet ein Patient externe Kortikoide zur Linderung von Juckreiz und Hautausschlag bei Ekzemen, fehlt dem behandelnden Homöopathen das Hauptsymptom der Erkrankung. Behandelt er trotzdem, kann der Heilungsverlauf bei Fortführung der Kortikoidtherapie nicht sicher beurteilt werden. Werden bei allergischen Erkrankungen Antihistaminika eingenommen, sind die Symptome, die zur Arzneiwahl herangezogen werden, verschleiert, und der Verlauf der Therapie lässt sich unter fortgesetzter antihistaminischer Therapie nicht korrekt beurteilen. Die Ablehnung suppressiver Therapien (z. B. Kortikoide, Zytostatika, Immunsuppressiva) in der Homöopathie hat insofern primär methodische Gründe.

Der Metaschematismus, der schon von Hahnemann kritisch reflektiert wurde, ist aus heutigem Verständnis historisch überholt. Heute ist jedem Mediziner klar, dass der Primäraffekt der Syphilis nicht den natürlichen Verlauf der Erkrankung beschwichtigt, die Krankheit aber durch die systemische Gabe von Penicillin innerlich und äußerlich komplett heilbar ist. Ein malignes Melanom ist kein „stellvertretend-beschwichtigendes Lokalsymptom", sondern eine gefährliche chronische Krankheit, die durch die lokale chirurgische Exzision erfolgreich behandelbar ist. Eine homöopathische Behandlung kann in diesen Fällen komplementär hilfreich sein und zielt auf die Ergänzung der Lokalbehandlung durch Stärkung der Heilungsbestrebungen des Organismus von innen. Es gibt heute viele Beispiele, wie konventionelle Therapieverfahren erfolgreich in Kombination mit homöopathischen Therapien sinnvoll eingesetzt werden können (vgl. Klunker 1991).

10.3.5 Geistes- und Gemütskrankheiten

Geistes- und Gemütskrankheiten sind Erkrankungen, bei denen die psychische Symptomatik im Zentrum des Krankheitsgeschehens steht. Ein veränderter Geistes- und Gemütszustand findet sich bei vielen Erkrankungen. Entsprechend wird er durch die Arzneitherapie moduliert. Deshalb hat er neben den besonders auffälligen Symptomen (➤ 7.1.2) für die Arzneifindung eine zentrale Bedeutung. Die homöopathische Anamnesetechnik (➤ 6.3) weist zudem eine große Ähnlichkeit mit psychotherapeutischen Gesprächstechniken auf. Die homöopathische Therapie verfügt daher jenseits der Arzneitherapie über ein großes Potenzial zur Behandlung psychischer Störungen sowie psychosomatischer und psychiatrischer Erkrankungen.

Hahnemann entwickelte vor 200 Jahren sein Konzept zur Entstehung und Behandlung der Geistes- und Gemütsstörungen primär auf dem Boden theoretischer und philosophischer Überlegungen, weniger aufgrund eigener praktischer Erfahrung (vgl. Organon, §§ 210–230). Seitdem hat sich der wissenschaftliche Erkenntnisstand über psychische Erkrankungen tief greifend verändert. Vor allem das Wissen über die pathogenetischen Zusammenhänge macht eine Neubewertung der Theorie Hahnemanns erforderlich (s. u.). Das ganzheitliche Therapiekonzept der Homöopathie entspricht hingegen auch heute noch in den meisten Aspekten den modernen Vorstellungen einer umfassenden psychiatrisch-psychotherapeutischen Behandlung.

Hahnemanns Konzept psychischer Krankheiten

Somatogener Ursprung

Hahnemann hielt die meisten Geistes- und Gemütskrankheiten für einseitige chronische Krankheiten, die durch eine Verlagerung vom Körperlichen auf die psychischen Störungen hervorgerufen werden (Organon, § 215). In Analogie zu den Lokalkrankheiten (➤ 10.3.4) verstand er Geistes- und Gemütskrankheiten als Stellvertreterkrankheiten bei schwerer innerer Grundkrankheit. Sie könnten gefährliche Körperkrankheiten palliativ beschwichtigten und scheinbar zum Verschwinden bringen. Die ursächliche innere Grunderkrankung war für Hahnemann häufig die Psora oder eine andere miasmatische Belastung (➤ 10.3.3).

Die Behandlung erfolgt analog zur Behandlung der einseitigen körperlichen Krankheiten (➤ 10.3.4). Die Symptome des Geistes- und Gemütszustands werden zusammen mit den aktuellen und vormaligen körperlichen Symptomen in der Anamnese erfasst. Auch eine Fremdanamnese der Angehörigen und Freunde kann hilfreich sein. Auf Grundlage der Gesamtheit der charakteristischen Symptome wird eine passende Arznei ausgewählt. Psychische Symptome können bei allen Erkrankungen die charakteristischen Hauptsymptome zur Arzneiverschreibung sein – ergänzt durch die körperlichen Symptome. Zusätzlich zur arzneilichen Behandlung fordert Hahnemann eine begleitende Ordnungs- und Sozialtherapie.

Psychogene Krankheiten

Die verbleibenden psychischen Erkrankungen sieht Hahnemann in Kummer, Kränkung, Ärger oder anhaltenden Belastungen begründet, aus denen im Verlauf unter Umständen körperliche Erkrankungen entstehen können (Organon, § 225). Auch Erziehungsfehler, Unwissenheit, amoralisches Verhalten oder psychische Vernachlässigung können ursächlich sein. Häufig liegt auch in diesen Fällen eine miasmatische Belastung zugrunde. Diese Gruppe psychischer Erkrankungen ist am besten durch psychotherapeutische und ordnungstherapeutische Maßnahmen in Kombination mit einer homöopathischen Arzneitherapie und einer abschließenden miasmatischen Behandlung zu therapieren.

Pathogenese psychischer Störungen aus heutiger Sicht

Die Trennung in somatogene und psychogene psychische Erkrankungen (➤ Abb. 10.4) lässt sich heute nur noch sehr begrenzt aufrechterhalten. Die Entstehung der meisten psychischen Störungen (mit Ausnahme einiger Neurosen) ist multifaktoriell bedingt: Das komplexe Zusammenwirken von vielen prädisponierenden und auslösenden Faktoren kann die Entstehung einer schwereren psychischen Störung bewirken:

- Anlagefaktoren (genetische Faktoren, familiäre Belastung)
- Biologische Faktoren (Neurotransmitter, organische Erkrankungen, Noxen und Medikamente)
- Umweltfaktoren (familiäre Situation, soziale Faktoren, Stress)
- Biografische Faktoren (Persönlichkeitsentwicklung, Lebensereignisse)
- Psychologische Faktoren (Konfliktverarbeitungsfähigkeit, soziale Kompetenz)

Auch ist bekannt, dass sowohl die primäre als auch die sekundäre Komorbidität bei psychisch Kranken deutlich höher ist als in der Normalbevölkerung, sodass auch das Konzept der einseitigen Entwicklung aus körperlichen Krankheiten in der von Hahnemann beschriebenen Form nicht aufrechterhalten werden kann. Dies hat v. a. Konsequenzen hinsichtlich der Bewertung der psychischen im Verhältnis zu den körperlichen Symptomen. Nach heutiger Erkenntnislage führt eine vollständige Fallaufnahme mit der bei allen chronischen Krankheiten üblichen Gewichtung der Symptome (➤ 7.2) zur sicheren Arzneifindung. Moderne psychiatrische Behandlungskonzepte sehen analog zu Hahnemanns Entwurf neben der arzneilichen Behandlung psycho- und soziotherapeutische sowie sozialpsychiatrische

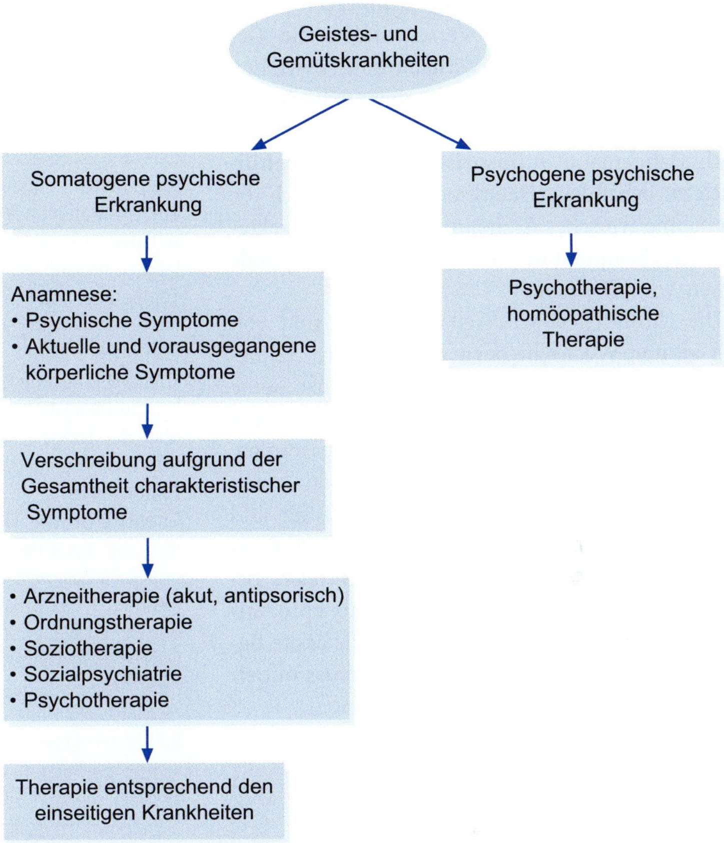

Abb. 10.4 Geistes- und Gemütskrankheiten [P086]

Maßnahmen vor, deren Zusammenwirken den besten Therapieerfolg erwarten lässt.

Die Homöopathie war in unserem Kulturraum etwa 150 Jahre lang in Ermangelung anderer wirksamer Arzneien eine der wenigen relevanten Therapie für psychische Erkrankungen. Erst die Entwicklung der modernen Psychopharmaka in den vergangenen 60 Jahren führte zu einer weiteren, heute weitgehend akzeptierten, wirksamen psychiatrischen Behandlungsmöglichkeit, die aber teils erhebliche Nebenwirkungen mit sich bringt und mit der sich bei vielen psychisch Kranken auch nur Teilerfolge erzielen lassen. In welcher Form die homöopathische Behandlung begleitend zur Anwendung kommen oder als Alternative zur konventionellen Therapie eingesetzt werden kann, muss jeweils im Einzelfall entschieden werden und richtet sich auch nach der Art und Schwere der Krankheit (➤ 11.1.7).

Eine homöopathische Behandlung parallel zu einer (oft schon vorbestehenden) psychopharmakologischen Behandlung ist sinnvoll und führt in vielen Fällen zu einer Besserung der Beschwerden. Unter homöopathischer Therapie können die Psychopharmaka reduziert und ggf. im Verlauf abgesetzt werden.

10.3.6 Wechselkrankheiten

Bei Wechselkrankheiten handelt es sich um Erkrankungen, bei denen verschiedene Krankheitszustände nacheinander in regelmäßiger oder unregelmäßiger Abfolge aufeinanderfolgen (vgl. Organon, §§ 231–244). Im Bereich der chronischen Krankheiten handelt es sich häufig um die **alternierenden Krankheiten,** d. h. Krankheitszustände, die sich gegenseitig abwechseln. Ein Beispiel ist der Wechsel zwischen rheumatischen Gelenkschmerzen und Verdauungsbeschwerden. Verschwinden die Gelenkschmerzen, treten die Verdauungsbeschwerden auf und umgekehrt. Diese chronischen (fieberfreien) Wechselkrankheiten sind meist chronischer Art und nach Hahnemann **antipsorisch** oder **antisyphilitisch** zu behandeln. Häufig erfordern sie auch die Einnahme typischer Arzneimittel, die als charakteristisches Symptom wechselnde Krankheitszustände haben, wie z. B. *China.*

Die chronischen Wechselkrankheiten sind von den **akuten Wechselfiebern** abzugrenzen. Hahnemann fasst unter diesem Begriff eine ganze Reihe fieberhafter Infektionskrankheiten mit wechselnden und häufig periodischen Fieberschüben zusammen, darunter die Malaria. Diese Krankheiten treten meist **epidemisch** oder auch **sporadisch** auf und sollten wie Akutkrankheiten (➤ 10.2) entsprechend der Symptomenähnlichkeit **individuell** oder, bei kollektivem Auftreten, mit einem **Genus epidemicus** (➤ 10.2.2) behandelt werden. Ist die akute Behandlung langfristig nicht erfolgreich, muss mit einer antipsorischen Arznei behandelt werden.

10.4 Fallbeispiele

Die folgenden Fallbeispiele beziehen sich auf das gesamte Kapitel. Sie stehen jeweils paradigmatisch für eine der oben geschilderten Krankheitsformen: akute Erkrankung (➤ 10.4, ➤ Fallbeispiel 10.1), epidemische Krankheit (➤ 10.4, ➤ Fallbeispiel 10.2), Verletzung (➤ 10.4, ➤ Fallbeispiel 10.3), chronische Krankheit (verschiedene Miasmen) (➤ 10.4, ➤ Fallbeispiel 10.4–10.6), einseitige Krankheit (➤ 10.4, ➤ Fallbeispiel 10.7) und Geistes- und Gemütskrankheit (➤ 10.4, ➤ Fallbeispiel 10.8).

Fallbeispiel 10.1: Akute Erkrankung

Anamnese und Untersuchung

Eine 24-jährige Studentin kommt mit einem seit 2 Tagen bestehenden akuten grippalen Infekt in die Sprechstunde. Im Vordergrund der Beschwerden stehen starke Glieder- und Muskelschmerzen sowie eine große Erschöpfung. Knochen und Muskeln fühlen sich wie zerschlagen an. Die Patientin konnte nachts vor Schmerzen kaum schlafen, wälzte sich ruhelos hin und her.

Insgesamt fühlt sie sich sehr frostig, hat etwas erhöhte Temperatur und trockenen Husten. Beim Husten werden die Schmerzen so schlimm, dass sie sich den Brustkorb festhalten möchte. Sie ist sehr durstig, schwitzt aber kaum. Der Rachen ist gerötet, die Trommelfelle unauffällig, die Halslymphknoten sind schmerzhaft geschwollen, über der Lunge sind keine pathologischen Atemgeräusche zu vernehmen, der Klopfschall ist beidseits sonor.

Fallanalyse

Charakteristische Hauptsymptome sind die Schmerzen mit dem Zerschlagenheitsgefühl, begleitet von Unruhe und Schlaflosigkeit sowie Besserung beim Husten durch Festhalten des Brustkorbs. Die Patientin ist frostig und durstig, schwitzt aber kaum.

Differenzialdiagnostisch kommen *Eupatorium perfoliatum, Arnica und Bryonia alba* in Betracht. *Bryonia* ist typischerweise eher durch eine Verschlimmerung durch Bewegung gekennzeichnet. Es bleiben *Arnica* und *Eupatorium perfoliatum* zur Auswahl. Der Vergleich mit der Materia medica zeigt eine gute Übereinstimmung mit *Eupatorium perfoliatum* (Schmerzen mit Zerschlagenheitsgefühl, begleitet von Unruhe und Schlaflosigkeit sowie Besserung beim Husten durch Festhalten des Brustkorbs; die Patientin ist frostig und durstig, schwitzt aber kaum).

Verordnung

Eupatorium perfoliatum in der Potenz C30, in 1 Glas Wasser verkleppert, davon stündl. 1 Schluck.

Verlauf

Nach 5 Stunden sind die Schmerzen fast verschwunden, die Patientin kann ruhig einschlafen. Der Infekt heilt innerhalb weniger Tage komplikationslos ab.

Diskussion

Eupatorium perfoliatum ist eine typische Verschreibung bei einer akuten Erkrankung wie z. B. einem grippalen Infekt. Es muss im Einzelfall erwogen werden, ob eine homöopathische Therapie überhaupt notwendig ist, da die Erkrankung auch spontan ausheilt. Der Leidensdruck ist bei der Entscheidung für oder gegen eine Therapie ausschlaggebend.

Fallbeispiel 10.2: Epidemische Krankheit

Anamnese und Untersuchung

Am Montagmorgen füllt sich das Wartezimmer mit Patienten, die über das Wochenende an einer akuten Gastroenteritis erkrankt sind. Alle Patienten haben ähnliche Beschwerden: Der Infekt beginnt plötzlich mit starker Übelkeit und Erbrechen. Die Patienten sind dabei kaltschweißig. Sie sind auffallend blass, frische Luft wird als angenehm empfunden und lindert die Übelkeit. Auch das Entblößen des Abdomens und frische, kühle Luft lindern die Übelkeit.

Der Virusinfekt verbreitet sich rasch.

Fallanalyse

Im Vordergrund stehen das epidemische Auftreten und die bei allen Betroffenen gleichen charakteristischen Symptome: plötzlich auftretende ausgeprägte Übelkeit, die im Erbrechen endet, in Kombination mit Kaltschweißigkeit und einer Verbesserung des Zustands in frischer Luft, die charakteristisch für *Tabacum* (Nicotiana tabacum) sind. Differenzialdiagnostisch ist insbesondere an *Veratrum album* und *Arsenicum album* zu denken, wobei bei diesen Arzneimitteln Wärme bessert.

Verordnung

Tabacum C30, verkleppert in 1 Glas Wasser, stündl. 1 Schluck.

Verlauf

Die Übelkeit geht bei einem Großteil der Erkrankten unter dieser Therapie innerhalb der folgenden 12 Stunden komplett zurück bzw. wird stark gelindert. Die Magen-Darm-Erkrankung heilt in der Folge unkompliziert ab.

Diskussion

Tabacum ist ebenso wie *Arsenicum album* oder *Veratrum album* eine hervorragende Arznei für epidemische gastrointestinale Infekte.

Fallbeispiel 10.3: Verletzung

Anamnese und Untersuchung

Der Patient ist ein 12-jähriger Junge, der beim Basketballspielen mit dem Knöchel nach innen umgeknickt ist und sich eine Verstauchung des oberen Sprunggelenks zugezogen hat. Er verspürt einen drückend-wunden, bisweilen auch schießenden Schmerz bei Supination.

Die körperliche Untersuchung zeigt ein ausgeprägtes Hämatom unterhalb des rechten Außenknöchels, die Beweglichkeit im Gelenk ist deutlich eingeschränkt. Sichere Frakturzeichen liegen nicht vor.

Fallanalyse

Akutes Supinationstrauma mit dem charakteristischen Symptom eines Hämatoms.

Verordnung

Arnica C200 als Einzeldosis. Außerdem: Hochlegen des Knöchels und Umschläge mit verdünnter Arnica-Tinktur äußerlich sowie in Folge eine elastische Bandagierung.

Verlauf

Die Schmerzen gehen innerhalb eines Tages deutlich zurück, Schwellung und Hämatom bilden sich innerhalb von 3 Tagen deutlich zurück, die Verstauchung heilt innerhalb von 10 Tagen aus.

Diskussion

Arnica ist eine bewährte Indikation bei Traumata, die mit Hämatombildung und Wundschmerzen einhergehen.

Fallbeispiel 10.4: Chronische Krankheit (psorisches Miasma)

Anamnese und Untersuchung

Ein 36-jähriger Patient kommt mit einem seit 10–15 Jahren bestehenden Hautausschlag an den Händen in die Sprechstunde. Eine früher durchgeführte homöopathische Therapie mit *Sulfur* und *Calcium carbonicum* hatte, wie auch die dermatologische Behandlung mit Kortison und Harnstoffexterna, nur eine vorübergehende Besserung bewirkt. Ein Allergietest war negativ.

Die Beschwerden – Bläschen an Handrücken und zwischen den Fingern – seien gegenwärtig relativ schlimm. Im Winter seien die Beschwerden immer schlimmer. Wohltuend sei richtig heißes Wasser, „je heißer, desto besser". Er sei ein innerlich ungeduldiger, unruhiger Typ, wenn es nicht schnell genug gehe.

Fallanalyse

Die Modalitäten mit Verschlimmerung im Winter und die auffällige Besserung durch heißes Wasser werden deutlich geäußert und sollten von der Arznei abgedeckt werden. Außerdem werden der Bläschenausschlag und die Ruhelosigkeit berücksichtigt. *Arsenicum album* deckt die Symptome gut ab, alternativ wird *Rhus toxicodendron* erwogen (➤ Tab. 10.6, ➤ Tab. 10.7).

Verordnung

Arsenicum album C30, 1 × 2 Glob.

Verlauf

In den nächsten Wochen allmähliche Besserung des Juckens und der Rötung.

Nach 4 Wochen bei nachlassender Besserung erneute Einmalgabe einer C30 von *Arsenicum album.* Darunter komplette Rückbildung der Hauterscheinungen. Eineinhalb Jahre später berichtet der Patient, dass er keine weiteren Hautbeschwerden gehabt habe.

Diskussion

Hauptbeschwerde des Patienten ist ein chronisch-entzündlicher Hautausschlag mit einem Zustand nach Behandlung mit Homöopathika, externen Kortikoiden und

Harnstoffsalben. Hinzu kommt ein unruhiger Gemütszustand. Entzündliche Haut und Gemüt sprechen für eine psorische Arznei, wobei bereits *Sulfur* und *Calcium carbonicum* versucht worden waren. Wahlanzeigend für die Arznei *Arsenicum album* waren die deutlichen Modalitäten und der Geistes- und Gemütszustand. Darunter entwickelte sich innerhalb von 8 Wochen eine komplette Rückbildung der Symptomatik, die auch nach 18 Monaten noch bestand. *Arsenicum* gilt als multimiasmatische Arznei (psorisch und syphilinisch).

Fallbeispiel 10.5: Chronische Krankheit (sykotisches Miasma)

Anamnese und Untersuchung

Die 32-jährige Patientin kommt mit einem Kondylom-Rezidiv in die Praxis. Erstmals waren Kondylome 6 Monaten zuvor aufgetreten. In der Vorgeschichte finden sich mehrfach genitale Chlamydieninfektionen, die antibiotisch behandelt wurden. Sie leidet häufiger an einem wundmachenden genitalen Ausfluss und genitalem Juckreiz. Mehrfach waren Vaginalmykosen aufgetreten.

Tab. 10.6 Repertorisation (Complete Repertory)

Rubrik	Ars.	Rhus-t.	Sil.	Hep.	Sep.	Sulph.	Acon.	Mez.	Nat-m.	Petr.	Phos.	Psor.	Hell.
Extremitäten – Hautausschläge – Bläschen – Hand	1	2	2	1	2	2	–	1	2	2	1	2	1
Allgemeines – Baden – Waschen – amel. heiß	3	2	2	2	–	–	–	1	–	–	–	–	–
Allgemeines – Jahreszeiten – Winter – agg.	3	3	2	3	2	2	3	2	1	3	2	3	3
Gemüt – Ruhelosigkeit – Nervosität – innerliche	3	3	3	–	1	1	2	–	1	–	1	–	–

Tab. 10.7 Repertorisation (Synoptic Key)

Rubrik	Rhus-t.	Ars.	Merc.	Sep.	Acon.	Dulc.	Phos.	Sulph.	Apis	Arum-t.	Aur.	Bell.	Canth.	Crot-t.
Modalitäten – heiße Anwendungen amel.	2	2	–	–	–	–	–	–	–	–	–	–	–	–
Modalitäten – Jahreszeiten – Winter – agg.	3	2	–	–	–	1	–	–	–	–	2	–	–	–
Allgemeines – Ruhelosigkeit	3	3	2	2	3	–	1	1	2	–	–	2	–	–
Haut – Ausschläge, Bläschen etc.	2	2	1	1	–	1	1	1	–	2	–	–	2	2

Die Patientin ist ausgesprochen frostig und schwitzt schnell. Vom Gemüt her neigt sie zu Unzufriedenheit und Wutausbrüchen und gerät dadurch immer wieder mit ihrem Umfeld in Konflikte. Wärme bekommt ihr insgesamt gut.

Fallanalyse

Die Kondylome und die rezidivierenden Genitalinfektionen und Beschwerden sind aus homöopathischer Sicht deutliche Hinweise auf ein sykotisches Miasma. Die charakteristischen Symptome Kondylom, wundmachender Ausfluss, genitaler Juckreiz sowie die allgemeine Frostigkeit, das rasche Schwitzen und die Unzufriedenheit werden gut durch die Arznei *Acidum nitricum* abgedeckt.

Verordnung

Acidum nitricum C1.000 als Einzeldosis.

Verlauf

Unter *Acidum nitricum* heilen die Kondylome innerhalb von 14 Tagen ab. Auch Ausfluss und Juckreiz werden deutlich und nachhaltig gebessert. Innerhalb des nächsten Jahres treten keine neuen Beschwerden auf.

Diskussion

Es handelt sich um einen klassischen *Acidum-nitricum*-Fall. Die Pathologie rezidivierender genitaler Infektionen und Kondylome legt aus homöopathischer Sicht ein sykotisches Miasma nahe. *Acidum nitricum* ist eine bewährte antisykotische Arznei, die in diesem Fall auch gut mit den Gemütssymptomen übereinstimmte.

Fallbeispiel 10.6: Chronische Krankheit (syphilitisches Miasma)

Anamnese und Untersuchung

Der 74 Jahre alte Patient wird mit Verdacht auf eine wiederholte zerebrale Ischämie bei Verlust der Gehfähigkeit, akutem Orientierungsverlust, Exsikkose und zunehmendem Kräfteverfall in die geriatrische Klinik eingewiesen.

Vorerkrankungen

3 Monate zuvor war eine akute zerebrale Ischämie im rechten Media-Stromgebiet mit Hemiparese links aufgetreten. Die geriatrische Rehabilitation war 5 Wochen vor der erneuten stationären Einweisung abgeschlossen worden. Der Patient wurde nach Hause entlassen, wo ihn die Tochter pflegte. Eine adäquate Eigenanamnese war aufgrund des Orientierungsverlustes und der Somnolenz nicht möglich. Nach Angabe der Familie bestanden seit mindestens 3 Monaten diffuse abdominale Schmerzen und verstärkt Schluckstörungen, vereinzelt auch mit Aspiration von Speisen.

In den vorausgegangenen 6 Monaten hatte der Patient aufgrund verminderter Nahrungsaufnahme etwa 20 Kilogramm Gewicht verloren. Neu aufgetreten war eine Blasen- und Stuhlinkontinenz. Bereits seit mehreren Jahren bestehen ein Parkinson-Syndrom, eine Schilddrüsenunterfunktion nach Strumektomie, eine koronare Herzkrankheit, ein arterieller Hypertonus, eine Dupuytren-Kontraktur der rechten Hand sowie eine benigne Prostatahypertrophie.

Medikation

Der Patient erhielt Medikamente mit folgenden Wirkstoffgruppen:

- 3 × 100/25 mg Levodopa/Benserazid
- 75 mg Clopidogrel
- 4 × 30 Trp. Novaminsulfonsäure
- 400 mg Gabapentin
- 5 mg Enalapril
- 75 g L-Thyroxin
- 0,4 mg Tamsulosin

Kachektisch, stark geschwächt, vollständig bettlägerig und pflegebedürftig, deutliche Exsikkosezeichen, Verlust der Gehfähigkeit. Armbetonte linksseitige Parese und Fazialisparese mit deutlichem Ruhetremor, kein Rigor, jedoch akinetisch.

Stationäre Versorgung in der geriatrischen Klinik

Der Patient wurde zunächst mit Infusionen rehydriert. Einige Tage später wurde zur Verbesserung der Ernährungssituation bei neurologischen Schluckstörungen eine PEG-Sonde gelegt. Wider Erwarten verschlechterte sich danach der Zustand innerhalb von 3 Tagen massiv: Der Patient führte mehrfach täglich blutig-schleimige Diarrhöen ab, hatte massive Unterbauchschmerzen, ein gespanntes Abdomen und wurde zunehmend somnolenter. Blutuntersuchungen: CRP 18,3 mg/dl, Leukozyten 21,1/nl, Kreatinin 1,8 mg/dl, Laktat-Konzentration 4,4 mmol/l (Referenzwert 0,5–2,2), Lipase im Referenzbereich. Verdachtsdiagnosen: Peritonitis nach PEG, Mesenterialischämie, Sepsis. Fieber lag jedoch nicht vor. Die PEG-Einstichstelle war blande, die Kontroll-Gastroskopie ergab eine unauffällig sitzende PEG-Sonde und unauffällige Schleimhautverhältnisse. Die Sonografie zeigte ein infrarenales Aortenaneurysma (4 × 4 cm) mit Ausdehnung bis zur Iliakalbifurkation bei ausgeprägter Arteriosklerose. Die Computertomografie des Abdomens ergab keine weiteren Hinweise. Das EKG zeigte einen tachykarden Sinusrhythmus, in der transthorakalen Echokardiografie war kein Hinweis auf Thromben zu finden. Die Endoskopie des Sigmoids zeigte eine schwere Kolitis mit massiv entzündeter hämorrhagischer Schleimhaut mit gelblichen Membranen.

Die Diagnose einer akuten Mesenterialischämie wurde histologisch abgesichert. Der Patient wurde mit einem zentralen Venenkatheter ernährt und zur palliativen Therapie bei sehr schlechter Prognose auf der Station weiterversorgt.

In dieser Situation erfolgte das homöopathische Konsil: Der Patient war desorientiertund somnolent. Bauchdecke schmerzhaft gespannt. Auffällig war ein starker Ruhetremor beider Hände. Sichere Modalitäten waren in dieser Situation nicht zu eruieren.

Fallanalyse

Dem Leiden lagen folgende Pathologien zugrunde:

- Schwere destruktive Pathologie der Gefäße (generalisierte Arteriosklerose, Mesenterialischämie, Aortenaneurysma, alter ischämischer Insult, KHK).
- Degenerative Erkrankung des extrapyramidalen Systems (M. Parkinson).
- Der Patient machte den Eindruck, als ob er nicht mehr lange zu leben habe. Die destruktiven pathologischen Prozesse wiesen als Grundmuster einen Bezug zum syphilitischen Miasma auf.

Symptomwahl: objektiv erkennbare Symptome in Kombination mit den Rubriken „Stuhl – blutig" und „Zittern, Tremor" (Phatak, „Homöopathisches Repertorium").

Arzneimitteldifferenzierung: Ein Mittel war nötig, das einen Bezug zur generalisierten destruktiven Arteriosklerose (Grundprozess), zur ischämischen Kolitis (akute Exazerbation) und gleichzeitig zum Tremor bei M. Parkinson (Verankerung) aufweist. Modalitäten zur Spezifizierung waren nicht sicher eruierbar. Die beiden Rubriken werden abgedeckt durch *Arsenicum album, Mercurius solubilis, Nux vomica, Pulsatilla* und *Rhus toxicodendron.* Die Wahl fiel auf *Mercurius solubilis,* da es einen charakteristischen Ähnlichkeitsbezug zum Parkinson-Syndrom, zur blutigen Diarrhö und zu geschwürig-membranösen und hämorrhagischen Schleimhautentzündungen hat und aus miasmatischer Sicht ein klassisches „antisyphilitisches" Arzneimittel ist.

Verordnung

Mercurius solubilis C30, 1 × tägl. über 5 Tage.

Verlauf

Innerhalb von 10 Tagen kam es zur Genesung des Patienten. Die Kolitis heilte unter endoskopischer Kontrolle ab, der Patient begann wieder, koordiniert zu sprechen, die Bauchschmerzen waren vollständig rückläufig, zuletzt war sogar die PEG-Sonde nicht mehr notwendig, da der Patient aufgrund des Rückgangs der Schluckstörungen wieder selbstständig essen konnte. Schließlich konnte er mit Unterstützung sogar einige Schritte gehen. Er war wesentlich besser orientiert und sprach koordiniert. Anlässlich seiner Entlassung plante er für zu Hause eine große Gartenparty im Familienkreis.

Entlassungsmedikation: 75 g L-Thyroxin, 5 mg Enalapril, 100 mg ASS, 20 mg Pantoprazol, 3 × 2 Heilerdekapseln, 3 × 100/25 mg Levodopa/Benserazid.

Follow-up nach 6 Monaten: Dem Patienten geht es weiterhin gut. Zweimal bekam er noch *Mercurius* C30 als Einzeldosis, was seinen Gesundheitszustand weiter kontinuierlich verbesserte. Der Tremor ist deutlich zurückgegangen.

Diskussion

Mercurius solubilis hat in diesem Einzelfall mit großer Wahrscheinlichkeit die Wende gebracht und war die kurative Arznei. Sowohl die Parkinson-Erkrankung als auch die Arteriosklerose mit dem Aortenaneurysma gehören aus homöopathischer Sicht zum „syphilitischen Miasma", insbesondere wenn als pathologisches Grundreaktionsmuster die destruktive Abwehrleistung der Zellen mit resultierender kompletter Destruktion oder Fehlbildung der Gewebe verstanden werden (Miasmenansatz von Vijayakar).

Fallbeispiel 10.7: Einseitige Krankheit

Anamnese und Untersuchung

Die 24-jährige Patientin kommt zur Behandlung ihrer Neurodermitis. In den Kniebeugen und Ellenbeugen treten immer wieder Ekzeme auf, die stark jucken. Der Juckreiz macht sie „wahnsinnig". Kalte Wasseranwendungen verschlimmern den Juckreiz, Wärme ist eher angenehm. Bislang sind die Stellen mit einer lokalen Kortikoidtherapie „ruhig gestellt" worden.

Die körperliche Untersuchung zeigt eine verdickte und lichenifizierte Haut und einige trockene gerötete Stellen. Die Patientin ist eine begeisterte Sportlerin und reist gerne. Sie leidet zu Beginn der Regel an krampfartigen und drückenden Unterbauchschmerzen. Sie ist frostig und schwitzt kaum.

Fallanalyse

Das Lokalsymptom des Hautausschlags ist zur Anamnese nicht gut verwendbar, da es aufgrund der Kortikoidtherapie nicht sicher beurteilbar ist. Die Fallanalyse stützt sich auf die begleitenden Beschwerden: Regelschmerzen und Verlangen nach Bewegung.

Verordnung

Sepia Q3, tägl. 5 Trp. Gleichzeitig wurde das Weglassen der kortikoidhaltigen Externa vereinbart.

Verlauf

Nach Absetzen der Kortisonsalben flammt die Neurodermitis im Verlauf der nächsten 10 Tage mit starkem Juckreiz heftig auf. Externe Behandlung mit einer Schachtelhalmrezeptur. *Sepia* hilft nicht und wird abgesetzt.

Verschreibung: *Tuberculinum* C1.000 als Einzeldosis. Begründung: *Tuberculinum* passt sehr gut zum Gemütstypus der Patientin mit der ausgeprägten Reiselust.

Verlauf: Nach *Tuberculinum* deutliche Besserung für etwa 5 Tage, nach 2 Wochen sind die Beschwerden jedoch wieder genauso schlimm wie vorher. Weitere Gaben von *Tuberculinum* bringen keinen anhaltenden Effekt. Die Patientin ist verzweifelt und beginnt wieder, kortikoidhaltige Externa anzuwenden.

Fallanalyse

Die Verordnung aufgrund der Nebensymptome „Regelschmerzen", dem Gemütssymptom „Reiselust" und der Freude am Sport haben in die falsche Richtung geführt. Es handelt sich um eine einseitige Krankheit, d.h. eine Lokalkrankheit der Haut, die aufgrund der vorangegangenen unterdrückenden Therapie nicht adäquat erfasst werden konnte.

Im kortikoidfreien Intervall zeigt der Hautbefund folgende Charakteristika: trockene, lichenifizierte und sehr schuppige Haut. Die Haut ist verdickt und unelastisch. Bluten nach Kratzen. Verschlimmerung durch kaltes Wasser, Wärme bessert eher. Frostige Patientin. Bei Aufblühen des Ekzems starke Unruhe, insbesondere nachts. *Arsenicum album* zeigt einen Ähnlichkeitsbezug zum Lokalsymptom.

Verschreibung: *Arsenicum album* C1.000 als Einzeldosis.

Verlauf

Unter *Arsenicum* gehen die Beschwerden innerhalb von 10 Tagen (ohne Kortikoide) fast komplett zurück. Die Haut beruhigt sich.

Diskussion

Es lag eine Lokalkrankheit vor, die zu Beginn vom Therapeuten nicht erkannt wurde. Die unterdrückende Kortikoidtherapie verschleierte die Symptomatik der Patientin, sodass zur Arzneiwahl nicht die charakteristischen Symptome herangezogen wurden. Das Aufblühen des Ekzems ermöglichte es schließlich, die Beschwerden als einseitige Krankheit zu erkennen und die korrekte Mittelwahl zu treffen.

Fallbeispiel 10.8: Geistes- und Gemütskrankheit

Anamnese und Untersuchung

Die Aufnahme der 90-jährigen Patientin in die geriatrische Klinik erfolgte wegen Altersdepression, osteoporotischen Schmerzen sowie degenerativen Wirbelsäulenveränderungen. Die Patientin ist auffallend unruhig und ängstlich. Sie hat große Angst, dass sie auf einer geschlossenen psychiatrischen Abteilung gelandet sei und nicht mehr aus freien Stücken das Haus verlassen könne. In den 1950er-Jahren war sie eigenen Angaben zufolge mehrere Monate wegen einer Depression stationär mit Elektrotherapie behandelt worden. Nun befürchtet sie, dass ihr Ähnliches widerfahren könne.

Eine ambulante psychiatrische Behandlung hat die Patientin bislang abgelehnt, war aber wegen der osteoporotischen Schmerzen bereit, eine geriatrische Klinik aufzusuchen. Seit einem Verkehrsunfall mit Polytrauma hat sie immer wieder Schmerzen in den Knochen, die sie jedoch nicht adäquat charakterisieren kann. Mehrere mitgebrachte Arztbriefe belegen, dass sie konventionelle Medikamente bislang immer abgelehnt hat.

Während des Anamnesegesprächs fallen v.a. die ständig knetenden Hände auf. Sie gibt sich für viel Unrecht, das in ihrer Familie geschehen ist, die Schuld. Außerdem hat sie Schuldgefühle gegenüber dem Pflegepersonal. Sie leidet unter Angst vor Menschenmassen. Sie ist eher frostig, der Durst ist normal. Sie schläft häufig wegen Grübelns nicht.

Die Patientin hat eine Depression mit ausgeprägter Unruhe und dem Gefühl, schuldig zu sein. Auffällig sind die rastlosen Hände.

Die Repertorisation (Phatak, „Homöopathisches Repertorium") ergibt:

- Hände – ruhelos, geschäftig: Kali-br, Sul, Tarn, Ther, Thyr, Ver-v.
- Schuldgefühle: Alu, Arn, *Ars, Aur,* Chel, *Cocl,* Con, Croc, Cyc, Dig, Hyo, Kali-br, Kalm, Kob, *Med,* Psor, VERAT.

Kalium bromatum zeigt einen deutlichen Ähnlichkeitsbezug zu den Beschwerden der Patientin.

Verordnung

Kalium bromatum C30 als Einzeldosis. Außerdem Sporttherapie auf dem Ergometer, Krankengymnastik und regelmäßige Gespräche mit dem Therapeuten.

Verlauf

Innerhalb von 2 Stunden nach der Mitteleinnahme kommt es zu einer Erstverschlimmerung mit Angst, Unruhe und Weinen. Ein längeres Gespräch als Kurzintervention wird notwendig, die Patientin wird nachts durch die Schwester überwacht. Nach 2 Tagen tritt eine deutliche Besserung ein: Die Schuldgefühle sind wesentlich besser, die Stimmung aufgehellt, die Patientin traut sich aus ihrem Zimmer heraus. Sie ist offener, die Ruhelosigkeit und Angst sind deutlich gebessert. Auch die körperlichen Schmerzen werden besser. Sie wird in sehr gutem Allgemein- und Gemütszustand entlassen.

Das telefonische Interview 8 Wochen später ergibt einen anhaltenden Therapieerfolg.

Diskussion

Da die Patientin konventionelle Antidepressiva ablehnte, wurde ein homöopathischer Therapieversuch durchgeführt. Die homöopathische Behandlung zeigt eine deutliche Erstverschlimmerung der depressiven Symptomatik mit folgender kontinuierlicher Besserung der psychischen und körperlichen Symptome. Begleitend kamen als Ordnungstherapie Ergometertraining, Krankengymnastik und stabilisierende Gesprächstherapie hinzu.

Literatur

Allen JH: The chronic miasms and pseudo-psora (reprint). B. Jain Publishers, New Delhi 1993

Classen C: Chronische Krankheiten und Miasmen. Miasmatik als Modell langzeitiger Krankheitsentwicklung. Studienblätter zur Homöopathie 2006. ars curandi, Karlsruhe, http://www.arscurandi.de/literatur-eigenverlag/ [Stand: 12.1.2016]

Dorcsi M: Konstitutionswandel im Kindesalter. Acta Homoeopathica 1970(14):68–73

Dorcsi M: Die Wiener Schule der Homöopathie. Grundlagen, Arzneimittellehre, Symptomenverzeichnis, hrsg. v. Dorcsi-Ulrich M, Lucae C, Kruse S. 5. Aufl. Staufen-Pharma, Göppingen 2005

Gienow P: Homöopathische Miasmen: Die Sykose. Sonntag, Stuttgart 2002

Gienow P: Homöopathische Miasmen: Die Psora. Sonntag, Stuttgart 2005

Gienow P: Miasmatische Schriftenreihe Nr. 6, Die miasmatischen Gesetze. Peter Irl, Buchendorf 2006

Hahnemann S: Die chronischen Krankheiten, ihre eigenthümliche Natur und homöopathische Heilung. Arnold, Dresden und Leipzig 1835

Hahnemann S: Organon-Synopse. Die 5 Auflagen von 1810–1842 im Überblick, bearb. u. hrsg. v. Luft B, Wischner M. Haug, Heidelberg 2001

Hahnemann S: Die chronischen Krankheiten. Theoretische Grundlagen (3. Aufl.). Mit allen Änderungen von der 1. Auflage (1828) zur 2. Auflage (1835) auf einen Blick, bearb. v. Wischner M. Haug, Stuttgart 2006

Hahnemann S: Organon der Heilkunst. Neufassung der 6. Auflage mit Systematik und Glossar, hrsg. v. Schmidt JM. 2. Aufl. Elsevier/Urban & Fischer, München 2006

Kent JT: Zur Theorie der Homöopathie. Vorlesungen über Hahnemanns Organon. Haug, Stuttgart 1996

Koch U: Die homöopathische Behandlung der Geistes- und Gemütskrankheiten, in: Bleul G (Hrsg.): Weiterbildung Homöopathie, Band F. Sonntag, Stuttgart 2004

Koch U: Die homöopathische Behandlung der Geistes- und Gemütskrankheiten, in: Albrecht H, Frühwald M (Hrsg.): Jahrbuch 11 der Karl-und-Veronica-Carstens-Stiftung. KVC, Essen 2005

Klunker W: Die Behandlung der chronischen Krankheiten in der Praxis nach Hahnemanns Lehre. ZKH 1988(52):135–144

Klunker W: Zum Begriff der Unterdrückung in der Homöopathie. KH 1991(35):91–96

Laborde Y, Risch G: Die hereditären chronischen Krankheiten. Müller & Steinicke, München 1998

Masi Elizalde A, Preis S: Überarbeitung der Lehre, Materia medica und Technik der Homöopathie. Sylvia Faust, Höhr-Grenzhausen 1993

Medicus FC: Von der Lebenskraft. Hof u. Akad. Buchdr., Mannheim 1774

Methner R: Das Konzept der Miasmen. Entwicklung, Stellenwert, Kasuistiken. Homöopathie Zeitschrift, Sonderheft „Miasmen" 2003: 6–30

Methner R: Miasmen, zwischen Wahn und Realität. ZKH 2007(3):100–109

Retzek H: Ein miasmatischer Reisebericht. Homöopathie-Zeitschrift, Sonderheft „Miasmen" 2003:62–70

Ortega SP: Die Miasmenlehre Hahnemanns. Diagnose, Therapie und Prognose der chronischen Krankheiten (ursprünglicher Titel: Anmerkungen zu den Miasmen oder chronischen Krankheiten im Sinne Hahnemanns). Haug, Heidelberg 1998

Ortega SP: Die Lehre der Homöopathie. Philosophie, Organonanalyse und Miasmen. Sonntag, Stuttgart 2002

Phatak SR: Homöopathisches Repertorium, Elsevier/Urban & Fischer, München 2006

Sankaran R: The Substance of Homoeopathy. Homoeopathic Medical Publishers, Bombay 1994

Sankaran R: An Insight into plants (Vol. 1–Vol. 2). Homoeopathic Medical Publishers, Mumbai 2002

Schmidt P: Die vorbeugende Homöopathie der Gegenwart. ZKH 1980(24):126–130

Spinedi D: Die moderne Behandlung der chronischen Krankheiten. Teil 2. KH 1999(43/5):57–66

Teut M: Homöopathie zwischen Lebenskraft und Selbstorganisation. Forsch Komplementärmed Klass Naturheilkd 2001(8):162–167

Tischner R: Hahnemann und die festständigen Krankheiten. Deutsche Zeitschrift für Homöopathie 1938(17/12):357–364

Ulrich AC: Die chronischen Krankheiten. Hahnemanns Lehre aus Perspektive der Medizintheorie des 21. Jahrhunderts. KVC, Essen 2007

Vijayakar P: The end of myasmtion of miasms. Predictive Homoeopathy Part III. Selbstverlag. Mumbai 2003 (dt.: Die Gesetzmäßigkeit der Miasmen. Kristina Lotz, 2004)

Wegener A: Hahnemanns Theorie der chronischen Krankheiten (Teil 1). KH 2000(44/6):6–13

Wegener A: Hahnemanns Theorie der chronischen Krankheiten (Teil 2). KH 2001(45/1):14–23

Weißhuhn T: Schwarzes Loch? Miasma – die babylonische Vokabel. ZKH 1996(40):49–66

Wischner M: Fortschritt oder Sackgasse? Die Konzeption der Homöopathie in Samuel Hahnemanns Spätwerk (1824–1842). KVC, Essen 2000

Wischner M: Organon-Kommentar. Eine Einführung in Samuel Hahnemanns Organon der Heilkunst. KVC, Essen 2001

Wischner M: Die Behandlung chronischer Krankheiten in Hahnemanns Werk (Vortragsmanuskript). Substrat 5 (2005):67–84

Wright Hubbard E: Unterdrückung. KH 1967(11):51–55

KAPITEL

11

Jörn Dahler

Homöopathie in Kombination

Homöopathie kann mit einer Vielzahl an Therapien kombiniert werden. Besonders empfehlenswert ist die Kombination mit Ordnungstherapie, Physiotherapie, Ergotherapie und Psychotherapie. Bei anderen komplementären und konventionellen Therapien kann es zu einer Veränderung der Symptomatik und damit zu Schwierigkeiten im Behandlungsverlauf kommen. Eine bereits bestehende konventionelle pharmakologische Therapie sollte erst nach Einsetzen einer Besserung und mit aller Vorsicht reduziert oder eingestellt werden, um keine Verschlechterung des Gesundheitszustands des Patienten zu riskieren. Es gibt Berichte von Fällen, bei denen ein unter einer homöopathischen Therapie begonnener Heilungsprozess durch ungewohnte und intensive arzneiliche, emotionale, olfaktorische und chemikalische Reize beeinträchtigt wurde. Dies wird „Antidotierung" genannt; der auslösende Reiz wird als „Antidot" bezeichnet. Für Hahnemann spielte neben der arzneilichen Therapie die Lebensordnung eine sehr wichtige Rolle.

11.1 Kombination mit anderen Therapien

Kombiniert man eine homöopathische Therapie mit anderen Therapieverfahren, können unter Umständen die folgenden Probleme auftreten:

- Die Symptomatik wird durch die begleitende Therapie verändert, was die homöopathische Arzneiwahl erschwert oder sie unmöglich macht.
- Die begleitende Therapie verändert das Symptombild und erschwert die Verlaufsbeurteilung.
- Die homöopathische Arzneiwirkung wird durch die begleitende Therapie kurzfristig oder anhaltend gestört, was als „Antidotierung" bezeichnet wird (➤ 11.2).

11.1.1 Moderne Ordnungstherapie

Die moderne Ordnungstherapie (Mind-Body-Medizin) eignet sich bei der Behandlung chronischer Krankheiten gut zur Kombination mit Homöopathie. Sie ist das moderne Äquivalent zu den von Hahnemann ausgiebig angewendeten diätetischen Maßnahmen (➤ 11.3.1). Moderne ordnungstherapeutische Ansätze beinhalten Meditations- und Entspannungsverfahren, Yoga und Qigong, Techniken der Stressbewältigung, Elemente der traditionellen europäischen Naturheilkunde und Selbsthilfestrategien wie Wickel und Güsse. Darüber hinaus werden Lebensziele, soziale Beziehungen und die berufliche Leistungsfähigkeit berücksichtigt. Ziel ist eine nachhaltige Veränderung des Lebensstils und der Selbstfürsorge und eine innere Haltung, die den Menschen befähigt, mit den Ansprüchen des Alltags und des Lebens gelassen und kompetent umzugehen (Dobos und Paul 2011).

Ordnungstherapeutische Tipps für die Praxis

Ernährung

- Vielseitige und abwechslungsreiche Kost, schonende Zubereitung, genussvoller Verzehr
- Reichlich frische, rohe oder gering verarbeitete Lebensmittel
- Reichlich Gemüse, Obst, Vollwertgetreide, Kartoffeln
- Viel Flüssigkeit (> 1,5 Liter täglich)
- Mäßige Mengen an Fisch und Geflügel
- Regelmäßig fettarme Milchprodukte
- Bevorzugt Öle mit ungesättigten Fetten (z. B. Olivenöl, Rapsöl)
- Geringe Mengen Fleisch, Eier, Süßigkeiten, Weißmehlprodukte
- Vermeiden: gesättigte Fette (Industrieprodukte, Chips, Pommes etc.), Zucker, Salz möglichst selten

Bewegung

- Möglichst viel Bewegung in den Alltag integrieren
- Möglichst 30 Minuten täglich Bewegung von leichter Intensität an frischer Luft (z. B. Spaziergehen)
- 3- bis 5-mal wöchentlich 20–60 Minuten Körpertraining von mittlerer bis starker Intensität (z. B. Joggen, Walking, Radfahren, Schwimmen)
- Zusätzlich Hatha-Yoga, Qigong oder ein ähnliches Verfahren zur Verbesserung der Beweglichkeit, der Koordination und des Gleichgewichts
- Ergänzendes Krafttraining oder kleine Kräftigungseinheiten (z. B. Liegestütze, Kniebeugen, Bauch- und Rückenmuskeltraining)

Stressmanagement, Entspannungstraining

- Regelmäßiges (möglichst tägliches) Ausüben eines Entspannungsverfahrens (z. B. Meditation,

progressive Muskelrelaxation, autogenes Training) über 20–45 Minuten
- Ersetzen selbstschädigender negativer durch angemessene Gedanken in vermeintlich bedrohlichen und stressigen Situationen

11.1.2 Physiotherapie, Ergotherapie, Logopädie, Psychotherapie

Bei Krankheitsbildern mit einer Indikation für Physiotherapie, Ergotherapie, Logopädie oder Psychotherapie, also Therapien, bei denen der Patient auf körperlicher oder kognitiver Ebene etwas lernen, ein neues Verhalten oder Muskulatur aufbauen soll, wird eine homöopathische Arznei alleine in der Regel nicht reichen. Eine Kombination mit einer homöopathischen Therapie ist sinnvoll, um den Organismus in diesem Prozess zu unterstützen.

11.1.3 Chirurgie

Besteht bei einem Patienten eine Erkrankung, bei der eine chirurgische Intervention eine Behandlungsoption darstellt, ist eine differenzierte Betrachtung notwendig. Je besser der Therapeut die chirurgischen Therapieoptionen und ihre Erfolgsquoten sowie die Möglichkeiten und Grenzen einer homöopathischen Therapie bei dem zu behandelnden Krankheitsbild kennt, desto eher wird eine für den Patienten angemessene Entscheidung möglich sein. Auch Pichiah Sankaran (Sankaran 2003b) ist in Bezug auf das Verhältnis von Homöopathie und Chirurgie der Ansicht, dass eine homöopathische Therapie manche, aber sicher nicht jede chirurgische Intervention verhindern kann. Habe man sich für eine chirurgische Therapie entschieden, sei eine Vor-, Begleit- und Nachbehandlung mit Homöopathie sinnvoll.

11.1.4 Komplementärmedizinische Verfahren

Bei einer Kombination mit komplementärmedizinischen Therapien, wie z. B. Osteopathie, traditioneller chinesischer Medizin, ayurvedischen oder anthroposophischen Konzepten, stellt sich die Frage, ob synergistische oder einander störende Effekte auftreten können. Es besteht die Möglichkeit, dass sich die Symptomatik ändert und die Arzneiwahl und/oder Verlaufsbeurteilung erschwert oder die homöopathische Arzneiwirkung beeinträchtigt wird. Insofern sollten der Nutzen und die Notwendigkeit einer Kombination sorgfältig abgewogen werden.

11.1.5 Selbstmedikation

Die Häufigkeit der Selbstmedikation bei Befindlichkeitsstörungen und leichteren Erkrankungen hat zwischen 1992 und 2007 stetig zugenommen (Allensbacher Archiv, 2007). Es ist davon auszugehen, dass die Selbstmedikation in vielen Fällen auch dann beibehalten wird, wenn Patienten sich in Behandlung begeben.

> Im Rahmen der homöopathischen Therapie in Praxis und Klinik ist es deshalb wichtig, gezielt nach zusätzlicher Selbstmedikation zu fragen, da der Patient von sich aus selten darüber reden wird.

11.1.6 Pharmakologische Therapie

Das Wissen über die Auswirkungen einer Kombination von homöopathischen mit konventionellen oder phytotherapeutischen Medikamenten basiert auf Erfahrungen und Empfehlungen aus der Praxis.

Bei einer additiven medikamentösen Therapie sind folgende Indikationen zu unterscheiden:

- Bereits bestehende allopathische Dauermedikation, die nur dann reduziert oder abgesetzt werden darf, wenn dadurch keine Gefahr für den Patienten entsteht und sich eine deutliche Besserung der Symptomatik unter homöopathischer Therapie zeigt (z. B. Hypertonusbehandlung, Schmerztherapie). Hier bieten sich Q-Potenzen, die regelmäßig verabreicht werden können, oder auch Tiefpotenzen an. Dies gilt insbesondere bei einer homöopathischen Behandlung, die parallel zu einer immunsuppressiven Therapie z. B. mit Kortison, Antirheumatika oder Antiallergika durchgeführt wird.

- Vorübergehende Substitution mit dem Körper bekannten, nicht mehr in ausreichender Menge hergestelltem oder diesen ähnliche Substanzen (z. B. Schilddrüsenhormonen, Insulin), die bei passagerem Mangel oder dauerhaft nach Organentfernung/-verlust erforderlich ist. Beeinträchtigungen der homöopathischen Therapie sind nicht zu erwarten.
- Krankheitszustände, in denen phytotherapeutische oder allopathische Arzneien zur Linderung unangenehmer, aber nicht bedrohlicher Beschwerden verwendet werden (z. B. Hustensaft, Schmerzmittel). Bei vielen homöopathischen Praktikern ist diese Begleitmedikation wegen potenzieller Antidotierung und erschwerter Verlaufsbeurteilung nicht gern gesehen. In der Praxis gibt es jedoch immer wieder Situationen, in denen die Linderung durch eine homöopathische Arznei nicht ausreicht oder der Patient (oder die Mutter eines Kindes) auf entsprechende Maßnahmen drängt. Hier ist mit dem Patienten gemeinsam eine Entscheidung unter Abwägen der möglichen Vor- und Nachteile zu suchen. Naturheilkundliche Selbsthilfestrategien, wie z. B. Wickel oder Zwiebelsäckchen, sind in solchen Situationen oft eine Hilfe, um die Begleitmedikation zu vermeiden.
- Meist weit fortgeschrittene Krankheitszustände, die so schmerzhaft oder unangenehm sind, dass eine palliative Hilfe notwendig ist (z. B. Opiate). Das Lindern des Leidens in dieser Lebensphase sollte absolut im Vordergrund stehen. Ergänzende homöopathische Therapie, um diese letzte Lebensphase zu erleichtern, bieten sich an.
- Uneingeschränkt empfehlenswert zur Kombination mit Homöopathika sind Kochsalzpräparate bei Atemwegsinfekten, z. B. in Form von Nasenspray, Lutschpastillen oder zur Inhalation.

Veronica Carstens plädierte für eine individuelle und angemessene Kombination: „Eine große Kluft zwischen Schulmedizin und Naturheilkunde war immer deutlicher zu erkennen, wo doch ein Zusammengehen das Vernünftigste gewesen wäre. Denn beide Richtungen waren und sind unverzichtbar. Es kommt nur darauf an, die jeweils sinnvolle Therapie herauszufinden und die eigenen Grenzen zu erkennen“ (Kerckhoff 2003). Dass diese „angemessene“ Kombination möglich ist, zeigen die Integrationsprojekte für Homöopathie in pädiatrischen, psychiatrischen und gynäkologischen Kliniken der Karl-und-Veronica-Carstens-Stiftung (➤ 14.2, ➤ 14.4).

11.1.7 Psychopharmaka

Legt man die aktuellen Erfahrungsberichte zur Behandlung von psychiatrischen Patienten im stationären und ambulanten Setting zugrunde, scheint die

Tab. 11.1 Auswirkungen der Medikation mit Psychopharmaka auf die Homöopathie in den Bereichen A, B, C (Koch 2012)

	A (Anamnese eingeschränkt)	B (Beeinflussung des Behandlungsverlaufs)	C (Konsequenzen der Behandlung)
Antidepressiva (alle Stoffklassen)	Kaum	Gering	Absetzen meist mittelfristig möglich
Neuroleptika (typische und atypische)	Moderat	Gering	Oft nur Reduktion möglich
Anxiolytika (meist Benzodiazepine)	Moderat	Gering	Absetzen möglich, als Bedarfsmedikation im Verlauf unproblematisch
Phasenprophylaktika (Lithium und diverse Antiepileptika)	Moderat, nach länger vorbestehender Einnahme deutlich	Häufig, oft schwierige Verlaufsbeurteilung und unklare Reaktionen auf Arzneigaben	Oft nur Reduktion möglich
Methylphenidat	Deutlich in Bezug auf ADHS-Symptomatik, sonst kaum	Gering	Absetzen möglich
Hypnotika (Benzodiazepine und Benzodiazepinrezeptoragonisten)	Kaum, nur in Bezug auf Schlafsymptome	Gering	Absetzen möglich, als Bedarfsmedikation im Verlauf unproblematisch

Kombination von homöopathischer Behandlung und Psychopharmaka unter Beachtung einiger Regeln und Ausnahmen gut durchführbar. Dabei können die Behandlungsziele je nach Vorgeschichte und Behandlungsanlass unterschiedlich sein. Eine Reduktion oder gar ein Absetzen der bestehenden Medikation kann ebenso ein Ziel sein wie eine parallele Behandlung bei chronifizierten Fällen. Psychopharmaka können in akuten Krisen eine stationäre Behandlung überflüssig machen oder schwere akute Krankheitsbilder mit wahnhafter Symptomatik und hoher Suizidgefahr lindern. Dies kann für den Patienten gerade im Akutfall oder bei schwerstchronifizierten Fällen eine erhebliche Erleichterung, wenn nicht gar lebensrettend sein. Die Wirkmechanismen von homöopathischer Arznei und Psychopharmaka sind eher als komplementär denn als gegensätzlich zu betrachten. Während Psychopharmaka eine Regulation des Nervensystems erzwingen und damit eher eine quantitative Verminderung der Symptome bewirken, werden mit der Homöopathie über die Aktivierung von Selbstheilungsmechanismen eher qualitative Veränderungen erzielt. Als Verlaufsparameter eignen sich die Veränderung der Restsymptomatik, die Ausprägung von Nebenwirkungen und die mögliche Reduktion der Psychopharmaka. Der Erfahrungsstand zu den einzelnen Medikamentenklassen findet sich zusammengefasst in ➤ Tab. 11.1 (Koch 2012).

11.2 Antidote und Antidotierung

11.2.1 Begriffsklärung

Wird ein Heilungsprozess, der unter einer homöopathischen Behandlung aufgetreten ist, durch Substanzen, Gerüche, andere Therapien, seelische oder körperliche Traumata oder Umwelteinflüsse gestört oder aufgehoben, spricht man von **Antidotierung.** Sie ist ein Aspekt der sogenannten Heilungshindernisse (➤ 9.2.2). Eine Antidotierung ist charakterisiert durch eine Besserung der Beschwerden, die plötzlich aufhört und verzögert oder gar nicht mehr wiederkehrt. Auch bei einer ausbleibenden Besserung trotz offensichtlich guter Arzneiwahl ist an eine Antidotierung zu denken. Im Falle einer übermäßigen Erstverschlimmerung kann eine Antidotierung erwünscht sein (➤ 9.3.2). Der betreffende Auslöser wird im homöopathischen Sprachgebrauch als **Antidot** bezeichnet. Auch in der Toxikologie wird ein bei einer Vergiftung eingesetztes Gegengift als „Antidot" bezeichnet. Wegen dieser Bedeutungsüberschneidung sprach Klunker sich gegen eine Verwendung dieses Begriffs in der Homöopathie aus. Er schlug stattdessen vor, von einem **Diadot** zu sprechen, setzte sich damit aber im homöopathischen Sprachgebrauch nicht durch (Miller 1998).

11.2.2 Antidote

Die Kenntnisse über spezifische Antidote im homöopathischen Sinn stammen in erster Linie aus Praxisbeobachtungen, die im Laufe der Jahrhunderte von homöopathischen Praktikern zusammengetragen wurden (Miller 1998, Rehman 2007). Systematischere Untersuchungen dazu gibt es nur in Form einer einzigen retrospektiven Analyse von homöopathischen Behandlungsfällen einer homöopathischen Klinik am Hahnemann College of Homeopathy in Berkeley, Kalifornien (Shoonover 1990).

Moira McGuigan (McGuigan 2014) hat beschrieben, auf welche Weise eine Antidotierung physiologisch ausgelöst werden könnte. Im Mittelpunkt ihrer Überlegungen stehen das olfaktorische, gustatorische und chemosensorische System. Diese Körpersysteme sind darauf ausgerichtet, bedrohliche Umweltreize wie z. B. Gifte, Toxine, verdorbene Lebensmittel, Gerüche von Tieren oder fremden Menschen zu erkennen. Bei einer möglichen Bedrohung wird eine Stressreaktion mit nachfolgender Kaskade im Stressnetzwerk des Organismus ausgelöst. Diese Stressreaktion werde vom Organismus als vorrangig angesehen, und andere Prozesse, so z. B. auch eine Selbstheilungsreaktion durch eine homöopathische Arznei, könnten dadurch gestört werden. McGuigan geht davon aus, dass insbesondere starke und ungewohnte Gerüche, Pheromone (penetrante, giftige, starke animalische und pflanzliche Duftstoffe), Chemikalien, Parfüme u. a. eine Antidotierung bewirken können.

Die durch Shoonover erhobenen Daten wie auch die Überlegungen von McGuigan decken sich weitgehend mit dem Wissen, das homöopathische Praktiker zuvor gesammelt haben. Dies sind die wichtigsten Antidote (nach Miller 1998, Rehman 2007, Shoonover 1990, McGuigan 2014):

- Kaffee und Kaffeeprodukte
- Kampfer (z. B. Lippenbalsam, Wick Vaporub)
- Drogen
- Pflanzliche Säuren (z. B. Essig und Zitronensaft)
- Ätherische Öle (Menthol, Erkältungsarzneien, Lutschbonbons, Zahnpasta, Kaugummi, Duftlampen, Kosmetika)
- Intensive olfaktorische Reize
- Zahnbehandlung
- Konventionelle Medikamente (z. B. Antibiotika)
- Chemikalien (z. B. Formaldelhyd, Lösungsmittel)
- Komplementärmedizinische Verfahren

11.2.3 Antidotierung der homöopathischen Arznei

Auch die homöopathischen Arzneien werden als potenziell anfällig für Störungen durch äußere Einflüsse eingeschätzt. Es wird z. B. empfohlen, homöopathische Hausapotheken vor Durchleuchtungsgeräten an Flughäfen zu schützen und nicht in der Nähe von Computern, Lautsprechern und Mikrowellengeräten aufzubewahren. Beim Verkleppern sollte statt eines Metalllöffels ein Plastiklöffel verwendet werden (➤ 8.2.2). Wissenschaftliche Untersuchungen zu Einflüssen dieser Art sind nicht bekannt. Da unklar ist, auf welche Art die arzneiliche Information gespeichert ist, und die genannten Vorsichtsmaßnahmen wenig Aufwand bedeuten, wird empfohlen, hierauf zu achten.

11.2.4 Schlussfolgerungen und Praxistipps

Aus den dargestellten Veröffentlichungen und Praxisbeobachtungen lassen sich die folgenden Schlüsse ziehen:

- Eine grundsätzliche umfangreiche diätetische Verbotsliste und eine Änderung bestehender Lebensgewohnheiten ist in der Regel weder notwendig noch praktikabel.
- Es wird vermutet, dass v. a. ungewohnte und intensive arzneiliche, emotionale, olfaktorische und chemische Reize Antidotierungen auslösen.
- Konventionelle Arzneien und andere komplementäre Therapieverfahren können möglicherweise antidotierend wirken.
- Substanzen, die gewohnheitsmäßig konsumiert werden, wie Kaffee, Gewürze und ätherische Substanzen, antidotieren vermutlich nur, wenn sie in ungewohnt intensiver Form oder hoher Dosis aufgenommen werden.
- Die Mehrzahl der beschriebenen Antidotierungen tritt in der Frühphase der Behandlung auf.
- Auch eine gut gewählte und langjährig hilfreiche Arznei kann antidotiert werden.
- Laut publizierter Berichte kann der positive Behandlungsverlauf durch die Wiederholung der Arznei in der Regel fortgesetzt werden.
- Patienten, die nur gelegentlich Kaffee trinken, Duftlampen oder Badezusätze mit ätherischen Ölen verwenden, sollte empfohlen werden, zumindest in der Frühphase der Behandlung auf diese Substanzen zu verzichten, bis ihr Gesundheitszustand sich stabilisiert hat.

Gibt es Hinweise auf eine Antidotierung, empfehlen sich die folgenden Maßnahmen:

- Versuchen, den Auslöser zu identifizieren und möglichst zu meiden.
- Zunächst abwarten, ob sich die Symptomatik wieder bessert.
- Ist dies innerhalb von 1–2 Wochen nicht der Fall, die zuletzt gegebene Arznei wiederholen. Gegebenenfalls warten, bis die Konfrontation mit dem Antidot sicher beendet ist.

11.3 Begleitende Therapien und Empfehlungen bei Hahnemann

Hahnemanns Empfehlungen zu Diätetik und Ernährung waren sehr umfassend. Ein Vergleich mit modernen wissenschaftlichen Erkenntnissen in diesem Bereich hilft dabei, ihren Wert für die heutige Praxis einzuschätzen.

Tab. 11.2 Vergleich diätetischer und ordnungstherapeutischer Ansätze von der Antike bis zur Gegenwart

Fundstellen in der Literatur		
Antike Diätetik Die „sex res non naturales" (z. B. Sortres 1993, Eckart 1998)	**Hahnemann** • ORG VI, §§ 3, 150, 252, 255, 259–263 • CK Bd. 1, S. 131–146 (2. Aufl.), S. 68–76 (3. A.) • GKS, S. 119, 133–135, 137–142, 351–364 • Haehl, Bd. II, S. 54–65	**Moderne Ordnungstherapie** (Dobos, Deuse und Michalsen 2006, Dobos und Paul 2011).
Wohnverhältnisse und frische Luft		
„Umgebende Luft" (keine spezifischen Angaben)	• In der Stube: kein Übermaß an Blumen, Lichtern; nach dem Essen lüften • Kein Obstvorrat in der Schlafstube • Kein Übermaß an Feuchtigkeit • Öfen brauchen gute Abluft • Sumpfige Wohngegend meiden	• Regelmäßige Bewegung an frischer Luft, Wandern • Baubiologische Aspekte, Meiden von feuchten Räumen und von Schimmel
Ernährung		
„Essen und Trinken" • Mäßigkeit der Menge • Empfehlungen zu Nahrungsmitteln regional unterschiedlich	• Mäßigkeit bei Essen und Trinken • Auf einzelne Erkrankungen bezogene Diät • Vermeiden: arzneiliche Reize in der Nahrung, um die homöopathische Arzneiwirkung nicht zu stören • Verbot: Kaffee, chinesischer Tee, Schnupftabak, Branntwein, Bier • Einschränkung bei Tabak und Wein	• Mediterrane Vollwerternährung (➤ Tab. 11.3) • Diagnosespezifisches Ernährungs- und Trinkverhalten • Diagnosespezifische Mahlzeitenhäufigkeit, -situation, -umstände • Angemessenes Ernährungsverhalten als Selbstpflege • Kochkurs
Ausscheidungsvorgänge, Sexualität		
„Nahrungsaufnahme und Ausscheidung inkl. Sexualität" Vorstellungen und Empfehlungen geprägt von Humoralpathologie (Säftelehre)	• Vermeiden: übermäßiges Stillen • Ablehnung: Aderlass, Schröpfen • Unnatürliche Wollust, Onanie oder unvollkommener oder ganz unterdrückter Beischlaf schaden der Gesundheit	Keine Angaben
Bewegung, Sport		
„Bewegung und Ruhe" • Große Bedeutung • Dauer, Intensität und Schnelligkeit abhängig von Lebensalter und Konstitution • V. a. Laufen, aber auch Springen, Zweikampf, Wandern, Reiten etc.	• Empfohlen: regelmäßige Bewegung in freier Luft • Vermeiden: übermäßige Anstrengung des Körpers • Sitzende Lebensweise und häufige passive Bewegung wie Reiten, Fahren und Schaukeln erfordern Ausgleich	• Positive Effekte von krankheits- und situationsgerechter Bewegung im Alltag • Den eigenen Körper mit Bewegungsvorlieben positiv wahrnehmen • Loslösung von Leistungsdruck • Möglichst 30 Minuten täglich Bewegung von leichter Intensität • Möglichst 3- bis 5-mal wöchentlich 20–60 Minuten Körpertraining von mittlerer bis starker Intensität • Ergänzendes Krafttraining oder kleine Kräftigungseinheiten

Tab. 11.2 Vergleich diätetischer und ordnungstherapeutischer Ansätze von der Antike bis zur Gegenwart *(Forts.)*

Schlaf		
„Schlafen und Wachen" • Schlafen nur in den Nachtstunden • Empfehlungen zur Schlaflage	Vermeiden: langer Mittagsschlaf, Lesen in waagerechter Lage, Nachtleben	Schlafhygiene mit Beachtung von Regelmäßigkeit, Schlafumgebung und Chronotypus
Emotionen		
„Störungen der Seele" • Freude ist gesundheitsfördernd und soll durch geeignete Speisen, Genuss, Freunde, Musik, schöne Frauen und Leben im Einklang mit dem gesellschaftlichen Rang gefördert werden • Vermeiden: Traurigkeit und Angst (blockieren lebenswichtige Reaktionen) • Zorn kann gesundheitsschädigend sein, ist aber manchmal angemessen (kann durch Musik, Lektüre und Schlaf gelindert werden)	• Negative Emotionen wie Zorn, Gram und Ärger spielen eine bedeutende Rolle bei der Entstehung von Krankheiten • Empfohlen: Erheiterung, Abbau von Langeweile, Zuwendung mit Sorgfalt und Menschenliebe	• Individuelle Stressregulation mit situationsgerechten Methoden für den Alltag • Gelassenheit, achtsamer Umgang mit sich selbst und der Umwelt • Psychophysiologische Entspannungstechniken (z. B. Bodyscan, Atemübungen, autogenes Training, Hatha-Yoga, Meditation, progressive Muskelrelaxation nach Jacobson)
Kognitionen, Verhalten und psychosoziale Aspekte		
Keine Angaben	• Krankheitsauslösend und die Heilung behindernd: Spielsucht, Ausschweifungen, Schwelgerei, Liebeleien, Lesen schlüpfriger Romane, abergläubische und schwärmerische Bücher, übertriebene Anstrengung des Geistes • Schwierige psychosoziale Situation (ausgelöst z. B. durch unglückliche Ehe, Verlust der gesellschaftlichen Position, Tod des einzigen Sohnes oder verschmähte Liebe und dadurch entstehendes nagendes Gewissen, ununterbrochener Kummer und Verdruss)	• Kognitive Umstrukturierung • Prinzipien der Verhaltensänderung • Bewusst gestalteter Umgang mit Krankheit • Gesundheitsförderndes Verhalten • Selbstmotivationsstrategien • Biopsychosoziales Gesundheits- und Krankheitsverständnis (eigene Symptome und Beschwerden besser einschätzen können) • Eigene Ressourcen, Risikoverhalten und krankheitsbedingte Grenzen erkennen • Naturheilkundliche Selbsthilfestrategien (wann ist medizinische Hilfe nötig?)

11.3.1 Diätetik

Hahnemann legte nicht nur großen Wert auf die homöopathische Arzneitherapie, sondern auch auf diätetische Empfehlungen. Er orientierte sich dabei im Wesentlichen an den Empfehlungen der antiken Diätetik. Regelmäßige Bewegung an frischer Luft war der häufigste Rat, den er erteilte. Auch über Schlaf, Ruhezeiten, genossene Speisen und Getränke, Gemütsverfassung, Ausscheidungsfunktion, Menses und Geschlechtsleben berichteten Hahnemanns Patientinnen und Patienten ausführlich, wie aus den Krankenjournalen und Patientenbriefen hervorgeht. Er wies seine Patienten darüber hinaus auf gesundheitsschädigende Einflüsse von „mancherlei Gasarten“ in der Atmosphäre sowie in Werkstätten und Wohnungen, von verunreinigtem Trinkwasser und von verfälschten, nachlässig zubereiteten oder verdorbenen Lebensmitteln hin (Henne 1975, Nachtmann 1986, Busche 2006, Busche 2013, Ulrich 2007).

Generell forderte Hahnemann eine ausgeglichene und auf Mäßigkeit beruhende Lebensweise, verbot gesundheitsschädigende Verhaltensweisen und forderte, Heilungshindernisse aus dem Weg zu räumen. Der entscheidende Aspekt bei der Behandlung und Heilung des Kranken war jedoch die Arzneitherapie: „Die strenge, homöopathische Diät und Lebensweise heilt nicht die langwierig Kranken, die wie Widersacher vorgeben, um der Homöopathie ihr Verdienst zu schmälern, sondern auf der arzneilichen Behandlung beruht die Hauptsache." (CK Bd. 1., S. 132 [2. Aufl.], S. 68 [3. Aufl.])

Inge Heinz hat Hahnemann als „Psychotherapeuten" der Prinzessin Luise von Preußen bezeichnet, deren Krankengeschichte sie anhand von Briefen und Krankenjournalen Hahnemanns ausführlich analysiert hat. Es wird deutlich, wie wichtig für die an einer affektiven Störung leidende Patientin Hahnemanns „Zuspruchstherapie" war und wie sehr sie von Hahnemanns starker Ausstrahlung eingenommen war (Heinz 2011). Aus heutiger Sicht würden die Gespräche am ehesten einer supportiven Psychotherapie oder einer Leistung der psychosomatischen Grundversorgung entsprechen.

In ➤ Tab. 11.2 werden Leitsätze der antiken Diätetik, Empfehlungen Hahnemanns und die moderne Ordnungstherapie einander gegenübergestellt.

11.3.2 Ernährung

Hahnemanns Ausführungen zu Ernährung und Diät haben drei Schwerpunkte: allgemeine Empfehlungen, spezielle Diäten für einzelne Erkrankungen und das Gebot, arzneiliche Stoffe in der Nahrung zu meiden. Mäßigkeit war für Hahnemann nicht nur hinsichtlich der Diätetik (➤ 11.3.1), sondern auch im Hinblick auf die Ernährung ein entscheidender Faktor, um die Gesundheit zu erhalten. Obst und Gemüse wurden von ihm weniger empfohlen als heute üblich. Die unschädlichste und natürlichste Nahrung für Gesunde und Kranke war für Hahnemann „Rindfleisch nebst gutem Waizen-, oder Rogken Brode [...] nebst Kuhmilch und mäßigem Genusse der frischen Butter [...], nur mit wenig Kochsalze zugerichtet." (CK Bd. 1, S. 138 [2. Aufl.], S. 71 [3. Aufl.])

In ➤ Tab. 11.3 werden Leitsätze der mediterranen Vollwerternährung den Empfehlungen Hahnemanns gegenübergestellt. Die tabellarische Gegenüberstellung macht deutlich, dass es erhebliche Unterschiede zwischen Hahnemanns Empfehlungen und einer mediterranen Vollwertkost nach heutigen Gesichtspunkten gibt. Die Grundsätze Hahnemanns haben im Rahmen einer homöopathischen Therapie heutzutage deshalb nur dort Relevanz, wo es um die Vermeidung arzneilicher Reize in der Nahrung geht.

Hahnemann hielt sich streng an die von ihm propagierte Lebensordnung. Wie aus zeitgenössischen Berichten von Patienten und Kollegen hervorgeht, war er bis ins hohe Alter außerordentlich vital und sah deutlich jünger aus, als man angesichts seines Alters hätte denken können. Ob dafür die Ernährung, die Spaziergänge, die vielen Arzneimittelprüfungen oder schlicht eine gesunde Konstitution der Hauptgrund waren, ist natürlich nicht eindeutig zu beurteilen.

Kaffee, Kampfer, Tabak

Eine Sonderstellung hatten bei Hahnemann Kampfer und Kaffee. Über das vor allem im Kampferbaum vorkommende ätherische Öl schrieb er: „Der Kampher nimmt, wie ich aus Erfahrung sage, die allzu heftigen Wirkungen sehr vieler, theils unpassend angewendeter, theils in zu großer Gabe gereichter Arzneien hinweg, [...]. Man muss in daher zu diesem Behufe sehr oft, aber in kleinen Gaben geben [...]." (Hahnemann, Gesamte Arzneimittellehre, 2. Aufl., S. 471) Hahnemann empfahl Kampfer auch, um unerwünschte Folgen einer Arzneimittelprüfung zu beenden. Zum Kaffee, den er als arzneiliche Substanz einstufte, verfasste er eine ausführliche Darstellung seiner Wirkungen. Er lehnte den täglichen Gebrauch von Kaffee ab (Hahnemann 1803).

Über die Auswirkungen des Tabakgenusses schreibt Hahnemann, selbst passionierter Pfeifenraucher: „Als Diäts-Artikel ist auch der Gebrauch des Tabaks wohl zu beachten. Wohl ist das Tabak-Rauchen in einigen Fällen chronischer Uebel zu gestatten, wenn der Kranke von jeher ununterbrochen daran gewöhnt war und er nicht seinen Speichel dabei ausspuckt, doch immer mit der Einschränkung, die größer seyn muß, wenn die Geistes-Funktionen, der Schlaf oder die Verdauung und die Leibes-Oeffnung leidet [...]." (Hahnemann, CK, Bd. 1, S. 138 [2. Aufl.], S. 71 [3. Aufl.])

Tab. 11.3 Ernährungstherapeutische Empfehlungen Hahnemanns und mediterrane Vollwertkost im Vergleich (nach Pithan und Michalsen 2006)

Hahnemann	Mediterrane Vollwertkost
Allgemeine Empfehlungen	
In geringen Mengen: saures Obst, zitronensaure Nahrungsmittel	Bevorzugt pflanzliche Lebensmittel: Gemüse, Obst, vollwertiges Getreide, Hülsenfrüchte, Nüsse, Samen, Kräuter
• Fisch nur in Wasser zubereitet • Selten salzige Heringe und Sardellen • Vermeiden: geräucherter oder luftgetrockneter Fisch	Mäßiger Verzehr: Fisch, Geflügel, fettarme Milchprodukte
• Empfohlen: Rindfleisch, Hammel, Wild, ältere Hühner, junge Tauben • Selten und in geringen Mengen: gepökeltes und geräuchertes Fleisch • Für chronisch Kranke nicht erlaubt: alter Käse, Fleisch und Fett von Schweinen, Enten, Gänsen, allzu junges Kalbfleisch	Verzehr in geringen Mengen: Fleisch, Eier, Produkte mit einem hohen Anteil an gesättigten Fettsäuren (tierische und sichtbare Fette, industriell hergestellte Nahrungsmittel, Frittierwaren)
In Maßen: Süßes, Schokolade	Verzehr in geringen Mengen: Süßigkeiten, leicht verdauliche Kohlenhydrate
• Vermeiden wegen arzneilicher Wirkung: Kaffee, chinesische und andere Kräutertees, Biere mit arzneilichen Zusätzen, Gewürzliköre, Punsch, gewürzte Schokolade, Speisen mit Soßen, Backwerk • Gemüse von Kräutern, Wurzeln, Keimstengeln (Spargel, Hopfenkeime), Sellerie, Petersilie, Sauerampfer, Estragon, Zwiebeln, Salat	–
• In geringen Mengen: Gewürze (Kochsalz, Zucker), Essig • Vermeiden: andere Gewürze (potenziell arzneilich)	• Selten: Zucker, Salz
Alkohol: geistige Getränke verdünnen	–
–	• Empfohlen: Öle mit einem günstigen Verhältnis von einfach zu mehrfach ungesättigten Fettsäuren • Empfohlen: Nahrungsmittel mit günstigem Verhältnis von Omega-3- zu Omega-6-Fettsäuren
Spezielle Empfehlungen	
• Vermeiden bei Nerven- und Unterleibsleiden: essig-zitronensaure Dinge • In geringen Mengen: saures und mäßig süßes Obst • Vermeiden bei Verstopfung: gebackene Pflaumen, junges Kalbfleisch, blähendes Gemüse • Vermeiden bzw. einschränken bei gesunkenem Geschlechtsvermögen: junge Hühner, Eier, Palliativa wie Vanille, Trüffel und Kaviar • Vermeiden bei spärlichem Monatsfluss: Safran, Zimt • Vermeiden bei schwachem Magen: Palliativa wie Zimt, Würznelken, Pfeffer, Ingwer, bittere Nahrungsmittel	Besondere Diätempfehlungen für: • koronare Herzkrankheit, Hypertonie • Diabetes • Adipositas, metabolisches Syndrom • Chronisch-entzündliche Darmerkrankungen • Laktoseintoleranz • Zöliakie • Rheumatischer Formenkreis

11.3.3 Andere Therapieverfahren

Allopathie

Hahnemann äußerte sich häufig zur allopathischen Arzneitherapie seiner Zeit, und sein Urteil ist vernichtend – in Anbetracht der meist toxischen Wirkung damaliger Allopathika durchaus nachvollziehbar. Eine Übertragung dieser Ablehnung auf die heutigen Pharmaka ist jedoch falsch und unsinnig, da diese mit den damaligen Allopathika nichts gemeinsam haben. Ausleitende Verfahren wie Schröpfen und Aderlass lehnte Hahnemann ab.

Nicht arzneiliche Behandlungsformen

In den „Organon"-Paragrafen 286–291 empfiehlt er den Mesmerismus, Massagen und lauwarme oder kurze kalte Bäder. Diese Therapien hielt er v. a. bei der Rekonvaleszenz noch geschwächter Patienten in Maßen für hilfreich.

Literatur

Albrecht F: Dr. Samuel Hahnemann's des Begründers der Homöopathie Leben und Wirken. Schwabe, Leipzig 1875

Allensbacher Archiv: Allensbacher Markt- und Werbeträger-Analyse, 2007

Busche J: Hahnemanns therapeutisches Vorgehen in den Jahren 1831–1835. ZKH 2006(50):52–59

Busche J. Der Stellenwert der Diätetik in Hahnemanns Praxis. ZKH 2013(57;2):60–66

Dobos G, Deuse U, Michalsen A: Chronische Erkrankungen integrativ. Konventionelle und komplementäre Therapie. Elsevier/Urban & Fischer, München 2006

Dobos G, Paul A (Hrsg.). Mind-Body-Medizin. Die moderne Ordnungstherapie in Theorie und Praxis. Elsevier, München 2011

Eckart WU: Geschichte der Medizin. 3. Aufl. Springer, Heidelberg 1998

Gypser K-H: Ein Manuskript Hahnemanns aus seiner Pariser Zeit. ZKH 1987(31): 65–73

Haehl R: Samuel Hahnemann. Sein Leben und Schaffen. Auf Grund neu aufgefundener Akten, Urkunden, Briefe, Krankenberichte und unter Benützung der gesamten in- und ausländischen Literatur (Bd. 1 u. 2). Schwabe, Leipzig 1922

Hahnemann S: Die chronischen Krankheiten, ihre eigenthümliche Natur und homöopathische Heilung. Arnold, Dresden und Leipzig 1835. Unveränd. 5. Nachdr. Haug, Stuttgart 1991

Hahnemann S: Reine Arzneimittellehre. 3. Aufl. Dresden/Leipzig 1830–1833. Nachdruck Haug, Heidelberg 1995 (= RA)

Hahnemann S: Diätetisches Gespräch mit meinem Bruder, vorzüglich über den Mageninstinkt. Freund der Gesundheit, in: Hahnemann S: Gesammelte kleine Schriften, hrsg. v. Schmidt JM, Kaiser D. Haug, Heidelberg 2001

Hahnemann S: Der Kaffee in seinen Wirkungen (1803), in: Hahnemann S: Gesammelte kleine Schriften, hrsg. v. Schmidt JM, Kaiser D. Haug, Heidelberg 2001

Hahnemann S: Luft verderbende Dinge. Freund der Gesundheit, in: Hahnemann S: Gesammelte kleine Schriften, hrsg. v. Schmidt JM, Kaiser D. Haug, Heidelberg 2001

Hahnemann S: Vorwort. Freund der Gesundheit, in: Hahnemann S: Gesammelte kleine Schriften, hrsg. v. Schmidt JM, Kaiser D. Haug, Heidelberg 2001

Hahnemann S: Gesammelte kleine Schriften, hrsg. v. Schmidt JM, Kaiser D. Haug, Heidelberg 2001

Hahnemann S: Die chronischen Krankheiten. Theoretische Grundlagen (3. Aufl.). Mit allen Änderungen von der 1. Auflage (1828) zur 2. Auflage (1835) auf einen Blick, bearb. v. Wischner M. Haug, Stuttgart 2006

Hahnemann S: Organon der Heilkunst. Neufassung der 6. Auflage mit Systematik und Glossar, hrsg. v. Schmidt JM, 2. Aufl. Elsevier/Urban & Fischer, München 2006

Heinz, IC: „Schicken Sie Mittel, senden Sie Rath!" Prinzessin Luise von Preußen als Patientin Samuel Hahnemanns in den Jahren 1829 bis 1835. Quellen und Studien zur Homöopathiegeschichte, Band 15. Essen, KVC 2011

Henne H: Wichtige Impulse Hahnemanns für die zeitgenössische therapeutische Praxis. AHZ 1975(220):45–51

Hickmann R: Die Volkmannin (1796–1863) – Neun Jahre in Behandlung beim Begründer der Homöopathie, in: Dinges M (Hrsg.): Homöopathie: Patienten, Heilkundige, Institutionen; von den Anfängen bis heute. Heidelberg, Haug 1996

Huppmann G, Fischl B: Basismodelle der Arzt-Patient-Beziehung, in: Huppmann G, Wilker F-W (Hrsg.): Medizinische Psychologie, Medizinische Soziologie. Urban & Schwarzenberg, München 1988

Jütte R: Samuel Hahnemann: Begründer der Homöopathie. dtv, München 2005

Kerckhoff A, Albrecht H: Starke Argumente für eine sanfte Medizin. KVC, Essen 2003

Koch U: Die zeitgemäße homöopathische Behandlung schwerer psychischer Störungen. AHZ 2012; 257(4):6–11

Künzli von Fimmelsberg J: Über Verwandtschaft der Mittel, Folge- und feindliche Mittel und Antidote. ZKH 1959(3):65–66

Lucae C. „Wie halten Sie es mit dem Kaffee?" ZKH 2013(57;2):77–80

McGuigan, M: Observations on the effects of odours on the homeopathic response. Homeopathy 2014(103):198–202

Miller G, Klunker W: Arzneibeziehungen. Nach der Erstausgabe von Robert Gibson Miller, vollständig neu herausgegeben und mit einer Einführung versehen von Dr. med. Will Klunker. Haug, Heidelberg 1998

Nachtmann W: Samuel Hahnemann als Arzt und Forscher. Wunschdenken und Wirklichkeit. Jahrb. Inst. Geschichte d. Medizin d. Robert-Bosch-Stiftung 1986(5):65–86
Ortloff H: Komplementär- resp. Antidotverhältnisse in der Homöopathie. AHZ 1959(204):75–93
Pithan C, Michalsen A: Ernährung, in: Dobos G, Deuse U, Michalsen A (Hrsg.): Chronische Erkrankungen integrativ. Elsevier/Urban & Fischer, München 2006
Rehman A: Handbuch der homöopathischen Arzneibeziehungen. 3. Aufl. Haug, Stuttgart 2007
Sankaran P: Dietic restrictions in Homeopathic Practice, in: Sankaran R. (ed.): The elements of homoeopathy by Dr. P. Sankaran, Vol. II. Homoeopathic Medical Publishers, Mumbai 2003a
Sankaran P: Homoeopathy and Surgery, in: Sankaran R (ed.): The elements of homoeopathy by Dr. P. Sankaran, Vol. II. Homoeopathic Medical Publishers, Mumbai 2003b
Sankaran P: When the Indicated Remedy Fails, in: Sankaran R (ed.): The elements of homoeopathy by Dr. P. Sankaran, Vol. II. Homoeopathic Medical Publishers, Mumbai 2003c
Shoonover C: Homeopathic Antidotes. AJHM 1990(83):102–117
Sortres PG: Regeln für eine gesunde Lebensweise, in: Grmek M (Hrsg.): Die Geschichte des medizinischen Denkens. Antike und Mittelalter. Beck, München 1993
Swoboda F: Hindernis? Welches Hindernis? AHZ 2006(251):1–4
Ulrich AC: „Die chronischen Krankheiten" – Hahnemanns Lehre aus Perspektive der Medizinhistorie des 21. Jahrhunderts. KVC, Essen 2007
Wischner M: Fortschritt oder Sackgasse? Die Konzeption der Homöopathie in Samuel Hahnemanns Spätwerk (1824–1842). KVC, Essen 2000
Wischner M: Organon-Kommentar. Eine Einführung in Samuel Hahnemanns Organon der Heilkunst. KVC, Essen 2001

KAPITEL

12 Eine kurze Geschichte der Homöopathie

Christian Lucae, mit einem Beitrag von Ulrich Koch (➤ 12.5.6)

Die Homöopathie wurde vor über 200 Jahren von Samuel Hahnemann begründet. Das Jahr 1796 gilt als „Geburtsjahr der Homöopathie", in dem Hahnemann in einem Aufsatz erstmals das Ähnlichkeitsprinzip „Similia similibus curentur" erwähnte. Bestimmte Elemente der Homöopathie – insbesondere die Gedanken zur Ähnlichkeit und einer ganzheitlichen Medizin – finden sich seit der Antike in medizinischen Schriften. Hahnemanns Verdienst war es, das Ähnlichkeitsprinzip mithilfe einer neuen Methode therapeutisch nutzbar zu machen.

Durch Hahnemann und seine Schüler gab es eine erste Blütezeit der Homöopathie in Deutschland, die bis in die zweite Hälfte des 19. Jahrhunderts reichte. In dieser Zeit wurden bereits bedeutende Kenntnisse über zahlreiche homöopathische Arzneien gewonnen. Die rasche Entwicklung und Verbreitung der Homöopathie führte zur Gründung homöopathischer Krankenhäuser, Zeitschriften und Vereine. Gleichzeitig formierten sich Widersacher und Kritiker der Homöopathie, was zu teilweise heftigen Auseinandersetzungen führte.

Mit der Auswanderung zahlreicher Homöopathen v. a. nach Nordamerika ab Mitte des 19. Jahrhunderts erfuhr die Homöopathie im Laufe mehrerer Jahrzehnte dort eine enorme Weiterentwicklung. Zahlreiche homöopathische Krankenhäuser und Colleges entstanden in den USA. Der homöopathische Arzneischatz wurde laufend ergänzt, unzählige therapeutische Erfahrungen wurden zusammengetragen, was die außerordentlich umfangreiche englischsprachige Literatur aus dieser Zeit widerspiegelt.

Während die Homöopathie ab den 1920er-Jahren in Amerika kaum mehr von Bedeutung war, gab es einen neuen Aufschwung in Deutschland: Die klinische Richtung der Homöopathie entstand. Das Robert-Bosch-Krankenhaus in Stuttgart diente als Behandlungs-, Forschungs- und Unterrichtszentrum. Mitte des 20. Jahrhunderts wurde die amerikanische Homöopathie in Europa wiederentdeckt. Die homöopathischen Ärzte Pierre Schmidt und Jost Künzli holten das Werk James Tyler Kents mit seinem berühmten Repertorium aus der Versenkung und gelten als Vorreiter dieser klassischen Richtung der Homöopathie.

Mittlerweile ist die Homöopathie auf der ganzen Welt verbreitet: Nicht nur in ihrem Herkunftsland Deutschland, sondern auch in Ländern wie Indien, Frankreich, England und in großen Teilen Südamerikas hat sie eine herausragende Stellung unter den komplementärmedizinischen Methoden erlangt.

12.1 Homöopathiegeschichte

Während der Schwerpunkt der älteren Homöopathiegeschichtsschreibung auf dem Wirken der homöopathischen Ärzte und deren Biografien lag, ist inzwischen das Umfeld der Homöopathie stärker beleuchtet und um wichtige sozialgeschichtliche Aspekte erweitert worden. Eine Trendwende in der neueren Homöopathiegeschichte markiert die 1996 von Martin Dinges herausgegebene Veröffentlichung „Homöopathie. Patienten – Heilkundige – Institutionen". So gibt es mittlerweile ausführliche Untersuchungen zu Hahnemanns Patientenschaft, zur Entstehung von homöopathischen Krankenhäusern, Laienvereinen, Lehrstühlen und vielem mehr.

Die folgende Übersicht beleuchtet insbesondere die innerhomöopathische Entwicklung: von den Anfängen der Homöopathie (Hahnemann und seine Schüler) über eine erste Blütezeit in Deutschland, die zweite, große Blütephase in Amerika (mit bedeutenden Weiterentwicklungen in Methodik und Potenzierung) bis hin zu den Entwicklungen des frühen 20. Jahrhunderts in Deutschland und der vergangenen 50 Jahre. Der Fokus liegt bewusst auf den methodisch relevanten Aspekten der Homöopathiegeschichte. Im Literaturverzeichnis am Kapitelende finden sich die einschlägigen Werke zu speziellen Aspekten der Homöopathiegeschichte.

12.2 Homöopathie im 19. Jahrhundert

12.2.1 Die Anfänge

Die Geschichte der Homöopathie beginnt – wie könnte es anders sein – mit Samuel Hahnemann (➤ 12.2.2), dem Begründer dieser Heilkunst. Das Jahr 1796 gilt als „Geburtsjahr der Homöopathie". Bestimmte Elemente der Homöopathie – insbesondere die Gedanken zur Ähnlichkeit und einer ganzheitlichen Medizin – finden sich bereits in medizinischen Schriften der Antike, in fernöstlichen Medizinkulturen, bei Hippokrates und Paracelsus (➤ 2.2). Hahnemanns Verdienst war es, die Überlieferung und seine eigenen Beobachtungen im Ähnlichkeitsprinzip zu verdichten und als therapeutische Methode nutzbar zu machen.

Ende des 18. Jahrhunderts, als Hahnemann bereits mit ersten Gedanken zur Homöopathie an die Öffentlichkeit getreten war, war die Medizin nicht mit dem gleichzusetzen, was wir heute unter „Schulmedizin" verstehen – dieser Begriff kam erst in den 1870er-Jahren auf. Sie bestand vielmehr aus einem großen Spektrum verschiedener, teilweise widersprüchlicher medizinischer Konzepte. Ein Arzt jener Zeit musste sich sein eigenes medizinisches System zurechtlegen: Die Ideen Georg Ernst Stahls als Vertreter des Animismus konkurrierten mit Anschauungen der Humoralpathologie, François-Xavier Bichats „Morphopathologie", dem „Brownianismus" des schottischen Arztes John Brown, der romantischen Medizin Andreas Röschlaubs und dem „Mesmerismus" Franz Anton Mesmers. Hahnemanns Kritik an der Medizin seiner Zeit entzündete sich ganz besonders an der damaligen Praxis des Aderlasses, den v. a. François Joseph Victor Broussais populär gemacht hatte. Mit Christoph Wilhelm Hufeland verbanden Hahnemann zwar einige Gemeinsamkeiten – z. B. die Vorstellung der Unterstützung der individuellen Lebenskraft des Patienten und die Anwendung der Diätetik –, Hufeland sah aber auch das Prinzip „Contraria contrariis" als wesentlich an und empfahl neben Medikamenten auch die Anwendung naturheilkundlicher Elemente. Dass Hufeland ein diskussionsbereiter Zeitgenosse war, zeigt u. a. die Tatsache, dass Hahnemann 1796 seinen berühmten Aufsatz „Versuch, über ein neues Princip zur Auffindung der Heilkräfte der Arzneysubstanzen, nebst einigen Blicken auf die bisherigen" in Hufelands „Journal der practischen Arzneykunde und Wundarzneykunst" veröffentlichen konnte.

12.2.2 Samuel Hahnemann

Christian Friedrich Samuel Hahnemann (➤ Abb. 12.1) wurde am 10. April 1755 als Sohn eines Porzellanmalers in Meißen geboren. Nach dem Besuch der Fürstenschule St. Afra nahm er das Medizinstudium in Leipzig auf. Enttäuscht vom damals sehr theoretischen Studium reiste er nach Wien zu

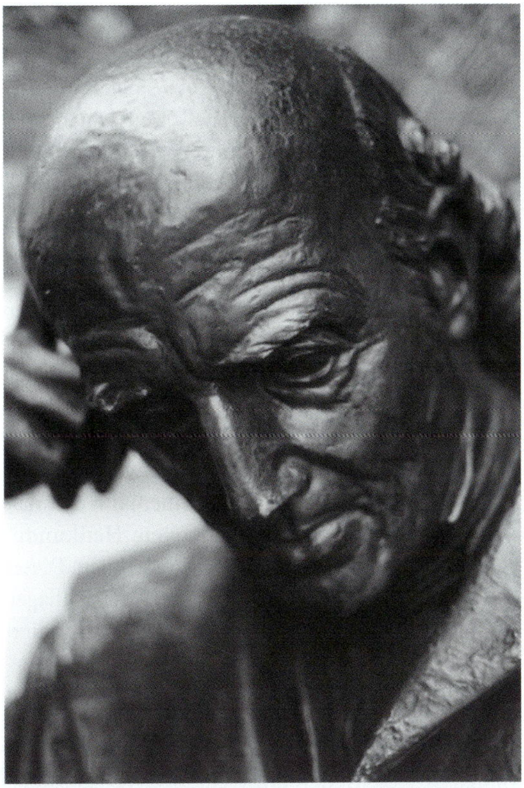

Abb. 12.1 Samuel Hahnemann: „Similia similibus curentur" [P085]

Joseph von Quarin, dem Leibarzt der österreichischen Kaiserin, der ihn im Krankenhaus direkt am Krankenbett unterrichtete und ärztlich ausbildete. Hahnemann schloss sein Medizinstudium 1779 in Erlangen ab und ließ sich bereits im folgenden Jahr als Arzt mit eigener Praxis nieder.

Durch Heirat mit der Apothekerstochter **Henriette Küchler** (1782) kam Hahnemann in engeren Kontakt mit der Chemie und der Pharmazie. Bald führte er eigene Untersuchungen und Experimente durch. Unzufrieden mit den damaligen Möglichkeiten der Medizin, zog er von Ort zu Ort und nahm verschiedene Stellen an.

Außer mit ärztlichen Tätigkeiten verdiente er sein Geld mit Übersetzungen medizinischer Werke, darunter auch William Cullens „Treatise of the Materia Medica". Dieses 1792 erschienene Lehrbuch über die damalige Arzneimittellehre ist für die Homöopathie von besonderer Bedeutung, da Hahnemann in einer neu hinzugefügten Fußnote erstmals den sogenannten „Chinarindenversuch“ beschrieb. Diese Beobachtung sollte später für die Entwicklung der Homöopathie eine entscheidende Rolle spielen.

Nach weiteren Stationen in halb Deutschland zog Hahnemann mit seiner Familie nach Königslutter, wo er 1796 erstmals mit dem Ähnlichkeitsprinzip an die Öffentlichkeit trat: „Similia similibus curentur“ („Ähnliches möge mit Ähnlichem behandelt werden“) war geboren (➤ 2.2).

In den folgenden Jahren verfeinerte Hahnemann die Behandlung seiner Patienten mittels des Ähnlichkeitsprinzips weiter, indem er die Dosis der Arzneien immer mehr verkleinerte. Alle Behandlungen dokumentierte er akribisch in Krankenjournalen, was für die damalige Zeit noch ganz unüblich war. Seine gesammelten Erfahrungen fasste Hahnemann erstmals 1810 im **„Organon der rationellen Heilkunde“** (später: „Organon der Heilkunst“) zusammen. Dieses bahnbrechende Werk erschien in mehreren Auflagen und gilt bis heute als Standardwerk, das eine fundierte Einführung in die Homöopathie gibt.

Nach erfolgreicher Habilitation an der Universität Leipzig (1812) versuchte sich Hahnemann als Dozent zu etablieren, war aber wenig erfolgreich. Immerhin konnte er im Rahmen eines kleinen Schülerkreises die Homöopathie an angehende Ärzte weitergeben und mithilfe von Arzneimittelprüfungen die homöopathische Arzneimittellehre kontinuierlich erweitern. Die gesammelten Prüfungen erschienen nach und nach als **„Reine Arzneimittellehre“** (1811–1833).

Im Jahr 1820 wurde Hahnemann zu dem todkranken Fürsten Karl von Schwarzenberg gerufen, der bereits von mehreren Leibärzten behandelt worden war. Schwarzenbergs Tod kurze Zeit später wurde von den Apothekern u. a. als Anlass gesehen, Hahnemann das „Selbstdispensieren“, d. h. das selbstständige Ausgeben von Arzneien an Patienten, zu verbieten. Dank der Unterstützung des Herzogs Ferdinand von Anhalt-Köthen konnte er allerdings weiterhin praktizieren. Er residierte in Köthen von 1821 bis 1835. In dieser Lebensphase erlangte Hahne-

Tab. 12.1 Samuel Hahnemann (Meilensteine)

Jahr	Neuerung	Werk
1793	Ablehnung der Polypragmasie	„Apothekerlexikon"
1796	Psychiatrische Behandlung unter fortschrittlichen Gesichtspunkten	„Striche zur Schilderung Klockenbrings während seines Trübsinns"
1796	Erwähnung von „Similia similibus" (Geburtsjahr der Homöopathie)	„Versuch, über ein neues Princip zur Auffindung der Heilkräfte der Arzneysubstanzen, nebst einigen Blicken auf die bisherigen"
ab 1801	Genaue Praxisdokumentation	Erste „Krankenjournale"
1805	Erste homöopathische Arzneimittellehre	„Fragmenta de viribus medicamentorum positivis sive in sano corpore humano observatis"
1807	Einführung der Begriffe „homöopathisch" und „allopathisch"	„Fingerzeige auf den homöopathischen Gebrauch der Arzneien in der bisherigen Praxis"
1810	Erste kompakte Zusammenfassung des homöopathischen Lehrgebäudes	„Organon der rationellen Heilkunde" (1. Aufl.)
ab 1811	Systematische homöopathische Arzneimittelprüfungen mit Schülern	„Reine Arzneimittellehre" (1811–1833)
ab 1821	Ausarbeitung der Miasmentheorie	„Die chronischen Krankheiten, ihre eigentümliche Natur und homöopathische Heilung" (1828–1839)
1831	Choleraepidemie, Behandlung mit Kampfer	„Heilung der asiatischen Cholera und Schützung vor derselben"
1842	Vorbereitung der 6. Auflage des „Organon", Q-Potenzen	„Organon der Heilkunst" (5. Aufl. 1833; textkritische Ausgabe der von Hahnemann für die 6. Aufl. vorgesehenen Fassung 1992)

mann nationale und internationale Bekanntheit. Patienten nahmen lange Anreisen in Kauf, um sich von ihm homöopathisch behandeln zu lassen. Während einer Choleraepidemie hatte Hahnemann mit seinen homöopathischen Arzneien großen Erfolg und postulierte erstmals, dass „Kleinstlebewesen“ Infektionskrankheiten verursachen können.

Eine weitere Wende im Leben des inzwischen verwitweten Hahnemann ereignete sich im Jahr 1835: Die bekannte Pariser Künstlerin **Mélanie d'Hervilly** reiste – zunächst als Patientin – nach Köthen. Mélanie und Samuel verliebten sich trotz eines Altersunterschiedes von 45 Jahren so heftig ineinander, dass das Paar noch im Sommer desselben Jahres heiratete und nach Paris reiste. Mélanie lernte schnell und intensiv Hahnemanns Heilmethode, sodass die beiden in den folgenden Jahren als Team unzählige Patienten in einer sehr gut besuchten Praxis im Pariser Stadtzentrum behandeln konnten.

Obwohl Hahnemann zum Zeitpunkt seiner Abreise nach Paris bereits 80 Jahre alt war, konnte er das „Organon der Heilkunst“ und sein Spätwerk **„Die chronischen Krankheiten“** noch entscheidend weiterentwickeln. Darin enthalten war die „Miasmentheorie“, mit deren Hilfe Hahnemann die tiefere Ursache der chronischen Krankheiten ergründen und behandeln wollte. Diese Theorie erfuhr im Laufe der folgenden Jahrzehnte zahlreiche Abwandlungen und ist bis heute umstritten (➤ 10.3.3).

Nach einem erfüllten, äußerst arbeitsreichen Leben erkrankte Hahnemann an einem Bronchialkatarrh, an dessen Folgen er am 2. Juli 1843 im 89. Lebensjahr verstarb. Die Beisetzung fand auf dem Pariser Friedhof von Montmartre statt. In ➤ Tab. 12.1 sind seine Entdeckungen und Werke zusammengefasst.

12.2.3 Hahnemanns Schüler – die nächste Generation

Hahnemann und seine Schüler verhalfen der Homöopathie in Deutschland zu einer ersten Blüte, die bis in die zweite Hälfte des 19. Jahrhunderts reichte. In dieser Zeit wurden bereits wesentliche Kenntnisse über die einzelnen Arzneien gewonnen. Die detailreichen Schilderungen der Symptome – zu homöopathischen Arzneimittelbildern zusammengefügt – haben ihre Gültigkeit im Wesentlichen bis heute behalten und werden nach wie vor in der täglichen Praxis verwendet.

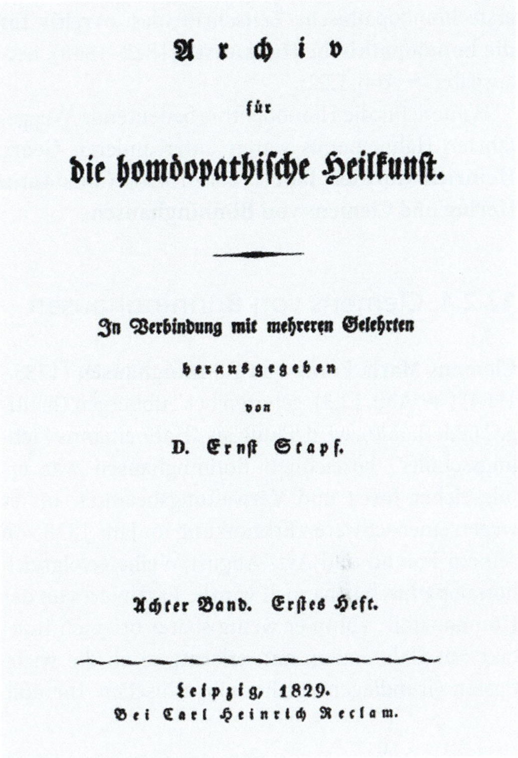

Archiv

für

die homöopathische Heilkunst.

In Verbindung mit mehreren Gelehrten

herausgegeben

von

D. Ernst Stapf.

Achter Band. Erstes Heft.

Leipzig, 1829.

Bei Carl Heinrich Reclam.

Abb. 12.2 Titelblatt von Stapfs „Archiv für die homöopathische Heilkunst“ [P085]

Bereits während seiner Leipziger Zeit zwischen 1811 und 1821 konnte Hahnemann einen ersten Schülerkreis um sich versammeln (➤ 12.2.2). Durch seine Vorlesungen an der Universität angeregt, fanden sich einige Hörer zu einer kleinen Gruppe zusammen, die sich regelmäßig traf. Dieser sogenannte Leipziger Prüferverein bestand aus jungen Männern wie Ernst Stapf, Gustav Wilhelm Groß, Christian Gottlob Hornburg, Carl Gottlob Franz, Wilhelm Eduard Wislicenus, Ernst Ferdinand Rückert, Christian Friedrich Langhammer, Franz Hartmann und anderen. Ein Hauptinteresse dieses Kreises lag in der systematischen Durchführung von Arzneimittelprüfungen, deren Ergebnisse bald die ersten Bände der „Reinen Arzneimittellehre“ füllten. Die meisten dieser ersten Schüler Hahnemanns traten später kaum mehr in Erscheinung – mit Ausnahme von **Ernst Stapf** (1788–1860), der u. a. die erste homöopathische Zeitschrift, das **„Archiv für die homöopathische Heilkunst“** (1822–1848), herausgab (➤ Abb. 12.2).

Weitere für die Homöopathie bedeutende Weggefährten Hahnemanns waren unter anderen **Georg Heinrich Gottlieb Jahr** (1800–1875), **Constantin Hering** und **Clemens von Bönninghausen.**

12.2.4 Clemens von Bönninghausen

Clemens Maria Franz von Bönninghausen (1785–1864) (➤ Abb. 12.3), geboren bei Tubbergen (heutige Niederlande), wird häufig als „Hahnemanns Lieblingsschüler“ bezeichnet. Bönninghausen war erfolgreicher Jurist und Verwaltungsbeamter, bis er wegen einer schweren Erkrankung im Jahr 1828 von seinem Freund und Arzt August Weihe erfolgreich homöopathisch behandelt wurde. Fasziniert von der Homöopathie, nahm er wenig später brieflich Kontakt mit Hahnemann auf, erlernte rasch die wichtigsten Grundlagen der homöopathischen Therapie und behandelte bereits ab 1830 eigene Patienten mit homöopathischen Arzneien.

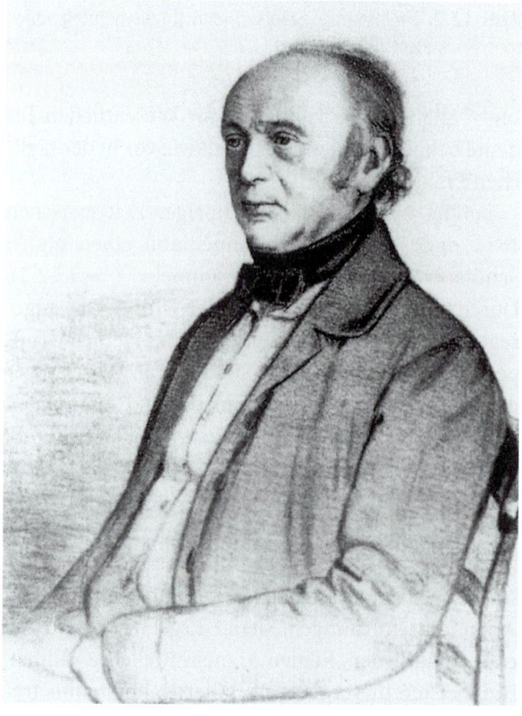

Abb. 12.3 Clemens von Bönninghausen, der 1846 das „Therapeutische Taschenbuch“ herausbrachte [G498]

In der Folgezeit gab von Bönninghausen wichtige Impulse zur Weiterentwicklung der Homöopathie: Als Erster setzte er Hahnemanns Ideen zur Entwicklung eines Repertoriums um und gab schon 2 Jahre später das „Systematisch-alphabetische Repertorium“ heraus. Weitere wichtige Veröffentlichungen folgten (➤ Tab. 12.2), mit denen Bönninghausen wesentlich zur Systematisierung der Homöopathie beitrug. Wegen der raschen Zunahme des homöopathischen Arzneischatzes und der neuen Prüfungssymptome war dies auch dringend notwendig, da die Homöopathen kaum mehr alle Symptome im Kopf behalten konnten. Mit Bönninghausens **„Therapeutischem Taschenbuch“** erschien im Jahr 1846 das erste bedeutende Referenzwerk für die tägliche homöopathische Praxis, das mit seiner kompakten Struktur und einer besonderen Aufschlüsselung der Symptome ein handliches Nachschlagewerk „zum Gebrauche am Krankenbette“ wurde (zur heutigen Anwendung des Taschenbuchs ➤ 7.4.3).

Bönninghausen erarbeitete die Charakteristika der Arzneimittel und überlegte, welche Symptome einer Arznei in verschiedenen Organbereichen auftreten. Es folgte ein neuer Schritt in der Homöopathie: Bönninghausen „generalisierte“ diese Symptomeund bezog sie auf alle Körperregionen – selbst dann, wenn sie in der Arzneimittelprüfung in einem bestimmten Organ überhaupt nicht aufgetreten waren. Die einzelnen (vollständigen) Symptome konnten in ihre Einzelteile zerlegt werden. Die daraus entstandenen Teilsymptome ließen sich wieder beliebig kombinieren. Die Einheit des Symptoms mit den dazugehörigen Modalitäten wurde mit dieser Methode aufgelöst. Bönninghausens Überlegungen mündeten in den Begriff der „Geniussymptome“, die im „Therapeutischen Taschenbuch“ in den beiden höchsten Graden repräsentiert sind. Diese Symptome sind besonders charakteristisch und repräsentieren den **„Genius“** einer Arznei: die hervorstechenden, charakteristischen Symptome, die sich wie ein roter Faden durch die Symptomatik ziehen.

Bönninghausen stand mit Hahnemann bis kurz vor dessen Tod 1843 in engem Briefkontakt. Der Briefwechsel ist mittlerweile aufgearbeitet und dokumentiert (Stahl 1997) und bietet als zeitgeschichtliches Dokument nicht nur außerordentlich interes-

Tab. 12.2 Clemens von Bönninghausen (Meilensteine)

Jahr	Neuerung	Werk
1832	Entwicklung eines praxistauglichen Repertoriums	„Systematisch-alphabetisches Repertorium der homöopathischen Arzneien: nebst einem Vorworte des Herrn Dr. Hahnemann. I. Theil, enthaltend: die antipsorischen, antisyphilitischen und antisykotischen Arzneien"
1835	Fortsetzung des Repertoriums	„Systematisch-alphabetisches Repertorium der homöopathischen Arzneien. II. Theil, enthaltend: die (sogenannten) nicht-antipsorischen Arzneien"
1836	Bedeutung der Verwandtschaften	„Versuch über die Verwandtschaften der homöopathischen Arzneien, nebst einer abgekürzten Übersicht ihrer Eigenthümlichkeiten und Hauptwirkungen"
1846	Zerteilen von Symptomen, Verallgemeinerung der Modalitäten, Geniussymptome	„Therapeutisches Taschenbuch für homöopathische Aerzte, zum Gebrauche am Krankenbette und beim Studium der reinen Arzneimittel-Lehre"

sante Einblicke in die von einer freundschaftlichen, vertrauensvollen Beziehung geprägten fachlichen Auseinandersetzungen der beiden Briefschreiber über die Homöopathie, sondern beleuchtet auch viele Details der Homöopathie der damaligen Zeit.

12.2.5 Weitere Entwicklungen im 19. Jahrhundert

Bereits zu Hahnemanns Lebzeiten entstanden verschiedene Richtungen innerhalb der Homöopathie. Während die ersten Schüler der Leipziger Zeit Hahnemanns seine Anweisungen exakt befolgten und als echte „Hahnemannianer" bezeichnet werden konnten, emanzipierten sich jüngere homöopathische Ärzte und traten mit teilweise von Hahnemanns „reiner Lehre" abweichenden Ideen hervor. Wichtige Vertreter einer „freien" Homöopathie waren **Moritz Müller** (1784–1849) und **Ludwig Grießelich** (1804–1848), die sich von vielen Vorstellungen Hahnemanns – etwa seiner Psora-Theorie – öffentlich distanzierten. Der daraus entstehende Streit gipfelte schließlich in einer Spaltung der Homöopathenschaft, in dessen Verlauf Hahnemann von „Bastard-Homöopathen" sprach und sich mehr und mehr – häufig auch polemisierend – von der „Mischlings-Sekte" abgrenzte. Man kann aber auch annehmen, dass die von Hahnemann zunehmend vertretene eher starre Haltung, die sich u. a. im „Organon der Heilkunst" widerspiegelt, zum Überleben der Homöopathie beigetragen hat.

Mit der Gründung des ersten homöopathischen Vereins im Jahr 1829 – pünktlich zu Hahnemanns 50. Doktorjubiläum – wurde versucht, ein integratives Element zu schaffen. Der Verein (ab 1832 **„Homöopathischer Zentralverein"** genannt) gründete die **„Allgemeine Homöopathische Zeitung"**, deren Herausgeber sowohl aus dem Lager der „Hahnemannianer" als auch der kritisch eingestellten Richtung kamen. Bald nach seiner Gründung strebte der Zentralverein die Gründung eines homöopathischen Krankenhauses an, als dessen Leiter Moritz Müller vorgesehen war, woraufhin es zu einem weiteren Eklat mit Hahnemann kam. Die nicht enden wollenden Streitigkeiten um das Krankenhaus führten schon 1842 zu dessen Schließung.

Hahnemanns Tod im Jahre 1843 markiert einen Wendepunkt in der Homöopathiegeschichte. „Stapfs Archiv" erschien nur noch bis 1848. Die erste Generation homöopathischer Ärzte wurde abgelöst, die jüngeren Homöopathen wuchsen in einem anderen medizinischen Umfeld auf, das bereits von der naturwissenschaftlichen Medizin beeinflusst war. So veröffentlichte Rudolf Virchow sein Konzept der „Cellularpathologie" Mitte der 1850er-Jahre. Das anatomisch-pathologische Denken, das in der Medizin aufkam, ging nicht spurlos an der Homöopathie vorüber, was sich inhaltlich in den neu gegründeten homöopathischen Zeitschriften (z. B.

„Homöopathische Vierteljahresschrift", „Zeitschrift für homöopathische Klinik") niederschlug. Mit der weiteren Ausbreitung der Homöopathie kam es auch zu teilweise heftigen Auseinandersetzungen zwischen Homöopathen und den Widersachern dieser Heilmethode. Gleichzeitig wurde die Homöopathie zunehmend institutionalisiert. In der zweiten Hälfte des 19. Jahrhunderts wurden in Deutschland mehr als 20 homöopathische Krankenhäuser betrieben, von denen allerdings nur wenige über längere Zeit bestehen blieben und erfolgreich betrieben werden konnten. Auch an den medizinischen Fakultäten wurden einige Versuche unternommen, die Homöopathie als eigenständiges Fach zu etablieren. Bereits in der Frühzeit der Homöopathie gab es mehrere, meist aber nur sehr kurzlebige Dozenturen an der Universität Leipzig, angefangen mit einer Dozentur für Hahnemann selbst und in der Nachfolge mit Dozenturen für Carl Gottlob Caspari, Johann Joseph Wilhelm Lux, Carl Hartlaub und Moritz Müller. Die Vorlesungen hatten allerdings keine wesentlichen Auswirkungen auf die medizinische Lehre. Ab den 1830er-Jahren gab es an der Universität München Dozenten für Homöopathie, von denen sich **Joseph Benedikt Buchner** über 25 Jahre lang (von 1853–1879) als Dozent halten konnte, nachdem er 1858 zum Honorarprofessor ernannt worden war. Die ersten Lehrstühle für Homöopathie entstanden ab 1871 an der Universität Budapest und wurden mit **Franz Hausmann** und **Theodor von Bakody** besetzt. Bakody lehrte bis 1904 und gilt als wichtiger Vertreter der „naturwissenschaftlich-kritischen" Richtung der Homöopathie.

Eine wichtige – und in Deutschland wohl einmalige – Stellung in der Homöopathie nahmen die **Laienvereine** ein. Zwischen 1870 und 1933 gab es über 400 Laienvereine, die die Verbreitung der Homöopathie in der Bevölkerung unterstützten und Anleitungen zur homöopathischen Selbstbehandlung in ärztlich unterversorgten Gebieten gaben. Der größte Verein, die „Hahnemannia" in Baden-Württemberg, organisierte regelmäßig Fortbildungen für interessierte Laien und gab eine eigene Zeitschrift heraus. In den Landtagen versuchten die Laienvereine durch Petitionen die Einrichtung von Lehrstühlen für Homöopathie zu erreichen, blieben damit aber erfolglos.

Der Unternehmer und Pharmazeut **Willmar Schwabe** (1839–1917) eröffnete 1871 seine erste Apotheke in Leipzig, gab ein Jahr später die „Pharmacopoea homoeopathica polyglotta" heraus (➤ 3.5) und begann mit der Herstellung homöopathischer Arzneimittel in größerem Umfang. Er gründete zahlreiche Filialen und Arzneimitteldepots im In- und Ausland und verfolgte eine aggressive Geschäftspolitik. Der Erfolg Schwabes verdankte sich wesentlich auch einem angegliederten Verlag, der mit großen Auflagen homöopathischer Ratgeber operierte und dadurch viele Kunden ansprechen konnte. Bis dahin ohne wesentliche Konkurrenz auf dem Arzneimittelmarkt, verlor die Firma Schwabe 1923 mit der Gründung der Firma **Madaus** in Radebeul ihre Monopolstellung, was einen starken Preiskampf zur Folge hatte. Beide Unternehmen sollten etwa 40 Jahre später (1961) zur „Deutschen Homöopathie-Union" (DHU) fusionieren.

12.2.6 Internationale Ausbreitung

Bereits 1816 gab es erste Vertreter der Homöopathie in Österreich, bald darauf in zahlreichen weiteren europäischen Ländern und in Amerika. In der ersten Hälfte des 19. Jahrhunderts wurde homöopathisches Gedankengut bis nach Südamerika, Indien, Australien und sogar China getragen.

In **England** wurde die Homöopathie durch den schottischen Arzt Frederick Hervey Foster Quin (1799–1878) eingeführt, der sich 1827 in London niederließ. Einige Jahre später wurde die erste homöopathische Vereinigung (1836: „Homoeopathic Association") gegründet; weitere Standesvertretungen und Laienorganisationen folgten. Die erste Zeitschrift wurde 1843 unter dem Titel „The British Journal of Homoeopathy" herausgegeben. Das 1849 gegründete, bis heute existierende „London Homoeopathic Hospital" wurde traditionell von der Aristokratie unterstützt, welche der Homöopathie gegenüber in besonderem Maße offen war. Sogar die englische Königin war von der Homöopathie überzeugt: Queen Adelaide (1792–1849) ließ 1835 Ernst Stapf (1788–1860) aus Deutschland einreisen, um sich von ihm homöopathisch behandeln zu lassen. Die Zahl der Homöopathen, Krankenhäuser, homöopathischen Vereine und Apotheken nahm bis Mitte des 19. Jahrhunderts weiter zu. Versuche, die Homöopathie an den englischen Universitäten zu verankern, schlugen jedoch fehl. Ähnlich wie in vielen anderen Ländern verhärtete sich gegen Ende des 19. Jahrhunderts der Konflikt zwischen „Orthodoxen" und „Eklektikern": Während Erstere den Dialog mit der „Allopathie" strikt ablehnten, bemühten sich Letztere um eine Verbindung der Homöopathie mit der damaligen Schulmedizin. 1844 wurde mit der Gründung der „Faculty of Homoeopathy" die Voraussetzung für eine kontinuierliche Homöopathieausbildung geschaffen, die mit einem staatlich anerkannten Diplom abgeschlossen werden konnte. Seit 1950 ist die Homöopathie Bestandteil des National Health Services.

Nach **Indien** kam die Homöopathie bereits in den 1830er-Jahren. Von einzelnen Zentren wie Lahore, Bombay und Kalkutta ausgehend, konnte sie sich im Laufe des 19. Jahrhunderts im gesamten Subkontinent ausbreiten. Dabei spielten europäische Missionare und Ärzte, aber auch das Militär eine wichtige Rolle. Zahlreiche homöopathische Krankenhäuser und Apotheken entstanden, Ärzte gründeten eigene Zeitschriften und organisierten sich in Standesvertretungen. Allerdings konnte während der englischen Kolonialherrschaft keine offizielle Anerkennung erreicht werden. Erst im Zuge der indischen Unabhängigkeitsbewegung wurde die Homöopathie 1937 offiziell staatlich anerkannt. Als das „Homoeopathic Enquiry Committee" Ende der 1840er-Jahre in seinem Bericht rund 300 000 homöopathische Laienheiler zählte, wurde die Homöopathie in das indische Gesundheitssystem einbezogen. 1973 wurde die Homöopathie durch den „Homoeopathic Central Council Act" vom indischen Parlament endgültig den anderen indischen Heilsystemen (Ayurveda, Unani und westliche Schulmedizin) gleichgestellt. Heute gibt es in Indien über 100 homöopathische Colleges, an denen eine vollständige medizinische Ausbildung absolviert werden kann. Im weltweiten Vergleich verfügt Indien mit mehreren hunderttausend Homöopathen mit Abstand über die meisten Anwender der Methode Hahnemanns.

Während in der zweiten Hälfte des 19. Jahrhunderts die große Blütezeit der Homöopathie in Deutschland allmählich zu Ende ging und inhaltlich keine bedeutenden Impulse mehr kamen, wurde sie v. a. in Amerika immer populärer und erfuhr eine enorme Weiterentwicklung.

12.3 Vereinigte Staaten

Für die methodische Weiterentwicklung der Homöopathie war die Ausbreitung in Amerika besonders prägend. Im Zuge der allgemeinen Einwanderungswellen wanderten auch zahlreiche europäische Homöopathen v. a. Mitte des 19. Jahrhunderts in die Vereinigten Staaten ein, sodass die Homöopathie in mehreren Wellen in die Neue Welt kam. Im Laufe der folgenden Jahrzehnte wurde der homöopathische Arzneischatz laufend ergänzt, und unzählige therapeutische Erfahrungen wurden zusammengetragen. Bedeutende Namen der amerikanischen Homöopathie sind beispielsweise Constantin Hering, Adolph Lippe, Eugene B. Nash, James Tyler Kent, Timothy F. Allen und Cyrus M. Boger. Zahlreiche Werke dieser Autoren sind auch ins Deutsche übertragen worden. Viele davon wurden internationale Standardwerke der Homöopathie und werden nach wie vor in der Praxis verwendet.

12.3.1 Constantin Hering

Der aus Oschatz in Sachsen stammende Constantin Hering (1800–1880) (➤ Abb. 12.4) ist gewissermaßen das Bindeglied zwischen Hahnemann und der Homöopathie in Amerika. Hering war dem Begründer der Homöopathie zwar mehrfach begegnet, pflegte aber keine engere Beziehung zu ihm. Aus erhaltenen Briefen ist bekannt, dass Hahnemann die Errungenschaften und Neuerungen Herings schätzte. Hering wurde weltberühmt durch seine Arzneimittelprüfung von *Lachesis* (Buschmeisterschlange, ➤ 3.1.2). Auch die ersten Nosoden in der Homöopathie (*Psorinum, Lyssinum, Variolinum* u. a.) entstammen seinem Ideenfundus. Hering erprobte als Erster die Potenzierung im Verhältnis 1:10 – statt wie bisher 1:100 –, sah darin allerdings keinen besonderen Vorteil. Die posthum sogenannte Hering'sche Regel (auch: „Hering'sches Gesetz") geht ebenfalls auf Hering zurück: Im Vorwort zur amerikanischen Ausgabe von Hahnemanns „Chronischen Krankheiten" (1845) und später im Aufsatz „Hahnemann's Three Rules Concerning the Rank of Symptoms" (1865) formulierte er einige für den Heilungsverlauf wichtige Parameter, die bis heute in der Praxis angewendet werden.

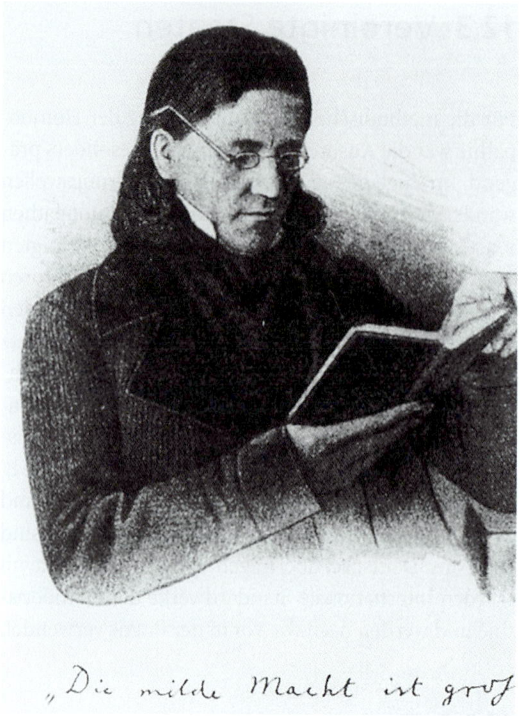

Abb. 12.4 Constantin Hering: „Die milde Macht ist groß" [G498]

Das Hauptwerk Herings ist das zehnbändige Werk „Guiding Symptoms", das Herings enormen Fleiß als Arzneiforscher bei der Ausarbeitung der homöopathischen Arzneimittellehrewiderspiegelt. Allerdings erlebte Hering nur das Erscheinen der ersten beiden Bände; nach seinem Tod wurde die Arzneimittellehre von seinem Sohn, seiner Frau und den homöopathischen Ärzten Raue, Knerr und Mohr vollendet.

Hering gründete 1835 die weltweit erste homöopathische Lehranstalt, die „Nordamerikanische Akademie für die homöopathische Heilkunst" in Allentown (Pennsylvania), an der die ersten amerikanischen Homöopathen ausgebildet wurden, unter ihnen auch der aus Görlitz stammende **Adolph Graf zur Lippe Biesterfeld-Weissenfeld** (1812–1888), der später gemeinsam mit Hering am „Homoeopathic Medical College of Pennsylvania" (später: „Hahnemann Medical College of Philadelphia") lehrte.

12.3.2 Blütezeit

Die amerikanische Gesetzgebung ermöglichte die frühe Professionalisierung der homöopathischen Ärzte, die mit der Gründung des „American Institute of Homoeopathy" (AIH) im Jahr 1844 – unter Mitwirkung Herings (➤ 12.3.1) – begann. Damit hatten sich die Homöopathen sogar einige Jahre vor den „Allopathen" berufspolitisch organisiert. Ebenso wurden zahlreiche Neugründungen homöopathischer Colleges und dazugehöriger Krankenhäuser durch fehlende Reglementierungen seitens des Staates ermöglicht. Da die Amtshoheit bei der Ausbildung und Zulassung von Ärzten nicht beim Staat, sondern bei den medizinischen Fachgesellschaften lag, kam es in den folgenden Jahrzehnten zu einem regelrechten Homöopathie-Boom: Während es 1860 noch 5 homöopathische Colleges und rund 2.000 homöopathische Ärzte gab, waren es 1880 schon 14 Hochschulen (ca. ein Fünftel der medizinischen Colleges in Nordamerika). Das „Hahnemann Medical College of Philadelphia" hatte z. B. 300 Studenten, 70 Professoren und Dozenten, außerdem wurden jährlich mehr als 50 000 Patienten in den angeschlossenen Krankenhäusern behandelt, die förmlich wie Pilze aus dem Boden schossen: Um die Jahrhundertwende gab es insgesamt etwa 140 homöopathische Krankenhäuser, die z. T. auf medizinische Fächer, z. B. Gynäkologie, spezialisiert waren. Daneben gab es rund 20 Colleges und 160 homöopathische Vereinigungen. Jeder achte Arzt kam von einem homöopathischen College: Um die Jahrhundertwende soll es bis zu 10 000 homöopathische Ärzte in den Vereinigten Staaten gegeben haben. Nach neueren Schätzungen waren darunter allerdings höchstens 300–500 Ärzte, die im Sinne einer „klassischen" Homöopathie behandelt haben.

Für die homöopathischen Ärzte problematisch wurde die Verabschiedung eines von der „American Medical Association" erarbeiteten **„Code of Ethics"** (1855), der die fachliche Zusammenarbeit von „allopathischen" und homöopathischen Ärzten verhindern und Homöopathen den Zugang zu den regulären Berufsverbänden verwehren sollte. So durften z. B. ab 1856 homöopathische Artikel nicht mehr in „regulären" medizinischen Zeitschriften erscheinen. Gerade diese Verschärfung der berufspolitischen

Voraussetzungen führte aber zu einem noch engeren Zusammenhalt der Homöopathen untereinander, was sich in der großen Zahl homöopathischer Standesvereinigungen widerspiegelt. Ebenso wurden zahllose homöopathische Zeitschriften gegründet, die heute noch in den Bibliotheken der großen amerikanischen Universitäten archiviert sind und auf ihre „Wiederentdeckung" warten – hier lagert vermutlich noch ein großer, der heutigen Homöopathie in vielen Teilen unbekannter Schatz.

Für den großen Erfolg der Homöopathie in den USA waren noch viele andere Faktoren verantwortlich, z. B. die Popularität der „New Church", die den Lehren des schwedischen Theosophen und Mystikers Emanuel von Swedenborg (1688–1772) folgte. Zahlreiche Homöopathen waren Anhänger Swedenborgs, allen voran **James Tyler Kent** (1849–1916) (➤ Abb. 12.5), einer der Protagonisten der amerikanischen Homöopathie. In seinen berühmten Vorlesungen „Lectures on Homoeopathic Materia Medica", die er als Professor an der „Post-Graduate School of Homoeopathics" in Chicago gegen Ende des 19. Jahrhunderts hielt, finden sich viele Stellen, die vom Gedankengut der Swedenborgianer beeinflusst sind, was zu einer schwer zu trennenden Mischung theoretischer Aspekte verschiedenster Herkunft führte (➤ 7.3.1). Diese Vermengung findet sich z. B. in Kents Interpretation des „Hering'schen Gesetzes" (➤ 9.2.1) oder in der „Kent'schen Skala", die eine Steigerung der Potenzgrade quasi ins Unendliche vorsieht (in der Swedenborg'schen Philosophie wird u. a. eine Annäherung an die Unendlichkeit in mehreren Schritten beschrieben). Berühmt wurde Kent aber v. a. durch sein Werk „A Repertory of Homoeopathic Materia Medica", das 1897 in der ersten Auflage erschien. Obwohl zu diesem Zeitpunkt schon etliche andere Symptomenregister und Repertorien erschienen waren, setzte Kent mit seinem Werk einen Meilenstein, indem er sein Repertorium nach dem Kopf-zu-Fuß-Schema (➤ 6.2.4) gliederte und jedes Kapitel nach einheitlichen Gesichtspunkten unterteilte. Dank diesem Werk konnte sich das „Repertorisieren" endgültig durchsetzen, da sich durch die Kombination verschiedener Rubriken die Schnittmenge der Arzneimittel feststellen ließ und die Differenzialdiagnose auf wenige Arzneien reduziert werden konnte (➤ 7.3.3). Die Grundstruktur des „Kent" hat sich bis heute gehalten und bildet den Grundstock der modernen Computerrepertorien (RADAR/Radar-Opus, MacRepertory u. a.).

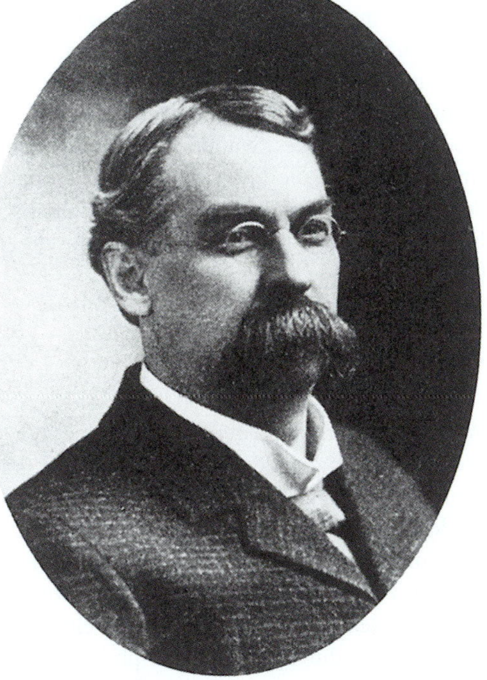

Abb. 12.5 James Tyler Kent – sein Hauptwerk ist das „Repertory of Homoeopathic Materia Medica" aus dem Jahr 1897 [G498]

Neben Hering und Kent sind viele weitere amerikanische Homöopathen durch wichtige Grundlagenwerke bis heute untrennbar mit der Homöopathiegeschichte verbunden: Der homöopathische Arzt **Timothy F. Allen** (1837–1902) gab zwischen 1874 und 1880 das insgesamt 12 Bände umfassende Werk „The Encyclopedia of Pure Materia Medica" heraus, das bis heute eine wichtige Literaturquelle für Homöopathen darstellt. Weitere „amerikanische" Arzneimittellehren wurden von Allen C. Cowperthwaite, Edwin M. Hale, Caroll Dunham, Henry N. Guernsey, Ernest A. Farrington, William Boericke und zahlreichen anderen Autoren verfasst.

Ein weiterer Strang der Tradierung und Weiterentwicklung homöopathischer Methodik wurde durch **Cyrus M. Boger** (1861–1935) fortgeführt, der in Parkersburg (West Virginia) praktizierte. Er beschäftigte sich intensiv mit den Werken Bönninghausens – Boger war deutscher Abstammung und konnte vermutlich Deutsch lesen – und entwickelte in „Boenninghausen's Characteristics and Repertory“, einer Zusammenführung verschiedener Werke Bönninghausens, eine eigene generalisierende Methode. Seine Werke „Synoptic Key“ und „General Analysis“ führen die Idee der Generalisierung und den Gedanken der Bedeutung charakteristischer Einzelsymptome im Sinne Bönninghausens fort (➤ 12.2.4).

12.3.3 Niedergang

War die Ausbreitung der Homöopathie um die Wende vom 19. zum 20. Jahrhundert auf ihrem Höhepunkt angelangt, setzte schon wenig später ihr Niedergang ein. Die Gründe dafür sind vielschichtig: Erkenntnisse der naturwissenschaftlichen Medizin führten zu neuen Therapiemethoden, außerdem wurde an den medizinischen Colleges eine Ausbildungsreform durchgeführt, die pharmazeutische Industrie gewann zunehmend an Einfluss, und die Ärzte spezialisierten sich stärker in den jeweiligen medizinischen Fächern. Durch eine Annäherung zwischen Homöopathie und „Allopathie“ bildete sich innerhalb der Homöopathenschaft – ähnlich wie in Europa – eine „orthodoxe“ und eine „eklektische“ Richtung heraus: Die „Orthodoxen“ gründeten die „International Hahnemann Association“ (IHA), während die „Eklektiker“, die deutlich in der Mehrheit waren, eine Homöopathie betrieben, die den ursprünglichen Prinzipien nicht mehr gerecht werden konnte. Durch diesen Eklektizismus wurde die Homöopathie sehr vereinfacht und nur noch als eine Methoden von vielen angewendet. Anfang des 20. Jahrhunderts gab es nur noch wenige gut ausgebildete Lehrer, die einen guten Standard im Homöopathieunterricht halten konnten (z. B. Harvey Farrington). Der medizinische Standard der meisten homöopathischen Colleges wurde zunehmend schlechter und war schließlich nicht mehr konkurrenzfähig, wie der 1910 veröffentlichte **„Flexner-Report“** eindrucksvoll dokumentierte. Aufgrund schwerer Qualitätsmängel wurden die meisten homöopathischen Colleges geschlossen. Außerdem fehlte eine finanzielle Absicherung, da auch einflussreiche Persönlichkeiten wie der amerikanische Unternehmer John D. Rockefeller, der die Homöopathie zunächst gefördert hatte, sich enttäuscht von ihr abwandten und nunmehr naturwissenschaftlich orientierte Colleges unterstützten. Lediglich zwei homöopathische Privathochschulen konnten sich halten, bis im Jahr 1921 die Homöopathieausbildung vollständig in eine Postgraduiertenweiterbildung umgewandelt wurde.

12.4 Vom Deutschen Kaiserreich bis zum Zweiten Weltkrieg

12.4.1 Homöopathie im frühen 20. Jahrhundert

Um die Jahrhundertwende wurde die Homöopathie in Deutschland inhaltlich von der „naturwissenschaftlich-kritischen Richtung“ dominiert (➤ 12.2.5). Neben **Theodor von Bakody,** der bis 1904 an der Universität Budapest unterrichtet hatte und durch deutschsprachige Veröffentlichungen bekannt war, gilt **Hans Wapler** (1866–1951) als Hauptvertreter dieser Richtung. Im Vordergrund der homöopathischen Therapie standen die Organbeziehungen der einzelnen Arzneien, die in der Regel in Tiefpotenzen verschrieben wurden. Hochpotenzen wurden als unwirksam angesehen und grundsätzlich abgelehnt. Einzelne Homöopathen dieser Zeit wie z. B. **Emil Schlegel** (1852–1934) traten durch abweichende, unkonventionelle Veröffentlichungen hervor, spielen in der Homöopathiegeschichte insgesamt aber nur eine Randrolle.

Ein kurzer Aufschwung der Homöopathie bahnte sich in den 1920er-Jahren an: Der berühmte Berliner Chirurg **August Bier** (1861–1949) trat öffentlich für die Homöopathie ein, was für heftige Diskussionen sorgte. Im Zuge dieser Auseinandersetzung trat der „Deutsche Zentralverein homöopathischer Ärzte“ für die Einrichtung eines homöopathischen Lehrstuhls ein, sodass schließlich 1928 ein Lehrauftrag an der Universität Berlin an den homöopathischen Arzt **Ernst Bastanier** (1870–1953) vergeben werden konnte. Obwohl zusätzlich eine homöopathische Poliklinik etabliert wurde, gingen von diesem Lehrauftrag keine entscheidenden Impulse aus. 1938 trat Bastanier aus Altersgründen von seinem Lehrauftrag zurück.

Parallel zur Entwicklung in Deutschland schlug die Homöopathie in anderen europäischen Ländern unterschiedliche Wege ein. Vor allem in Frankreich entstanden durch die Ärzte Jean Pierre Gallavardin, Léon Vannier und Antoine Nebel eigene Richtungen, die bis heute das Bild der französischen Homöopathie prägen. Mit der **„Liga medicorum homoeopathica internationalis" (LMHI),** die sich 1926 konstituierte und bei ihrem ersten Kongress in Paris homöopathische Ärzte vieler Länder zusammenführte, formierte sich eine internationale Organisation, in der einzelne homöopathische Vereinigungen der teilnehmenden Länder vertreten waren.

12.4.2 Homöopathie im Nationalsozialismus

Mit der Machtübernahme der Nationalsozialisten wurde ab 1933 die „Neue Deutsche Heilkunde" propagiert. Naturheilkunde, Homöopathie und andere traditionelle Heilverfahren sollten in die konventionelle Medizin integriert werden. In Rudolf Heß fand sich ein wichtiger Fürsprecher dieser Integration: Mit dem „Rudolf-Heß-Krankenhaus" in Dresden sollte 1934 eine Lehranstalt für natürliche Heilweisen entstehen. Viele homöopathische Ärzte sahen darin eine Chance zur Aufwertung und Gleichstellung ihrer Heilmethode. 1933 kündigte der Reichsärzteführer Gerhard Wagner an, alle biologischen Heilverfahren einer eingehenden Prüfung zu unterziehen. Hans Wapler, Herausgeber der „Allgemeinen Homöopathischen Zeitung" und **Hanns Rabe** (1890–1959), Vorsitzender des „Zentralvereins homöopathischer Ärzte", begrüßten diese Initiative und leiteten eine Überprüfung der Homöopathie, insbesondere der Arzneimittelprüfungen, ein.

Zwischenzeitlich wurde in Berlin die Einrichtung einer Homöopathieprofessur mit besonderem Forschungsauftrag überlegt. Als der homöopathische Arzt und Internist **Fritz Donner** (1896–1979) den Auftrag jedoch ablehnte, konnte niemand für die Besetzung des Lehrstuhls gefunden werden, und der Plan wurde wieder aufgegeben. Der Lehrauftrag Bastaniers an der Universität Berlin endete 1938 (➤ 12.4.1), dafür wurden u. a. an den Universitäten Freiburg, Heidelberg und Erlangen Lehraufträge für Homöopathie eingerichtet. Hanns Rabe und der damalige Leiter des Robert-Bosch-Krankenhauses in Stuttgart, **Alfons Stiegele** (1871–1956), wurden zu Professoren ernannt.

Federführend bei der Untersuchung der Homöopathie durch das Reichsgesundheitsamt zwischen 1936 und 1939 war der Arzt Fritz Donner, der seinen Bericht allerdings erst Jahrzehnte später – vermutlich in den 1960er-Jahren – verfasste (**„Donner-Report"**). Nach Durchführung zahlreicher Studien, insbesondere aufgrund von Nachprüfungen homöopathischer Arzneimittelbilder, kam Donner zu einem deutlich negativen Ergebnis für die Homöopathie. Aufgrund dieses Berichts und der sich zuspitzenden politischen Lage ist es nicht mehr zu dem von vielen erhofften Aufschwung der Homöopathie gekommen.

12.5 Homöopathie seit 1945

12.5.1 Klinische Homöopathie

Nach Kriegsende wurde das Robert-Bosch-Krankenhaus in Stuttgart Forschungs- und Ausbildungszentrum der deutschen Homöopathie. Als Direktor wurde der aus England zurückgekehrte **Otto Leeser** (1888–1964) eingesetzt. Leeser hatte bereits seit 1929 zusammen mit Alfons Stiegele am Robert-Bosch-Krankenhaus gearbeitet, bis er – Leeser war Jude – 1933 nach England emigrieren musste. Leeser, Stiegele und **Julius Mezger** (1891–1976) zählen zu den wichtigsten Vertretern der „naturwissenschaftlich-kritischen Richtung" der Homöopathie (➤ 12.2.5), die sich als „klinische Homöopathie" auch in Form wichtiger Veröffentlichungen widerspiegelt. Während Leeser bereits 1939 sein umfangreiches „Lehrbuch der Homöopathie" publiziert hatte, folgten 1949 Stiegele mit der „Homöopathischen Arzneimittellehre" und Mezger mit der „Gesichteten homöopathischen Arzneimittellehre", in der auch viele eigene Prüfungen enthalten sind.

Als im Jahr 1956 der 59. Deutsche Ärztetag in Münster die Einführung einer Zusatzbezeichnung

„Homöopathie“ beschlossen hatte, folgte eine Ausbildungsreform. In deren Folge wurde die Homöopathieausbildung auf die Landesverbände des Zentralvereins übertragen, sodass die Bedeutung des Krankenhauses als Ausbildungsstätte schwand. Ab 1956 wurden in Bad Brückenau die ersten Fortbildungskurse für Ärzte zum Erwerb der Zusatzbezeichnung „Homöopathie“ veranstaltet. Das Robert-Bosch-Krankenhaus besteht bis heute, der homöopathische Schwerpunkt wurde aber bereits 1973 endgültig aufgegeben.

12.5.2 Klassische Homöopathie

Während Mitte der 1950er-Jahre die klinische Homöopathie an Bedeutung verlor, begann eine Rückbesinnung auf die Wurzeln der Homöopathie im 19. Jahrhundert. Homöopathische Ärzte wie **Rudolf Flury** (1903–1977), **Adolf Voegeli** (1898–1993) und **Hedwig Imhäuser** (1903–1988) versuchten, in Vergessenheit geratene Themen wie Hahnemanns Miasmenlehre oder die konstitutionelle Behandlung mit Hochpotenzen wieder stärker in den Mittelpunkt zu stellen. Im Jahr 1957 wurde die „Zeitschrift für Klassische Homöopathie“ gegründet.

Die Entwicklungen der amerikanischen Homöopathie waren in Deutschland praktisch unbekannt und ohne Resonanz geblieben. Erst durch die homöopathischen Ärzte **Pierre Schmidt** (1894–1987) und **Jost Künzli von Fimmelsberg** (1915–1992) kam die Homöopathie James Tyler Kents (➤ 12.3.2) nach Europa. Schmidt hatte in Philadelphia vor dem Zweiten Weltkrieg durch die Ärzte und Kent-Schüler Austin und Gladwin die Kent'sche Richtung studiert. Schmidt und Künzli übersetzten Kents „Lectures“ ins Deutsche. Künzli hielt regelmäßige Kurse in der Schweiz und auf der Nordseeinsel Spiekeroog ab, in denen die Teilnehmer das bisher in Deutschland unbekannte „Repertorisieren“ Kent'scher Prägung erlernen konnten.

12.5.3 Die Wiener Schule der Homöopathie

Parallel zur Entwicklung der „klassischen Homöopathie“ gründete **Mathias Dorcsi** (1923–2001) (➤ Abb. 12.6), aus der klinischen Homöopathie kommend, zusammen mit Robert Seitschek im Jahr 1953 in Wien die „Vereinigung homöopathisch interessierter Ärzte Österreichs“, die spätere „Österreichische Gesellschaft für Homöopathische Medizin“ (ÖGHM). Dorcsi praktizierte und unterrichtete Homöopathie am Krankenhaus Wien-Lainz und schuf ein neuartiges Ausbildungssystem, das später als Vorlage für die Homöopathieausbildung in Deutschland diente. Die „Wiener Schule der Homöopathie“ wurde v. a. im Rahmen der „Badener Intensivkurse“ (seit 1975) gelehrt. Tausende Ärzte wurden im Laufe der Jahrzehnte in diesen Kursen ausgebildet.

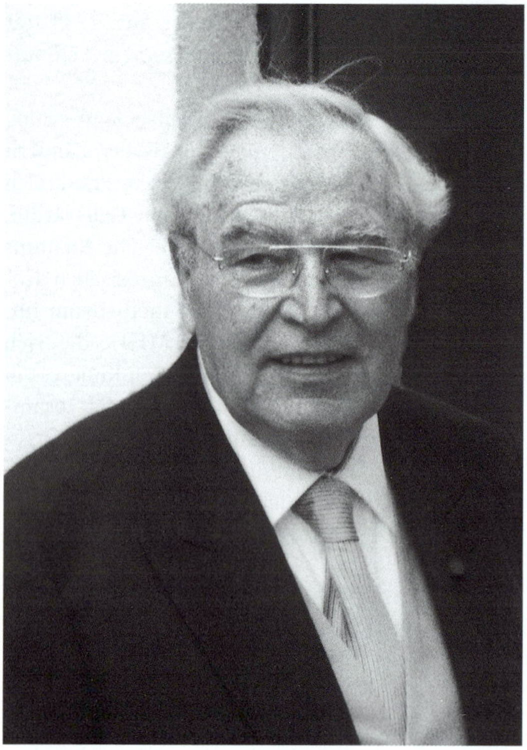

Abb. 12.6 Mathias Dorcsi: „Was ist das für ein Mensch?“ [K376]

Dorcsis zentrales Anliegen war die Integration der Homöopathie in die gesamte Medizin. Er definierte die Homöopathie als „Medizin der Person“, führte die Begriffe „Konstitution“ und „Diathese“ ein und modernisierte die homöopathische Sprache. Auf diese Weise wollte er eine Brücke zwischen der klinischen Medizin und der Homöopathie bauen. Junge Ärzte mit schulmedizinischer Ausbildung sollten schrittweise an die Homöopathie herangeführt werden.

Dorcsis Lebenswerk spiegelt sich in zahlreichen Veröffentlichungen wider. In seinen Schriften erarbeitete er einen Stufenplan, der das schrittweise Erlernen der Homöopathie von der einfachen organotropen Verschreibung bis hin zur konstitutionellen Verordnung ermöglicht. Dorcsi lehnte das Kent'sche Repertorium zunächst ab, dessen Methodik ihm als zu technisch und schematisch erschien. Dadurch entstand eine Richtung, deren Entwicklung parallel zur Entwicklung der „klassischen Homöopathie" verlief.

Im Jahr 1989 siedelte Dorcsi nach München über, wo er in der folgenden Zeit das Projekt „Homöopathie in der Pädiatrie" im Dr. von Haunerschen Kinderspital unterstützte und eine kleine homöopathische Praxis weiterführte. Dadurch erfuhr die „Wiener Schule" in Bayern gewissermaßen ihre Fortsetzung. Zusammen mit seiner Frau, der Kinderärztin Mira Dorcsi-Ulrich, supervidierte Dorcsi das Projekt bis zu seinem Tod im Jahr 2001.

12.5.4 Mexiko und Südamerika

Die Wurzeln der mexikanischen Homöopathie liegen im Jahr 1849, als der katalanische Homöopath Cornelio Andrade y Baz nach Mexiko kam. 1895 wurde die Homöopathie durch die Regierung offiziell anerkannt, wenig später entstanden die erste Homöopathieschule und das Hospital Nacional Homeopático in Mexiko-Stadt. Die Homöopathie wurde sogar in das Programm der Universidad Nacional de México aufgenommen. In der folgenden Zeit bildeten sich zahlreiche homöopathische Vereinigungen und Schulen in verschiedenen Teilen des Landes.

1960 wurde die Homeopatía de México A. C., die heute international bekannteste Vereinigung, durch mehrere Ärzte begründet, darunter **Proceso Sánchez Ortega** (1919–2005) (➤ Abb. 12.7). Die Ausbildung an der Schule dauert 6 Semester und wird mit einem Diplom abgeschlossen. Im ersten Jahr stehen eine Einführung in die Homöopathiegeschichte, allgemeine Philosophie, die 8 Grundprinzipien der Homöopathie und die 24 wichtigsten Arzneimittelbilder auf dem Lehrplan. Das zweite Studienjahr umfasst ein genaues Studium des „Organons der Heilkunst", der vergleichenden Arzneimittellehre, der Miasmenlehre und schließlich der praktischen Anwendung der homöopathischen Regeln. Im dritten Jahr werden die gelernten Grundlagen erstmals an Patienten angewandt. Dazu dienen insbesondere die „Dispensarios". Diese sind vergleichbar mit Ambulanzen, in denen v. a. mittellose Patienten, die sich eine reguläre Behandlung nicht leisten können, behandelt werden.

Sánchez Ortega sah sich als Vollender dessen, was Hahnemann zu Lebzeiten nicht mehr fertigstellen konnte, und machte kein Geheimnis daraus, dass er seine eigene Miasmenlehre als in den Grundideen vollendet und unabdingbar für die Arbeit und das Denken eines jeden homöopathischen Arztes hielt: „No se puede ser homeopata sin lo miasmático" – „Ohne die Miasmentheorie kann man nicht Homöopath sein". Eine Besonderheit bei der praktischen Anwendung der Miasmenlehre nach Ortega liegt darin, dass für die Repertorisation ausschließlich die Symptome des vorherrschenden Miasmas verwendet werden, da nur dieses Miasma behandelt bzw. im Sinne eines Zwiebelschalenmodells „abgetragen" werden soll. Selbst sehr auffallende Symptome gemäß „Organon", § 153 (➤ 7.1.2), werden nicht be-

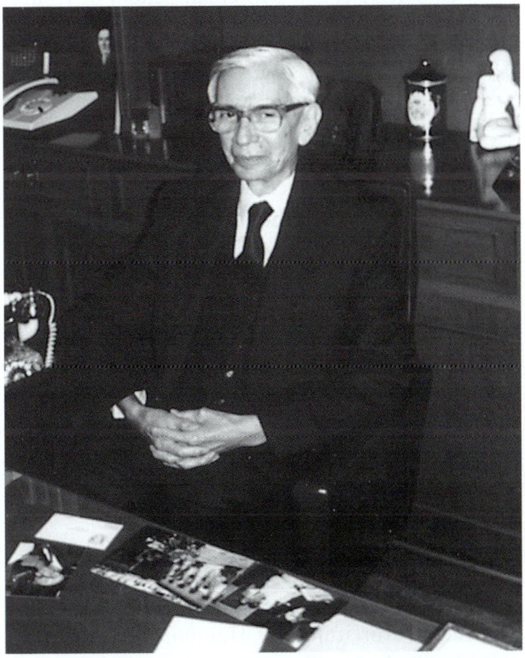

Abb. 12.7 Proceso Sánchez Ortega: „Sin lo miasmatico no se puede ser homeopata" („Ohne die Miasmenlehre kann man nicht Homöopath sein") [P085]

rücksichtigt, wenn sie nicht dem vorherrschenden Miasma angehören.

In vielen Ländern Südamerikas – etwa Kolumbien, Chile oder Argentinien – reichen die Wurzeln der Homöopathie ebenfalls bis ins 19. Jahrhundert zurück. Insbesondere einige Homöopathielehrer aus Argentinien sind international bekannt geworden: **Tomás Pablo Paschero** (1904–1986) gründete eine eigene Schule und setzte durch die Einbeziehung der Tiefenpsychologie neue Maßstäbe in der südamerikanischen Homöopathie. **Eugenio Candegabe** setzte diese Tradition bis in die heutige Zeit fort. **Alphonso Masi-Elizalde** (1932–2003) führte die Homöopathie mit den psychologischen Modellen Thomas von Aquins zusammen und erstellte daraus ein eigenes Miasmenkonzept, das auch in Europa größere Bekanntheit erlangte.

12.5.5 Georgos Vithoulkas

Der griechische Ingenieur Vithoulkas (*1932) lernte die Homöopathie zunächst in Südafrika kennen und setzte seine Homöopathieausbildung in Indien fort. 1970 installierte er die „Athenian School of Homoeopathic Medicine". Diese Schule gewann bald internationalen Einfluss, da dort zahlreiche Ärzte aus den USA und Europa ausgebildet wurden, so z. B. Roger Morrison, Alfons Geukens und Wolfgang Springer, die nach Abschluss der Ausbildung die Homöopathie in ihre Heimatländer zurücktrugen und begannen, selbst Kurse abzuhalten. 1995 gründete Vithoulkas ein weiteres Ausbildungszentrum auf der griechischen Insel Alonissos.

Vithoulkas propagierte die Homöopathie als „Medizin der Zukunft" und entwickelte eigene Theorien zum Krankheits- und Heilungsbegriff, die in vielen Teilen als umstritten gelten. So hat sich z. B. das von ihm entwickelte Kegelmodell, das die verschiedenen Ebenen des Menschen in einer hierarchischen Anordnung darstellen soll, nicht allgemein durchgesetzt. Durch die konsequente Nutzung von Patientenvideos setzte er neue Akzente in der homöopathischen Ausbildung. Für seine Verdienste um die weltweite Verbreitung der Homöopathie erhielt er 1996 den Right Livelihood Award – den „Alternativen Nobelpreis".

12

12.5.6 M. L. Sehgal

In Indien entwickelte Sehgal (1929–2002) eine besondere homöopathische Methodik, die sich ausschließlich auf die Verwendung von Geistes- und Gemütssymptomen stützt. Den Ausgangspunkt bildeten Patienten, deren Beschwerden er auf der Grundlage ihrer körperlichen Symptome nicht zufriedenstellend behandeln konnte, bei denen er aber durch Repertorisation ihres Gemütszustands und entsprechende Medikation beeindruckende Heilungsverläufe beobachten konnte. Bei der Sehgal-Methode stützt sich die Arzneifindung auf die Beobachtung, dass sich eine Veränderung des Gemütszustands grundsätzlich bei allen Erkrankungen findet und infolgedessen auch bei der jeweils gegebenen Gemütsverfassung, die im Zusammenhang mit einer Erkrankung steht. Die erhobenen Symptome müssen folgendermaßen beschaffen sein:

1. **p**resent (**a**ktuell, gegenwärtig), d. h. zum Zeitpunkt der Behandlung anwesend und nicht in der Vergangenheit liegend
2. **p**redominant (**a**uffällig, vorherrschend), d. h. deutlich und hervorstechend
3. **p**ersistent (**a**nhaltend), also nicht nur flüchtig oder von vorübergehender Natur

Sehgal hat sehr viel Wert darauf gelegt, den genauen Wortlaut der Äußerungen der Patienten zu erfassen und diese exakt in die Sprache der Geistes- und Gemütsrubriken zu übertragen. Dazu analysierte er die Bedeutung jeder verwendeten Rubrik genau, um den Sinn präzise zu erfassen und eine möglichst genaue Übersetzung der Patientenäußerung in die Repertoriumssprache zu gewährleisten. Körperliche Symptome werden überhaupt nicht verwendet, die miasmatische Zuordnung und die Wertigkeit einer Arznei in einer Rubrik sind bei diesem Behandlungsansatz ohne Bedeutung.

In der Anamnese wird Wert gelegt auf das Hauptanliegen des Patienten, d. h. den Grund, warum er zur Behandlung kommt, was er angesichts seiner Beschwerden denkt und empfindet und wie sein Verhalten dadurch verändert ist. Weiterhin von Bedeutung für die Arzneifindung sind die Modalitäten hinsichtlich der psychischen Verfassung und sein Ausdrucksverhalten (Mimik, Gestik, Stimmung).

Sehgals Ansatz ermöglicht es, viele scheinbar allgemeine Aussagen von Patienten nutzbar zu machen, mit denen sonst kaum etwas anzufangen wäre, wie z. B. der Wunsch eines Patienten nach mehr Diagnostik (z. B. Röntgen, MRT), für den die Rubrik „Verlangen nach Licht“ – im wahrsten Sinne des Wortes – genommen werden kann. Die Methode hat sich bei der Behandlung symptomarmer Fälle, in Situationen erschwerter Fallerhebung und bei psychischen Störungen bewährt und wesentlich dazu beigetragen, Symptome im Geistes- und Gemütsbereich differenzierter und genauer zu erfassen und für die Arzneifindung zu verwenden. Eine beachtliche Anzahl gut dokumentierter und publizierter Fälle belegen inzwischen die Möglichkeiten des von Sehgal entwickelten Weges der „revolutionierten Homöopathie“.

12.5.7 Neuere Strömungen

Seit den 1990er-Jahren sind zahlreiche neue Ansätze in der homöopathischen Lehre aufgetaucht. Eine besondere Rolle für die homöopathische Arzneifindung spielen die Gruppenanalyse homöopathischer Arzneimittel unter Einbeziehung der botanischen Familien und des Periodensystems der Elemente, aber auch psychologisch ausgerichtete Ansätze, die zu einer starken Betonung der Geistes- und Gemütssymptome führten. Die zunehmende Globalisierung hat auch vor der Homöopathie nicht haltgemacht: Immer mehr Referenten aus aller Welt jetten von Land zu Land und verbreiten ihre Ideen in internationalen Seminaren. Drei der wichtigsten Progatonisten werden im Folgenden vorgestellt: Sankaran, Scholten und Mangialavori.

12.5.8 Die „Empfindungsmethode“ nach Sankaran

Einer der ersten Vertreter der neueren Strömungen ist der indische Homöopath **Rajan Sankaran** (*1960). In seinem ersten Buch „The Spirit of Homoeopathy“ stellte Sankaran Anfang der 1990er-Jahre neuartige Konzepte für die Anamnese, die Mittelfindung und die Erarbeitung von Arzneimittelbildern zur Diskussion. Mit seiner Vorstellung einer „Basic delusion“ (etwa: „zugrunde liegenden Wahnidee“) und einer „Central disturbance“ („zentralen Störung“) versucht er, den entscheidenden Grundkonflikt des Patienten herauszuarbeiten. Bei der Repertorisation werden dazu in hohem Maße Wahnideen und andere Gemütssymptome einbezogen. In weiteren Werken erschließt Sankaran sowohl die botanischen Familien als auch das Periodensystem der Elemente in neuartiger Weise für die Arzneimittelfindung und erweitert die klassische Miasmentheorie. Dabei ergänzt er die Miasmen „Psora“, „Syphilis“ und „Sykosis“ um mehrere „Zwischenmiasmen“, die allesamt menschliche Verhaltensmuster bzw. Reaktionsweisen repräsentieren: „Tuberkulose“, „Ringworm“, „Lepra“, „Typhus“, „Krebs“, „Malaria“ und „Akut“. Durch das Zuordnen homöopathischer Arzneien zu den einzelnen Miasmen kann dieses System bei der Mittelwahl hilfreich sein. Auch die Anamnesetechnik hat Sankaran weiter verändert und zielt damit insbesondere auf das Erkennen der „Vital sensation“ (etwa: „vitalen Empfindung“) des Patienten. Nicht mehr die Erkrankung bzw. die Symptome selbst stehen nun im Vordergrund, sondern die Art und Weise, wie diese vom Patienten geschildert werden. Die Arzneiwahl orientiert sich an den Charakteristika der „vitalen Empfindung“.

12.5.9 Die „Gruppenanalyse“ nach Scholten

Mit dem Erscheinen der Bücher „Homöopathie und Minerale“ (1994) und „Homöopathie und die Elemente“ (1997) des Niederländers **Jan Scholten** (*1951) wurde ein weiteres kreatives Element in die Homöopathie eingebracht. Mithilfe der sogenannten Gruppenanalyseund des Periodensystemsder Elemente, das zum Zweck der Arzneimittelfindung in Serien und Stadien eingeteilt ist, wird die Verschreibung bisher in der Homöopathie nicht beschriebener Arzneien möglich, z. B. von *Scandium, Ruthenium* oder *Calcium muriaticum.* In der Gruppenanalyse werden den Bestandteilen der Minerale bestimmte Themen zugeschrieben: So entspricht bei Scholten die *Phosphoricum*-Gruppe z. B. folgenden Themen: „Kommunikation – mitfühlend – Freunde, Nachbarn, Geschwister – Heimweh – Sprache und Lernen – Neugierde und Reisen – Ruhelosigkeit und Ängste“. Durch die Kombination von jeweils zwei Gruppen – z. B. *Natrium* mit *Phosphoricum* – entstehen neue Aspekte des Arzneimittelbildes, dem Beispiel entsprechend *Natrium phosphoricum*. Die Serien des Periodensystems entsprechen den horizontalen Reihen und sind jeweils nach einer Leitarznei benannt: Wasserstoff-, Kohlenstoff-, Silizium-, Eisen-, Silber-, Gold- und Uraniumserie. Die Stadien entsprechen den vertikalen Reihen und reichen von Stadium 1 (Wasserstoff, Lithium, Natrium etc.) bis Stadium 18 (Helium, Neon, Argon etc.). Den jeweiligen Serien und Stadien sind bestimmte Eigenschaften und Reaktionsweisen zugewiesen, sodass – ähnlich einem Koordinatensystem – die passende homöopathische Arznei für den Patienten ermittelt werden kann.

Durch diese theoretisch-methodischen Kunstgriffe sowohl bei Scholten als auch bei Sankaran ist eine Arzneimittelprüfung am Gesunden als Grundlage der Verschreibung der passenden Arznei nicht mehr in jedem Fall zwingend notwendig, da auch andere Kriterien zu Geltung kommen. Damit entfernen sich diese Methoden teilweise von der Grundannahme des Ähnlichkeitsprinzips („Similia similibus curentur“): Das „similibus“ – also die heilende Arznei – wird nicht mehr durch die Arzneimittelprüfung erfasst (➤ 4), sondern durch ein neuartiges „Mapping“(Rastersystem) bestimmt, mit dessen Hilfe sogar die Wirkung unbekannter Arzneien „vorhergesagt“ werden kann. Für dieses „Mapping“ wird sowohl das Periodensystem der Elemente als auch ein Raster aus Miasmen und Pflanzenfamilien verwendet. Zusätzlich werden Botanik, Signaturenlehre und verschiedene Analogien zur Mittelwahl herangezogen. Zur besseren Unterscheidung dieses Verfahrens von der Homöopathie hat Matthias Wischner dafür den Begriff „Analogopathie“ vorgeschlagen (Wischner 2007, Lucae 2009).

12.5.10 Die „komplexe Methode“ nach Mangialavori

Der Italiener **Massimo Mangialavori** (*1958) hat mit seiner als „komplexe Methode“ titulierten Richtung neue Türen aufgestoßen: Die homöopathischen Arzneimittelbilder werden unter Zuhilfenahme verschiedener Wissenschaften wie Botanik, Toxikologie, Pharmakologie und Anthropologie aufwändig und gründlich erarbeitet und anschließend in ihren Bezügen zu den botanischen Familien bzw. ihren chemischen und physikalischen Zuordnungen dargestellt. Ein wichtiges Element seiner Methode ist die Bildung von Arzneigruppen wie z. B. der homöopathischen Arzneifamilie der „Meeresarzneimittel – *Sepia*-ähnliche“: *Sepia* dient als Leitarznei in einer Gruppe mit *Medusa, Spongia, Corallium rubrum, Ambra* und vielen anderen. Den verschiedenen Arzneifamilien werden „General themes“ („allgemeine Themen“) zugeordnet, den einzelnen Arzneien „Fundamental themes“ („grundlegende Themen“). Dadurch wird eine zuverlässige Verschreibung auch kleiner oder fast unbekannter Arzneien möglich.

12.5.11 Wilseder Forum

Während die Homöopathieausbildung in Deutschland – von wenigen Ausnahmen abgesehen – als außeruniversitäre und postpromotionelle Zusatzausbildung konzipiert war, begann sich Anfang der 1990er-Jahre eine Trendwende abzuzeichnen: Im Frühjahr 1992 trafen sich homöopathiebegeisterte Medizinstudenten verschiedener deutscher Universitäten erstmals in Wilsede, einem kleinen Dorf in der Lüneburger Heide, um ihre bisherigen Erfahrungen auszutauschen und darüber nachzudenken, welche neuen Wege es geben könnte, die Homöopathie im Rahmen des regulären Medizinstudiums zu erlernen. Finanziell und organisatorisch unterstützt von der **Karl-und-Veronica-Carstens-Stiftung,** finden seitdem halbjährlich Treffen statt (➤ Abb. 12.8), zu denen jeweils zwei Vertreter eines studentischen Ar-

Abb. 12.8 Logo des „Wilseder StudentInnenforums für Homöopathie“ (Wilseder Forum) [W973]

beitskreises einer Universität eingeladen werden. Zu den Treffen werden nicht nur bekannte Homöopathie-Referenten eingeladen, sondern es werden auch von den Teilnehmern selbst Fortbildungen in Form von Workshops angeboten. Die offene Atmosphäre, in der die unterschiedlichen Probleme, Meinungen und Richtungen der Homöopathie diskutiert werden können, führte zur Bildung eines Netzwerks, an dem sich inzwischen bereits mehrerer Studentengenerationen beteiligen (http://www.facebook.com/WilsederForum) [Stand: 19.1.2016].

Mittlerweile ist die Homöopathie zwar in den Gegenstandskatalog des Medizinstudiums in Deutschland aufgenommen worden, und an einzelnen Universitäten wird eine Wahlfachausbildung angeboten. Die wesentlichen Impulse zur Homöopathieweiterbildung kommen allerdings weiterhin aus den studentischen Arbeitskreisen, die an vielen medizinischen Fakultäten vertreten sind und auf rein freiwilliger Basis bestehen.

12.5.12 Ausblick

Im Zuge einer allgemeinen Renaissance der Homöopathie hat sich seit den 1980er-Jahren einiges bewegt – die medizinhistorische Forschung, die wissenschaftliche Erforschung der Homöopathie und auch innerhomöopathische Neuerungen haben zahlreiche neue Aspekte hervorgebracht:

- Die Zuwendung der Medizingeschichte zur Geschichte der Homöopathie – wesentlich initiiert und mitgetragen vom Institut für Geschichte der Medizin der Robert-Bosch-Stiftung in Stuttgart – hat dazu geführt, dass mittlerweile deutlich weniger weiße Flecken auf der homöopathischen Geschichtskarte anzutreffen sind. Die Kenntnis der medizinhistorischen Fakten, allen voran die Erforschung der Hahnemann'schen Praxis, hat das Verständnis der homöopathischen Wurzeln in vieler Hinsicht verbessert und hilft, lange unreflektiert tradierte Fehler und Ungenauigkeiten in der homöopathischen Methodik zu korrigieren.
- Die wissenschaftliche Erforschung der Homöopathie hat bemerkenswerte Ergebnisse hervorgebracht: Durch intensive Grundlagenforschung, epidemiologische und v. a. klinische Forschung sind wichtige Schritte in Richtung einer wissenschaftlichen Anerkennung der Homöopathie eingeleitet worden, auch wenn sie bis heute noch nicht als „endgültig bewiesen" gilt. Hochrangige Veröffentlichungen in internationalen Fachzeitschriften konnten demonstrieren, dass eine Anwendung allgemeingültiger wissenschaftlicher Kriterien zur Erforschung der Homöopathie möglich ist. Auch unter den homöopathischen Praktikern, die derartige Forschungsbemühungen vielfach als überflüssig und nutzlos abtaten, steigt die Akzeptanz wissenschaftlicher Grundlagenforschung, und die Einsicht kehrt ein, dass eine Anerkennung der Homöopathie nur über diesen Weg moglich ist (➤ 13).
- Eine Hinwendung vieler homöopathischer Ärzte und Heilpraktiker zu spekulativen und esoterischen Elementen und deren Amalgamierung mit der homöopathischen Methodik führten dazu, dass für Neueinsteiger die wichtigen Grundbegriffe der Homöopathie nicht mehr klar erkennbar waren. Aus diesen Gründen findet seit einiger Zeit eine Bewegung „back to the roots" statt, wodurch das Pendel in eine eher konservative Richtung zurückschlägt, die vorwiegend die Homöopathie des 19. Jahrhunderts rezipiert (Bönninghausen, Jahr, Lippe u. a.). Damit setzt die homöopathische Gemeinde die kontroverse und oft polarisierende Diskussion über die Grundlagen der Homöopathie, die seit Hahnemanns Zeiten geführt wird, fort.

Literatur

Zur besseren Übersicht sind die Literaturangaben in diesem Kapitel unterteilt: Wer Übersichtsarbeiten lesen möchte, wird im ersten Teil fündig; für spezielle Interessen ist im mittleren Teil nachzuschlagen, und für medizinhistorische Forschungsarbeiten kann besonders der Teil „Bibliografien" von Nutzen sein.

ÜBERSICHTEN UND SAMMELBÄNDE

Bleul G (Hrsg.): Homöopathische Fallanalyse. Von Hahnemann bis zur Gegenwart – die Methoden. Haug, Stuttgart 2011

Dinges M (Hrsg.): Homöopathie. Patienten – Heilkundige – Institutionen. Von den Anfängen bis heute. Haug, Heidelberg 1996

Dinges M (Hrsg.): Weltgeschichte der Homöopathie. Länder, Schulen, Heilkundige. C. H. Beck, München 1996

Dinges M: Entwicklung der Homöopathie seit 30 Jahren. ZKH 2012(56):137–148

Heinze S (Hrsg.): Homöopathie 1796–1996: Eine Heilkunde und ihre Geschichte, hrsg. v. Heinze S für das Deutsche Hygiene-Museum, Dresden. Katalog zur Ausstellung, Deutsches Hygiene-Museum (17. Mai bis 20. Oktober 1996). Edition Lit.europe, Berlin 1996Schmidt JM: Taschenatlas Homöopathie in Wort und Bild. Grundlagen, Methodik und Geschichte. Haug, Heidelberg 2001

Schroers FD: Lexikon deutschsprachiger Homöopathen, hrsg. v. Institut für Geschichte der Medizin der Robert-Bosch-Stiftung. Haug, Heidelberg 2006

Tischner R: Geschichte der Homöopathie. Schwabe, Leipzig 1932–1939, Teil 1–4 (in Bd. 1)

Tischner R: Das Werden der Homöopathie. Geschichte der Homöopathie vom Altertum bis zur neuesten Zeit. Neuauflage der Ausgabe von 1950. Mit einem Nachtrag von Prof. Dr. phil. Robert Jütte, gesetzt und redigiert von Schütte A. Sonntag, Stuttgart 2001

Winston J: The Faces of Homoeopathy. An Illustrated History of the First 200 Years. Great Auk Publishing, Tawa 1999

Wischner M: Kleine Geschichte der Homöopathie. KVC, Essen 2004

SPEZIELLE ASPEKTE

Baur J: Das Werk von Dr. Pierre Schmidt. ZKH 1987(31):236–241

Clotten P, Pfeifer S: Georgos Vithoulkas. Der Meister-Homöopath. Biografie und Fälle. Arkana, München 2002

Drexler L: Mathias Dorcsi. Ein Leben für die Homöopathie. Documenta Homoeopathica 1988(9):8–84

Eckart WU: Christian Friedrich Samuel Hahnemann (1755–1843) und die medizinischen Konzepte seiner Zeit. AHZ 1992(237):3–8, 62–74

Eppenich H: Geschichte der deutschen homöopathischen Krankenhäuser. Von den Anfängen bis zum Ende des Ersten Weltkriegs. Quellen und Studien zur Homöopathiegeschichte (Bd. 1). Haug, Heidelberg 1995

Erlach A: Geschichte der Homöopathie in der Schweiz 1827–1971. Quellen und Studien zur Homöopathiegeschichte (Bd. 12). Haug, Stuttgart 2009

Faltin T: Homöopathie in der Klinik. Die Geschichte der Homöopathie am Stuttgarter Robert-Bosch-Krankenhaus von 1940 bis 1973. Quellen und Studien zur Homöopathiegeschichte (Bd. 7). Haug, Stuttgart 2002

Gnaiger J: Die Homöopathie in Mexiko. ZKH 1982(26):47–52

Gnaiger J: Tomas Pablo Paschero – Ein Leben für die Homöopathie. ZKH 1987(31):83–84

Gypser K-H: Adolph Graf zur Lippe Bisterfeld-Weissenfeld. ZKH 1989(33):205–219

Haehl R: Samuel Hahnemann. Sein Leben und Schaffen. Auf Grund neu aufgefundener Akten, Urkunden, Briefe, Krankenberichte und unter Benützung der gesamten in- und ausländischen Literatur (Bd. 1 u. 2). Schwabe, Leipzig 1922

Handley R: Eine homöopathische Liebesgeschichte. Das Leben von Samuel und Mélanie Hahnemann. C. H. Beck, München 1993

Hartmann F: Aus Hahnemann's Leben. AHZ 1844(26):129–134, 145–149, 161–168, 177–187, 194–203, 209–218, 225–236, 241–246

Hickmann R: Das psorische Leiden der Antonie Volkmann. Edition und Kommentar einer Krankengeschichte aus Hahnemanns Krankenjournalen von 1819–1831. Quellen und Studien zur Homöopathiegeschichte (Bd. 2). Haug, Heidelberg 1996

Jütte R: Samuel Hahnemann. Begründer der Homöopathie. dtv, München 2005

Jütte R: The Hidden Roots: A History of Homeopathy in Northern, Central and Eastern Europe. Institute for the History of Medicine of the Robert Bosch Foundation, Stuttgart 2006 (http://www.igm-bosch.de [Stand: 15.1.2016])

Jütte R: Homöopathie und Nationalsozialismus: Letztendlich keine Aufwertung der Homöopathie. Dtsch Arztebl 2014; 111(8):A 304–6

Jütte R, Risse GB, Woodward J: Culture, Knowledge, and Healing. Historical Perspectives of Homeopathic Medicine in Europe and North America. European Association for the History of Medicine and Health Publications, Sheffield 1998

Kaufman M: Homeopathy in America. The Rise and Fall of a Medical Heresy. The Johns Hopkins Press, Baltimore/London 1971

Kottwitz F: Bönninghausens Leben: Hahnemanns Lieblingsschüler. Organon, Berg 1985

Lang G, Seckendorff E v: Homöopathie. Einführung in die Theorie und Praxis der Sehgal-Methode. Eva Lang, Worpswede 2007

Lucae C: Homöopathie an deutschsprachigen Universitäten. Die Bestrebungen zu ihrer Institutionalisierung von 1812 bis 1945. Quellen und Studien zur Homöopathiegeschichte (Bd. 4). Haug, Heidelberg 1998

Lucae C: Das „Lebenswarthische homöopathische Kinderspital" in Wien (1879–1914) – zur Geschichte des ersten homöopathischen Kinderkrankenhauses im deutschsprachigen Raum. Medizin, Gesellschaft und Geschichte 1999(18):81–102

Lucae C: Was ist das zu Heilende? Von der Homöopathie zur „Analogopathie". ZKH 2009(53):9–15

Nicholls PA: Homoeopathy and the medical profession. Croom Helm, London/New York/Sydney 1988

Nierade A: Homöopathie in der DDR. Die Geschichte der Homöopathie in der Sowjetischen Besatzungszone und der DDR 1945 bis 1989. Hans-Walz-Preisschrift. Quellen und Studien zur Homöopathiegeschichte (Bd. 16). KVC, Essen 2012

Planer R (Hrsg.): Der Kampf um die Homöopathie. Pro et contra. Hügel, Leipzig 1926

Poldas SVB: Geschichte der Homöopathie in Indien von ihrer Einführung bis zur ersten offiziellen Anerkennung 1937. Haug, Stuttgart 2010

Preis S: Aspekte der Ähnlichkeit – Vorstellungen und Erfahrungen des Alfonso Masi-Elizalde. ZKH 1994(38):105–114

Schmidt JM: Die Entwicklung der Homöopathie in den Vereinigten Staaten. Gesnerus 1994(51):84–100

Schoeler H: Wer blieb und was bleibt? Ein Rückblick über die vier vergangenen Jahrzehnte der Homöopathie. AHZ 1974(219):1–13, 51–58, 106–111

Schoeler H: Wer blieb und was bleibt? II. Was blieb nach vier Jahrzehnten Homöotherapie? AHZ 1975(220):89–97, 133–136, 178–186

Schreiber K: Samuel Hahnemann in Leipzig. Die Entwicklung der Homöopathie zwischen 1811 und 1821: Förderer, Gegner und Patienten. Quellen und Studien zur Homöopathiegeschichte (Bd. 8). Haug, Heidelberg 2002

Schüppel R: Constantin Hering (1800–1880): Ein Akademiker gründet Institutionen, in: Dinges M (Hrsg.): Homöopathie. Patienten – Heilkundige – Institutionen. Von den Anfängen bis heute. Haug, Heidelberg 1996

Seckendorff E v: Erfahrungen mit der Sehgal-Methode. AHZ 2001(246):47–57

Sehgal Y: Die Sehgal-Methode, in: Homöopathie-Zeitschrift, Sonderheft 2004: Homöopathie nach Sankaran und Sehgal. Homöopathie-Forum, Gauting 2004

Seiler H: Die Entwicklung von Samuel Hahnemanns ärztlicher Praxis anhand ausgewählter Krankengeschichten. Haug, Heidelberg 1988

Stahl M: Der Briefwechsel zwischen Samuel Hahnemann und Clemens von Bönninghausen. Quellen und Studien zur Homöopathiegeschichte (Bd. 3). Haug, Heidelberg 1997

Stolberg M: Geschichte der Homöopathie in Bayern (1800–1914). Quellen und Studien zur Homöopathiegeschichte (Bd. 5). Haug, Heidelberg 1999

Stübler M: Die Homöopathie 1948–1988. AHZ 1988(233):198–205

Vigoureux R: Karl Julius Aegidi. Leben und Werk des homöopathischen Arztes. Quellen und Studien zur Homöopathiegeschichte (Bd. 6). Haug, Heidelberg 2000

Walach H: Die Untersuchung der Homöopathie durch das Reichsgesundheitsamt 1936–1939. ZKH 1990(34):252–259

Willi R: Homöopathie und Wissenschaftlichkeit: Georg Wünstel und der Streit im Deutschen Zentralverein von 1969 bis 1974. KVC, Essen 2003

Wilseder Forum: Festschrift zum 10-jährigen Bestehen. Karl-und-Veronica-Carstens-Stiftung, Essen 2002

Wischner M: Fortschritt oder Sackgasse? Die Konzeption der Homöopathie in Samuel Hahnemanns Spätwerk (1824–1842). KVC, Essen 2000

Wischner M: Das umfassende Therapiekonzept der Homöopathie. Widergespiegelt in Hahnemanns Organon der Heilkunst, in: G. Bleul (Hrsg.): Weiterbildung Homöopathie, Bd. A: Grundlagen der homöopathischen Medizin. 2. Aufl. Sonntag, Stuttgart 2007

BIBLIOGRAFIEN

Baur J, Gypser K-H, Keller G v, Thomas PW: Bibliotheca Homoeopathica. International bibliography of homoeopathic literature/Internationale Bibiliografie der homöopathischen Literatur, Volume/Band. I: Journals/Zeitschriften. Aude Sapere Publishers b. v., o. O. 1984

Bradford TL: Homoeopathic bibliography of the United States: from the year 1825 to the year 1891, inclusive. Boericke and Tafel, Philadelphia 1892

Genneper T: Deutsche Hochschulzeitschriften zum Thema Homöopathie aus den Jahren 1923–1984. ZKH 1987(31):79–82

Günther R, Wittern R (Hrsg.): Katalog der Bibliothek des Homöopathie-Archivs. Institut für Geschichte der Medizin der Robert-Bosch-Stiftung, Stuttgart 1988

Kleinert GO: Bibliotheca homoeopathica. Verzeichniss der im In- und Auslande erschienenen auf die Homöopathie Bezug habenden Schriften. Dritte bis zum Jahre 1861 fortgeführte Auflage. Baumgärtner, Leipzig 1862

Schmidt JM: Bibliographie der Schriften Samuel Hahnemanns. Franz Siegle, Rauenberg 1989

Volz PD: Deutsche Hochschulschriften zum Thema Homöopathie aus den Jahren 1986–1992. ZKH 1994(38):29–32

Winston J: The Heritage of Homoeopathic Literature. An Abbreviated Bibliography and Commentary. Great Auk Publishing, Tawa 2001

KAPITEL

13 Wissenschaftliche Grundlagen und Forschung

Claudia Witt, Klaus Linde

Dieses Kapitel soll in die Methoden der klinischen Homöopathieforschung einführen. Zur Homöopathie wurden mehr als 300 vergleichende Studien durchgeführt, die teilweise in Übersichtsarbeiten zusammengefasst wurden.
Je nach Fragestellung werden in der klinischen Forschung unterschiedliche Studientypen angewendet. Es werden im Folgenden Studien mit und ohne Vergleichsgruppen dargestellt und deren Möglichkeiten und Grenzen diskutiert. Weiterhin wird eine Einführung in ökonomische Analysen gegeben.
Das vorliegende Kapitel gibt eine systematische Einführung in die verschiedenen Studiendesigns. Es werden die relevanten Aspekte für eine kritische Bewertung der jeweiligen Studienform dargestellt und an einem Beispiel angewendet. Prinzipiell wird zwischen experimentellen Studien, in denen jeweils eine Intervention getestet wird, und Beobachtungsstudien, in denen die alltägliche Praxis dokumentiert wird, unterschieden.

13.1 Einführung in die klinische Homöopathieforschung

Gegenwärtig sind über 300 kontrollierte Studien zur Wirksamkeit der Homöopathie publiziert, allerdings weniger als ein Drittel davon in Zeitschriften mit einem Gutachtersystem (Lüdtke 2005). Von diesem Drittel wurde nur der kleinere Anteil in konventionellen Zeitschriften veröffentlicht, der größere erschien in Zeitschriften, die auf Forschung und Wissenschaft in der Komplementärmedizin spezialisiert sind. Darüber hinaus liegen viele Studien nur als Abstracts in Proceedingbänden komplementärmedizinischer Forschungskongresse vor (Lüdtke 2005). Placebokontrollierte klinische Studien zur Homöopathie wurden nur bei einer selektierten Auswahl von Diagnosen (z. B. allergische Rhinitis, Migräne) durchgeführt. Die bisherigen systematischen Übersichtsarbeiten, die die Ergebnisse der placebokontrollierten Studien zusammenfassen (Kleijnen 1991, Linde 1997, Shang 2005, Mathie 2014), zeigen kein einheitliches Ergebnis, sodass nicht eindeutig geklärt ist, ob sich homöopathische Arzneimittel von Placebos unterscheiden.

Von Kritikern der Homöopathie wird dies angesichts der geringen Plausibilität potenzieller Wirkmechanismen aus wissenschaftlicher Sicht als Beleg dafür interpretiert, dass Homöopathie keine über Placeboeffekte hinausgehende Wirksamkeit besitzt. Von Befürwortern wird dagegen argumentiert, dass die zahlreichen positiven Studien für eine Wirksamkeit sprechen.

Grundsätzlich stellt sich die Frage, welche Art von Forschung in der Homöopathie notwendig und sinnvoll ist. Man kann Forschung in der Homöopathie nach ihren Zielen einteilen:

- **Homöopathieinterne Forschung** kann die Weiterentwicklung der Therapiemethode unterstützen (z. B. Überprüfung der Quellen von Repertoriumseinträgen, Arzneimittelprüfungen).
- **Klinische und epidemiologische Forschung** hingegen ermöglicht Erkenntnisse über Inanspruchnahme und Wirksamkeit der Homöopathie.
- Zu den Aufgaben der **Grundlagenforschung** gehört es u. a., Wirkmechanismen zu untersuchen.

Dieses Kapitel zur Homöopathieforschung beschäftigt sich ausschließlich mit klinischen und epidemiologischen Studien zur Homöopathie. Arzneimittelprüfungen wurden bereits in Kapitel 4 (➤ 4) und Kasuistiken in den Kapiteln 7, 8 und 10.4 (➤ 7, ➤ 8, ➤ 10.4) dargestellt.

Eine wesentliche Voraussetzung für die Durchführung einer Studie ist es, vorab eine klare Fragestel-

Tab. 13.1 Beispiele für die Auswahl des Studientyps

Fragestellung	Studientyp
Welche Patienten mit welchen Krankheiten werden in Deutschland homöopathisch behandelt? Wie ist der Krankheitsverlauf von homöopathisch behandelten Patienten?	Prospektive deskriptive Beobachtungsstudie
Wie ist der Krankheitsverlauf von homöopathisch behandelten Patienten im Vergleich zu konventionell behandelten Patienten?	Prospektive vergleichende (analytische) Beobachtungsstudie
Ist die homöopathische Arznei wirksamer als ein Placebo?	Randomisierte placebokontrollierte Studie
Ist die homöopathische Behandlung wirksamer als eine konventionelle Standardtherapie?	Randomisierte kontrollierte Studie

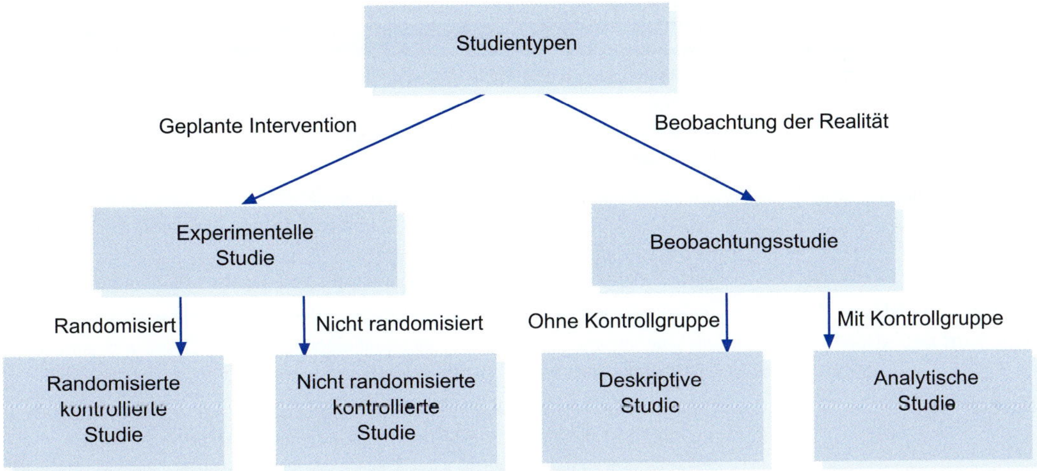

Abb. 13.1 Studientypen [P087]

lung zu formulieren und auf dieser Grundlage den passenden Studientyp auszuwählen (➤ Tab. 13.1).

Grundsätzlich wird zwischen Beobachtungsstudien (➤ 13.2) und experimentellen Studien (➤ 13.3) unterschieden (➤ Abb. 13.1).

In Beobachtungsstudien wird ein etablierter Behandlungsablauf beobachtet, dokumentiert und ausgewertet, während im Rahmen von experimentellen Studien eine für die jeweilige Studie ausgeübte Behandlung (Intervention) in Form eines Experiments untersucht wird.

Zwei grundsätzliche Probleme der Homöopathieforschung sind die **unzureichende Forschungsinfrastruktur** und fehlende Fördermittel. Beide bedingen sich teilweise gegenseitig. Interventionsstudien sind (v.a. wegen der gesetzlichen Vorgaben) sehr teuer und logistisch aufwendig. Schon seit Langem gibt es keine staatlichen Fördermittel für Homöopathiestudien, und das Interesse der Hersteller, Studien zur klassischen Homöopathie durchzuführen, ist eher gering. So erfolgte in Deutschland in den vergangenen Jahrzehnten die Förderung primär durch Stiftungen (Karl-und-Veronica-Carstens-Stiftung und Robert-Bosch-Stiftung).

Klinische und epidemiologische Studien haben nicht zuletzt wegen des Aufkommens der **evidenzbasierten Medizin** (EBM) an Bedeutung gewonnen. Evidenzbasierte Medizin ist definiert als „der bewusste, explizite und angemessene Einsatz der gegenwärtig besten Evidenz bei Entscheidungen über die medizinische Versorgung einzelner Patienten. Evidenzbasierte Medizin zu praktizieren bedeutet, die individuelle klinische Erfahrung in die besten zur Verfügung stehenden Nachweise aus der systematischen Forschung zu integrieren" (Sackett et al. 1996).

Ergebnisse von Studien werden unter Verwendung statistischer Maße dargestellt. Am häufigsten werden Mittelwerte und Mediane sowie relative Risiken (RR) und Odds Ratios (OR) verwendet. Die Verteilung der Daten wird durch Standardabweichungen und Perzentilen beschrieben, die Unsicherheit der ermittelten Maße durch Standardfehler und Konfidenzintervalle (➤ Tab. 13.2).

Ferner werden statistische Tests durchgeführt, um Hypothesen zu testen.

Häufig testet man die Hypothese, dass kein Effekt, d.h. kein Unterschied zwischen zwei beobachteten Gruppen, vorliegt (relatives Risiko = 1 bzw. die Mittelwerte sind gleich). Wenn der statistische Test einen signifikanten Effekt zeigt, geht man davon aus, dass sich die betrachteten Gruppen voneinander unterscheiden.

Um Signifikanz zu zeigen, werden sogenannte **p-Werte** angegeben. Wenn ein p-Wert sehr klein ist, nimmt man an, dass die zugrunde liegende Hypothese (z.B. Gleichheit der Mittelwerte) nicht wahr ist, d.h. die Gruppen sich unterscheiden.

Es sollte jedoch vor einer Überschätzung der Bedeutung von p-Werten gewarnt werden. Zum einen

Tab. 13.2 Häufig verwendete statistische Maße

Statistisches Maß	Erläuterung
Mittelwert (engl. „mean")	Zur Berechnung werden alle Werte addiert und durch die Zahl der Beobachtungen (n) geteilt. Vorteil: Intuitiv verständlich. Nachteil: Kann durch einzelne Extremwerte (Ausreißer) stark beeinflusst werden.
Median (Median)	Zur Ermittlung des Medians werden der jeweils größte und kleinste Wert einer der Größe nach geordneten Datenreihe so lange gestrichen, bis der Wert in der Mitte (= Median) übrig bleibt. Vorteil: Weniger anfällig für Ausreißer als der Mittelwert.
Standardabweichung („standard deviation", SD)	Die Standardabweichung misst die Streuung der Werte um ihren Mittelwert. Ist die Standardabweichung klein, liegen die Beobachtungswerte nahe beieinander; ist sie groß, sind die Beobachtungswerte unterschiedlich.
Quartile	Quartile teilen alle beobachteten Werte in 4 Abschnitte. Das 25 %-Quartil (oder 1. Quartil) ist der Wert, unter dem 25 % der kleinsten Werte liegen. Das 50 %-Quartil (oder 2. Quartil oder Median) ist der Wert, unter dem die Hälfte der Werte liegt.
Perzentile	Perzentile teilen die beobachteten Werte in 100 Teile. Beispielsweise ist das 10. Perzentil der Wert, unter dem 10 % der Werte liegen.
Standardfehler („standard error", SE)	Maß zur Bewertung der Unsicherheit eines Schätzwertes (berechnet sich aus der Standardabweichung).
Standardfehler des Mittelwerts („standard error of the mean", SEM)	Maß zur Bewertung der Unsicherheit des gemessenen Mittelwerts.
95 %-Konfidenzintervall („confidence interval", CI)	Häufig berichteter Bereich zur Bewertung der Unsicherheit eines Schätzwertes (z. B. des Mittelwerts).
Relatives Risiko („relative risk", RR)	Für Studien mit dichotomen Daten (ja/nein): Anteil der Patienten mit einem bestimmten Ereignis (z. B. Tod) in der Prüfgruppe, geteilt durch den entsprechenden Anteil in der Kontrollgruppe. Ein Wert < 1 bedeutet ein geringeres Risiko in der Prüfgruppe, ein Wert > 1 ein erhöhtes Risiko, der Wert 1 zeigt, dass es keinen Unterschied gibt.
Odds Ratio (OR)	Aus methodischen Gründen manchmal verwendetes Maß, das ähnlich wie das relative Risiko zu interpretieren ist (> 1 = erhöhtes Risiko im Vergleich zur Kontrollgruppe), mit intuitiv jedoch schwer zu verstehender Berechnung und Bedeutung.

ist zu berücksichtigen, dass ein Signifikanzniveau immer eine willkürlich gesetzte Schwelle ist. Diese liegt üblicherweise bei 0,05. Das heißt, dass ein p-Wert von 0,049 als signifikant gilt, während ein p-Wert von 0,051 als nicht signifikant eingestuft wird. Zum anderen sagt ein p-Wert nichts über die Größe oder die Bedeutung eines Effekts aus. Mit einer ausreichend großen Fallzahl kann selbst ein klinisch unbedeutender Effekt statistisch signifikant werden. Andererseits kann ein klinisch relevanter Effekt nicht signifikant sein, wenn die Fallzahl der Studie zu klein war. Ein nicht signifikantes Ergebnis bedeutet daher nicht, dass die Gruppen gleich sind oder waren.

13.2 Beobachtungsstudie

Mit Beobachtungsstudien kann sowohl der **natürliche Krankheitsverlauf einer Patientengruppe** als auch die **Reaktion auf eine Exposition** (z. B. homöopathische Behandlung) beschrieben werden. Prinzipiell wird dabei der Behandlungsalltag beobachtet, dokumentiert und ausgewertet.

13.2.1 Deskriptive Beobachtungsstudie

Fragestellung und Terminologie

Eine Beobachtungsstudie, bei der nur eine Gruppe beobachtet wird, es also keine Kontrollgruppe gibt, wird als deskriptive Beobachtungsstudie bezeichnet. Ein Beispiel zeigt ➤ Abb. 13.2.

Mit deskriptiven Beobachtungsstudien lassen sich Fragen zu Charakteristika von Patienten und Krankheiten beantworten und Hypothesen über mögliche Zusammenhänge generieren.

In der Homöopathie kann man mithilfe deskriptiver Beobachtungsstudien z. B. folgende Fragen beantworten:

- Welche Patienten lassen sich homöopathisch behandeln?
- Welche Art von homöopathischer Behandlung findet statt?
- Geht es den Patienten nach einiger Zeit besser oder nicht?
- Welchen Patienten mit welchen Erkrankungen geht es am ehesten besser?

Deskriptive Studien sind demzufolge gut geeignet, eine Wissensbasis für weitere, eher kausal orientierte Studien zu schaffen, und sollten deswegen als Erstes durchgeführt werden.

Beispielsweise zeigte eine prospektive Beobachtungsstudie, an der mehr als 100 niedergelassene homöopathische Arztpraxen beteiligt waren, dass die Patienten einen klassischen Homöopathen am häufigsten aufgrund chronischer Kopfschmerzen (Frauen), allergischer Rhinitis (Männer) und atopischer Dermatitis (Kinder beiderlei Geschlechts) aufsuchten (Witt 2005a). Weiterhin zeigte diese Studie, dass es den Patienten nach 2 Jahren deutlich besser ging als vorher.

Relevante methodische Aspekte

Beobachtungsstudien ohne Kontrollgruppe können grundlegende und relevante Informationen über eine Behandlungsmethode liefern. Dabei ist es wichtig, dass die Daten der Patienten systematisch und in standardisierter Form erfasst werden und möglichst vollständig vorliegen. Auch sollte insbesondere bei chronischen Krankheiten auf eine ausreichend lange Beobachtungsdauer geachtet werden. Deskriptive Beobachtungsstudien können keinen kausalen Zusammenhang zwischen z. B. der Verbesserung der Symptome bei Patienten mit atopischer Dermatitis und der homöopathischen Behandlung belegen, denn Einflussfaktoren wie z. B. Spontanheilungen lassen sich bei diesem Studientyp prinzipiell nicht vom beobachteten Ergebnis unterscheiden. Jedoch ist der Wert deskriptiver Beobachtungsstudien nicht zu unterschätzen. Sie schließen bei der Beobachtung die **Therapiemethode als Gesamtes** ein und geben wertvolle Hinweise darauf, ob überhaupt eine Besserung stattfindet und ob weitere vergleichende Studien sinnvoll sind. Die deskriptiven Beobachtungsstudien der vergangenen Jahre haben klare Hinweise erbracht, dass es chronisch langzeiterkrankten Patienten unter homöopathischer Behandlung schon nach 3–6 Monaten deutlich besser geht, auch wenn dies nicht kausal auf die homöopathische Behandlung zurückgeführt werden kann.

Kritische Bewertung einer Beobachtungsstudie

Es gibt einige Aspekte, die bei Beobachtungsstudien von hoher Qualität berücksichtigt werden sollten. Im Vordergrund steht meist die Frage, inwieweit die Ergebnisse der jeweiligen Studie auf die Gesamtheit der betroffenen Patienten übertragbar sind (= Repräsentativität).

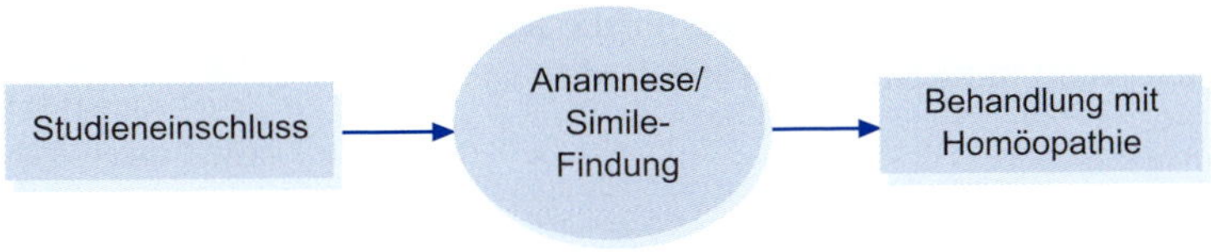

Abb. 13.2 Deskriptive Beobachtungsstudie [P087]

Wird die Auswahl der untersuchten Patientengruppe (Stichprobe) klar beschrieben?

Damit Sie die Repräsentativität der Ergebnisse einschätzen können, muss für Sie nachvollziehbar sein, wie die Patienten für die Studie ausgewählt wurden. Wurden z. B. in eine Homöopathiestudie nur stationäre Patienten eingeschlossen, ist es fraglich, ob die Ergebnisse auf ambulante Patienten mit oft geringerer Erkrankungsschwere übertragbar sind.

Ist die Anzahl der eingeschlossenen Patienten groß genug?

Achten Sie auf die Größe der untersuchten Patientengruppe. Je größer die Gruppe ist, desto höher ist die Wahrscheinlichkeit, dass die untersuchten Patienten in ihren Merkmalen heterogen sind und damit eine möglichst repräsentative Auswahl der gesamten betroffenen Patientengruppe darstellen.

Werden die Patientencharakteristika berichtet?

Um die Übertragbarkeit der Studienergebnisse auf größere Patientengruppen einschätzen zu können, müssen die relevanten Patientencharakteristika (z. B. Alter, Geschlecht, Schulbildung, Schwere der Erkrankung, Dauer der Erkrankung) berichtet werden. Ist dies nicht der Fall, können Sie gar nicht einschätzen, für welche Art von Patienten das Studienergebnis gilt.

Sind die Daten so vollständig wie möglich?

Achten Sie darauf, ob die Autoren eine Aussage zur Vollständigkeit ihrer Daten gemacht haben. Bei Studien mit Nachverfolgung (Follow-up) ist es wichtig, dass möglichst viele Patienten am jeweiligen Follow-up teilgenommen haben. Liegen Daten eines Erhebungszeitpunkts nur unvollständig vor, kann nicht ausgeschlossen werden, dass das Fehlen der Daten (Missing data) kein Zufall ist. Haben ggf. nur die Patienten geantwortet, denen es besser ging, wäre das Gesamtergebnis zu positiv. Allerdings gibt es keine Studien mit absolut vollständigen Daten, sodass auch in guten Studien Daten in einem Umfang von bis zu ca. 30 Prozent fehlen können. Die Anwendung statistischer Ersetzungsverfahren für die fehlenden Daten gehört mittlerweile zum Standard.

Werden die Studienergebnisse kritisch diskutiert?

Studien ohne Schwächen sind praktisch unmöglich. Wenn Autoren nicht die wichtigsten Schwächen der eigenen Arbeit zumindest kurz diskutieren, ist Skepsis angebracht.

Exkurs: Kohortenstudie

Beispiel für eine deskriptive Beobachtungsstudie

Quelle: Witt CM et al.: Homeopathic medical practice: Long-term results of a cohort study with 3 981 Patients. BMC Public Health 2005a(5):115.

Abstract: In einer prospektiven Kohortenstudie wurden 3 981 Patienten (2 851 Erwachsene und 1 130 Kinder), die sich von September 1997 bis Juni 1999 erstmals in einer von 103 klassisch homöopathischen Arztpraxen vorstellten, rekrutiert und über 2 Jahre (Fragebögen zu 0, 3, 12 und 24 Monaten) nachbeobachtet. Anhand standardisierter Fragebogen wurden Diagnosen, Anamnese, Konsultationen und Verschreibungen erhoben. Fast alle Patienten litten an chronischen Erkrankungen seit im Mittel 10,3 ± 9,8 (Erwachsene) bzw. 4,3 ± 3,7 (Kinder) Jahren. Häufigste Diagnosen waren allergische Rhinitis bei Männern, Kopfschmerzen bei Frauen und atopische Dermatitis bei Kindern. Die Erstkonsultation dauerte bei Erwachsenen im Mittel 117 ± 43 Minuten und bei Kindern 86 ± 36 Minuten. Follow-up-Konsultationen dauerten bei Erwachsenen 9 ± 9 Minuten und bei Kindern 9 ± 10 Minuten und fanden zu 50 Prozent telefonisch statt. Aus Sicht der Patienten hat die Schwere der Beschwerden von der Baseline bis zum Zeitpunkt nach 24 Monaten signifikant ($p < 0{,}001$) abgenommen: Auf einer von 0 (keine Beschwerden) bis 10 (schwerstvorstellbare Beschwerden) reichenden Skala verbesserten sich die Erwachsenen von 6,2 ± 1,7 auf 3,0 ± 2,2 Punkte, die Kinder von 6,1 ± 1,8 auf 2,2 ± 1,9 Punkte. Die Einschätzung der Ärzte verhielt sich ähnlich. Die Lebensqualität verbesserte sich ebenfalls deutlich (v. a. bei den Erwachsenen), die Zahl der eingenommenen schulmedizinischen Medikamente konnte erheblich reduziert werden.

Kritische Bewertung:

- Die Auswahl der Patientengruppe wird beschrieben (vgl. Quelle, S. 2): „Patients were eligible for the study if they were consulting the participating physician for the first time and were at least one year of age" und „A total of 187 physicians participating in 4 working groups were contacted […]. 103 chose to participate".
- Mit einer Anzahl von 3 981 Patienten handelt es sich um eine große Patientengruppe.
- Die relevanten Patientencharakteristika werden in Tabelle 1 dargestellt.

13.2.2 Vergleichende (analytische) Beobachtungsstudie

Fragestellung und Terminologie

Eine Beobachtungsstudie, in der zwei Gruppen in Bezug auf das Behandlungsergebnis (= Outcome) verglichen werden, wird als analytische Beobachtungsstudie bezeichnet (➤ Abb. 13.3). Es gibt also immer **mindestens eine Kontrollgruppe.**

Vergleichende Studien beantworten z. B. folgende Fragen:

- Profitieren Patienten von der homöopathischen Behandlung mehr als Patienten, die eine konventionelle Behandlung in Anspruch nehmen?
- Ist der Behandlungserfolg unter einer Kombination von konventioneller und homöopathischer Behandlung größer als unter rein homöopathischer Behandlung?

In einer prospektiven vergleichenden Beobachtungsstudie werden z. B. Patienten mit chronischen Kopfschmerzen und Rückenschmerzen, die bei zwei verschiedenen Arztgruppen in Behandlung waren (homöopathische oder konventionelle Ärzte), bezüglich des Erkrankungsverlaufs verglichen (Witt et al. 2005b). Die Patienten in der homöopathischen Gruppe berichteten nach 12 Monaten eine deutlichere Besserung ihrer Beschwerden als die Patienten der konventionellen Gruppe.

Relevante methodische Aspekte

Um den Einfluss einer Therapie auf das Ergebnis einschätzen zu können, benötigt man eine Kontrollgruppe. Da die Patienten in analytischen Beobachtungsstudien nicht zufällig zugeteilt (randomisiert) werden, ist darauf zu achten, dass die Kontrollgruppe möglichst in allen bekannten Merkmalen mit der beobachteten Gruppe vergleichbar ist. Daher müssen möglichst viele Gruppenmerkmale erhoben werden, um in der statistischen Auswertung in Bezug darauf zu kontrollieren. Dieses Kontrollverfahren wird als **Adjustierung** bezeichnet, womit versucht wird, durch komplexe statistische Methoden die Ergebnisse für die Gruppenunterschiede zu korrigieren. Jedoch kann man dies nur für die bereits zu Studienbeginn bekannten Merkmale tun, sodass immer eine gewisse Unsicherheit bestehen bleibt, ob das Ergebnis nicht maßgeblich durch ein unbekanntes Merkmal, in dem sich beide Gruppen unterscheiden, beeinflusst wurde.

Vergleichende Beobachtungsstudien haben jedoch den Vorteil, dass sie das **Gesamtsystem einer Therapie,** also die Homöopathie als ganzheitlichen Behandlungsansatz, untersuchen und nicht die Arzneimittelgabe von der Anamnese trennen. Die Ergebnisse dieser Studien sind z. B. hilfreich, um zu sehen, ob bestimmte Patientengruppen mit einer Präferenz für die homöopathische Behandlung einen besseren Behandlungserfolg haben als andere Patienten, die eine andere Therapie gewählt haben.

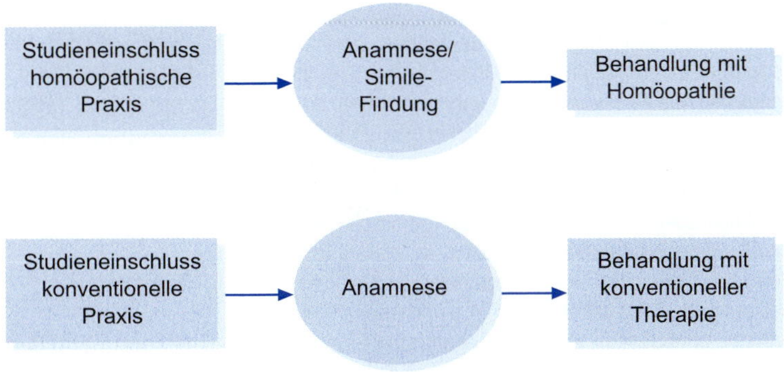

Abb. 13.3 Vergleichende (analytische) Beobachtungsstudie [P087]

Kritische Bewertung einer vergleichenden (analytischen) Beobachtungsstudie

Exkurs: Vergleichende (analytische) Beobachtungsstudie

Prinzipiell gelten alle Aspekte, die auch für deskriptive Beobachtungsstudien gelten (➤ 13.2.1), jedoch sind aufgrund der Notwendigkeit einer Kontrollgruppe noch weitere Aspekte zu berücksichtigen.

Werden die Patientencharakteristika beider Gruppen verglichen?

Prüfen Sie nach, ob alle erfassten Patientencharakteristika für beide Gruppen dargestellt werden. Für die Gültigkeit der Ergebnisse ist es wichtig zu wissen, wie vergleichbar die beiden Gruppen waren und für welche Merkmale Unterschiede vorlagen.

Wird der Umgang mit Gruppenunterschieden klar dargestellt?

Für die bekannten Unterschiede sollte statistisch korrigiert (adjustiert) werden. Das entsprechende Vorgehen sollte klar und detailliert beschrieben sein. Achten Sie darauf, dass die Merkmale, für die adjustiert wurde, genannt wurden.

Beispiel für eine vergleichende Beobachtungsstudie

Quelle: Keil T et al.: Homeopathic versus conventional treatment of children with eczema: A comparative cohort study. Complement Ther Med 2008(Feb 16;1):15–21; doi: 10.1016/j.ctim.2006.10.001.

Abstract: Ziel war es, über einen Zeitraum von 12 Monaten zu evaluieren, inwieweit homöopathische Behandlung im Vergleich zu konventioneller Behandlung die Schwere des atopischen Ekzems bei Kindern beeinflusst. Es wurden zwei Gruppen von Kindern (Alter 1–6 Jahre) verglichen; die eine wurde von homöopathischen, die andere von konventionellen Ärzten behandelt. Zielparameter waren die Schwere der Erkrankung aus Arzt- und Patientensicht (numerische Analogskala von 0 bis 10) und die krankheitsspezifische Lebensqualität, gemessen zu Behandlungsbeginn, nach 6 und nach 12 Monaten. Es wurden 118 Kinder in die Studie eingeschlossen. Die Schwere des atopischen Ekzems hat sich in beiden Behandlungsgruppen ähnlich verbessert (homöopathische Gruppe von 3,5 zu 2,5; konventionelle Gruppe von 3,4 zu 2,1, p = 0,447). Daraus lässt sich die Schlussfolgerung ziehen, dass sich bei beiden Behandlungsgruppen ähnliche Verbesserungen gezeigt haben.

- **Kritische Bewertung:**
- Die Patientencharakteristika beider Gruppen wurden in Tabelle 1 (s. Quelle) dargestellt.
- Für alle bestehenden Unterschiede wurde adjustiert (Charakteristika in Tabelle 3).
- Die Auswahl der Patienten und der behandelnden Studienärzte wird in den Methoden klar beschrieben.
- Die Größe der Studie ist mit 118 Patienten als mittelgroß einzuschätzen.

13.3 Experimentelle Studie

13.3.1 Nicht randomisierte kontrollierte Studie

Fragestellung und Terminologie

In kontrollierten Studien wird eine eigens für diese Studie geplante und durchgeführte Intervention in Sinne eines Experiments untersucht. Neben der beobachteten Gruppe gibt es eine Kontrollgruppe. Bei einer kontrollierten Studie wird außerdem Wert darauf gelegt, die **Umgebungsbedingungen zu kontrollieren,** um möglichst viele Einflussfaktoren auszuschalten. Daher wird auch der Begriff „experimentelle Studie" verwendet. Diese kann als nicht randomisierte kontrollierte Studie oder als randomisierte kontrollierte Studie (➤ 13.3.2) durchgeführt werden. Nicht randomisierte kontrollierte Studien werden heutzutage jedoch eher selten durchgeführt.

Mithilfe von nicht randomisierten kontrollierten Studien lassen sich Fragen zur Wirksamkeit einer Therapiemethode im Vergleich zu einer Kontrollgruppe (z. B. Homöopathie im Vergleich zu einer konventionellen Standardbehandlung) untersuchen (➤ Abb. 13.4).

Relevante methodische Aspekte

In experimentellen Studien wird durch die vorherige Festlegung von Ein- und Ausschlusskriterien angestrebt, eine möglichst homogene Patientengruppe

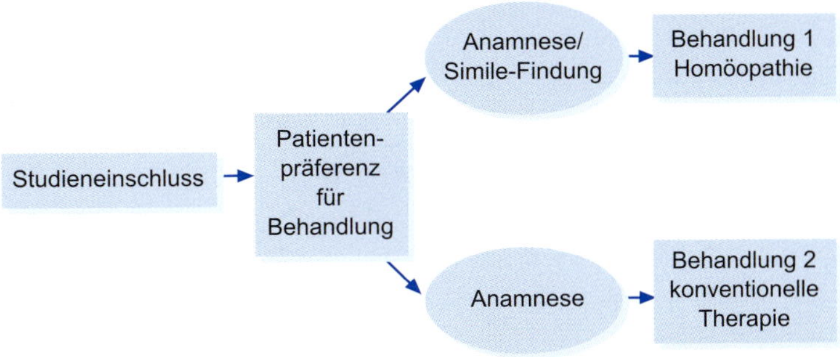

Abb. 13.4 Nicht randomisierte kontrollierte Studie [P087]

zu erhalten. Im Verlauf der Studie wird darauf geachtet, dass die Patienten keine anderen Therapieverfahren außer der Studienintervention in Anspruch nehmen. Je stärker die Umgebungsbedingungen kontrolliert werden, desto mehr wird die kausale Gültigkeit der Ergebnisse **(interne Validität)** verbessert. Dies führt jedoch häufig dazu, dass die Übertragbarkeit der Ergebnisse auf die Normalbevölkerung **(externe Validität)** abnimmt. Prinzipiell ist eine randomisierte kontrollierte Studie (➤ 13.3.2) immer einer nicht randomisierten kontrollierten Studie vorzuziehen, da die kausale Gültigkeit der Ergebnisse größer ist. Bei starken Patientenpräferenzen (z. B. für die homöopathische Behandlung) besteht die Möglichkeit, dass sich nicht ausreichend Patienten randomisieren lassen. In diesem Fall kann eine nicht randomisierte kontrollierte Studie erwogen werden.

Der wesentliche Nachteil einer nicht randomisierten Studie ist, dass die Charakteristika der Patienten in beiden Gruppen nicht zufällig verteilt sind und ein Einfluss unbekannter Charakteristika auf die Ergebnisse nicht ausgeschlossen werden kann. Weiterhin werden, wie bereits im Kapitel zu den Beobachtungsstudien beschrieben (➤ 13.2), aufwendige statistische Verfahren notwendig, um bereits bekannte Gruppenunterschiede zu korrigieren.

Kritische Bewertung einer nicht randomisierten kontrollierten Studie

Sind die Interventionen in beiden Gruppen klar beschrieben?

Die Therapien, die in beiden Gruppen verabreicht wurden, sollen klar beschrieben sein. Durften die Patienten andere Behandlungen (z. B. Schmerzmittel als Begleitmedikation bei Kopfschmerzpatienten) in Anspruch nehmen, sollte diese Einnahme dokumentiert und von den Autoren berichtet worden sein.

Wird der primäre Zielparameter eindeutig genannt?

Experimentelle Studien verfolgen meist das Ziel, die Wirksamkeit einer Therapiemethode kausal zu untersuchen. Damit die Ergebnisse nicht dem Zufall zugeschrieben werden können, sollte immer ein primärer Zielparameter festgelegt werden. Wird mehr als ein primärer Zielparameter genannt oder nicht zwischen primären und sekundären Zielparametern unterschieden, sollten die Ergebnisse zumindest konsistent sein. Zeigt z. B. nur einer von vielen Zielparametern einen signifikanten Unterschied, kann dieser rein zufällig sein.

Sind die beiden Gruppen vergleichbar?

Überprüfen Sie, ob die beiden Behandlungsgruppen in ihren Merkmalen vergleichbar sind oder ob, wie bei einer nicht randomisierten Studie eher zu erwarten ist, Unterschiede zwischen den Gruppen dargestellt wurden. Voraussetzung für diese Einschätzung ist, dass die Merkmale für beide Behandlungsgruppen übersichtlich, z. B. in einer Tabelle, dargestellt wurden. Wird lediglich berichtet, dass die Gruppen vergleichbar waren, ist Skepsis geboten.

Wurde in Bezug auf vorhandene Gruppenunterschiede korrigiert?

Überprüfen Sie, wie die Autoren mit vorhandenen Gruppenunterschieden umgegangen sind. Wurden die Ergebnisse durch Anwendung entsprechender

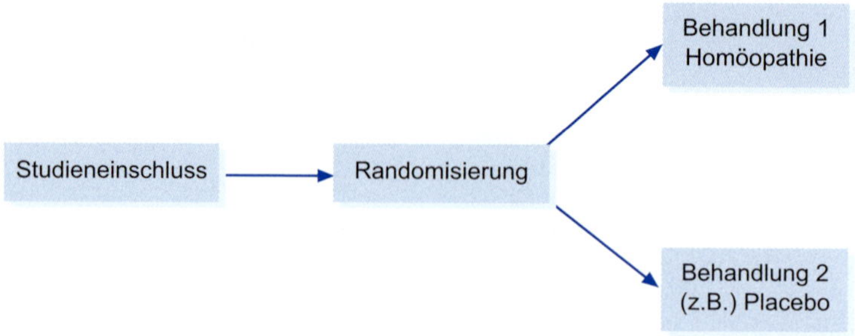

Abb. 13.5 Randomisierte kontrollierte Studie [P087]

statistischer Verfahren bezüglich der vorhandenen Gruppenunterschiede korrigiert?

Werden die Studienergebnisse kritisch diskutiert?

Studien ohne Schwächen sind praktisch unmöglich. Insbesondere bei nicht randomisierten Studien sollten die Autoren diskutieren, weshalb nicht randomisiert wurde.

Auf ein Beispiel zu nicht randomisierten kontrollierten Studien wird verzichtet, da sie nur sehr selten durchgeführt werden und keine aktuellen Publikationen vorliegen.

13.3.2 Randomisierte kontrollierte Studie

Fragestellung und Terminologie

Exkurs: Randomisierte Studie

Als wichtigste Methode zur **Untersuchung der Wirksamkeit medizinischer Interventionen** gilt heute die randomisierte kontrollierte Studie (Randomized controlled trial = RCT) (➤ Abb. 13.5). Dabei werden die Teilnehmer nach Aufnahme in die Studie streng zufällig verschiedenen Gruppen zugeordnet (= randomisiert).

Für den Vergleich mit der Prüfintervention kommen eine Nichtbehandlung, eine andere Behandlung oder eine Placebointervention infrage (➤ Abb. 13.5). Die Fragestellung jeder randomisierten Studie enthält die Elemente **PIKO** (**P**atienten, **I**ntervention, **K**ontrollintervention, **O**utcome = Zielkriterium, mit dem der Verlauf beurteilt wird). Beispiel: Profitieren Patienten mit Migräne (P) von einer klassisch homöopathischen Behandlung (I) mehr als von einer Placebobehandlung (K) in Bezug auf die Häufigkeit der Attacken (O)?

Insgesamt liegen mehr als 200 randomisierte klinische Studien zur Homöopathie vor, davon ca. 40 zu individualisierten Behandlungsstrategien. In den vergangenen Jahrzehnten wurden in der klinischen Homöopathieforschung randomisierte Studien überwiegend mit Placebokontrolle und unter Doppelblindbedingungen durchgeführt. Dies ist dadurch bedingt, dass die Auseinandersetzung mit der „konventionellen“ Medizin fast ausschließlich von der Frage „Ist Homöopathie mehr als ein Placebo?“ dominiert wurde. Diese Studien haben meist einen artifiziellen Charakter und spiegeln die Praxisrealität kaum wider. Sie werden im Englischen häufig als „efficacy studies“ (obwohl diese in Bezug auf Arzneimittel oft als experimentelle Wirksamkeitsstudien unter Optimalbedingungen definiert werden) oder als „explanatory trials“ bezeichnet.

Randomisierte Studien können jedoch auch in einer deutlich pragmatischeren Weise durchgeführt werden. Sie werden dann als „effectiveness studies“ oder „pragmatic trials“ bezeichnet. **Pragmatische randomisierte Studien** untersuchen versorgungsrelevante Fragestellungen und versuchen, experimentelle Verfremdungen zu vermeiden: In der Regel nimmt eine größere Zahl an Behandlern teil, die Behandlungen sind individualisiert, die Selektionskriterien erlauben den Einschluss von Patienten mit Begleiterkrankungen, und die Zielkriterien orientieren sich an dem, was für die Patienten langfristig als relevant erscheint. Bei der Akupunktur wurde z. B. im Rahmen solcher Studien geprüft, ob Schmerzpatienten, die zusätzlich zur Routineversorgung Akupunktur im Rahmen der Kassenversorgung in Anspruch nehmen konnten, bessere Langzeitergebnisse hatten als Patienten, die diese Möglichkeit nicht hatten (Vickers et al. 2004, Thomas et al. 2006, Witt et al. 2006b).

Relevante methodische Aspekte

Eine randomisierte Zuteilung der Patienten zu der zu vergleichenden Gruppen gilt aus zwei Gründen als fundamental für die Aussagekraft von Studien zur Wirksamkeit:

1. Durch eine zufällige Verteilung der Patienten auf die Gruppen wird ausgeschlossen, dass Arzt oder Patient bewusst oder/und unbewusst darauf Einfluss nehmen, wer welche Therapie erhält.
2. Die Randomisation sorgt außerdem dafür, sofern ausreichend viele Patienten in eine Studie eingeschlossen werden, dass die Gruppen bezüglich bekannter und unbekannter Merkmale vergleichbar sind. Dabei ist allerdings zu betonen, dass auch der Zufall, insbesondere bei kleinen Studien, dazu führen kann, dass sich die Gruppen deutlich unterscheiden. Die Randomisation erlaubt im Vergleich zu nicht randomisierten Studien auch den Einsatz deutlich einfacherer statistischer Verfahren in der Analyse.

Eine Verblindung ist v.a. dann wünschenswert, wenn in einer Studie die Wirksamkeit über subjektive Größen wie z.B. Schmerzintensität oder Lebensqualität bestimmt wird. Wenn der Vergleich nicht gegen Placebo erfolgt, ist dies jedoch häufig unmöglich bzw. nur eingeschränkt möglich (z.B. wenn der Verlauf durch einen an der Therapie unbeteiligten Arzt beurteilt wird, der nicht weiß, welcher Gruppe ein Patient angehört). Die Aussagekraft unverblindeter Studien ist aus methodischer Sicht sicher eingeschränkt. Insbesondere bei nicht medikamentösen Therapien (z.B. Psychotherapie, Entspannung, Physiotherapie) sind sie jedoch die Regel – und werden selbstverständlich auch interpretiert.

Besonders bei länger dauernden (randomisierten und nicht randomisierten) Studien besteht das Problem, dass ein Teil der Patienten vorzeitig abbricht oder andere Behandlungen beginnt. Besonders gravierend ist dies, wenn sich Abbruchraten und -gründe in den Vergleichsgruppen unterscheiden. Vor allem wenn untersucht werden soll, ob die Therapie einer Placebobehandlung oder keine Behandlung überlegen ist, werden randomisierte Studien daher seit ein paar Jahren meist nach dem sogenannten **Intent-to-treat-Prinzip** analysiert. Dabei wird meist jeder randomisierte Patient in die Auswertung mit aufgenommen, gleichgültig, ob er die Studie regulär beendet hat oder nicht. Fehlende Werte (z.B. die Zahl der Migräneattacken 6 Monate nach Behandlung) werden entweder durch die Werte vor Therapiebeginn oder durch die letzten verfügbaren Werte ersetzt. Durch dieses für den Praktiker schwer nachvollziehbare Vorgehen soll vermieden werden, dass durch die Ausfälle die Bewertung verzerrt wird. Zusätzlich wird allerdings meist auch eine „Per-protocol"-Auswertung durchgeführt, bei der nur Patienten berücksichtigt werden, die die Studie protokollgemäß durchlaufen haben.

Seitens homöopathischer Ärzte wird häufig argumentiert, dass randomisierte Studien zu einer individualisierten homöopathischen Behandlung nicht durchführbar seien. Dies ist nicht zutreffend. Das Prinzip der randomisierten Zuteilung bedeutet grundsätzlich nicht, dass die nach der Randomisation folgende Therapie standardisiert werden muss. Sogar in placebokontrollierten Studien ist eine **Indi-**

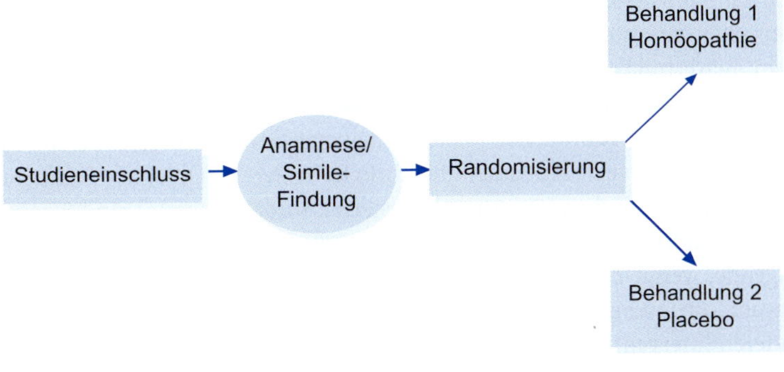

Abb. 13.6 Randomisierte kontrollierte Studie mit Similefindung vor der Randomisation [P087]

vidualisierung grundsätzlich möglich, z. B., indem bei allen Studienteilnehmern zuerst eine Anamnese und Similefindung erfolgt und erst danach durch die Randomisation entschieden wird, wer Placebo und wer Verum erhält (für Beispiele, z. T. mit Variationen dieser Vorgehensweise siehe de Lange de Klerk et al. 1994, Frei et al. 2005, Jacobs et al. 1994, Walach et al. 1997) (➤ Abb. 13.6). Allerdings testet man auf diese Weise streng genommen nicht die Homöopathie als solche, sondern die vom jeweiligen Therapeuten praktizierte Homöopathie (dies trifft aber grundsätzlich auch auf Studien zur Chirurgie, Psychotherapie oder Krankengymnastik zu).

In placebokontrollierten Doppelblindstudien sind die Bedingungen für die **Behandlung chronischer Krankheiten** deutlich verfremdet bzw. erschwert, da der Homöopath bei einem Wechsel des Mittels nicht weiß, ob z. B. ein fehlendes Ansprechen auf eine falsche Similewahl zurückzuführen ist oder darauf, dass der Patient ein Placebo erhielt.

Eine grundsätzliche Schwierigkeit randomisierter Studien – ob pragmatisch oder nicht – im Bereich der Homöopathie ist, dass die Patienten, die sich in der Praxis homöopathisch behandeln lassen, sich bewusst für diese Therapieform entschieden haben und in der Regel einer zufälligen Zuteilung zu einer Vergleichsgruppe nicht zustimmen. Dies führt dazu, dass die Patienten in randomisierten Studien in der Regel andere sind als in der alltäglichen homöopathischen Praxis. Es ist unklar, inwieweit sich dies auf die Studienergebnisse und deren Interpretierbarkeit auswirkt.

Kritische Bewertung einer randomisierten Studie

Vom methodischen Grundansatz her unterscheiden sich randomisierte Studien zur Homöopathie nicht von jenen zu anderen Therapien. Die grundsätzlichen Bewertungskriterien entsprechen daher den allgemein üblichen (➤ 13.2.1, ➤ 13.2.2, ➤ 13.3.1). In den gängigen Lehrbüchern über evidenzbasierte Medizin finden sich sehr gute, ausführliche Anleitungen zum kritischen Lesen randomisierter Studien (z. B. Kunz, Fritzsche und Neumayer 2000). Der folgende, vergleichsweise kurze Fragenkatalog ist sowohl auf Studien zu homöopathischen wie auch anderen Interventionen anwendbar.

War die Zuteilung zu den Gruppen tatsächlich streng zufällig?

Prüfen Sie, ob gewährleistet ist, dass der aufnehmende Arzt nicht wusste, welcher Gruppe der nächste Patient zugeteilt wird. Insbesondere in älteren Studien wurden häufig Verfahren angewendet, die dies nicht gewährleisteten, z. B. bei chirurgische Studien, in denen die Liste mit den zufälligen Zuteilungen für die nächsten Patienten im Operationssaal offen aushing. Wenn ein Patient aus Sicht des Chirurgen „nicht geeignet" für die als Nächstes anstehende Zuteilung war, wurde er entweder gar nicht erst in die Studie aufgenommen oder etwas weiter unten auf der Liste auf eine passende Zuteilung gesetzt. In solchen Fällen sind alle Vorteile der randomisierten Zuteilung dahin, und die Studie ist nicht anders einzustufen als eine nicht randomisierte Studie (➤ 13.3.1).

Waren die Gruppen vor Therapiebeginn vergleichbar?

Die Randomisation gewährleistet nicht, dass die gebildeten Gruppen tatsächlich immer gleiche Ausgangsbedingungen haben. Insbesondere bei kleinen Studien kann es zufällige Unterschiede geben. Daher sollte kritisch geprüft werden, ob die Gruppen vor Therapiebeginn tatsächlich vergleichbar waren. In der Regel finden sich soziodemografische Merkmale und Baseline-Werte der Gruppen in der ersten Tabelle einer Publikation.

Wer war in der Studie verblindet? Falls keine Verblindung erfolgte: Wie hoch ist die Wahrscheinlichkeit, dass die Ergebnisse durch Faktoren, die nichts mit der Therapie zu tun haben, beeinflusst worden sein könnten?

Insbesondere bei Studien zu nicht medikamentösen Interventionen (z. B. in der Chirurgie) oder bei pragmatischen Studien ist es nicht möglich, Behandler und/oder Patienten zu verblinden. Wünschenswert wäre dann z. B., dass eine dritte, unbeteiligte, verblindete Person den klinischen Verlauf beurteilt. Objektive Zielkriterien (z. B. Mortalität oder Laborwerte) sind weniger anfällig gegenüber subjektiven Verzerrungen. Auch ist es notwendig, kritisch zu überprüfen, ob eventuelle Kointerventionen in beiden Gruppen gleich häufig stattfanden.

Gab es Probleme mit Studienabbrüchen oder Ausschlüssen?

Insbesondere bei länger andauernden Studien ist es unvermeidlich, dass ein Teil der Patienten die Behandlung bzw. die Dokumentation abbricht. Auch kommt es immer wieder vor, dass Patienten trotz des Vorliegens von Ausschlusskriterien in die Studie aufgenommen werden. Als Faustregel gilt, dass bei einer Quote fehlender Daten bzw. Abbrüche von unter 10 Prozent kein relevantes Problem besteht. Liegt diese Quote bei über 30 Prozent, ist große Skepsis angebracht. Prüfen Sie, ob eine Intent-to-treat-Analyse durchgeführt wurde (s. o.). Gute Studienpublikationen enthalten als erste Abbildung meist ein Flowchart, in dem Sie diese Informationen finden.

Wie groß und wie konsistent sind die Behandlungseffekte?

Sind Studienergebnisse angemessen beschrieben, sollte jeder Leser mit sehr basalen statistischen Kenntnissen in der Lage sein, die Ergebnisse zu verstehen. Ist dies nicht der Fall, ist Skepsis angebracht. Versuchen Sie, sich ein Bild zu machen, ob die beschriebenen Behandlungseffekte tatsächlich relevant, d. h. groß genug sind, um eine Behandlung zu rechtfertigen. Prüfen Sie auch, ob z. B. nur bei einem Zielkriterium ein positives Ergebnis beobachtet wurde oder ob die Resultate insgesamt konsistent sind.

Werden die Studienmethodik und -ergebnisse kritisch diskutiert?

Da auch randomisierte Studien nie methodisch perfekt sein können, sollten wichtige Schwächen in der Diskussion angesprochen werden. Erfolgt dies nicht, sollte man der Arbeit mit besonderer Skepsis begegnen.

Beispiel für eine randomisierte kontrollierte Studie

Quelle: Weatherly Jones E et al.: A randomised, controlled, triple-blind trial of the efficacy of homeopathic treatment for chronic fatigue syndrome. J Psychosom Res 2005(56):189–197.

Abstract: Ziel der Studie war es, zu untersuchen, ob eine individualisierte homöopathische Behandlung von Patienten mit chronischem Müdigkeitssyndrom (Chronic Fatigue Syndrome = CFS) subjektive Symptome wirksamer bessert als eine Placebobehandlung. 103 Patienten mit chronischem Müdigkeitssyndrom wurden über zwei Spezialambulanzen in Großbritannien rekrutiert und von neun ärztlichen und nicht ärztlichen Homöopathen individualisiert behandelt. Die Patienten suchten die Behandler im Allgemeinen über ein halbes Jahr auf (Dauer der Erstanamnese: ca. 90 Minuten, Folgebesuche: ca. 45 Minuten). Weder Patient noch Behandler noch der beteiligte Statistiker wussten, ob die Patienten der Verum- oder der Placebogruppe zugeteilt waren (Randomisation, Codierung und Zusendung der Mittel durch eine Apotheke). Hauptzielkriterien waren die fünf Subskalen des Multidimensional Fatigue Inventory (MFI), weitere wichtige Zielkriterien waren die drei Dimensionen der Fatigue Impact Scale (FIS) und die zwei Subskalen des Functional Limitations Profile (FLP). 17 Patienten brachen die Studie vorzeitig ab bzw. erschienen nicht mehr zur Behandlung. Auf der allgemeinen Müdigkeitsskala des MFI und der körperlichen Subskala des FLP zeigten sich nach 7 Monaten in der Verumgruppe signifikant größere Verbesserungen als in der Placebogruppe, bei den übrigen Zielkriterien waren die Unterschiede nicht signifikant. Bei 11 von 43 Verumpatienten kam es zu relevanten Verbesserungen aller fünf MFI-Skalen im Vergleich zu 4 von 43 Placebopatienten ($p = 0{,}09$). Die Ergebnisse sprechen für einen Effekt der homöopathischen Behandlung über Placebo hinaus, sind jedoch nicht eindeutig. Die Studienergebnisse sprechen auch für positive Effekte der homöopathischen Konsultation.

Kritische Bewertung:

- Die streng zufällige Zuteilung der Patienten zur Verum- und Placebogruppe ist detailliert beschrieben (s. Quelle, S. 191 f.) und offensichtlich angemessen.
- Die Gruppen waren bei Studienbeginn in Bezug auf Alter, Geschlecht und Ausgangswerte bei den Messinstrumenten gut vergleichbar.
- Patienten und Behandler waren ebenso verblindet wie der Statistiker (S. 192).
- Die Abbruchrate lag mit 17 von 117 Patienten in einem für derartige Studien üblichen Bereich und ist in beiden Gruppen vergleichbar (7 in der Verum- und 10 in der Placebogruppe).

13.4 Systematische Übersichtsarbeit und Meta-Analyse

Fragestellung und Terminologie

Exkurs: Übersichtsstudie

Angesichts der Vielzahl vorliegender Studien in vielen Bereichen der Medizin haben **systematische Übersichtsarbeiten** (= systematische Reviews) in den vergangenen Jahren große Bedeutung erlangt. Übersichtsarbeiten werden als systematisch bezeichnet, wenn sie eine definierte Fragestellung bearbeiten, klare Kriterien nennen, anhand deren geprüft wird, ob die Studien für die Fragestellung relevant sind, wenn sie explizite Suchmethoden verwenden und die eingeschlossenen Studien („Primärstudien") in systematischer Weise aus- und bewerten.

Eine systematische Übersicht wird (nur dann) als **Meta-Analyse** bezeichnet, wenn die eingeschlossenen Studien einer zusammenfassenden statistischen Analyse („Pooling") unterzogen werden, d. h., wenn aus den Ergebnissen von mehreren Studien ein einziges Ergebnis gemacht wird.

Systematische Übersichtsarbeiten werden am häufigsten zu Wirksamkeitsfragestellungen und damit zu randomisierten Studien (➤ 13.3.2) durchgeführt. Grundsätzlich können sie auch zur Untersuchung anderer Themen wie z. B. Arzneimittelprüfungen, Laborexperimente oder Kasuistiken herangezogen werden.

Relevante methodische Aspekte

Hauptproblem bei Meta-Analysen ist meist die Frage, inwieweit die eingeschlossenen Studien tatsächlich vergleichbar sind oder ob „Äpfel mit Birnen verglichen" werden. Ab den frühen 1990er-Jahren wurden auch in der Homöopathieforschung zahlreiche systematische Übersichtsarbeiten angefertigt und Meta-Analysen durchgeführt (Übersicht bei Linde et al. 2001). Noch stärker als bei den randomisierten Studien stand dabei die „Placebofrage" im Vordergrund (➤ 13.3.2), d. h. die grundsätzliche Frage, ob homöopathische Arzneimittel über ein Placebo hinausgehende Wirkungen haben. In mehreren Arbeiten wurden dabei Studien „gepoolt", die ganz unterschiedliche Interventionen bei ganz unterschiedlichen Erkrankungen untersucht hatten (z. B. Cucherat et al. 2000, Linde et al. 1997, Shang et al. 2005). Diese Meta-Analysen haben großes Aufsehen erregt und zu intensiven Debatten geführt, obwohl sie sowohl aus homöopathischer wie auch aus methodischer Sicht problematisch sind. Üblicherweise sollten in Meta-Analysen nur Studien „gepoolt" werden, die klinisch und methodisch vergleichbar sind.

Ein weiteres großes Problem systematischer Übersichtsarbeiten zur Homöopathie ist die Qualität der einbezogenen Studien, die bei älteren Studien aus methodischer Sicht häufig unzureichend ist. Es gibt eindeutige Hinweise darauf, dass methodisch schlechtere Studien wenig glaubwürdige Ergebnisse geliefert haben (Linde et al. 1999). Auch aus homöopathischer Sicht ist die Qualität äußerst kritisch zu sehen, da die Studieninterventionen selten den Praxisalltag widerspiegeln.

Obwohl einzelne indikationsbezogene Übersichtsarbeiten oder Meta-Analysen Hinweise auf eine Wirksamkeit der untersuchten Interventionen erbracht haben (z. B. für *Galphimia glauca* beim Heuschnupfen, Lüdtke und Wiesenauer 1997), konnten sie die Debatte um den Wirksamkeitsnachweis in der Homöopathie nicht klären. Gegenwärtig scheint es wichtiger, neue klinische und epidemiologische Studien durchzuführen, als weitere systematische Übersichtsarbeiten und Meta-Analysen zu erstellen.

Kritische Bewertung einer systematischen Übersichtsarbeit

Ist die Fragestellung präzise?

Wie bei epidemiologischen und klinischen Studien sollte auch bei systematischen Übersichtsarbeiten und Meta-Analysen die Fragestellung präzise sein (z. B. „Gibt es Evidenz aus randomisierten Studien, dass die Gabe von *Arnica* bei verschiedenen Traumata wirksamer ist als die Gabe eines Placebos?").

Werden klare Einschlusskriterien genannt?

Es sollte klar beschrieben sein, welche Studien (z. B. ausschließlich randomisierte Studien), zu welcher

Intervention (z. B. *Arnica* in homöopathischer Dosierung) bei welcher Indikation (z. B. alle Traumata) eingeschlossen wurden.

Waren die Suchmethoden angemessen?

Im Allgemeinen suchen Reviewer primär in elektronischen Datenbanken wie PubMed (➤ 13.6) nach Studien. Da im Bereich der Homöopathie ein Teil der Studien in Zeitschriften oder Büchern veröffentlicht wird, die nicht in gängigen Datenbanken erfasst werden, sollten zusätzliche Suchmethoden verwendet und beschrieben werden.

Nach welchen Kriterien wurde die Qualität der Studien bewertet?

Die Methode, mit der die Qualität der Studien beurteilt wurde, sollte detailliert beschrieben sein, damit der Leser deren Angemessenheit aus seiner Sicht einschätzen kann. In aller Regel bewerten Übersichtsarbeiten nur die methodische Qualität der eingeschlossenen Studien.

Sind die Primärstudien angemessen beschrieben?

Die Beschreibung der eingeschlossenen Studien (meist in einer Tabelle) sollte dem Leser erlauben, sich zumindest ein grobes Bild über Patienten, Interventionen und Methoden zu machen.

Ist die Ergebniszusammenfassung nachvollziehbar und angemessen?

Für jede Einzelstudie sollte ein Ergebnis genannt sein. Die Methoden zur Auswahl und Zusammenfassung müssen beschrieben sein. Falls eine Meta-Analyse durchgeführt wurde, ist zu prüfen, ob die Studien im Sinne der Fragestellung ausreichend vergleichbar waren.

Werden Methodik und Ergebnisse kritisch diskutiert?

Beispiel für eine systematische Übersichtsarbeit

Quelle: Milazzo S, Russell N, Ernst E: Efficacy of homeopathic treatment in cancer treatment. Eur J Cancer 2006(42):282–289.

Abstract: Ziel der Übersicht war eine Zusammenfassung und kritische Bewertung der Evidenz aus klinischen Studien zur Wirksamkeit der Homöopathie im Rahmen der Krebstherapie (als alleinige oder Zusatzbehandlung). Die Literatursuche erfolgte in den Datenbanken AMED, CINAHL, EMBASE, Medline und CAMbase. Eingeschlossen wurden randomisierte und nicht randomisierte kontrollierte klinische Studien, in denen die Effekte einer homöopathischen Intervention (einschließlich Gabe von Komplexmitteln, adjuvant oder als primäre Therapie) mit denen einer anderen Behandlung oder keiner Intervention auf klinische Zielparameter bei Krebspatienten bzw. bei Patienten nach Krebstherapie verglichen worden waren. Alle Artikel wurden von zwei Reviewern gelesen und bewertet. Die Qualität der Studien wurde mit einem Score bewertet, der drei Kriterien umfasste: 1. War die Studie randomisiert? 2. War die Studie doppelblind? 3. Wurden Studienabbrüche und Studienausschlüsse detailliert beschrieben?

Eine Meta-Analyse wurde aufgrund der großen Heterogenität der Studien nicht durchgeführt. Die Veröffentlichungen der Studien wurden kurz zusammengefasst. Außerdem wurde dokumentiert, ob statistisch signifikante Unterschiede zwischen den Gruppen beobachtet worden waren. Sechs Studien (fünf randomisiert und eine nicht randomisiert, Patientenzahl zwischen 27 und 83) erfüllten die Einschlusskriterien. In vier Studien ging es um die Behandlung von unerwünschten Nebenwirkungen der konventionellen Therapie (in je zwei Studien Bestrahlung und Chemotherapie) und in zwei Studien um hormonell bedingte Beschwerden bei Frauen nach Therapie eines Mammakarzinoms. In den zwei letztgenannten Studien erfolgte die homöopathische Therapie individualisiert, in zwei Studien mit einem Komplexmittel und in zwei Studien mit festgelegten Einzelmitteln. Die methodische Qualität der Studien war z. T. gut, jedoch hatten auch die guten Studien gewichtige Schwächen. In fünf von sechs Studien wurde ein positiver Effekt der homöopathischen Behandlung im Vergleich zur Kontrolle (fünfmal Placebo, einmal keine Behandlung) berichtet, allerdings war nur in zwei Studien der Unterschied für das vordefinierte Hauptzielkriterium statistisch signifikant. Die vorliegende Evidenz wird als vielversprechend, aber bisher nicht überzeugend beurteilt.

Kritische Bewertung:

- Die Fragestellung dieser systematischen Übersichtsarbeit ist vergleichsweise breit angelegt, d. h. Interventionen, Indikationen und Zielkriterien der Primärstudien können in hohem Maß variieren. Dementsprechend ist der Charakter der Arbeit primär deskriptiv.
- Die Einschlusskriterien sind bereits in der Zusammenfassung angemessen beschrieben. Es wurden sowohl konventionelle wie auch spezialisierte Datenbanken nach Studien abgesucht. Die Suchstrategie ist detailliert beschrieben. Dennoch ist aufgrund der Begrenzung auf elektronische Datenbanken schwer einzuschätzen, ob wirklich alle relevanten Arbeiten identifiziert wurden.

13

- Die methodische Qualität der Studien wurde mit dem Jadad-Score bewertet. Berichtet wird (s. Quelle, Tabelle 2) ausschließlich der Summenscore, sodass die Bewertung der Einzelkriterien unklar bleibt.
- Die Primärstudien werden sowohl im Text wie auch in Tabelle 2 grob beschrieben.
- Ein Versuch, die homöopathische Behandlung zu bewerten, erfolgt nicht.
- Die Zusammenfassung der Primärstudienergebnisse konnte angesichts der Heterogenität der Studien nur eingeschränkt standardisiert werden. Der Verzicht auf die Durchführung einer Meta-Analyse ist angemessen. Die Limitationen der Übersicht werden kurz angesprochen (S. 289). Die Übersicht ist hilfreich, um abschätzen zu können, wie viele und welche kontrollierten Studien im Bereich Onkologie vorliegen. Klinische Schlussfolgerungen lassen sich jedoch nicht ableiten.

13.5 Ökonomische Studie

Fragestellung und Terminologie

Exkurs: Ökonomische Studie

Ökonomische Studien haben zum Ziel, Kosten zu analysieren oder Kosten und Therapieergebnis in ein Verhältnis zu setzen. Es gibt verschiedene Formen ökonomischer Analysen, die unterschiedliche Fragestellungen bearbeiten (➤ Tab. 13.3) (Rychlik 1999).

Bei der **Kostenanalyse** geht es darum, zu ermitteln, welche Kosten durch eine Erkrankung verursacht werden. Dabei werden ausschließlich Kosten in monetären Einheiten berücksichtigt. Eine Berücksichtigung des Nutzens findet nicht statt. Vergleicht man die Kosten von zwei Behandlungsgruppen oder zwei Erkrankungen, spricht man auch von einer „Kostenvergleichsanalyse“.

Bei der **Kosten-Nutzen-Analyse** werden Kosten und Nutzen als monetäre Einheiten berücksichtigt. Auf der Kostenseite können z. B. die Behandlungskosten (Medikation) zu einem monetär darstellbaren Nutzen (z. B. Einsparung von Krankenhaustagen) in Beziehung gesetzt werden. Diese Form der Kostenanalyse ist aufgrund der monetären Bewertung von Nutzen insbesondere unter Medizinern und Ethikern immer noch sehr umstritten und wird deshalb nur selten angewendet.

Die häufigste Form ist die **Kosten-Effektivitäts-Analyse,** die sich mit der Frage beschäftigt, welches Preis-Leistungs-Verhältnis eine Therapie hat. Die monetäre Bewertung der Kosten wird mit einem Nutzen, der in naturalistischen Einheiten gemessen wird, in Beziehung gesetzt. Mögliche naturalistische Parameter für den Nutzen sind z. B. die Anzahl geretteter Lebensjahre, die Zahl der gewonnenen Arbeitstage oder die Senkung des Blutdrucks in mmHg.

Eine Unterform der Kosten-Effektivitäts-Analyse ist die **Kosten-Nutzwert-Analyse,** bei der monetäre Einheiten mit naturalistischen, aber nutzwertadjustierten Einheiten in Form von QALYs (Quality Adjusted Life Years) in Beziehung gesetzt werden.

Mittels der **inkrementellen Kosten-Effektivitäts-Analyse** können zwei Therapien bezüglich ihres Kosten-Nutzen-Verhältnisses verglichen werden. Als Ergebnis erhält man z. B. die durch Therapie A zusätzlich gewonnenen QALYs im Vergleich zu Therapie B und kann über die Kostendifferenz die Kosten pro QALY berechnen (Phillips und Thompson 2003). Das englische National Institute for Clinical Excellence erstellt Clinical Appraisals zu verschiedenen therapeutischen und diagnostischen Verfahren (NICE 2005), um Entscheidungsgrundlagen für Erstattungen im Gesundheitssystem zu schaffen. Bei Kosten-Effektivitäts-Analysen fordert NICE auch die Berechnung von QALYs (Taylor 2003).

Tab. 13.3 Formen von Kostenanalysen

Analyseform	Kostenerfassung	Nutzenerfassung
Kostenanalyse	Monetär	–
Kosten-Nutzen-Analyse	Monetär	Monetär
Kosten-Effektivitäts-Analyse	Monetär	Naturalistisch
Kosten-Nutzwert-Analyse	Monetär	z. B. QALYs

Relevante methodische Aspekte

Für die Durchführung einer Kostenanalyse muss die **Betrachtungsperspektive** festgelegt werden. Es lassen sich unterschiedliche Sichtweisen anführen, so z. B. die Betrachtungsweise der betroffenen Patienten, der Leistungserstatter (Krankenkassenperspektive), der Arbeitgeber oder auch der Gesellschaft (gesamtgesellschaftliche Betrachtungsperspektive). Je nach Sichtweise müssen unterschiedliche Kostenkomponenten berücksichtigt werden. Die am häufigsten angewandten Sichtweisen sind die gesamtgesellschaftliche Betrachtungsperspektive und die Krankenkassenperspektive.

Kostenkomponenten können in direkte, indirekte und intangible Kosten eingeteilt werden (Rychlik 1999):

- **Direkte Kosten** beinhalten Kosten für medizinische Leistungen, wie z. B. Diagnostik, medikamentöse Therapie, ärztliche Behandlung, Krankenhausbehandlung, Pflegekosten.
- **Indirekte Kosten** sind alle Ausgaben, die mittelbar durch die Erkrankung verursacht werden, wie z. B. Arbeitsausfall, Krankenhaustagegeld, Zeitaufwand für die Pflege Angehöriger.
- **Intangible Kosten** sind Kosten, die sich nicht monetär bewerten lassen, wie z. B. Schmerz, Angst, Isolation.

Problematische Aspekte

Ökonomische Daten der Krankenversicherungen können aufgrund der schlechten Verfügbarkeit nur für den kleineren Teil ökonomischer Studien verwendet werden. Die meisten Studien sind nach wie vor auf Patientenangaben angewiesen, die verschiedene Unsicherheiten beinhalten. Weiterhin reduzieren ständige Änderungen im Gesundheitssystem die langfristige Gültigkeit der Studienergebnisse. Das verwendete QALY-Konzept ist bemüht, einen diagnoseübergreifenden Vergleich zu ermöglichen, hat jedoch selbst ethische und methodische Limitationen.

Kritische Bewertung einer ökonomischen Studie

Ein wichtiges Ziel ökonomischer Studien ist es, **Fakten für Erstattungsentscheidungen im Gesundheitssystem** zu liefern. Aus diesem Grund ist es wichtig, dass die präsentierten Ergebnisse sowohl valide als auch nachvollziehbar sind. Bei der kritischen Durchsicht ökonomischer Studien sollte man insbesondere auf die folgenden Aspekte achten (angelehnt an die Checkliste von Drummond et al. (1997) für ökonomische Studien).

Wird eine klare und beantwortbare Fragestellung definiert?

Aus der Fragestellung sollte hervorgehen, ob z. B. nur Kosten oder Kosten und Effekte berücksichtigt werden. Auch sollte erkennbar sein, ob verschiedene Behandlungsalternativen verglichen wurden.

Werden die Behandlungsalternativen beschrieben?

Überprüfen Sie, ob die Autoren nachvollziehbar beschrieben haben, welche Behandlungen in den jeweiligen Gruppen verabreicht worden sind und aus welchen Leistungen sich die jeweiligen Behandlungen zusammengesetzt haben.

Wurden alle relevanten Kosten für die Behandlungsalternativen einbezogen?

Wenn Sie die Zusammensetzung der jeweiligen Behandlungsmethode nachvollziehen können, überprüfen Sie, ob alle relevanten Kosten (direkte und indirekte Kosten) in die Analyse einbezogen wurden. Ist dies nicht der Fall, schauen Sie nach, ob die Autoren dies als Schwäche diskutiert haben.

Wird die Erfassung der Kostendaten berichtet, und ist sie angemessen?

Kostendaten können auf unterschiedliche Weise erfasst werden (z. B. Krankenkassendaten, Patientenangaben). Die Erfassung der Daten sollte nachvollziehbar berichtet werden. Werden Zeiteinheiten für Leistungen erfasst (z. B. 90 Minuten für eine homöopathische Anamnese), sollte angegeben sein, mit welchem Geldwert diese Zeiteinheiten in die Analyse eingegangen sind. Überprüfen Sie auch, ob die von den Autoren gewählte Datenerfassung plausibel im Sinne der Fragestellung ist.

Wird die Betrachtungsperspektive berichtet?

Um den Anwendungsbereich der Ergebnisse einschätzen zu können, ist es wichtig, dass die Betrachtungsperspektive (z. B. Krankenkassenperspektive oder gesamtgesellschaftliche Betrachtungsperspektive) genannt wird.

Wurde eine angemessene Form der ökonomischen Analyse gewählt?

Je nach Fragestellung eignen sich unterschiedliche Formen ökonomischer Analysen. Überprüfen Sie, ob die angewendete Form der ökonomischen Analyse für die gewählte Fragestellung angemessen ist. Sehen Sie in Einleitung und Diskussion nach, ob die Autoren ihre Analysewahl begründet haben.

Werden die Effektivitätsdaten berichtet?

In Analysen, in denen Kosten und Effekte verglichen wurden, ist es wichtig, dass die Ergebnisse der Effektivitätsanalyse dargestellt werden. Nur so kann der Leser einschätzen, ob die in die Analyse einbezogenen Effekte überhaupt eine Relevanz haben.

Werden die Studienergebnisse kritisch diskutiert?

Auch ökonomische Studien haben Schwächen, die von den Autoren diskutiert werden müssen. Dabei sollte auch die Übertragbarkeit der Ergebnisse auf das jeweilige Gesundheitssystem kritisch reflektiert werden.

Beispiel für eine ökonomische Studie

Quelle: Witt C et al.: Outcome and costs of homeopathic and conventional treatment strategies: A comparative cohort study in patients with chronic disorders. Complement Ther Med 2005b(13/2):79–86.

Abstract: Ziel der Studie war es, die Effektivität und die Kosten von Homöopathie im Vergleich zu konventioneller Therapie zu untersuchen. Es wurden zwei Patientengruppen miteinander verglichen. Die eine wurde von homöopathischen Ärzten, die andere von konventionellen Ärzten behandelt. Zielparameter waren die Schwere der Erkrankung aus Arzt- und Patientensicht (visuelle Analogskala von 0 bis 10), die Lebensqualität (SF-36) und die Kosten. Die Kosten wurden bei Behandlungsbeginn, nach 6 und 12 Monaten gemessen.

Es wurden 493 Patienten in die Studie eingeschlossen (315 Erwachsenen und 178 Kinder). Bei den homöopathisch behandelten Patienten zeigten sich deutlichere Verbesserungen als bei den konventionell behandelten Patienten. Bei den Erwachsenen reduzierte sich die Erkrankungsschwere aus Sicht der Patienten in der Homöopathiegruppe von 5,7 auf 3,2, in der konventionellen Gruppe von 5,9 auf 4,4 ($p < 0{,}002$). Ein Vergleich der Gesamtkosten für den Zwölfmonatszeitraum zeigte keinen signifikanten Unterschied zwischen den Gruppen: Erwachsene 2 155 Euro versus 2013 Euro ($p = 0{,}856$), Kinder 1 471 Euro versus 786 Euro ($p = 0{,}137$).

Zusammenfassend lässt sich sagen, dass Patienten, die homöopathisch behandelt wurden, bei ähnlichen Kosten ein besseres Outcome hatten als Patienten, die konventionell behandelt wurden.

Kritische Bewertung:

- Die Leitfrage der Studie lautete, inwieweit das Outcome und die Kosten von homöopathischer und konventioneller Behandlung vergleichbar sind (s. Quelle, S. 80).
- Die Behandlung in beiden Gruppen wurde nicht ausreichend beschrieben. Es fehlen Informationen über die Art sowohl der homöopathischen als auch der konventionellen Behandlung.
- Alle relevanten Kostenfaktoren wurden in die Analyse mit einbezogen (Arztbesuche, Medikamente, Physiotherapie, Krankenhausaufenthalte, Krankengeld und Heil- und Hilfsmittel, S. 80), die Quelle der Kostendaten (Krankenkassendaten, S 81) wurde genannt. Für die ökonomische Analyse wurde ein Kostenvergleich gewählt. Eine Betrachtungsperspektive wurde nicht angegeben.
- Insgesamt liegt der Fokus auf der Untersuchung der Wirksamkeit, deshalb kommen die methodischen Details und eine Diskussion der ökonomischen Analyse etwas zu kurz.

13.6 Literaturrecherche

13.6.1 Wie halte ich mich über Forschung in der Homöopathie auf dem Laufenden?

Die einfachste Methode, aktuelle klinische und epidemiologische Studien im Bereich der Homöopathie zu finden, ist die regelmäßige Suche in der Datenbank **PubMed** (http://www.ncbi.nlm.nih.gov/entrez) [Stand: 18.1.2016]. PubMed ist das kostenfrei zugängliche Internetportal der US-amerikanischen National Library of Medicine und die wichtigste medizinische Literaturdatenbank überhaupt. PubMed hat zwar nur eine homöopathische Zeitschrift (die britische „Homeopathy") und eine kleine Anzahl komplementärmedizinischer Journale gelistet, die wichtigsten Forschungsarbeiten zum Thema Homöopathie sind in diesen Veröffentlichungen oder in konventionellen Zeitschriften allerdings meist zu finden. InPubMed kann einfach und schnell mit Eingabe des Begriffs „homeopathy" gesucht werden. Eine solch uneingeschränkte Suche führt jedoch zu einer unübersehbaren Zahl von Literaturstellen. Man kann die Suche begrenzen, indem man spezifische Suchstrategien anwendet (z. B. zeitliche Eingrenzung oder „nur RCTs"). In der Regel können die Zusammenfassungen der gefundenen Artikel eingesehen werden. Die Volltexte sind nur selten kostenfrei zugänglich.

Wer sich bei PubMed anmeldet, kann solch einfachen Suchvorgänge auch automatisieren und sich neue Suchergebnisse regelmäßig zusenden lassen. Wer wissen möchte, was in einer Zeitschrift veröffentlicht wurde, ohne diese gleich zu abonnieren, kann sich per E-Mail die neuesten Inhaltsverzeichnisse zusenden lassen. Auf den Websites der Zeitschriften wird dieser Service meist als „Alert" bezeichnet. In der Regel hat man auch hier kostenfreien Zugriff auf die Zusammenfassungen, nicht jedoch auf den Volltext der Artikel.

13.6.2 Wie finde ich Artikel zu einem bestimmten Thema?

Auch bei der gezielten Suchen nach Studien zu einem bestimmten Thema ist **PubMed** aufgrund der Kostenfreiheit und der einfachen Bedienung meistens die erste Option. Es können mehrere Begriffe (z. B. „Homeopathy" und „Migraine") kombiniert und zusätzlich mit „Filtern" (z. B. nur randomisierte Studien) versehen werden. Reichen diese einfachen Suchmethoden nicht aus, können über das Internet oder in Bibliotheken Schulungen belegt werden, die in die zahlreichen Möglichkeiten von PubMed einführen.

Für Homöopathen, die z. B. nach Kasuistiken aus der Praxis suchen, ist PubMed jedoch nicht geeignet, da die entsprechenden Zeitschriften nicht darin erfasst sind.

Wenn PubMed-Suchen keine relevanten Artikel identifizieren, wird die Sucharbeit deutlich schwieriger. Andere konventionelle Datenbanken, die z. B. über das Deutsche Institut für Medizinische Dokumentation und Information (**DIMDI,** http://www.dimdi.de) [Stand: 19.1.2016] zugänglich sind, sind meist kostenpflichtig. Spezielle komplementärmedizinische Datenbanken, z. B. **AMED** (https://www.ebscohost.com/academic/amed-the-allied-and-complementary-medicine-database) [Stand: 19.1.2016], sind nur eingeschränkt über das Internet nutzbar.

13.6.3 Wie bekomme ich den Volltext eines Artikels?

Personen, die keinen Zugang zu speziellen Bibliotheken haben, können zunächst prüfen, ob die elektronische Zeitschriftenbibliothek (http://rzblx1.uni-regensburg.de/ezeit/) [Stand: 19.1.2016] einen kostenlosen Zugang bereitstellt. Die elektronische Zeitschriftenbibliothek ist ein von der Universität Regensburg koordinierter Service von mehreren hundert Bibliotheken. Gibt man dort den Namen der gesuchten Zeitschrift ein, ist schnell zu erkennen, ob sie auf diesem Weg frei zugänglich ist. Die Zahl der zugänglichen Zeitschriften vergrößert sich deutlich, wenn man bei einer lokalen Teilnehmerbibliothek (z. B. für München bei der Bayerischen Staatsbibliothek) eine persönliche Nutzerkennung beantragt und über deren Internetzugang auf die elektronische Bibliothek zugreift.

Ist es auf diesem Weg nicht möglich, den gesuchten Artikel kostenfrei zu erhalten, kann man ihn entweder direkt bei der Zeitschrift (gegen eine meist erhebliche Gebühr) oder über einen Dokumentenlieferdienst bestellen. Der Service der deutschen Bibliotheken (http://m.subito-doc.de) [Stand: 19.1.2016] ist vergleichsweise günstig und arbeitet sehr schnell.

Literatur

Cucherat M et al.: Evidence of clinical efficacy of homeopathy. A meta-analysis of clinical trials. Eur J Clin Pharmacol 2000(56):27–33

De Lange de Klerk ESM et al.: Effect of homoeopathic medicines on daily burden of symptoms in children with recurrent upper respiratory tract infections. BMJ 1994(309):1.329–1.332

Drummond MF et al.: Methods for the economic evaluation of health care programmes. 2nd ed. Oxford University Press, Oxford 1997

Frei H et al.: Homeopathic treatment of children with attention deficit hyperactivity disorder: a randomised, double-blind, placebo controlled crossover trial. Eur J Pediatr 2005(164):758–767

Jacobs J et al.: Treatment of acute childhood diarrhea with homeopathic medicine: a randomized clinical trial in Nicaragua. Pediatrics 1994(93):719–725

Karl-und-Veronica-Carstens-Stiftung: Zum Stand der klinischen Forschung. Eine Stellungnahme der Karl-und-Veronica-Carstens-Stiftung, Essen 2006

Keil T et al.: Homeopathic versus conventional treatment of children with eczema: A comparative cohort study. Complement Ther Med 2008(Feb 16;1):15–21; doi: 10.1016/j.ctim.2006.10.001

Kleijnen J, Knipschild P, ter Riet G: Clinical trials of homoeopathy. BMJ 1991(302):316–323

Kleijnen J, Knipschild P, ter Riet G: Clinical trials of homoeopathy. BMJ 1991(302/6772):316–323

Kunz R, Fritzsche L, Neumayer HH: Kritische Bewertung von präventiven oder therapeutischen Interventionen, in: Kunz R et al. (Hrsg.): Lehrbuch der evidenzbasierten Medizin in Klinik und Praxis. Deutscher Ärzteverlag, Köln 2000

Linde K et al.: Are the clinical effects of homoeopathy placebo effects? A meta-analysis of placebo-controlled trials. Lancet 1997(350):834–843

Linde K et al.: Impact of study quality on outcome in placebo-controlled trials of homeopathy. Journal of Clinical Epidemiology 1999(52):631–636

Linde K et al.: Systematic reviews of complementary therapies – an annotated bibliography. Part 3: Homeopathy. BMC Complementary and Alternative Medicine 2001(1): Dokument 4

Lüdtke R: Zum Stand der Forschung in der Homöopathie, in: Bühring M, Kemper FH (Hrsg.): Naturheilverfahren und unkonventionelle medizinische Richtungen. Springer, Berlin/Heidelberg 2005

Lüdtke R, Wiesenauer M: Eine Metaanalyse der homöopathischen Behandlung der Pollinosis mit Galphimia glauca. Wien. Med. Wochenschr. 1997(147):323–327

Mathie RT et al.: Randomised placebo-controlled trials of individualised homeopathic treatment: systematic review and meta-analysis. Syst Rev. 2014(Dec 6;3):142

Milazzo S, Russell N, Ernst E: Efficacy of homeopathic treatment in cancer treatment. Eur J Cancer 2006(42):282–289

NICE (National Institute for Health and Clinical Excellence), https://www.nice.org.uk [Stand: 19.1.2016]

Phillips C, Thompson G: What is a Qaly?, 2003 (https://www.nice.org.uk) [Stand: 19.1.2016]

Rychlik R: Gesundheitsökonomie. Enke, Stuttgart 1999

Sackett DL et al.: Evidenzbasierte Medizin. Zuckschwerdt, München 1996

Shang A et al.: Are the clinical effects of homoeopathy placebo effects? Comparative study of placebo-controlled trials of homoeopathy and allopathy. Lancet 2005(366):726–732

Taylor R. What is NICE?, 2003

Thomas KJ et al.: Randomised controlled trial of a short course of traditional acupuncture compared with usual care for persistent non-specific low back pain. BMJ 2006(333):623–626

Vickers AJ et al.: Acupuncture for chronic headache in primary care: large, pragmatic, randomised trial. BMJ 2004(328):744–747

Walach H et al.: Classical homeopathic treatment of chronic headaches. Cephalalgia 1997(17):119–126

Weatherly Jones E et al.: A randomised, controlled, triple-blind trial of the efficacy of homeopathic treatment for chronic fatigue syndrome. J Psychosom Res 2005(56):189–197

Witt CM et al.: Homeopathic medical practice: Long-term results of a cohort study with 3981 Patients. BMC Public Health 2005a(5):115

Witt CM et al.: Outcome and costs of homeopathic and conventional treatment strategies: A comparative cohort study in patients with chronic disorders. Complement Ther Med 2005b(13/2):79–86

Witt CM et al.: Acupuncture in patients with osteoarthritis of the knee or hip. Arthritis & Rheumatism 2006a(54):3,485–3,493

Witt CM et al.: Pragmatic randomized trial evaluating the clinical and economic effectiveness of acupuncture for chronic low back pain. Am J Epidem 2006b(164):487–496

KAPITEL

14 Homöopathie in Praxis und Klinik

Christian Lucae, mit Beiträgen von Jörn Dahler (➤ 14.1),
Michael Teut (➤ 14.3) und Ulrich Koch (➤ 14.4)

Dieses Kapitel bietet Einblicke in verschiedene Berufsfelder homöopathisch arbeitender Ärzte in Deutschland. Um die unterschiedlichen Tätigkeitsbereiche in Klinik und Praxis zu beleuchten, wurden Erfahrungsberichte gesammelt, die das Spektrum derzeit möglicher Berufsfelder abbilden. Die eingestreuten Kasuistiken können dem Leser helfen, sich in die praktische, alltägliche Arbeit des homöopathischen Arztes hineinzuversetzen und konkrete Berufsperspektiven zu gewinnen.
Homöopathie wird in Deutschland hauptsächlich von niedergelassenen Ärzten und Heilpraktikern angewendet (➤ 14.1). Der Deutsche Zentralverein homöopathischer Ärzte (DZVhÄ) zählt derzeit rund 3 500 Mitglieder. Homöopathische Ärzte arbeiten sowohl in der Kassenpraxis als auch in der Privatpraxis. Die Arbeitsbedingungen unterscheiden sich erheblich: Die Palette reicht von der klassischen Einzelpraxis über die Gemeinschaftspraxis, das homöopathische Praxiszentrum bis hin zum modernen medizinischen Versorgungszentrum. Die Homöopathie kann entweder als einzige Heilmethode ausgeübt werden oder im Rahmen eines komplementärmedizinischen Konzepts zusammen mit anderen Methoden (z. B. Akupunktur), als Begleittherapie neben schulmedizinischen Anwendungen oder als Gelegenheitsverschreibung bei ausgewählten Patienten. Da es keine Facharztbezeichnung für Homöopathie gibt, sind homöopathische Ärzte nur an der Zusatzbezeichnung „Homöopathie" zu erkennen. Neuere Ergebnisse aus der epidemiologischen Forschung (➤ 13) haben dazu geführt, dass die Akzeptanz der Homöopathie innerhalb des Gesundheitssystems gestiegen ist (Becker-Witt 2004, Witt 2005). Für Heilpraktiker gelten andere Bedingungen als für die Ärzte. Die Zulassung als Heilpraktiker ist Voraussetzung für die Ausübung der Homöopathie, eine homöopathische Ausbildung kann über die homöopathischen Heilpraktikerverbände geleistet werden.
Die Entstehung rein homöopathisch ausgerichteter Krankenhäuser im 19. und 20. Jahrhundert ist mittlerweile unter verschiedenen Aspekten medizinhistorisch aufgearbeitet worden (➤ 12). Die klinische Geschichte der Homöopathie beginnt – wie so oft in der Homöopathie – mit heftigen Auseinandersetzungen und Grabenkämpfen: Samuel Hahnemann schaltete sich während der Gründungsphase des ersten homöopathischen Krankenhauses in Leipzig 1833 in die Diskussion ein und bezeichnete den ersten Direktor des Krankenhauses, Moritz Müller, als „Bastardhomöopathen" – letztlich von der Sorge getrieben, die in der Klinik angewendete Homöopathie würde nicht den im „Organon der Heilkunst" entworfenen Vorschriften entsprechen. Das 19. Jahrhundert erlebte zahlreiche weitere erfolglose Versuche, homöopathische Krankenhäuser in Deutschland dauerhaft zu etablieren.
Bislang bestand nur an wenigen Krankenhäusern die Möglichkeit, offiziell homöopathisch zu behandeln. In den vergangenen Jahren ist jedoch vonseiten konventioneller Krankenhäuser ein zunehmendes Interesse zu verzeichnen, Homöopathie als zusätzliche Therapiemethode im Klinikalltag anzubieten. Ein Beispiel, wie Homöopathie erfolgreich in eine konventionelle Klinik integriert werden kann, ist das Modellprojekt „Homöopathie in der Pädiatrie" im Münchner Dr. von Haunerschen Kinderspital (➤ 14.2), wo die Homöopathie bereits seit 1995 angeboten wird und mittlerweile fester Bestandteil des therapeutischen Angebots ist (Lüdtke et al. 2001; Kruse, Dorcsi-Ulrich und Lucae 2006). Auch in anderen Krankenhäusern wie der Fachklinik Hofheim (➤ 14.4) hat die Homöopathie Fuß gefasst.

14.1 Homöopathie in der allgemeinmedizinischen Praxis

Rahmenbedingungen

Vorgeschichte: Im Anschluss an die Weiterbildungsabschnitte in der Inneren Medizin, Psychosomatik und Unfall- und Allgemeinchirurgie von 2007 bis 2011 fünfjährige Anstellung als Weiterbildungsassistent und Facharzt in einer **Kassenpraxis für Allgemeinmedizin und Homöopathie** (Patientenstamm: ca. 1 300 Kassenpatienten plus Privat- und BG-[Berufsgenossenschafts-]Patienten pro Quartal). Die Praxis nimmt seit 2006 an der integrierten Versorgung mit Betriebskrankenkassen und Innungskrankenkassen teil. Der IV-Vertrag „Homöopathie" beinhaltet Ziffern für die homöopathische Tätigkeit (Erstgespräch, Folgegespräche unterschiedlicher Länge, Fallanalyse, Repertorisation). Es gibt in Deutschland zahlreiche allgemeinmedizinische Arztpraxen, in denen angestellte Ärzte homöopathisch arbeiten können. Adressen von Fachärzten für Allgemeinmedizin mit der Zusatzbezeichnung „Homöopathie" sind beim Deutschen Zentralverein homöopathischer Ärzte auf Nachfrage erhältlich.

Arbeitsbedingungen

Die 40-Stunden-Woche beinhaltet hausärztliche Tätigkeit mit Sprechstunde, kleiner Chirurgie bei Unfällen, Hausbesuchen und Betreuung eines Altersheims.

Zusätzlich zur allgemeinmedizinischen Versorgung wurden durchschnittlich ein- bis zweimal pro Woche homöopathische Anamnesen von ca. 90 Minuten Dauer durchgeführt (ca. 50 Erstanamnesen pro Jahr).

Praktische Vorgehensweise

In der Sprechstunde werden pro Patient ca. 10–15 Minuten Zeit veranschlagt. Nachdem der Patient seine Beschwerden geschildert hat, werden ergänzende Fragen gestellt. Dann erfolgt die körperliche Untersuchung. Bietet sich eine homöopathische Therapie an (dies ist bei den meisten Patienten der Fall), erfolgt eine Repertorisation. In erster Linie wird das Repertorium von Phatak verwendet, seltener – bei unzureichendem Ergebnis – wird per Mercurius-Computerprogramm im Complete-Repertorium weitergesucht. Anschließend wird dem Patienten die Arznei verabreicht und ggf. noch eine Reserve für zu Hause mitgegeben.

Zwei Extratermine pro Woche sind für ca. 90-minütige Anamnesen reserviert. Die Termine werden langfristig vergeben. Fallanalyse und Repertorisation erfolgen im Laufe der darauf folgenden Woche. Die verwendete Methodik variiert je nach Fall zwischen Boger- und Kent- bzw. Candegabe/Carrara-Methode. Nach einer weiteren Woche erfolgt ein erneuter Patientenkontakt. Bei diesem Termin wird dem Patienten die Arznei verabreicht und wird das weitere Vorgehen besprochen. Patienten mit weitem Anfahrtsweg werden telefonisch beraten.

Patienten und Diagnosen

Kassen- und Privatpatienten mit einem für eine allgemeinmedizinische Praxis hohen Anteil an Kindern (> 50 %). Der Grund für die hohe Zahl pädiatrischer Patienten ist die homöopathische Ausrichtung der Praxis.

Auswahl vorwiegend homöopathisch behandelter Krankheitsbilder

- Akute Infekte der Atemwege, Ohren, Augen, Harnblase und des Gastrointestinaltrakts
- Begleitende Therapie bei unfallchirurgischen Krankheitsbildern
- Atopische Erkrankungen wie Pollinose, Asthma bronchiale, Urtikaria, Neurodermitis
- Psychosomatische und psychiatrische Krankheitsbilder wie Enuresis, Prüfungsangst, Anpassungsstörungen, Panikstörung, leicht- bis mittelgradige Depressionen, bipolare Störungen, Dysthymia, Erschöpfungszustände, Verhaltensauffälligkeiten bei Kindern
- Infektanfälligkeit, Ekzeme, Migräne, Colon irritabile
- Colitis ulcerosa, rheumatoide Arthritis
- Nachbehandlung bei Brust- und Prostatakrebs

Fallbeispiel 14.1: 3½ Jahre alter Junge. Akute Erkrankung, Gastroenteritis

Anamnese und Untersuchung

Durchfall wie Wasser seit 2 Tagen. Perenterol® (Hefebakterien) und Diarrhoesan® (Kamilleextrakt) blieben ohne Effekt. Fieber zwischen 39,5 und 39,7 °C. Trotz des hohen Fiebers hat er nicht geschwitzt, Beine und Hände sind eiskalt. Die Zunge schmerzt, er hat starke krampfartige Bauchschmerzen. Sobald er Wasser trinkt, kommt es unten gleich wieder raus, am Vortag mittags etwas Zwieback gegessen. Er ist sehr matt und blass, lag nur noch auf dem Sofa. Der Stuhl riecht nicht sonderlich unangenehm. Wenn er trinkt, dann öfter einmal 3 Schlückchen. Er hat nachts starken Durst. Er will etwas Warmes auf den Bauch haben und will warm zugedeckt sein.

Befund

Allgemeinzustand reduziert, aber keine Hinweise auf Peritonismus oder Dehydrierung.

Fallanalyse (Leitsymptomverordnung)

Arsenicum album war aufgrund des massiven Durchfalls mit Schwäche und Blässe bereits naheliegend, die Leitsymptome „häufiger Durst auf kleine Mengen" und das Wärmeverlangen bestärken die Wahl.

Passende Rubriken in Phataks „Homöopathischem Repertorium" sind:

- Durst – kleine Mengen in kurzen Abständen
- Kälte – Extremitäten, der
- Hitze (physikalisch) amel.
- Durchfall – Erschöpfung – mit
- Durchfall – Trinken – agg.

Verordnung: *Arsenicum album* C200, 1 × 2 Glob., anschließend Verkleppern (➤ 8.2.2) in Wasser.

Verlauf: Am Folgetag berichtet die Mutter, er sei nach *Arsenicum album* sofort eingeschlafen und habe 6 Stunden durchgeschlafen, danach sei es ihm viel besser gegangen. Am Vortag noch häufiger, aber nicht mehr so wässriger Stuhlgang. Er habe kein Fieber mehr und kaum noch Bauchschmerzen, heute einmal Stuhlgang. Am Vorabend habe er ein Knäckebrot und ein bisschen Schinken gegessen, heute früh auch. Im Verlauf weitere Besserung.

Homöopathische Arbeitsmittel und Dokumentation

In der Sprechstunde wurde fast ausschließlich mit dem Repertorium und der Arzneimittellehre von Phatak gearbeitet. Die Dokumentation erfolgte mithilfe des Computerpraxisprogramms (TurboMed). Für die Auswertung der homöopathischen Anamnesen wurden das Computerprogramm Mercurius („Complete Repertory 4,5", Boger: „Synoptic Key" und „General Analysis", Bönninghausen: „Therapeutisches Taschenbuch", Kent: „Repertory") sowie Phataks „Homöopathisches Repertorium" verwendet.

Als Arzneimittellehren wurden Phataks „Homöopathische Arzneimittellehre", „Der neue Clarke", Bhanjas „Masterkey" sowie von Vermeulens „Prisma" und die „Synoptische Materia Medica (Bd. 2)" verwendet. Bei Bedarf stand die umfangreiche homöopathische Bibliothek und der große Arzneischatz des Praxisinhabers zur Verfügung.

Zusammenarbeit und Akzeptanz

Die Praxis bot ein angenehmes Arbeitsumfeld und eine gute Zusammenarbeit mit dem Praxisinhaber und den Angestellten. Eine **Supervision** bei den chronischen Fällen war möglich. Die homöopathische Therapie wird von der großen Mehrzahl der Patienten sehr gut angenommen.

Vor- und Nachteile

Vorteil: Die homöopathische Behandlung in der Hausarztpraxis bietet die Möglichkeit einer kontinuierlichen homöopathischen Behandlung über einen langen Zeitraum.

Nachteil: Eine Erstanamnese kann wegen des hohen Zeitaufwandes nur als IGeL-Leistung oder im Rahmen eines IV-Vertrages (s. o. „Rahmenbedingungen") durchgeführt werden. Bedingt durch den großen Patientenstamm in einer Kassenarztpraxis, ist die Zeit für Folgeanamnesen bei chronischen Krankheiten knapp bemessen. Es ist schwierig, die dafür notwendige Zeit im Praxisalltag zu erübrigen.

Ausblick und Vision

Die homöopathische Behandlung in der Kassenarztpraxis ist möglich, die Zeit ist jedoch v. a. für die Behandlung chronischer Erkrankungen knapp. Die IV-Verträge „Homöopathie" helfen weiter, da sie einen finanziellen Ausgleich für den zu veranschlagenden Zeitaufwand bieten.

14.2 Homöopathie in der Kinderklinik

Rahmenbedingungen

In der **Kinderklinik an der Lachnerstraße** in München war die Homöopathie erstmals zwischen Mai 1998 und Oktober 1999 im Rahmen einer Arzt-im-Praktikum-Stelle innerhalb des Projekts „Homöopathie in der Pädiatrie" vertreten (Lucae 2000). Das Projekt wurde ab November 2000 mit der Finanzierung einer Assistenzarztstelle durch die Karl-und-Veronica-Carstens-Stiftung 6 Monate lang fortgeführt, anschließend stand eine hauseigene Assistenzarztstelle für 3 Jahre zur Verfügung (Lucae 2003a). Aufgrund eines Umzugs in einen Neubau trägt die Klinik seit Mai 2002 den Namen **„Kinderklinik Dritter Orden".**

Parallel dazu bestand bereits seit 1995 ein ähnliches Projekt am Dr. von Haunerschen Kinderspital in München, das mittlerweile mit mehreren Assistenzarztstellen ausgestattet ist (Lüdtke 2001, Kruse, Dorcsi-Ulrich und Lucae 2006).

Arbeitsbedingungen

Homöopathie wurde sowohl im stationären wie im ambulanten Bereich angeboten. Zunächst war die

Einrichtung einer festen Sprechstunde einmal wöchentlich geplant. Wegen des üblichen Rotationsverfahrens (teilweise nach wenigen Monaten, u. a. Säuglingsstation, Mutter-und-Kind-Station, Neugeborenen- und Kinderintensivstation) und des damit verbundenen ständigen Wechsels der Arbeitszeiten (Schichtdienst) wurde dieses Vorhaben nicht umgesetzt. Die Arbeitsbelastung in der Klinik war sehr hoch, sodass v. a. während der Zeit auf der Intensivstation Patienten nur in seltenen Fällen ambulant einbestellt werden konnten. Daher beschränkte sich die homöopathische Arbeit hauptsächlich auf Konsile bei stationären Patienten auf den Normalstationen und der Intensivstation.

Praktische Vorgehensweise

Auch im klinischen Alltag ist eine gründliche homöopathische Anamnese notwendig, um eine zuverlässig wirkende Arznei zu finden. Zwar ist in der Regel die Zeit dafür knapp bemessen, da gleichzeitig viele andere Routineaufgaben zu bewältigen sind. Die Anamneseerhebung in der Klinik bietet allerdings entscheidende Vorteile: Die Eltern verbringen eine intensive Zeit mit ihren Kindern und werden allmählich zu sehr guten Beobachtern. Das Pflegepersonal und die anderen Stationsärzte steuern durch weitere Beobachtungen oft entscheidende Informationen zur homöopathischen Anamnese bei (Lucae 2003b).

Die Vorgehensweise ist an den klinischen Ablauf angepasst: Nach der Durchführung der in der Klinik üblichen diagnostischen Maßnahmen wird zunächst die notwendige konventionelle Therapie eingeleitet. Die Indikation zur begleitenden homöopathischen Behandlung wird vom betreuenden Arzt gestellt, wenn die konventionellen Behandlungsmöglichkeiten unbefriedigend erscheinen, ein Therapienotstand auftritt oder die Eltern eine begleitende homöopathische Therapie wünschen. Schließlich erfolgt eine homöopathische Anamnese nach den üblichen Regeln (➤ 6). Die homöopathische Therapie wird in Absprache mit dem zuständigen Stations- oder Oberarzt, dem Pflegepersonal und den Eltern durchgeführt.

Patienten und Diagnosen

Im Verlauf des Projekts zeigten sich folgende **Behandlungsschwerpunkte** (Lucae 2003a):

- Infektionskrankheiten: Gastroenteritis, Infekt der oberen Luftwege, Pseudokrupp, Tonsillitis, Stomatitis aphthosa etc. (vgl. auch Lucae 2006)
- Probleme der Neugeborenen- und Säuglingsperiode: Blähungen, Unruhe, Obstipation, Hyperbilirubinämie, Windeldermatitis etc.
- allergische Reaktionen: Urtikaria, Insektenstiche etc.
- seltenere Erkrankungen: Morbus Hirschsprung, Hydrozephalus, Purpura Schoenlein-Henoch, Prader-Willi-Syndrom, Down-Syndrom, Undine-Syndrom etc.

Die Aufzählung zeigt die große Palette der Diagnosen in der Kinderklinik und spiegelt die breit gefächerten Einsatzmöglichkeiten der Homöopathie wider.

Fallbeispiel 14.2: 4 Wochen alter weiblicher Säugling auf der Intensivstation, therapieresistenter paralytischer Ileus

Vorgeschichte und Untersuchung

Das Zwillingsmädchen kam in der 24. Schwangerschaftswoche mit 700 Gramm Geburtsgewicht zur Welt und kämpft mit den üblichen Problemen extrem kleiner Frühgeborener, insbesondere mit einer ausgeprägten Unreife der Lunge mit Atemnotsyndrom. Die Patientin wird maschinell beatmet und teilparenteral ernährt. Der paralytische Ileus besteht bereits seit einer Woche und ist sowohl durch die Unreife des Kindes als auch durch die zahlreichen – notwendigen – Sedativa (Opiate) bedingt. Die üblichen Maßnahmen wie regelmäßiges Anspülen des Darmes mittels Einlauf, sanfte Bauchmassage, schließlich Neostigmin i. v. über 4 Tage und sogar ein großzügiger Gastrografin-Einlauf hatten keinerlei Effekt. Bei der Auskultation hörte man keinerlei Darmgeräusche. Die Kinderchirurgen wurden gegen Abend hinzugezogen, um die Anlage eines Anus praeter für den folgenden Morgen zu planen.

Anamnese und Verordnung

Die homöopathische Anamnese fällt sehr kurz aus: Die dramatische Geburt, der anhaltende paralytische Ileus und die ausgedehnte Gabe von Opiaten indiziert die homöopathische Arznei *Opium*, die in der Potenz C200 (1 × 3 Glob.) verabreicht wird.

Verlauf

Der weitere Verlauf war so erstaunlich, dass die kleine Patientin tagelang das Hauptgesprächsthema in der Klinik war: Exakt 7 Stunden nach der Gabe von *Opium* C200, gegen 2 Uhr morgens, setzte die Patientin spontan eine große Portion Stuhl ab, die Peristaltik kam in Gang, Darmgeräusche waren deutlich zu auskultieren. Die geplante Operation konnte abgesagt werden.

Selbstverständlich verblieb die Patientin noch mehrere Wochen in der Klinik, bis sie von der Beatmungsmaschine entwöhnt, vollständig enteral ernährt und schließlich mit einem akzeptablen Gewicht nach Hause entlassen werden konnte.

Dokumentation und Arbeitsmittel

Für die Dokumentation aller in der Klinik homöopathisch behandelten Patienten wurde das Dokumentationsprogramm WinCHIP und das Repertorisationsprogramm RADAR verwendet. Für die Aufzeichnung der Erstanamnese wurde ein spezieller Dokumentationsbogen mit Eingabemaske entwickelt, die am Computer ausgefüllt werden konnte (Lucae 2003a). Homöopathische Literatur stand in großem Umfang zu Verfügung. Im klinischen Alltag hilfreiche, häufig verwendete Bücher waren Werke von Dorcsi („Bewährte Indikationen der Homöopathie"), Imhäuser, Voegeli, Stauffer, Vermeulen, Morrison und anderen. Für die Behandlung in der Neonatologie wurde häufig ein Aufsatz von Helmut Pallasser herangezogen (Pallasser 1996).

Die homöopathische Methodik wurde stets flexibel gehandhabt und reichte je nach Umständen von „bewährten Indikationen" bis zu ausführlichen Repertorisationen.

Zusammenarbeit und Akzeptanz

Da die Klinik über keinen weiteren homöopathisch ausgebildeten Arzt verfügte und damit der fachliche Background in Form einer Arbeitsgruppe fehlte, war der regelmäßige **Austausch mit Kollegen** in anderen Kliniken sehr wichtig. Innerhalb der Klinik war der Großteil der Kollegen interessiert und aufgeschlossen gegenüber der Homöopathie. Eine **Umfrage** mittels Fragebogen, die unter dem Klinikpersonal verteilt wurden, zeigte ein erfreuliches Resultat: 41 Prozent der Ärzte und 90 Prozent des Pflegepersonals sahen „mittleren bis großen Bedarf" an einer begleitenden homöopathischen Therapie bei stationären Patienten. Vor allem in der Ärzteschaft wurde ein großer Bedarf an der Durchführung klinischer Studien gesehen, und der größte Teil signalisierte Bereitschaft, daran mitzuwirken. Ähnliche Ergebnisse gab es bei Umfragen in anderen Kinderkliniken (Lucae 2002).

Natürlich blieben auch **kritische Stimmen** nicht aus: Besonders mit Oberärzten gab es Auseinandersetzungen um die Homöopathie. Insbesondere bei der Therapie schwer erkrankter Kinder auf der Intensivstation kann es für den verantwortlichen Oberarzt sehr schwierig werden, die Homöopathie vor den Eltern vertreten und rechtfertigen zu müssen, wenn er davon weder etwas hält noch versteht. Dennoch blieben alle Kontakte geprägt von gegenseitiger persönlicher Wertschätzung. Stets ging es um den fachlichen Diskurs.

Vor- und Nachteile

Die **Vorteile** der ergänzenden homöopathischen Behandlung liegen auf der Hand: Viele Behandlungen in der Klinik können gut unterstützt werden, viele Therapienotstände durch Homöopathie gebessert werden. Die Anwendung der Homöopathie stößt auf großes Interesse, das zusätzliche Engagement wird von den Patienten wertgeschätzt.

Für einen Assistenzarzt ist es fachlich sehr ergiebig, die Homöopathie auch bei schweren Erkrankungen einsetzen zu können und gleichzeitig zu wissen, dass die Oberärzte sein Handeln mit kritischem Blick begleiten. Dadurch erhält er ein gutes Feedback. Die Arbeit in der Notfallambulanz (auch nachts und am Wochenende) ähnelt dagegen eher der Situation in der Praxis: Die Behandlung von Fieber, Virusinfekten und anderen akuten Erkrankungen kann auch hier effektiv homöopathisch unterstützt werden.

Ein wesentlicher **Nachteil** in einer Klinik der Grundversorgung ist der Zeitmangel, dem der Stationsarzt unterworfen ist: Viele Routine- und organisatorische Aufgaben sind parallel zu bewältigen. Besonders im Schichtdienst auf der Intensivstation müssen im Hinblick auf die Homöopathie viele

Kompromisse eingegangen werden. An vielen Tagen fehlt schlicht die Zeit, eine – zeitaufwendige – homöopathische Anamnese durchzuführen.

Ausblick und Vision

Im Rahmen des Projekts wurden Schwerpunkte erarbeitet, bei denen der Einsatz der Homöopathie in der Kinderklinik besonders sinnvoll sein kann. Der klinische Alltag bietet unzählige Situationen, in denen die Homöopathie – in aller Regel begleitend zu den üblichen Maßnahmen – erfolgreich eingesetzt werden kann. Selbst Infektionskrankheiten, die nicht zu den typischen Schwerpunkten der homöopathischen Therapie zählen, können sinnvoll homöopathisch begleitet werden (Lucae 2006).

Die Homöopathie in der modernen Kinderklinik ist damit im besten Sinne als „Komplementärmedizin", also als Ergänzung der konventionellen Medizin, zu verstehen. Besonders in Situationen, in denen **Therapienotstand** herrscht, sollte die Homöopathie in der Klinik ihre Chance erhalten. Eine **enge Verzahnung von konventioneller und homöopathischer Therapie** ist möglich und in den meisten Fällen auch sinnvoll. Diese Überlegungen setzen voraus, dass die Homöopathie nicht als Alternativmedizin oder gar Konkurrenz zur konventionellen Medizin missverstanden wird, sondern ihren Platz in der Kinderklinik als echte Ergänzung der therapeutischen Palette erhält (Lucae 2003a). Die nach wie vor vielerorts anzutreffende stark ablehnende Haltung von Klinikärzten gegenüber der Homöopathie kann nur durch einen Dialog und ein konstruktives Miteinander überwunden werden. Aber nicht nur die „Schulmediziner" müssen auf die homöopathischen Kollegen zugehen. Auch die homöopathischen Ärzte sollten sich um eine **gemeinsame Sprache** bemühen, die in der Klinik von den Kollegen verstanden wird und als Basis für die gemeinsame Arbeit dienen kann. Eine gute Zusammenarbeit von Assistenzärzten, Oberärzten und Chefarzt in der Klinik ist unbedingt notwendig. Ziel der Behandlung sollte schließlich immer der beste und schonendste Weg sein – zum Wohl der kleinen Patienten.

14.3 Homöopathie in der Geriatrie

Rahmenbedingungen

Im Rahmen einer Assistenzarztstelle in der Abteilung für Innere Medizin III/Geriatrie der **Kliniken Essen-Mitte** konnten von Sommer 2002 bis 2004 reichlich Erfahrungen mit der Homöopathie bei der Versorgung geriatrischer Patienten gesammelt werden. In der Akutgeriatrie und geriatrischen Frührehabilitation beträgt die Liegezeit durchschnittlich 14 Tage, sodass meist ausreichend Zeit für die Durchführung einer homöopathischen Behandlung besteht (Teut 2006). Der damalige Chefarzt leitete diese einmalige Klinik, in der neben der konventionellen Medizin auch komplementäre Therapien der anthroposophischen Heilkunde, Naturheilkunde und Homöopathie zur Anwendung kamen, seit vielen Jahren und war deshalb der Homöopathie gegenüber aufgeschlossen. Leider besteht das Angebot heute in Essen nicht mehr, allerdings gibt es andere geriatrische Rehakliniken, in denen derzeit eine homöopathische Behandlung möglich ist (z. B. Alexander-von-Humboldt-Klinik in Bad Steben, Geriatrische Rehaklinik Bad Welzheim; Stand 2015).

Arbeitsbedingungen

Für die homöopathische Erstanamnese inkl. einer gründlichen klinischen Untersuchung standen in der Regel 30–45 Minuten zur Verfügung. Dies erscheint unter den Arbeitsbedingungen einer internistischen Klinik zunächst großzügig, doch aufgrund der Schwierigkeiten einer exakten homöopathischen Anamnese in der Geriatrie und angesichts der Tatsache, dass ein homöopathischer Stationsarzt bis zu 20 Patienten gleichzeitig zu betreuen hat, ist diese Zeit sehr knapp bemessen.

Praktische Vorgehensweise

Aufgrund der knapp bemessenen Zeit hat sich eine problembasierte homöopathische Anamnese im Sinne Bönninghausens bewährt: Zunächst wird das

Hauptsymptom (Hauptbeschwerde) sorgfältig aufgezeichnet, anschließend werden die Nebensymptome notiert. Einer möglicherweise vorhandenen auslösenden Ursache der Beschwerden gilt das besondere Augenmerk, der Geistes- und Gemütszustand des Patienten wird gründlich erkundet. Anschließend erfolgt die Fallanalyse und Repertorisation mit einem praxistauglichen Repertorium (s. u. „Dokumentation und Arbeitsmittel").

Zumeist wurden Tiefpotenzen verschrieben, da die homöopathischen Arzneimittel in der Regel in Kombination mit konventionellen Medikamenten zum Einsatz kamen.

Patienten und Diagnosen

Es wurden v. a. **schwer kranke und multimorbide Patienten** behandelt, für die innerhalb der konventionellen Medizin kaum noch Erfolg versprechende Behandlungsmöglichkeiten bestanden. Insoweit handelte es sich um eine anspruchsvolle und schwierige Arbeit mit Patienten mit schweren Alterspathologien.

Fallbeispiel 14.3: 79-jährige Patientin, Verlust der Gehfähigkeit, Schwindel und rezidivierende Stürze bei Morbus Parkinson

Anamnese und Untersuchung

An Vorerkrankungen bestand ein insulinpflichtiger Diabetes mellitus. Die Symptomatik war seit einem Jahr progredient. Die Patientin berichtet von massivem Drehschwindel seit Monaten, verbunden mit dem Gefühl, nach hinten wegzufallen, weggezogen zu werden. Wenn sie im Bett liegt, hat sie immer wieder das Gefühl, in der Luft zu schweben und sich im Kreis zu drehen. Im Dunkeln treten dann optische Halluzinationen auf: Sie sieht hübsche junge Männer und Frauen ohne Beine, die Luftschlangen aus Gold und Silber auf sie zupusten. Sie wundert sich, hat jedoch keine Angst. Sie kann sich von den Halluzinationen distanzieren, erkennt sie als Täuschungen. Das Parkinson-Syndrom besteht seit mehreren Jahren und verläuft progredient mit starkem Tremor, seit Neuestem treten auch verstärkt Akinesie und Rigor auf. Trotz neurologischer Behandlung werden die Beschwerden immer schlimmer. Schlafmangel verschlimmert den Schwindel und den Tremor. Seit einigen Wochen kann sie das Bett nicht mehr verlassen wegen Schwindel und Gangstörungen. Sie kann nicht mehr selbstständig essen, da die zitternden Hände das Besteck nicht mehr ruhig halten. Sie hat bereits einige Kilo an Körpergewicht verloren. Sie äußert den konkreten Wunsch, sich mit einer Überdosis Insulin das Leben zu nehmen, wenn ihr nicht geholfen werden kann. Die Vorstellung einer Pflegeheimunterbringung empfindet sie als unerträglich.

Lachen kann sie seit Jahren nicht mehr, was sie auf ihre schwere Biografie zurückführt: 14 Tage nach ihrer Heirat sei ihr Mann im Krieg gefallen, danach hatte sie keine Partnerschaft mehr. Sie habe sich das gesamte Leben für andere aufgeopfert: Zuerst habe sie ihren Sohn großgezogen, der sie mit 16 verlassen habe, dann jahrelang ihre kranke Mutter gepflegt; außerdem habe sie ehrenamtlich alte Menschen betreut und gepflegt. Sie habe nie an sich selbst, sondern immer nur an andere gedacht. Nun, da sie alt sei, sei niemand da, der für sie sorge. Sie lebt allein und wird von einem Pflegedienst mitversorgt. Sie verspürt seit Jahrzehnten große Trauer und Verbitterung.

Allgemeinsymptome: wenig Appetit und Durst, manchmal Hunger auf Fleischklopse. Hitze verschlimmert ihren Allgemeinzustand und den Schwindel. Sie ist frostig, hat häufig eiskalte Hände.

Die Patientin leidet unter einer progredienten Parkinson-Erkrankung. Tremor, Rigor und Akinesie wurden trotz Einstellung auf zunächst 3 × tägl. 100/25 Levodopa/Benserazid und dann 2 × 200 mg Amantadin schlimmer, es traten zudem Schwindel und Halluzinosen auf, möglicherweise medikamentös bedingt.

Fallanalyse

Zur Repertorisation mit dem Phatak-Repertorium verwendete ich als „Vogelperspektive" die charakteristische Modalität „Schlaf amel., Schlafmangel agg." (Verschlimmerung von zwei Symptomen: Tremor und Schwindel), als anatomische Wirkungsrichtung wählte ich generalisiert „Koordination gestört" (Gangstörung, Rigor, Tremor, Akinesie, Gefühl, „nach hinten gezogen zu werden"). Nach Kreuzung der Rubriken verbleiben *Cimicifuga racemosa, Cocculus indicus, Kalium phosphoricum, Mercurius, Nux vomica* und *Phosphorus.* Da Schwindel („Schwindel" + „Schwindel, Drehen, Kreis drehen, als würde sich alles im (Drehschwindel") und Halluzinose („Einbildungen, Illusionen, Phantasien, Wahnideen") möglicherweise medikamentös induziert waren („Kunstkrankheit" durch Amantadin oder Levodopa), verwendete ich zur weiteren Einengung und Verankerung die Rubrik „Kummer, Sorgen", da die Trauer das am längsten bestehende und konsistenteste Symptom in ihrer individuellen Biografie ist. Es bleibt *Cocculus indicus.* In Vermeulens „Prisma" fand ich interessanterweise: „Boenninghausen, in 1835: When bending down he feels as if about to fall backwards and has to hold on somewhere quickly." *Cocculus* verursacht das Gefühl, nach hinten zu fallen oder nach hinten gezogen zu werden, Drehschwindel und Koordinationsstörungen. Fische, die mit Kokkels-

körnern vergiftet werden, drehen sich mit dem Bauch nach oben zur Wasseroberfläche und werden bewegungsunfähig. Die Aufopferungsbereitschaft und Trauer der Patientin sind ebenfalls gut mit *Cocculus* vereinbar.
Verordnung: *Cocculus* C200 als Einzeldosis sowie *Cocculus* D12 1 × tägl. (wegen des antidotierenden Effekts der allopathischen Medikation). Amantadin wurde abgesetzt.
Verlauf: Es trat eine erstaunliche Besserung innerhalb von 5 Tagen ein: Tremor, Akinesie, Rigor und Schwindel wurden wesentlich besser, die Halluzinationen verschwanden, der Patientin ging es bereits 12 Stunden nach Gabe der Arznei wesentlich besser. Die Patientin vermochte schließlich wieder selbstständig mit dem Gehstock zu gehen, auch das Führen des Bestecks beim Essen gelang sicher. Ihre Stimmung hellte sich auf, den Gedanken an Suizid wies sie bei Entlassung weit von sich. Die Patientin musste nicht in ein Pflegeheim, sondern konnte nach Hause entlassen werden.
Die Verbesserung ist nur teilweise durch das Absetzen des Amantadins erklärbar, da die Beschwerden bereits vor dem Therapieversuch mit Amantadin bestanden. Trotz Reduktion der Gesamtmedikation verbesserten sich auch Rigor, Tremor und Akinesie anhaltend. Die Patientin war bereits 3 Tage nach der homöopathischen Mittelgabe nicht wiederzuerkennen: Initial Pflegefall, danach eigenständig mobil.
Eine Wirkung der homöopathischen Behandlung ist in diesem Einzelfall wahrscheinlich. *Cocculus indicus* sollte bei Parkinson-Erkrankung mit Fallneigung nach hinten im Gedächtnis behalten werden.

Dokumentation und Arbeitsmittel

In der geriatrischen Praxis besonders bewährt haben sich Bönninghausens „Therapeutisches Taschenbuch“, Bogers „General Analysis“ und „Synoptic Key“, außerdem Phataks „Homöopathisches Repertorium“. Diese Repertorien sind gut geeignet, da sich typische geriatrische Pathologien effektiv und zeitsparend abbilden lassen. Auch „bewährte Indikationen“ sind im homöopathisch-geriatrischen Alltag sehr hilfreich. In schwierigeren Situationen wurde auch das Kent'sche Repertorium herangezogen. Daneben wurden regelmäßig Murphys „Clinical Repertory“, Mezgers „Gesichtete Arzneimittellehre“, Phataks „Arzneimittellehre“ und Farringtons „Klinische Arzneimittellehre“ eingesetzt.

Während der klinischen Tätigkeit wurde eine Datenbank mit homöopathischen Kasuistiken aufgebaut (Teut 2006).

Zusammenarbeit und Akzeptanz

Da in der Geriatrie bei schweren Krankheiten erfolgreiche Therapien selten sind, gab es gerade bei komplizierten Fällen homöopathische Konsile. Viele Kollegen nehmen die ergänzende homöopathische Behandlung interessiert an, wenn es den Patienten gesundheitlich weiterbringt.

Vor- und Nachteile

Der Sparzwang im Gesundheitswesen schränkt die Zeit, die dem einzelnen Patienten gewidmet werden kann, und die therapeutische Freiheit im stationären Alltag zunehmend ein und macht eine homöopathische Behandlung in der Akutklinik schon aufgrund der meist kurzen Liegezeit schwierig. Eine wesentliche Bedingung für eine erfolgreiche Anwendung der Homöopathie ist die aufgeschlossene Haltung des Chefarztes bzw. der ärztlichen Leitung.

Ausblick und Vision

Der Verfasser ist derzeit im ambulanten geriatrischen Bereich tätig. Hierbei ergibt sich die Möglichkeit einer langfristigen hausärztlich-homöopathischen Betreuung, die sehr viel Spaß macht, aber auch sehr zeitintensiv und arbeitsaufwendig sein kann.

14.4 Homöopathie in der psychiatrischen Ambulanz

Rahmenbedingungen

Im September 2002 wurde eine homöopathische Ambulanz für psychisch kranke Menschen an der **Fachklinik Hofheim/Taunus** im Rahmen eines Modellprojekts der Karl-und-Veronica-Carstens-Stiftung eingerichtet. Seit 2006 befindet sich dort eine homöopathische Praxis, die direkt in die psychiatrische Institutsambulanz integriert ist. Die Terminierung, Patientenverwaltung und Abrechnung werden durch den Praxisinhaber selbst durchgeführt, Patientenkontakte, Telefonate und Anfragen übernimmt z.T. eine Ambulanzschwester an der Rezeption der Klinikambulanz (Koch und Volk 2005).

Arbeitsbedingungen

Ein üblicher Arbeitstag ist ein Achtstundentag mit freier Zeiteinteilung. Termine werden ausschließlich nach Vereinbarung vergeben. Durchschnittlich werden ein bis zwei Erstanamnesen pro Woche durchgeführt, die jeweils 3 Stunden Zeit in Anspruch nehmen. Die übrige Arbeitszeit ist mit Folgeterminen (jeweils 30–60 Minuten Dauer) gefüllt. Eine Telefonsprechstunde findet zweimal pro Woche statt. In dringenden Fällen können die Patienten eine Nachricht hinterlassen und werden zurückgerufen.

Die Fallauswertung erfolgt in der Regel am Ende des Arbeitstages, sofern nicht innerhalb der eingeplanten Zeit die Möglichkeit dazu besteht. In schwierigen Fällen führt ein erfahrener Kollege eine Supervision durch.

Praktische Vorgehensweise

Beim Erstkontakt wird nach der Anamnese ein Behandlungskonzept erstellt, das angesichts der meist chronisch oder schwer psychisch kranken Patienten neben Angaben zur homöopathischen Behandlung auch Empfehlungen zur psychotherapeutischen oder sozialpsychiatrischen Hilfe beinhaltet. Im Fall einer vorbestehenden psychopharmakologischen Behandlung (➤ 11.2.3) wird diese zunächst weitergeführt und eine Übereinkunft über den weiteren Umgang damit erarbeitet: Soll sie reduziert oder ganz abgesetzt werden, oder soll bei unzureichender Wirksamkeit zunächst eine Verbesserung der Beschwerden erreicht werden? Die konsequente Miteinbeziehung des Patienten ist hierbei zentrales Behandlungselement. Behandlungsziel ist einerseits die bestmögliche Zustandsverbesserung bzw. Heilung und andererseits (z.B. auf dem Boden bekannter genetischer Dispositionen) das Erreichen der gemeinsam mit dem Patienten erarbeiteten Behandlungsziele (Koch 2005, 2012).

Patienten und Diagnosen

Das Erkrankungsspektrum umfasst zu 50 Prozent **depressive Störungen,** zu ca. 20 Prozent **Psychosen** sowie **neurotische, somatoforme und Belastungsstörungen.** Unter den restlichen Erkrankungen machen **Schlafstörungen, Persönlichkeitsstörungen** und andere somatische Erkrankungen den größeren Teil aus. Teilweise gibt es Überschneidungen bei den einzelnen Diagnosen.

Der Patientenstamm setzt sich im Wesentlichen aus folgenden drei Gruppen zusammen:

- Patienten mit unterschiedlich schweren Störungsbildern, die eine sanfte Hilfe suchen oder einer schulmedizinischen Behandlung skeptisch gegenüberstehen bzw. sie ablehnen.
- Patienten, die psychiatrisch nicht oder nur unzureichend behandelbar sind. Dies sind meist psychopharmakologisch behandelte Patienten oder solche, für deren Erkrankung keine oder keine ausreichende Therapie gefunden werden konnte.
- Gruppe der über lange Zeit schulmedizinisch Behandelten, die weitgehend austherapiert sind. Oftmals sind dies Patienten mit schwerer Chronifizierung und Restsymptomatik, v.a. bei den verschiedenen Verlaufsformen von Psychosen.

Dokumentation und Arbeitsmittel

Die Dokumentation erfolgt mit Stift und Papier, Verordnungen und Patientendaten werden im Computer erfasst. Da viele Patienten es als unangenehm empfinden, wenn während eines Gesprächs der Computer bedient wird, werden PC-gestützte Hilfsmittel nicht während der Anamnese verwendet. Die Repertorisation wird per Hand durchgeführt, häufig verwendete Repertorien sind „Synthesis“, „Murphy“ und das Sehgal-Repertorium. Die Überprüfung erfolgt hauptsächlich mit den Arzneimittellehren von Vermeulen („Prisma“), Seideneder („Mitteldetails“) und Chitkara („Materia medica der Geist- und Gemütssymptome“). Darüber hinaus werden zahlreiche weitere Titel der homöopathischen Literatur herangezogen.

Zusammenarbeit und Akzeptanz

Die Zusammenarbeit mit der Fachklinik und die Akzeptanz sind ausgezeichnet: Die homöopathische Praxis ist gut in die Klinik integriert, auch was andere medizinische Fachbereiche bis hin zur Verwaltung betrifft. Aus der psychiatrischen Abteilung, wo mittlerweile ein weiterer homöopathisch arbeitender Kollege tätig ist, werden laufend Patienten zugewiesen, und umgekehrt können ambulant behandelte Patienten ggf. stationär homöopathisch weiterbehandelt werden. Die Homöopathie ist regelmäßig Gegenstand interner Fortbildungen und wird auch in der Außendarstellung der Klinik repräsentiert.

Konflikte bei der Integration in das Klinik- bzw. Behandlungskonzept gab es nicht. Natürlich gibt es Unverständnis vonseiten einzelner Kollegen, aber keine Anfeindungen oder Streitigkeiten. Der fachliche Austausch ist aufgrund der geringen Anzahl homöopathisch-psychiatrisch arbeitender Ärzte in Deutschland leider gering, aber bereits im Aufbau.

Vor- und Nachteile

Die entscheidenden **Vorteile** des vorgestellten Modells sind die Anbindung an eine Klinik und die Möglichkeit, die vorhandene Infrastruktur mit zu nutzen: Räume, Personal, EDV. Positiv zu bewerten ist außerdem die Zuweisung aus dem stationären und ambulanten Bereich, was für die Praxis wegen Synergismen auch kostengünstig ist.

Nachteilig ist die teilweise schlechte Abgrenzbarkeit dem sonstigen Ambulanzbetrieb gegenüber.

Ausblick und Vision

Das bisher gehandhabte Konzept hat sich bewährt. Das Projekt wird bis auf Weiteres als klinikassoziierte Praxis fortgeführt.

Literatur

ZU DEN EINZELNEN PROJEKTEN

Becker-Witt C et al.: Diagnoses and treatment in homeopathic medical practice. Forsch Komplementärmed Klass Naturheilkd 2004(11):98–103

Dahler J, Teut M, Lucae C. Homöopathie bei Heuschnupfen. Stuttgart, Hippokrates, 2009

Koch U, Volk S: Homöopathische Ambulanz für psychisch kranke Menschen an der Fachklinik Hofheim, in: Albrecht H, Frühwald M (Hrsg.): Jahrbuch, Band 11 (2004). Karl-und-Veronica-Carstens-Stiftung. KVC, Essen 2005:31–37

Koch U: Homöopathische Behandlung der Geistes- und Gemütskrankheiten, in: Albrecht H, Frühwald M (Hrsg.): Jahrbuch, Band 11 (2004). Karl-und-Veronica-Carstens-Stiftung. KVC, Essen 2005:101–128

Koch U. Die zeitgemäße homöopathische Behandlung schwerer psychischer Störungen. AHZ 2012(257;4):6–11

Kruse S, Dorcsi-Ulrich M, Lucae C: 10 Jahre Homöopathie am Dr. von Haunerschen Kinderspital. AHZ 25(2006):11–20

Lucae C: Wege der homöopathischen Arzneifindung in der klinischen Pädiatrie, in: Albrecht H, Frühwald M (Hrsg.): Jahrbuch, Band 6 (1999). Karl-und-Veronica-Carstens-Stiftung. KVC, Essen 2000:191–205

Lucae C: Bedarf an homöopathischer Behandlung an drei deutschen Kinderkliniken. Umfrageergebnisse aus dem Dr. von Haunerschen Kinderspital, dem Clementine-Kinderhospital und der Kinderklinik an der Lachnerstraße im Vergleich, in: Albrecht H, Frühwald M (Hrsg.): Jahrbuch, Band 8 (2001). Karl-und-Veronica-Carstens-Stiftung. KVC, Essen 2002:71–84

Lucae C: Homöopathie in der Kinderklinik Dritter Orden in München von 2000 bis 2003. Resümee und Ausblick, in: Albrecht H, Frühwald M (Hrsg.): Jahrbuch, Band 9 (2002). Karl-und-Veronica-Carstens-Stiftung. KVC, Essen 2003a:85–98

Lucae C: Die homöopathische Anamnese in der Pädiatrie. AHZ 2003b(248):5–13

Lucae C: Homöopathie bei Infektionskrankheiten in der Kinderklinik. AHZ 2006(251):21–26

Lucae, C: 7 Jahre Homöopathie in der Kinderklinik – ein Rückblick. Gudjons aktuell 2013(2–4):22–26

Lüdtke R et al.: Homöopathie an der Universität: Ist eine Integration möglich? Forsch Komplementärmed Klass Naturheilkd 2001(8):213–218

Teut M: Die homöopathische Behandlung schwerer Pathologien in der geriatrischen Akutklinik. Homöopathie Zeitschrift 2004(2):87–97

Teut M: Integration der Homöopathie in die geriatrische Akutklinik. AHZ 2006(251):5–10

Witt C et al.: Homeopathic medical practice: Long-term results of a cohort study with 3.981 patients. BMC Public Health 2005(115), http://bmcpublichealth.biomedcentral.com/articles/10.1186/1471-2458-5-115 [Stand: 25.2.2016]

HÄUFIG VERWENDETE ARBEITSMITTEL (BÜCHER)

PC-Programme unterliegen einem ständigen Aktualisierungsprozess und werden deshalb nur allgemein im Text erwähnt, an dieser Stelle aber nicht extra aufgelistet.

Bhanja KC: Masterkey to Homoeopathic Materia Medica. 5th ed. National Homoeo Laboratory, Calcutta 1979

Boger CM: A Synoptic Key of the Materia Medica. Parkersburg 1915. B. Jain Publishers, New Delhi 1995

Boger CM: General Analysis, übers. v. Ahlbrecht J. B. von der Lieth, Hamburg 2004

Bönninghausen C v: Therapeutisches Taschenbuch für homöopathische Ärzte, zum Gebrauche am Krankenbette und beim Studium der reinen Arzneimittellehre. Coppenrath, Münster 1846 (Nachdruck B. von der Lieth, Hamburg 1996)

Chitkara HL: Materia medica der Geist- und Gemütssymptome. Haug, Stuttgart 2003

Clarke JH: Der Neue Clarke. Eine Enzyklopädie für den homöopathischen Praktiker (10 Bde.), übers. v. Vint P. Stefanovic, Bielefeld 1990

Dorcsi M: Bewährte Indikationen der Homöopathie. Nach Vorträgen und Vorlesungen von Prof. Dr. med. Mathias Dorcsi, Wien, bearb. v. Frey M. Deutsche Homöopathie-Union, Karlsruhe 2000

Farrington EA: Klinische Arzneimittellehre. Schwabe, Leipzig 1913 (Nachdr. Burgdorf, Göttingen 1998)

Imhäuser H: Homöopathie in der Kinderheilkunde. Aus der Praxis – für die Praxis. Haug, Heidelberg 1991

Kent JT: Repertory of the Homoeopathic Materia Medica. Lancaster 1897 (dt.: Kents Repertorium der homöopathischen Arzneimittel, hrsg. v. Keller G v. u. Künzli J. 14. Aufl. Haug, Heidelberg 1998)

Lang E (Hrsg.): Das neue Repertorium homoeopathicum (Sehgal). Eva Lang, Worpswede 2005

Mercurius: Homeopathic Software, http://www.mercurius.sk [Stand: 25.2.2016]

Mezger J: Gesichtete homöopathische Arzneimittellehre. 12. Aufl. Haug, Heidelberg 2005

Morrison R: Handbuch der Pathologie zur Homöpathischen Differenzialdiagnose. Kai Kröger, Groß Wittensee 1999

Murphy R: Klinisches Repertorium der Homöopathie. Narayana, Kandern 2007

Pallasser H: Neugeborenen-Homöopathie. Documenta Homoeopathica 1996(16):231–236

Pfeiffer H, Drescher M, Hirte M (Hrsg.): Homöopathie in der Kinder- und Jugendmedizin. 2. Aufl. Elsevier/Urban & Fischer, München 2007

Phatak SR: Homöopathische Arzneimittellehre, übers. u. bearb. v. Seiß F. 5. Aufl. Elsevier/Urban & Fischer, München 2013

Phatak SR: Homöopathisches Repertorium, übers. u. bearb. v. Seherr-Thons E. v. Elsevier/Urban & Fischer, München 2006

Schroyens F: Synthesis. Repertorium homeopathicum syntheticum. Edition 9.1. Hahnemann-Institut, Greifenberg 2007

Seideneder A: Mitteldetails der homöopathischen Arzneimittel (3 Bde.). Similimum, Ruppichteroth 2000

Stauffer K: Klinische Homöopathische Arzneimittellehre. Auf der Basis von Martin Schlegel neu bearb. v. Lucae D. 14. Aufl. Sonntag, Stuttgart 2002

Vermeulen F: Synoptische Materia Medica (Bd. 2). Emryss, Haarlem 1998

Vermeulen F: Prisma. Das Arcanum der Materia Medica ans Licht gebracht. Emryss, Haarlem 2006

Voegeli A: Homöopathische Therapie der Kinderkrankheiten, bearb. v. Lucae D. 8. Aufl. Haug, Heidelberg 2001

Zandvoort R van: Repertorium Universale. Das große Repertorium der homöopathischen Arzneimittel, übers. v. P. Stefanovic. Similimum, Ruppichteroth 2002

KAPITEL

15 Wie lerne ich Homöopathie?

Ulrich Koch

In diesem Kapitel werden auf dem Boden der vorangegangenen Kapitel und der praktischen Erfahrung der Autoren die didaktischen Aspekte vertieft und einige Wege aufgezeigt, die hilfreich beim Erlernen der Homöopathie sein können. Dabei spielen neben den theoretischen Grundlagen und dem Arzneimittelstudium die Selbstbeobachtung und -erfahrung sowie die Anleitung durch einen erfahrenen Lehrer oder eine Ausbildungsgruppe eine wesentliche Rolle.

15.1 Theorie

Das Erlernen der Homöopathie beginnt mit einer Auseinandersetzung mit den theoretischen Grundlagen und Konzepten. Schon Hahnemann ließ seine Patienten, sofern sie es konnten, vor einer Behandlung zunächst sein „Organon" lesen, damit sie sich ein basales Verständnis der anstehenden Behandlung erarbeiten konnten. Auch heute noch ist das Durcharbeiten des „Organon", vielleicht auch in zeitgemäßer Aufarbeitung (Hahnemann 2006b), des theoretischen Teils der „Chronischen Krankheiten" (Hahnemann 2006a) sowie der vertiefenden Kommentare von Wischner (2000, 2001) wesentlich, um ein Verständnis der theoretischen Grundlagen der Homöopathie, aber auch ihrer historischen Dimension zu erhalten.

Nach der Auseinandersetzung mit den historischen und wissenschaftlichen Herleitungen des Ähnlichkeitsprinzips und den Grundlagen der Arzneiwirkung im Organismus (➤ 2) ist ein Studium der Arzneien (➤ 3) wichtig, bevor eine Behandlung überhaupt beginnen kann. Der erste Punkt dabei ist, die Besonderheiten des Herstellungsprozesses und deren Bedeutung für die homöopathische Behandlung zu verstehen.

TIPP

Schauen Sie sich den Herstellungsprozess bei einer spezialisierten Apotheke oder bei einem homöopathischen Arzneimittelhersteller an.

Als Nächstes folgt die Auseinandersetzung mit der Arzneimittelprüfung als Fundament der homöopathischen Arzneikenntnis (➤ 4) und das Studium der Materia medica.

15.2 Arzneimittelstudium

Das Erarbeiten der **Arzneimittelbilder** (➤ 5) ist eine zentrale Grundlage der Homöopathie, wobei es erstaunlicherweise in der homöopathischen Literatur nur wenige Anleitungen dazu gibt.

Historisches

Constantin Hering schlägt in seinem Text **„Über das Studium der homöopathischen Arzneimittellehre"** (Hering 1988) vor, sich die Arzneimittel nach einem speziellen Schema zu erarbeiten, um ein Verständnis der Arzneien zu bekommen, und nicht nur Symptome auswendig zu lernen.

„Auswendiglernen wäre ein allzu törichter Vorschlag, nicht nur der Mehrzahl unmöglich, sondern auch, wo es möglich wäre, ohne allen Nutzen. Was hülfe es, das Lexikon auswendig zu lernen, wenn man eine fremde Sprache sprechen wollte."

Bei der großen Anzahl von Symptomen, die z. B. den Polychresten zugeordnet werden können, käme das eher dem Auswendiglernen des New Yorker Telefonbuches nahe als einem wirklichen Verständnis der Phänomene und Zusammenhänge in einem Arzneimittelbild. Ein wirkliches Verständnis der Phänomene und Zusammenhänge in einem Arzneimittelbild geht damit nicht einher. Deshalb betont Hering auch, dass es nicht nur auf das Erlernen der Zeichen ankommt, sondern darauf, sie untereinander in Verbindung zu setzen. Hering empfiehlt, die Symptome einer Arznei in mehreren Durchgängen zu studieren: Beim ersten Durchgang achte man auf die Organe und Körpersysteme, bei denen die Zeichen auftreten, und beim zweiten auf die Art der Zeichen und Empfindungen. Beim dritten Durcharbeiten liegt der Schwerpunkt des Studiums auf den Modalitäten und Umständen und beim vierten auf den Zusammenhängen der Symptome, z. B. in zeitlicher oder örtlicher Reihenfolge. Wenn man sich eine Arznei derart erarbeitet hat, kann man schließlich Ähnlichkeiten und Unterschiede zu anderen Arzneien herausarbeiten und so eine einzelne Arznei in einem komplexen Kontext erfassen und später auch anwenden. Dunham (2003) und Gunavante

(1999) entwickelten einen recht ähnlichen Ansatz, wobei derjenige Dunhams sehr viel ausführlicher und zeitaufwendiger in der Durchführung ist. Im Kern geht es darum, die Charakteristika einer Arznei herauszuarbeiten und dann allgemein die Wirkung der Arznei auf die verschiedenen Körpersysteme, das Sensorium und die Mobilität zu untersuchen sowie Empfindungen, Periodizitäten und Modalitäten aus den Prüfungs- und Vergiftungssymptomen zu erarbeiten und im Speziellen die weiteren Symptome nach Geistes- und Gemütssymptomen und schließlich nach dem Kopf-zu-Fuß-Schema zu ordnen. Hierdurch entsteht eine Auflistung, die aber nicht leicht zu behalten ist, da das assoziative Lernen, welches das Verknüpfen von Lerninhalten zum Zweck einer besseren Verankerung und Abrufbarkeit zum Ziel hat, nur wenig in Anspruch genommen wird.

Studium der Arzneimittellehren

Die Basismethode zur Aneignung der homöopathischen Arzneimittelbilder ist das Studium verschiedener Arzneimittellehren. Im Laufe der Zeit sind sehr viele Arzneimittellehren entstanden, die sich teilweise erheblich in Herangehensweise und Schwerpunkten unterscheiden. In ➤ Tab. 15.1 werden die am häufigsten gebrauchten ohne Anspruch auf Vollständigkeit aufgelistet und in ihrer Struktur beschrieben. Eine genaue und eindeutige Zuordnung der einzelnen Arzneimittellehren ist nicht immer möglich, da die meisten Materiae medicae die verschiedenen Aspekte in unterschiedlicher Gewichtung beinhalten.

Das Zentrum des **Arzneimittelstudiums** sind die bei **Arzneimittelprüfungen** (➤ 4) erhobenen Symptome, die primäre Materia medica. Man erhält ein gutes Bild, wenn die Symptome zuerst nach auffallenden Symptomen und dann nach absoluter Häufigkeit, Modalitäten, häufigerem Auftreten ähnlicher Empfindungen und schließlich nach Lokalitäten und Begleitsymptomen geordnet werden. Je genauer Prüfungssymptome beschrieben sind, desto mehr helfen sie beim Verstehen der wesentlichen Züge einer Arznei.

Den Ausgangspunkt des **Arzneimittelstudiums** bildet das Erfassen der Symptome, am besten aus mehreren **Materiae medicae** (➤ Tab. 15.1), möglichst mit unterschiedlichen Schwerpunkten, um dieses Wissen dann mit weiteren Informationen zu verknüpfen. Eine mögliche Systematik hierfür wird in ➤ 5 beschrieben. Im folgenden Schritt wird das Wissen über die **Ausgangssubstanz** der Arznei und deren Auswirkungen auf den Menschen zusammentragen. Das sind physikalische, chemische, biologische und physiologische Informationen, Kenntnisse über Pharmakologie/Toxikologie und Arzneifamilien und -verwandtschaften (➤ 3). Dann werden Informationen aus Etymologie, traditioneller Anwendung und Volksmedizin, aus Geschichte, Mythologie, Literatur, Musik, Kunst, Medien gesammelt und im Spiegel der Prüfsymptome studiert. Dieses Vorgehen ermöglicht ein assoziatives Lernen, da Symptome mit Geschichten und Erleben auf unterschiedlichen Sinnesebenen in Verbindung gebracht werden können. Schließlich ist es wichtig, die Verifikationen der Symptome durch die Bestätigung in der Krankenbehandlung zu betrachten, da ein Behandlungerfolg ein Symptom in seiner Bedeutung aufwertet. In den folgenden Schritten werden die geordneten Symptome auf Gemeinsamkeiten und Charakteristika hin analysiert und differenzierende Besonderheiten z. B. in Form von Rubriken, in denen nur die untersuchte Arznei vorkommt, herausgearbeitet, um die Grundzüge einer Arznei sichtbar zu machen.

Schließlich hilft der **homöopathische Arzneimittelselbstversuch (HAMSV)** oder die Teilnahme an einer **Arzneimittelprüfung** (➤ 4), die Arznei im wahrsten Sinne des Wortes zu verinnerlichen und somit die zuvor vorgenommene Analyse unmittelbar und auf individueller Ebene erfahrbar zu machen.

TIPP

Die Wirkungsweise homöopathischer Arzneien an sich selbst zu erfahren vertieft das bisherige Verständnis und trainiert die Selbstbeobachtung.

Wenn man sich ein **Arzneimittelbild** erarbeitet hat, besteht die Möglichkeit, dieses gegenüber anderen, ähnlichen Arzneien abzugrenzen und zu differenzieren. Diese Methode wird schon lange eingesetzt (z. B. Gross und Hering 1985, Farrington 1996) und wurde durch Candegabe (1990) weiterentwickelt.

Tab. 15.1 Vor- und Nachteile verschiedener Arzneimittellehren

Arzneimittellehren (AML)	Beispiele	Schwerpunkte, Vorteile	Nachteile
Symptomauflistung nach dem Kopf-zu-Fuß-Schema	Boericke, Phatak, Hahnemann, Seideneder	Übersichtliche Auflistung der Symptome, Symptomauswahl nach Erfahrung (Boericke, Phatak) oder sehr umfassend (Hahnemann, Seideneder), gut geeignet zum Nachschlagen	Oft keine Gewichtung der Symptome, Zusammenhang der Symptome vielfach unklar, teilweise schwierig zu lernen
Darstellung der Arzneimittelbilder	Mezger, Tyler, Farrington, Kent Vermeulen	Gute Beschreibungen der wichtigen Symptome und häufiger Symptomenkomplexe sowie ergänzende Informationen zur Ausgangssubstanz und zur bisherigen medizinischen Verwendung	Symptomauswahl und Darstellung subjektiv, nicht vollständig
Essenzen der Arzneimittelbilder	Vithoulkas, Sankaran	Wesentliche psychische und einzelne körperliche Leitsymptome werden dargestellt, die Essenz eines Arzneimittelbildes wird herausgearbeitet, gut zum Verständnis der psychischen Grundkonstellation	Darstellungen teilweise sehr reduziert, Klischee des Bildes und subjektiv verzerrte Darstellung, reicht nicht zum tieferen Arzneiverständnis aus
Sammlung charakteristischer Symptome	Bönninghausen, Boger, Guernsey	Auflistung klinisch bestätigter und wichtiger Symptome (Genius) der einzelnen Arzneien, gut zum Einstieg geeignet	Das Arzneimittelbild besteht nicht nur aus charakteristischen Symptomen, deshalb zum Nachschlagen einzelner Symptome oft nicht ausreichend
Leitsymptomsammlungen	Nash, Allen	Hervorhebung der häufigsten klinischen Indikationen, Erlernen mit Praxisbezug	Klinische Indikationen können vom phänomenologischen Betrachten und Lernen ablenken
Klinische Arzneimittellehren	Stauffer, Murphy		
Bewährte Indikationen	Dorcsi, Enders		
Vergleichende Arzneimittellehren	Hering/Groß, Farrington, Candegabe	Unterschiede und Gemeinsamkeiten zwischen Arzneien können erlernt werden, wenn das Arzneimittelbild schon bekannt ist, hilfreich zum Weiterlernen	Grundzüge des Arzneimittelbildes werden nicht vermittelt, sondern vorausgesetzt

Es gibt verschiedene Möglichkeiten, homöopathische Arzneien gegeneinander zu differenzieren:

- indem man die Leitsymptome repertorisiert (z. B. Candegabe 1990),
- indem man die Unterschiede der verschiedenen Arzneien einer Rubrik herausarbeitet,
- indem man indikationsbezogen die wichtigsten Arzneien miteinander vergleicht, z. B. Verletzungs- oder Fieberarzneien,
- indem man z. B. innerhalb von Pflanzen- oder Tierfamilien differenziert.

Eine zeitgemäße Möglichkeit, Arzneimittel zu studieren, liefert z. B. ein Computerprogramm mit Frage-/Antwortmodus (Holling), bei dem auf der Basis

Tab. 15.2 Die 100 wichtigsten Arzneimittel

Aconitum napellus	Chelidonium majus	Jodum	Petroleum
Agararicus	China		Phosphoricum acidum
Allium cepa	Cimicifuga racemosa	Kalium bichromicum	Phosphor
Alumina	Cina	Kalium carbonicum	Phytolacca decandra
Ammonium carbonicum	Cocculus	Kalium phosphoricum	Platinum metallicum
Anacardium orientale	Coffea cruda		Plumbum metallicum
Antimonium crudum	Colchicum autumnale	Lac caninum	Psorinum
Antimonium tartaricum	Colocynthis	Lachesis muta	Pulsatilla pratensis
Apis mellifica	Conium maculatum	Ledum palustre	Pyrogenium
Argentum nitricum	Cuprum metallicum	Lilium tigrinum	
Arnica montana		Lycopodium clavatum	Rhus toxicodendron
Arsenicum album	Drosera rotundifolia		Ruta graveolens
Aurum metallicum	Dulcamara	Magnesium carbonicum	
		Magnesium muriaticum	Sarsaparilla
Barium carbonicum	Eupatorium perfoliatum	Magnesium phosphoricum	Sepia succus
Belladonna	Euphrasia officinalis	Medorrhinum	Silicea
Berberis vulgaris		Mercurius solubilis	Staphisagria
Borax	Ferrum metallicum	Mezereum	Strammonium
Bryonia alba	Ferrum phosphoricum		Sulfuricum acidum
	Fluoricum acidum	Naja naja	Sulfur
Cactus grandiflorus		Natrium carbonicum	Symphytum officinalis
Calcium carbonicum	Gelsemium sempervirens	Natrium muriaticum	Syphilinum
Calcium phosphoricum	Graphites	Natrium sulfuricum	
Cannabis indica		Nitricum acidum	Tarentula hispanica
Cantharis vesicatoria	Helleborus niger	Nux vomica	Thuja occidentalis
Carbo animalis	Hepar sulfuris		Tuberculinum bovinum
Carbo vegetabilis	Hyoscyamus niger	Opium	
Carcinosinum	Hyperericum		Veratrum album
Causticum			
Chamomilla	Ignatia		Zincum metallicum
	Ipecacuanha		

bewährter Materiae medicae unterschiedliche Fragen zu Symptomen oder Indikationen und weitere Informationen zu Arzneien abgerufen und studiert werden können. Hierbei ist es empfehlenswert, das Arzneimittelstudium mit den Arzneien einer Notfall- oder Hausapotheke zu beginnen, um möglichst bald in akuten Situationen selbst erste Behandlungserfahrungen sammeln zu können. Bleul (1999) hat in einer Umfrage unter Homöopathiedozenten als Konsens die 100 wichtigsten und am häufigsten eingesetzten Arzneimittel (➤ Tab. 15.2) ermittelt, deren Erlernen derzeit als Grundlage einer Homöopathieausbildung angesehen werden kann.

15.3 Praxis

Eine gute homöopathische Anamnese ist der Grundstein einer guten Behandlung und meist das, was am schwersten zu erlernen ist. Wie aus der Systematik in Kapitel 6 (➤ 6) ersichtlich, ist die Anamnese umfassend und auf ein ganzheitliches Verstehen ausgerichtet. Das regelmäßige Üben beim Erheben von Krankengeschichten ist das beste Mittel, wobei zu empfehlen ist, zunächst mit einfachen, akuten Erkrankungen (z. B. Erkältungen, fieberhaften Infekten, Verletzungen) zu beginnen und sich erst mit zunehmender Erfahrung auch an chronische Krankheiten heranzutrauen.

15

15

Für die **Wege zur Arzneifindung** haben wir verschiedene Möglichkeiten, die sich innerhalb der Homöopathie entwickelt haben, nebeneinandergestellt (➤ 7), weil nicht nur die Patienten jeweils ganz eigene, individuelle Muster zeigen, sondern auch jeder Behandler seiner Art entsprechend ganz eigene Denk- und Arbeitsstrukturen innerhalb der homöopathischen Methode herausarbeiten wird. Das berührt nicht die grundlegenden theoretischen Ansätze und Handlungsanweisungen, sondern ist Ausdruck der individuellen Arbeitsweise innerhalb der Homöopathie.

Die **Methode der Arzneifindung** kann am Anfang an didaktisch aufbereiteten „Papierfällen" erfolgen, um das Umsetzen von Äußerungen der Patienten in die Sprache des jeweils benutzten Repertoriums zu üben. Für das Erlernen und das weitere homöopathische Arbeiten sind verschiedene praktische Aspekte von Bedeutung, die im Folgenden beschrieben werden.

Selbstbeobachtung

Sich selbst als Beobachtungsobjekt zu nehmen ist hilfreich, um zu entdecken, welche Empfindungen und Beobachtungen auf den verschiedenen Ebenen auftreten können. Die Selbstbeobachtung kann z. B. im Rahmen eines **HAMSV** (➤ 4.4) mit einem **Symptomtagebuch** über mehrere Tage durchgeführt werden. Das hilft dabei, die Wahrnehmung zu verfeinern und die Aufmerksamkeit auch auf kleinere Empfindungen und Veränderungen zu richten. In der Phase, in der die Arznei eingenommen wird, ist es möglich, an sich selbst zu erfahren, wie und welche Veränderungen durch eine **Arzneimittelprüfung** mit homöopathischen Arzneien hervorgerufen werden können.

Eine weitere wichtige Ebene ist die **Selbstbeobachtung** im Verhalten dem Patienten gegenüber (➤ 6.1.1): Welche Haltung nehme ich ein? Fühle ich mich ruhig und entspannt oder eher angespannt? Wie spreche ich, und wie formuliere ich Fragen und Erklärungen? Wie verändert sich mein Erleben in verschiedenen Situationen innerhalb einer Anamnese oder von Patient zu Patient? Oft ist es möglich, an sich selbst, auch im Sinne einer Gegenübertragung, Beobachtungen zu machen, die helfen, den Kontakt zum Patienten bewusster zu gestalten und kritische Punkte in einer therapeutischen Begegnung kreativer und sensibler zu nutzen. Es kann sein, dass wir z. B. eine Schmerzempfindung, die der Patient gerade beschreibt, auf einmal an uns selbst in ganz feiner Form wahrnehmen, wenn wir uns in Resonanz befinden, oder feststellen, dass ein Störgefühl entsteht, wenn ein Patient bestimmte Dinge erzählt, andere dazugehörige wichtige Vorkommnisse aber unerwähnt lässt.

Selbsterfahrung

Außer der Selbstbeobachtung bei einem HAMSV ist auch die Selbsterfahrung wichtig, wenn man sich beispielsweise wegen etwaig bestehender Beschwerden in die Rolle eines Patienten begibt und sich homöopathisch behandeln lässt. Diese Art der Selbsterfahrung ist für viele Behandler der Ausgangspunkt ihres Interesses an der Homöopathie und ihrer therapeutischen Tätigkeit. Viele bedeutende Homöopathen wie z. B. Bönninghausen und Hering haben so ihren Weg zur Homöopathie gefunden oder ihre zuvor kritische Haltung revidieren müssen.

Hospitation

Hospitation ist eine praktische Möglichkeit, um sich die Arbeitsweise der homöopathischen Behandlung anzueignen. Anamnesetechnik und -stil sowie deren Umsetzung können direkt beobachtet werden. Das hilft dabei, Möglichkeiten der Patientenaufnahme und -führung kennenzulernen und unter Berücksichtigung eigener Fähigkeiten und Vorerfahrungen einen eigenen Behandlungsstil zu entwickeln. Darüber hinaus lernt man praxisnah eine Menge über Verlaufsbeurteilung (➤ 9) und die Behandlungsmöglichkeiten bei verschiedenen, insbesondere chronischen Krankheiten (➤ 10).

TIPP

Suchen Sie sich erfahrene Kollegen, bei denen Sie hospitieren können. Das praktische Lernen am Beispiel und Vorgehen anderer ist durch kein Theoriestudium zu ersetzen.

Sammeln praktischer Erfahrungen

Nach dem Erwerb der Grundlagen der Homöopathie und ihrer Methoden ist das Sammeln eigener Behandlungserfahrungen die zentrale Voraussetzung für eine eigenständige Tätigkeit als Homöopath. Hier empfiehlt es sich, den eigenen Fähigkeiten entsprechend, zunächst mit leichteren und akuten Fällen grundlegende Erfahrungen zu sammeln, bevor man zur Behandlung chronisch Kranker übergeht. Gerade Langzeitverläufe und sogenannte schwere Pathologien erfordern nicht nur viel homöopathische Behandlungserfahrung, sondern auch die Fähigkeit, die Homöopathie einerseits zielführend in ein oft mehrdimensionales Behandlungskonzept zu integrieren und andererseits auch die Grenzen homöopathischer Behandlungsmöglichkeiten zu kennen und zu berücksichtigen.

Lern-/Ausbildungsgruppe

Für ein systematisches Erlernen der homöopathischen Behandlungsmethode ist der Besuch einer **Lern- oder Ausbildungsgruppe,** wie sie für die Erlangung der ärztlichen Zusatzbezeichnung, aber auch in den Ausbildungsplänen für Heilpraktiker vorgesehen ist, erforderlich. Dies kann im Studium bereits vorbereitend durch den Besuch **studentischer Arbeitskreise,** die es inzwischen an vielen Universitäten gibt, erfolgen. Für die ärztliche Ausbildung gibt es in Deutschland, Österreich und der Schweiz festgelegte Weiterbildungsordnungen, die bei den jeweiligen Ärztekammern oder Ärztegesellschaften erfragt werden können. Die Ausbildungsmöglichkeiten für Heilpraktiker sind sehr heterogen und kaum offiziell geregelt; hier steht die Suche nach einem geeigneten Ausbildungsrahmen im Vordergrund.

Supervision

Die **Fallsupervision** ermöglicht es schließlich, in den Fällen und Situationen, wo das eigene Wissen an Grenzen stößt, auf die Erfahrung, das Arzneiwissen und Rückmeldungen erfahrener Kollegen zurückzugreifen. Insbesondere können dadurch die Anamnesetechnik (➤ 6) und das Verständnis für die Verlaufsbeurteilung (➤ 9) fortlaufend verbessert werden. **Super- oder Intervisionsgruppen** stellen für bereits ausgebildete Homöopathen eine wichtige **Weiterbildungsmöglichkeit** dar und helfen dem Therapeuten, sich kontinuierlich weiterzuentwickeln.

Literatur

Allen HC: Leitsymptome homöopathischer Arzneimittel. 4. Aufl. Elsevier/Urban & Fischer, München 2005

Bleul G: Das Erlernen der Arzneimittelbilder, in: Bleul G (Hrsg): Weiterbildung Homöopathie, Bd. B. Sonntag, Stuttgart 2001

Bleul G: Arzneimittel in der Homöopathie-Weiterbildung, AHZ 1999(5):193–197

Boericke W: Handbuch der homöopathischen Materia medica, übers. u. bearb. v. Beha DJ, Hickmann R, Scheible KF. Haug, Heidelberg 1992

Bönninghausen C v: Therapeutisches Taschenbuch, revidierte Ausgabe, hrsg. v. Gypser KH. Sonntag, Stuttgatt 2000

Candegabe EF: Vergleichende Arzneimittellehre. Burgdorf, Göttingen 1990

Dorcsi M: Homöopathie, Bd. 5: Arzneimittellehre. Haug, Heidelberg 1991

Dunham C.: The science of therapeutics. Hart, New York 1877

Dunham C.: Vorlesungen zur homöopathischen Materia medica. Haug, Stuttgart 2003

Enders N: Bewährte Anwendung der homöopathischen Arznei, Bd. 2. Haug, Heidelberg 1999

Farrington EA: Vergleichende Arzneimittellehre. Similimum, Ruppichteroth 1996

Farrington EA: Der Neue Farrington, Klinische Materia Medica. Peter Irl, Buchendorf 2010

Gross H, Hering C: Vergleichende Materia Medica. Barthel und Barthel, Berg 1985

Guernsey HN: Keynotes zur Materia Medica. Haug, Heidelberg 1999

Gunavante SM: Theorie und Praxis der Homöopathie. Hahnemann-Institut, Greifenberg 1999

Hahnemann S: Organon der Heilkunst. Standardausgabe. Haug, Stuttgart 2004

Hahnemann S: Die chronischen Krankheiten. Theoretische Grundlagen. Mit allen Änderungen von der 1. Auflage (1828) zur 2. Auflage (1835) auf einen Blick, bearb. v. Wischner M. 3. Aufl. Haug, Heidelberg 2006a

Hahnemann S: Organon der Heilkunst. Neufassung der 6. Auflage mit Systematik und Glossar, hrsg. v. Schmidt JM. 2. Aufl. Elsevier/Urban & Fischer, München 2006b

Hahnemann S: Gesamte Arzneimittellehre. Alle Arzneien Hahnemanns: Reine Arzneimittellehre, Die Chronischen Krankheiten und weitere Veröffentlichungen in einem Werk (Bd. 1–3), hrsg. u. bearb. v. Lucae C, Wischner M. Haug, Stuttgart 2007

Hering C: Über das Studium der homöopathischen Arzneimittellehre, in: Gypser KH (Hrsg.): Herings Medizinische Schriften, Bd. II. Burgdorf, Göttingen 1988
Holling A.: Homöoquest, http://www.homoeomedia.de/homooquest.html [Stand 21.2.2016]
Kent JT: Kents Arzneimittelbilder. Vorlesungen zur homöopathischen Materia medica, übers. v. Wilbrand R. Haug, Heidelberg 1998
Mezger J: Gesichtete homöopathische Arzneimittellehre. 12. Aufl. Haug, Heidelberg 2005
Minder P: Das Studium der Materia medica homoeopathica (MMH). ZKH 2010(1):40–44
Murphy R: Klinische Materia Medica. Narayana, Kandern 2008
Nash EB: Leitsymtome in der homöopathischen Therapie, übers. v. Wilbrand R. Haug, Stuttgart 2004
Phatak SR: Homöopathische Arzneimittellehre, übers. u. bearb. v. Seiß F. 5. Aufl. Elsevier/Urban & Fischer, München 2013
Sankaran R: Die Seele der Heilmittel. Homoeopathic Medical Publishers, Mumbai 2002
Seideneder A: Mitteldetails der homöopathischen Arzneimittel (3 Bde.). Similimum, Ruppichteroth 2000
Seideneder A: Heilmittelarchiv, 6 Bde. Narayana, Kandern 2008
Stauffer K: Klinische Homöopathische Arzneimittellehre, neu bearb. v. Lucae C. 14. Aufl. Sonntag, Stuttgart 2002
Tyler ML: Homöopathische Arzneimittelbilder. 4. Aufl. Elsevier/Urban & Fischer, München 2015
Vermeulen F: Synoptische Materia Medica (Bd. 2). Emryss, Haarlem 1998
Vermeulen F: Prisma. Das Arcanum der Materia Medica ans Licht gebracht. Emryss, Haarlem 2006
Vithoulkas G: Essenzen homöopathischer Arzneimittel. Silvia Faust, Höhr-Grenzhausen 1998
Wischner M: Fortschritt oder Sackgasse? Die Konzeption der Homöopathie in Samuel Hahnemanns Spätwerk (1824–1842). KVC, Essen 2000
Wischner M: Organon-Kommentar. 2. Aufl. KVC, Essen 2001

KAPITEL

16

Michael Teut, Jörn Dahler, Christian Lucae, Ulrich Koch

Die „Top 10" der homöopathischen Literatur

Die folgenden Abschnitte enthalten Literaturempfehlungen der Autoren des „Kursbuchs Homöopathie“.

16.1 Theorie und Grundlagen

1. Hahnemann S: Organon der Heilkunst. Standardausgabe. Haug, Stuttgart 2004
2. Hahnemann S: Organon der Heilkunst. Neufassung der 6. Aufl. mit Systematik u. Glossar von Josef M. Schmidt, 2. Aufl. Elsevier/Urban & Fischer, München 2006
3. Hahnemann S: Die chronischen Krankheiten. Theoretische Grundlagen, bearb. von M. Wischner. Mit allen Änderungen von der 1. Aufl. (1828) zur 2.Aufl. (1835) auf einen Blick. 3. Aufl. Haug, Heidelberg 2006
4. Wischner M: Organon-Kommentar. Eine Einführung in Samuel Hahnemanns Organon der Heilkunst. Mit einem Glossar zeitgenössischer Begriffe. KVC, Essen 2001
5. Wischner M: Fortschritt oder Sackgasse? Die Konzeption der Homöopathie in Samuel Hahnemanns Spätwerk (1824–1842). KVC, Essen 2000
6. Kent JT: Zur Theorie der Homöopathie. 4. Aufl. Haug, Stuttgart 2004
7. Lucae C: Grundbegriffe der Homöopathie. Ein Wegweiser für Einsteiger. 4. Aufl. KVC, Essen 2015
8. Lucae C: Arzneifindung in der Homöopathie. Eine Einführung mit praktischen Beispielen. 3., bearb. Aufl. Mit C. M. Bogers General Analysis (englische Originalfassung) im Anhang. KVC, Essen 2016
9. Bleul G (Hrsg.): Homöopathische Fallanalyse. Von Hahnemann bis zur Gegenwart – die Methoden. Haug, Stuttgart 2011
10. Jütte R: Samuel Hahnemann. Begründer der Homöopathie. dtv, München 2005

16

16.2 Arzneimittellehren

1. Phatak SR: Homöopathische Arzneimittellehre, übers. u. bearb. v. F. Seiß. 5. Aufl. Elsevier/ Urban & Fischer, München 2013
2. Mezger J: Gesichtete homöopathische Arzneimittellehre. Bearb. nach den Ergebnissen der Arzneiprüfungen, der Pharmakologie und der klinischen Erfahrungen (Bd. 1 u. 2), 11. Aufl. Haug, Heidelberg 1999
3. Hahnemann S: Gesamte Arzneimittellehre. Alle Arzneien Hahnemanns: Reine Arzneimittellehre, Die chronischen Krankheiten und weitere Veröffentlichungen in einem Werk (Bd. 1–3), hrsg. u. bearb. v. C. Lucae u. M. Wischner. 2., unveränderte Aufl. Haug, Stuttgart 2013
4. Vermeulen F: Prisma. Das Arcanum der Materia Medica ans Licht gebracht. Emryss, Haarlem 2006
5. Clarke JH, Vint P (Hrsg.): Der neue Clarke. Eine Enzyklopädie für den homöopathischen Praktiker. Hahnemann-Institut, Greifenberg 2005
6. Farrington EA: Meister der klassischen Homöopathie. Klinische Materia Medica. Vorlesungen zur Arzneimittellehre. 1. Aufl. Aus dem Amerikanischen neu übers. u. anhand der Quellen überprüft v. R.Wilbrand. Elsevier/Urban & Fischer, München 2016
7. Nash EB: Leitsymptome in der homöopathischen Therapie. Aus dem Amerikanischen neu übers. v. R. Wilbrand. Haug, Stuttgart 2004
8. Seideneder A: Mitteldetails der homöopathischen Arzneimittel (Bd. 1–3). Similimum, Ruppichteroth 2000
9. Boericke W: Handbuch der homöopathischen Materia medica. Aus dem Amerikanischen übertragen u. bearb. v. D. J. Beha, R. Hickmann und K.-F. Scheible. Haug, Heidelberg 1992
10. Stauffer K: Klinische Homöopathische Arzneimittellehre. Auf der Basis von M. Schlegel neu bearb. v. C. Lucae. 14. Aufl. Sonntag, Stuttgart 2002

16.3 Repertorien

1. Phatak SR: Homöopathisches Repertorium, übers. u. bearb. v. E. v. Seherr-Thohs. Elsevier/Urban & Fischer, München 2006
2. Boger CM: General Analysis, hrsg. v. B. von der Lieth. B. von der Lieth, Hamburg 2004
3. Boger CM: Synoptic Key zur homöopathischen Materia medica. 3. Aufl. Ahlbrecht, Pohlheim 2012
4. Boger CM: Bönninghausens Charakteristika und Repertorium. Narayana, Kandern 2010
5. Bönninghausen C v: Therapeutisches Taschenbuch, revidierte Ausgabe 2000 (TB 2000), hrsg. v. K.-H. Gypser. Sonntag, Stuttgart 2000
6. Keller G v, Künzli von Fimmelsberg J: Kents Repertorium der homöopathischen Arzneimittel. 2., unveränderte Aufl. Haug, Stuttgart 2011
7. Schroyens F: Synthesis. Repertorium homeopathicum syntheticum. Edition 2009, hrsg. v. F. Schroyens. Hahnemann-Institut, Greifenberg 2009 (Computerrepertorium RADAR, Archibel)
8. Zandvoort R van: Complete Repertory. Deutsche Ausgabe. Similimum, Ruppichteroth 2007 (Computerrepertorium McRepertory)
9. Murphy R: Klinisches Repertorium der Homöopathie. Narayana, Kandern 2007
10. Jahr GHG: Repertorium der wichtigsten klinischen Indikationen. Ahlbrecht, Pohlheim 2014

16.4 Praxishandbücher

1. Dahler J, Teut M, Lucae C: Homöopathie bei Heuschnupfen. Hippokrates, Stuttgart 2009
2. Teut M, Wilkens J: Homöopathische Schlaganfalltherapie. Hippokrates, Stuttgart 2006
3. Frei H: Homöopathische Behandlung bei akuten und chronischen Erkrankungen. Effiziente Mittelfindung mit der Polaritätsanalyse. 2., aktualisierte Aufl. Haug, Stuttgart 2010
4. Springer W, Wittwer H (Hrsg.): Kombinierte Arzneimittel in der Homöopathie. Haug, Stuttgart 2008
5. Morrison R: Handbuch der Pathologie zur homöopathischen Differenzialdiagnose. Kai Kröger, Groß Wittensee 1999
6. Pfeiffer H, Drescher M, Hirte M (Hrsg.): Homöopathie in der Kinder- und Jugendmedizin. 2., überarb. Aufl. Elsevier/Urban & Fischer, München 2007
7. Dorcsi M: Bewährte Indikationen der Homöopathie. Nach Vorträgen und Vorlesungen von Prof. Dr. med. Mathias Dorcsi, bearb. v. M. Frey. Deutsche Homöopathie-Union, Karlsruhe 2000
8. Gawlik W: 275 bewährte Indikationen aus der homöopathischen Praxis, bearb. v. M. Wischner. 3. Aufl. Hippokrates, Stuttgart 2006
9. Heé H, Foerster G: Homöopathische Behandlung von Jugendlichen. Haug, Stuttgart 2008
10. Gnaiger-Rathmanner J, Myr R: Homöopathie bei Psychotrauma. 20 ausführlich kommentierte Fallanalysen. Haug, Stuttgart 2012

16.5 Weiterführende Literatur

1. Keller G v: Gesammelte Aufsätze und Vorträge zur Homöopathie. Hahnemann-Institut, Greifenberg 2002
2. Winston J: The Faces of Homoeopathy. An Illustrated History of the First 200 Years. Great Auk Publishing, Tawa 1999
3. Ahlbrecht J, Winter N: Die Homöopathie C. M. Bogers (Bd. 1). Grundlagen und Praxis. B. von der Lieth, Hamburg 2004
4. Bragg C, Winter N: Cyrus Maxwell Boger und das Erbe der amerikanischen Homöopathie. Ahlbrecht, Pohlheim 2013
5. Carleton E: Homöopathie in Praxis und Klinik. Mit einem Vorwort von André Saine. Grundlagen und Praxis, Leer 2007
6. Candegabe M, Carrara H: Praxis der reinen Homöopathie – Klinische Fälle. Kai Kröger, Groß Wittensee 1999
7. Rehman A: Handbuch der homöopathischen Arzneibeziehungen. 4., unveränderte Aufl. Haug, Stuttgart 2014

8. Lochbrunner B: Der Chinarindenversuch. Schlüsselexperiment für die Homöopathie? KVC, Essen 2007
9. Ulrich AC: „Die chronischen Krankheiten". Hahnemanns Lehre aus Perspektive der Medizintheorie des 21. Jahrhunderts. KVC, Essen 2007
10. Peinbauer T (ed.): Homeopathy in Europe – United in Diversity. Paving the Way for Medical Homeopathy. 25th Anniversary of the European Committee for Homeopathy (ECH). Brussels 2015

Register